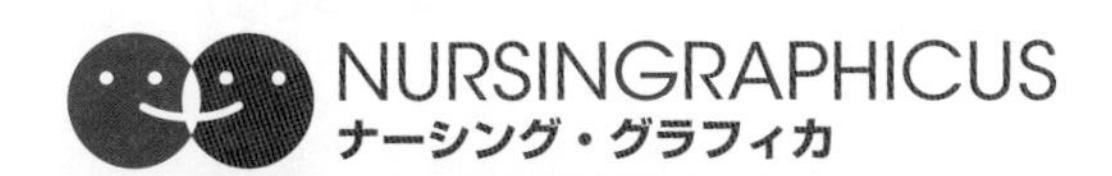

看護の統合と実践①

看護管理

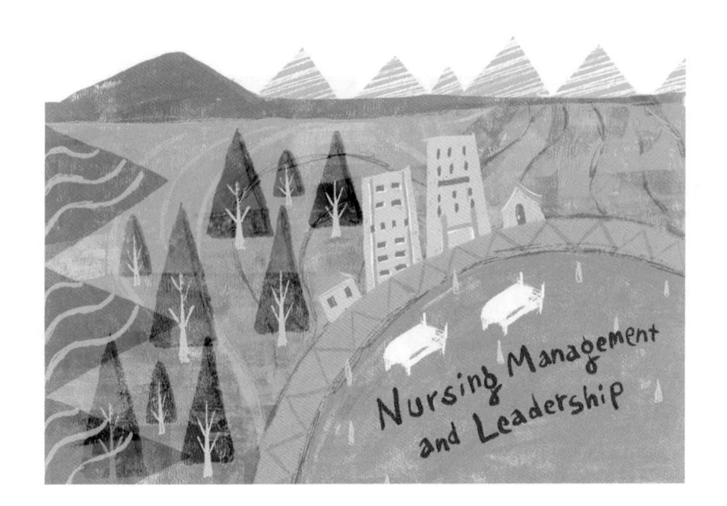

MC メディカ出版

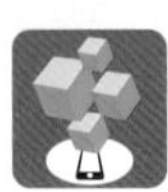

「メディカAR」の使い方

「メディカ AR」アプリを起動し，マークのある図をスマートフォンやタブレット端末で映すと，飛び出す画像や動画，アニメーションを見ることができます．

アプリのインストール方法

メディカ AR で検索

お手元のスマートフォンやタブレットで，App Store（iOS）もしくは Google Play（Android）から，「メディカ AR」を検索し，インストールしてください（アプリは無料です）．

アプリの使い方

①「メディカAR」アプリを起動する

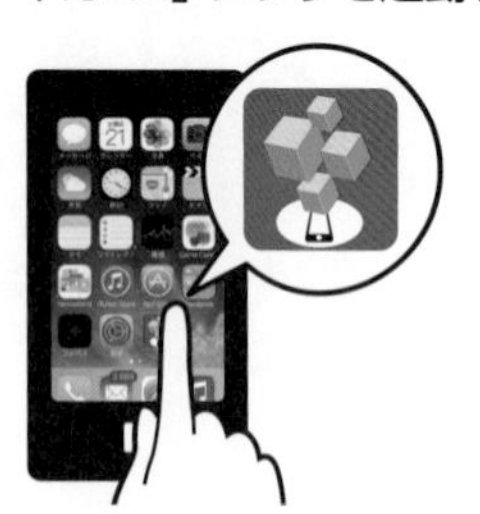

※カメラへのアクセスを求められたら，
「許可」または「OK」を選択してください．

②カメラモードで，マークがついている **図** を映す

↓

コンテンツが表示される

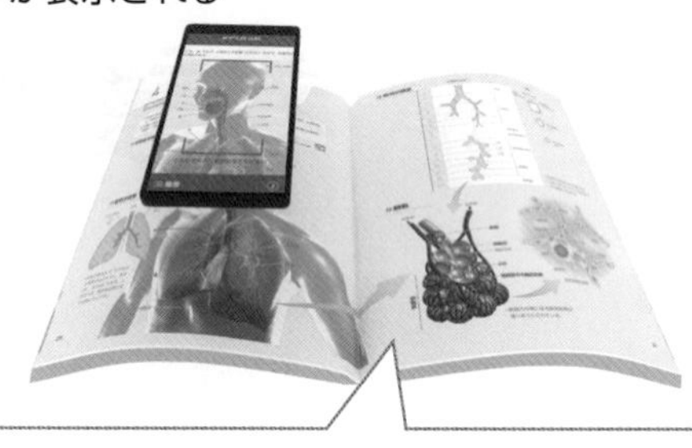

○ 正しい例　✕ 誤った例

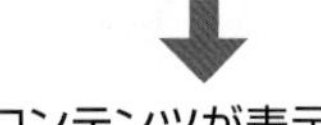

ページが平らになるように本を置き，マークのついた図とカメラが平行になるようにしてください．

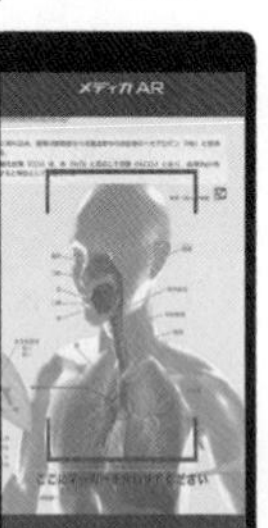

マークのついた図を画面に収めてください．マークだけを映しても正しく再生されません．

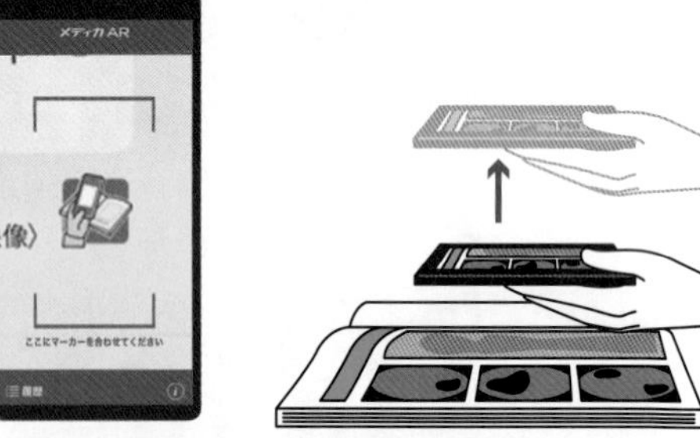

読み取りにくいときは，カメラをマークのついた図に近づけてからゆっくり遠ざけてください．

正しく再生されないときは

・連続してARコンテンツを再生しようとすると，正常に読み取れないことがあります．
・不具合が生じた場合は，一旦アプリを終了してください．
・アプリを終了しても不具合が解消されない場合は，端末を再起動してください．

※アプリを使用する際は，Wi-Fi等，通信環境の整った場所でご利用ください．
※iOS，Android の機種が対象です．動作確認済みのバージョンについては，下記サイトでご確認ください．
※AR コンテンツの提供期間は，奥付にある最新の発行年月日から４年間です．

関連情報やお問い合わせ先等は，以下のサイトをご覧ください．
https://www.medica.co.jp/topcontents/ng_ar/

●AR コンテンツおよび動画の視聴は無料ですが，通信料金はご利用される方のご負担となります．パケット定額サービスに加入されていない方は，高額になる可能性がありますのでご注意ください．●アプリケーションダウンロードに際して，万一お客様に損害が生じたとしても，当社は何ら責任を負うものではありません．●当アプリケーションのコンテンツ等を予告なく変更もしくは削除することがあります．●通信状況，機種，OS のバージョンなどによっては正常に作動しない場合があります．ご了承ください．

はじめに

ナーシング・グラフィカ「看護の統合と実践①看護管理 Nursing Management and Leadership」第５版をお届けします．

本書は2006年の初版以来，看護を取り巻く社会情勢や保健医療制度改革，そして看護管理に関する最新の知見を反映させながら改訂を重ね，多くの教育機関で学生の学びと教授活動を支えてきました．

2018年の改訂（第４版）において，私たち編者は，看護管理とは看護の目的を効率的，効果的，そして創造的に果たすための機能であると明記し，経済性や競争性の圧力が増すヘルスケアの中で，看護職が人々の尊厳を守り，専門職として責任を果たすために看護管理は不可欠と強調しました．改訂に当たって重視したことは次の４点でした．

①看護管理は，看護管理者だけではなくすべての看護職に求められる．
②看護管理は，看護・ケアの価値を基盤とする管理である．
③効果的な看護管理には，他者との協働，組織，社会への視点が必要である．
④看護師自身の専門職としての成長は，看護管理の重要な要素である．

第５版は，第４版の改訂点を継承した上で，次の考えを全体に織り込んでいます．それは，「職位や権限の有無にかかわらず，それぞれの看護職者がケアや組織・社会の問題に気付き，それぞれの立場で主体的に他者と協働し変化を起こすことの大切さ」，そして看護・ケアの場で「組織を構成する多様なメンバーの一人ひとりが尊重され，そのもつ力が生かされ，組織が学びながら創造的に発展していくことを推進するマネジメントとリーダーシップの重要さ」です．

加えて，第５版では，以下の内容を強化し，**「看護学生」から自律した「看護専門職業人」へのスムーズな移行に必要な学び**ができるようにしました．

1．**協働に関する基礎的理論と具体的方法論**：チームの一員として，より良いケアを行うために他者と協力することや他者に援助を求めること，すなわち主体的な協働行動は，新人看護師を含めたすべての看護職に求められることです．協働について体系的に学べるよう２章を新設しました．チーム理論，リーダーシップとフォロワーシップ，市民や多職種との連携・協働など，基礎的な理論と実践現場での具体的方法が示されています．

2．**看護業務のマネジメント**：限られた人員，モノ，時間での業務遂行，予定外の事態への対応といった厳しい実践現場の現実の中で看護の責任を果たすためには，業務マネジメントのスキルが必要です．７章では，業務計画の立案とプロセスマネジメント，多重課題への対処，夜間の業務マネジメント，業務遂行上の情報管理など，看護を仕事として確実に遂行するための方法を学ぶことができます．

3．**看護専門職としてのセルフマネジメント**：看護の仕事を続ける過程では多様なキャリアの課題に直面します．特に，新人看護師の時期には，組織への適応，交代制勤務など働き方への適応，基本的な実践能力の習得などの課題が山積しており，セルフマネジメントの知識とスキルは心身の健康を保ち仕事を続けるために必須です．８章では，健康的な働き方，ヘルスリテラシー，メンタルヘルス，からだの健康を保つ，時間の管理について学ぶことができます．

全体の構成は次のようになっています．１章で看護を社会との関係でとらえた後に，２章と３章でリーダーシップと看護マネジメントに関する概念，基本となる考え方を押さえることができます．そして４～６章では組織と社会の視点からマネジメントとリーダーシップの具体を，７～９章では個人の立場で行うマネジメントとリーダーシップを，そして10章では看護実践と制度の関係を探究することができます．

そのほか，地域・在宅での看護マネジメントも視野に入れて解説することに留意しました．病院の例が示された箇所も地域・在宅の状況に適用させて学んでいくことができます．また，第４版同様，理論を具体的な事象と結び付けて理解できるよう例を示し，平易な表現を用い専門用語には解説を入れています．

この度の第５版の構成と内容を検討するに当たっては，「看護学教育モデル・コア・カリキュラム」，「保健師助産師看護師学校養成所指定規則」，「看護師等養成所の運営に関する指導ガイドライン」，看護師国家試験出題基準と近年の出題傾向，そして教育や実践現場から寄せられたご意見や要望を参考にしました．

本書は，看護学生，看護職の方はもちろん，看護のしくみや制度について知りたい他分野の方にも十分活用できるものです．多様な方に活用していただけますことを，編者・著者一同期待しております．

本書の記述の正確性や適切性について確認いたしましたが，万一不適切，不十分な点がございましたら，それはひとえに編集代表者の責任です．忌憚のないご意見やご指導をいただけますようお願いいたします．

編者を代表して
吉田千文

本書の特徴

読者の自己学習を促す構成とし，必要最低限の知識を簡潔明瞭に記述しました．
全ページカラーで図表を多く配置し，視覚的に理解しやすいよう工夫しました．

学習目標

各章のはじめに学習目標を記載．ここで何を学ぶのか，何を理解すればよいのかを明示し，主体的な学習のきっかけをつくります．

用語解説 *

本文に出てくる*のついた用語について解説し，本文の理解を助けます．

plus α

知っておくとよい関連事項についてまとめています．

このマークのある図や写真に，「メディカAR」アプリ（無料）をインストールしたスマートフォンやタブレット端末をかざすと，関連する動画や画像を見ることができます．（詳しくはp. 2「メディカAR」の使い方をご覧ください）

重要用語

これだけは覚えておいてほしい用語を記載しました．学内でのテストの前や国家試験にむけて，ポイント学習のキーワードとして役立ててください．

◆ 学習参考文献

本書の内容をさらに詳しく調べたい読者のために，読んでほしい文献や関連ウェブサイトを紹介しました．

看護師国家試験出題基準対照表

看護師国家試験出題基準（令和５年版）と本書の内容の対照表を掲載しました．国家試験に即した学習に活用してください．

::: Contents

看護管理

ARコンテンツ

3 看護マネジメントとは

コラム

編集・執筆

編　集

吉田　千文　よしだ ちふみ　常磐大学看護学部教授

志田　京子　しだ きょうこ　大阪公立大学大学院看護学研究科教授

手島　　恵　てしま めぐみ　千葉大学大学院看護学研究院教授

武村　雪絵　たけむら ゆきえ　東京大学医学部附属病院看護部長

執　筆（掲載順）

吉田　千文　よしだ ちふみ　常磐大学看護学部教授 …… 1章1・2節，2章1・5・7節，3章1・3節，9章1節

手島　　恵　てしま めぐみ　千葉大学大学院看護学研究院教授 …… 1章3節，10章4節

武村　雪絵　たけむら ゆきえ　東京大学医学部附属病院看護部長 …… 1章4節，4章8節，9章2・5節

荒木　暁子　あらき あきこ　東邦大学看護学部教授 …… 2章2・3節，5章4節

松浦　彩美　まつうら あやみ　順天堂大学医療看護学部准教授 …… 2章4節

大塚眞理子　おおつか まりこ　長野県看護大学学長 …… 2章6節

倉岡有美子　くらおか ゆみこ　日本赤十字九州国際看護大学看護学部・大学院看護学研究科教授 …… 3章2節

柳橋　礼子　やなぎばし れいこ　公益社団法人東京都看護協会会長 …… 4章1節

志田　京子　しだ きょうこ　大阪公立大学大学院看護学研究科教授 …… 4章2・3節，5章1・3節，7章1・4・5節

撫養真紀子　むや まきこ　兵庫県立大学看護学部・大学院看護学研究科教授 …… 4章4節1・2・4項

小山田恭子　おやまだ きょうこ　聖路加国際大学大学院看護学研究科教授 …… 4章4節3項，10章1節

髙井今日子　たかい きょうこ　町田市民病院看護部長 …… 4章5～7節

山田佐登美　やまだ さとみ　川崎医療福祉大学看護実践キャリアサポートセンター センター長，川崎医科大学総合医療センター看護部長参与 …… 5章2節

中三川厚子　なかみがわ あつこ　介護老人保健施設葵の園・浦和 看護師長 …… 6章，10章2節

益　加代子　えき かよこ　大阪公立大学大学院看護学研究科准教授 …… 7章2・3節

秋山　美紀　あきやま みき　埼玉県立大学保健医療福祉学部看護学科教授 …… 8章1・3節

中山　和弘　なかやま かずひろ　聖路加国際大学大学院看護学研究科教授 …… 8章2節

木田　亮平　きだ りょうへい　東京大学大学院医学系研究科健康科学・看護学専攻助教 …… 8章4節

磯部　　環　いそべ たまき　東京大学大学院医学系研究科健康科学・看護学専攻助教 …… 8章5節

國江　慶子 くにえ けいこ　東京都立大学大学院人間健康科学研究科看護科学域准教授 …… 9章3節

奥　　裕美 おく ひろみ　聖路加国際大学大学院看護学研究科教授 …… 9章4節

関根小乃枝 せきね このえ　厚生労働省社会・援護局障害保健福祉部精神・障害保健課 地域移行支援専門官 …… 10章3節

清水日佐愛 しみず ひさえ　匝瑳市訪問看護ステーションつばきの里 …… 付録

前田　　浩 まえだ ひろし　順天堂大学医学部附属順天堂医院手術室・看護師長，手術看護認定看護師/認定看護管理者 …… 付録

1 社会の変化と看護職の役割

学習目標

- 看護は人々の生活とどのように関わり合っているか理解しよう.
- 日本の看護職が活躍する多様な場を知り，少子高齢化，多様化が進む社会の中で看護職が果たす役割を考えよう.
- これまでの日本の看護職の職業としての発展の経緯を社会の変化と関連させてとらえよう.
- 世界のすべての人々の健康のために，看護が果たす役割と責任を考えよう.
- 常識や慣習にとらわれず看護を発展させていく重要性を理解しよう.

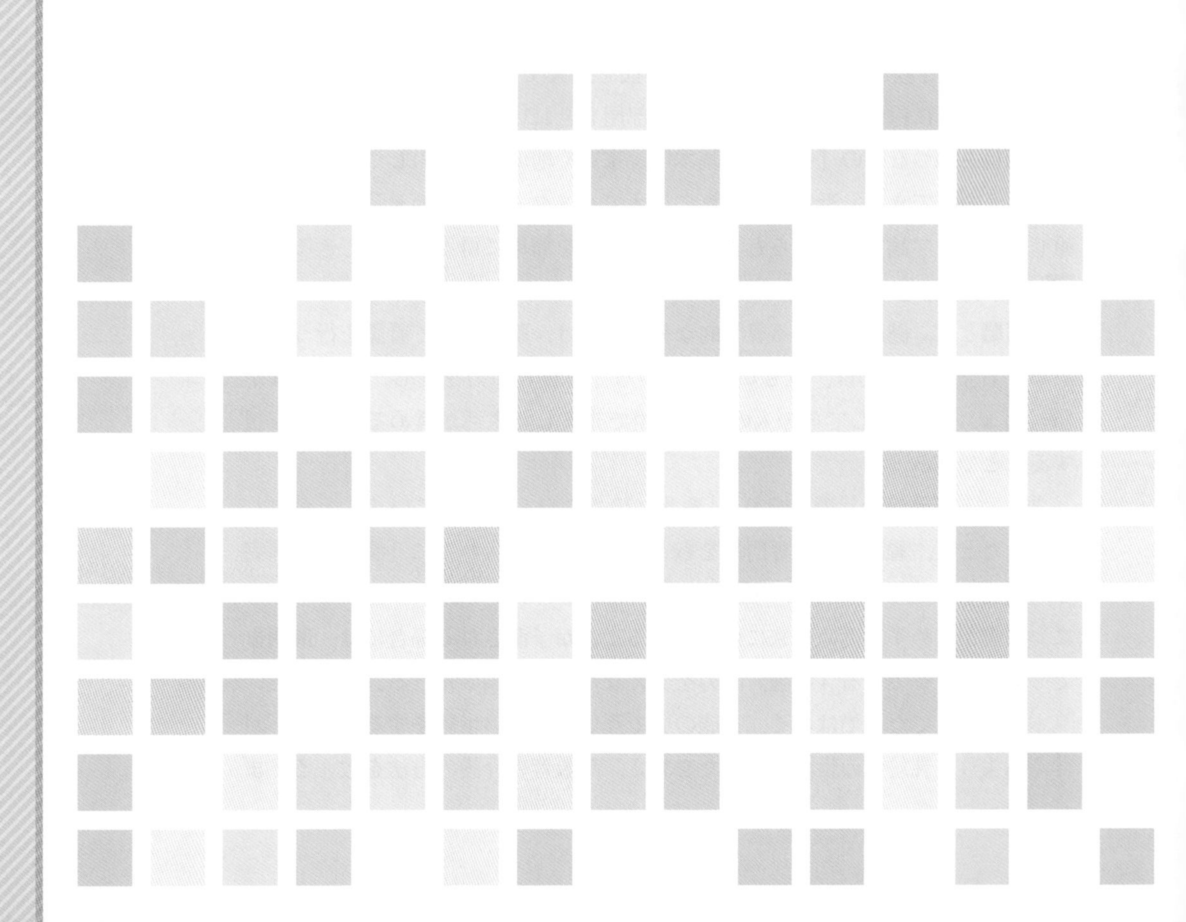

2020年から数年にわたって続いた新型コロナウイルス感染症（coronavirus disease 2019：COVID-19）のパンデミックによって，私たちは，人々が地球規模で関わり合い，社会に存在する多様な組織や職種が人々の健康と生活の維持を支えていることを改めて認識した．看護は，緊急事態宣言下でも事業継続を求められる重要な機能として社会に広く認識され，医療・介護，公衆衛生の分野で専門的知識・技術を発揮する看護職への社会的評価と期待が高まっている．

看護に求められる役割，看護が果たすことのできる役割は，人々の暮らしや社会の様相によって変化する．看護が人々の健康と社会の発展に貢献し続けるためには，看護職を取り巻く社会に関心を向け，社会の変化が看護にどのような影響をもたらすかを考え，変化をとらえた看護ケアを提供することが必要である．

1 人々の生活と看護の関わり

1 看護と看護職

1 誰もが「看護」する力をもっている

「**看護**」は，人々の生活の営みの中で自然に行われている．「看護」には，子ども，高齢者，あるいは病人の世話のみならず，病気にかからないように用心し，体調の悪いときには養生するなどのセルフケアも含まれる．人間にはみな，生まれながらに「看護」する力が備わっている．生活の中で行われている「看護」は，経験を通して蓄積され，世代を超えて知として受け継がれている．体を清潔に保つ，腹八分目にする，部屋をきれいにする，命を尊び人と良好な関係を保つなどの「看護」の基本は，家庭や地域社会でのしつけや行事の中で教えられてきた．近年は，それに加えてインターネットの普及で，健康情報サイトや科学論文などからも「看護」の知識を簡単に得ることができる．

2 専門職としての看護

看護職とは，健康に関わる専門的な教育を受け，職業として看護を行う者である．看護職の役割は，誰もがもっている「看護」の力を信じ，それぞれが「看護」の力を発揮してその人の望む健康で充実した生活が営めるように支援することである．

また，人が重篤な状態になり，「看護」の力を自ら発揮していくことが難しくなったとき，看護職は，専門性をもとに，その人の代わりに「看護」を補完し，重篤な状態から抜け出し回復していくことができるように関わる．さらに，回復が望めず，近い将来に死が訪れることが予測される場合には，最期までその人がもっている「看護」の力を支えながら寄り添い続ける．

本人に対してだけではなく，家族の中で互いを気遣い世話をする「看護」が行えるよう，乳幼児の世話のしかたを教え，高齢者の介護の方法を教える．また，かけがえのない人の死や重篤な状態に直面したときには，家族が自らの「看護」の力で，その危機や喪失体験を乗り越えていけるように関わる．

2 日本の社会制度における看護職の位置付け

1 看護の制度

日本の看護職には，**保健師**，**助産師**，**看護師**，**准看護師**の四つがある．日本の看護制度は，日本国憲法第25条に定められた「すべて国民は，健康で文化的な最低限度の生活を営む権利を有する」という国民の権利を保障するための社会制度の一つである．開発途上国の中には，専門的な教育や免許がなくても「看護師」と名乗り，医療行為を行える国もある．日本は，一定レベルの能力を有する者のみが，看護職として仕事ができるしくみをつくっている．教育の内容と方法，試験，免許交付，また看護職の業務を規定し，医師・歯科医師や介護職等，他職種との業務の区別を行っている．

これらについて定めているのが**保健師助産師看護師法**（以下，保助看法）である．

➡ 保健師助産師看護師法については，10章1節p.289も参照．

2 看護師の仕事

保助看法第５条（**表1-1**）には，看護師は「療養上の世話又は診療の補助を行う」とある．**療養上の世話**とは，病人や褥婦がより健康で，その人らしい生活を営めるように行う生活援助である．また**診療の補助**とは，医師や歯科医師が行う検査・治療において，それらを受ける人々に対して検査・治療が納得の上で安全に安楽に効果的に行われ，検査や治療がもたらす侵襲を最小化し，終了後は侵襲から速やかに回復するよう援助することである．傷病者と褥婦に対する療養上の世話と診療の補助は，看護師でなければ行えない業務，つまり看護師の**独占業務**である．

医師の医学的判断および技術をもってするのでなければ人体に危害を及ぼし，または危害を及ぼす恐れのある行為を**医行為**という．「診療の補助」行為は「医行為」の一部であり，判断と技術的な難易度が相対的に低い医行為を，医師あるいは歯科医師の指示の下で行う．具体的にどのような行為が診療の補助に含まれるのかは，看護教育の高度化，医療機器・材料の改良，医療技術の

表1-1　保健師助産師看護師法に規定された看護職の業務

保健師	第２条　この法律において「保健師」とは，厚生労働大臣の免許を受けて，保健師の名称を用いて，保健指導に従事することを業とする者をいう．
助産師	第３条　この法律において「助産師」とは，厚生労働大臣の免許を受けて，助産又は妊婦，じよく婦若しくは新生児の保健指導を行うことを業とする女子をいう．
看護師	第５条　この法律において「看護師」とは，厚生労働大臣の免許を受けて，傷病者若しくはじよく婦に対する療養上の世話又は診療の補助を行うことを業とする者をいう．
准看護師	第６条　この法律において「准看護師」とは，都道府県知事の免許を受けて，医師，歯科医師又は看護師の指示を受けて，前条に規定することを行うことを業とする者をいう．

進歩，そして在宅医療の発展などによって変わってきた歴史がある．かつては医行為であった静脈注射（➡p.27参照），褥瘡の壊死組織の除去や気管カニューレの交換など（➡p.311 表10-8参照）は，現在は，診療の補助と位置付けられている．このような変化は，療養者が状態に応じた処置をタイムリーに受けられるメリットをもたらしている．

3 他職種と看護職の関係

日本には看護職以外に，理学療法士，作業療法士などのヘルスケアの専門職が存在している（➡p.292 表10-4参照）．保助看法施行以降に誕生した職種の多くは，看護師でなければ業として行えない診療の補助について，保助看法第31条第１項・第32項の規定を一部解除し，業として行えるようにしたもので，医療面からのアプローチを行う職種である．また，在宅ケアで協働することの多い介護福祉士は，喀痰吸引等の一部の医行為を除き，日常生活の援助を行う．また，社会福祉士のように相談や関係の調整を主たる業としている職種もある．

ヘルスケアに関わる多様な職種が生まれ，医療機関や地域の多様な場でさまざまな活動を行っている．１人の療養者を取り巻くヘルスケアシステムはますます複雑さを増しており，個々の医療者が最善のケアを行うだけでは医療の質と安全は保てなくなっている．看護職は，人々のヘルスケアへの援助を行う専門職種の中でも，生活と医療の両面から対象をとらえ，包括的に援助していくことのできる唯一の職種である．そのため，看護師は生活援助を業とする職種，診療の補助を業とする職種，そして，その他の専門性をもった職種の活動をつなぎ，全体として療養を行う人にとって調和のとれた支援が行われるようにチームワークを調整し推進する重要な役割をもっている．

3 看護が行われる場と活動

1 看護職の活動の場

日本の看護職の就業者は約168万人であり，約80％は病院あるいは診療所に所属している（図1-1）[1]．医療機関内には病棟，外来，検査室，手術室といった治療や療養が行われる場と，それ以外の患者相談室，地域連携部門，治験部門，医療安全管理部門，職員教育部門などがある．看護職はさまざまな部門で患者への直接ケア，医療チームの調整，職員の人材育成といった活動を行う．

また看護職は医療機関以外の在宅，介護・福祉施設，行政，企業，学校・保育所のような多様な場でも活動している．開発途上国や災害の被災地での医療支援活動，学校の修学旅行やキャンプに同行する，いわゆるツアーナースといった活動もある．

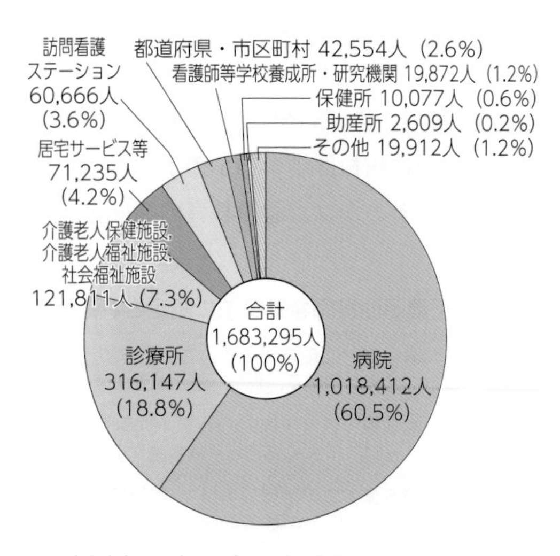

日本看護協会出版会編．令和２年 看護関係統計資料集．p.2-3．より作図．

図1-1　看護職の就業場所（2019年）

さらに，個人を対象とするだけではなく，組織・集団，地域全体を対象とした公衆衛生看護活動もある．また省庁や都道府県，市町村などの行政の場には，社会や地域の問題を解決するために政策立案や実施を担う看護職もいる．

2 地域包括ケアにおける「看護」

日本は少子高齢社会を迎え，治癒を目的とした病院での医療から，病気や障害をもっても，住み慣れた所で暮らし続けられるように支える**地域包括ケア**へと政策を転換している．地域包括ケアシステムにおいて，医療は予防や介護とともに，ケアの一部として位置付けられている．看護専門職が行う看護は，誰もが「看護」の力を発揮できるように支援することであり，地域包括ケアで看護職に期待されている役割は，一般の人々や多様な専門職と協働し，「**自助**」「**互助**」を育てることである．

病院では，患者ができるだけ早く自宅での生活に戻り，周囲の力を借りながら，自立して生活が継続できるように，地域の専門職と連携した療養支援や退院支援を行っている．また，外来の待ち時間を利用した健康教室やがん患者のサポートグループのような当事者の情緒的・教育的支援を行う活動もある．地域では，商店街の中など身近な場所で住民が立ち寄って困りごとを相談できる**まちの保健室**の活動が広がっている．

これからの看護職は，与えられた仕事を遂行するだけでなく，自身の活動が最終的には人々のクオリティ・オブ・ライフ（quality of life：QOL）という地域包括ケアの目標につながるよう，人々の「看護」の力を支援する活動を柔軟に生み出していく必要がある．

plus α

地域包括ケアにおける自助・互助

少子高齢社会において，住み慣れた地域で最期まで暮らし続けるためには，社会保障制度による公的サービス（公助）に頼る以前に，自分のことは自分で行う，日ごろから健康管理を行う，老後に備えるといった「自助」がまず行われる必要がある．また，隣近所で見守る，声を掛け合って助け合う「互助」も大切である．「互助」は豊かなコミュニティーをつくり出し，住民一人ひとりの豊かな人生につながっていく．

3 健康危機と看護職

大規模災害，新興感染症の世界的な流行が頻発している．こうした多くの人々の生活や健康に大きな影響をもたらす健康危機発生時には，看護職は所属施設を超え，国や地域社会の保健医療人材として重要な役割を担う．

傷病者の看護とともに，健康被害の拡大を最小限に食い止めるために，人々の安全を確保し，感染予防や心理的ストレスへの対応方法など，災害時のセルフケアの知識を教育し支援する．また，時間を追って変化する医療ニーズに対応するために，自らも被災していたり，感染の危険性があるにもかかわらず，医師をはじめとするほかの専門職と協働し，平時の職場や業務を超えて医療を継続させ，人々の命と生活を守る活動を使命感をもって行っている．

4 看護の対象の多様化と看護活動

1 国籍・文化背景の多様性

旅行や仕事を含めて日本に入国した外国人は，2019（令和元）年時点で年間約3,119万人で，日本を生活の場としている外国人の数は約256万人と，それぞれ年々増加傾向にあった[2,3]．翌2020（令和２）年は新型コロナウイルス感染症の影響で減少したものの，日本への出入国外国人は約430万人も存在している．また，2011（平成23）年に医療滞在ビザ*が導入されたことから，今後，健康診断や治療を目的に来日する外国人の増加も見込まれている．来日する外国人，**在留外国人***の有する健康課題についても看護職は関心を向け，看護の対象としてとらえていく必要がある．

外国人のもつ健康問題は，低所得国では結核などの感染症，高所得国では循環器疾患や悪性新生物などの生活習慣病が多いなど，出身国の保健医療状況によって異なっている．共通しているのは，日本の健康情報や医療へのアクセスの難しさである．健康情報の多くは日本語で発信され，外国語への細やかな対応がなされていないことが多い．そのため日本の保健医療制度を知らず，健康保険未加入で，医療費を理由に治療開始が遅れてしまうことがある．また医療機関を受診しても，スムーズなコミュニケーションができず，適切な時期に治療が行えないといった問題が起こっている．また，通訳を患者の家族や友人が担うことが多く，通訳が正確でないことや，深刻な病状説明時の通訳者への心理的負担といった問題も指摘されている．

宗教による食事や衣服の制限，国や地域によっては，排泄の様式や体の清潔の方法も異なっており，文化の多様性を踏まえた看護を行うことが求められている．

用語解説*
医療滞在ビザ
日本で治療等を受けることを目的として訪日する外国人患者等および同伴者に対し発給される．治療行為だけでなく，人間ドックや健康診断なども対象となる．

用語解説*
在留外国人
出入国管理および難民認定法上の在留資格をもって日本に中長期間在留する外国人（中長期在留者），または特別永住者のこと．

2 セクシュアリティーの多様性

性的マイノリティーといわれる人々の多くが，人間の性を「男性」と「女性」とに分けて成り立っている社会のしくみの中で不自由さを感じ，また偏見に苦しんでいる．看護の場では，病室・トイレ・更衣室・浴室など施設環境の問題，婦人科等への受診の問題，同性のパートナーに対する面会や説明と同意の問題などがある．守秘義務を守りつつ患者の権利を尊重する，きめ細かな対応が必要になる．

plus α
多様性に関わる課題
同性のパートナーは，実質的には配偶者のような存在であっても，家族関係を法的に示すことが困難なため，入院の保証人になったり，治療方針に関する説明の場に同席することができない，意思決定に関与することができないなどの問題が指摘されている．

3 多様性と向き合うこれからの看護

日本は島国であり，歴史的にも長い間，ほぼ単一の民族によって構成されてきたことから，異文化や個人の多様性への配慮については，社会システムに組み込まれておらず，看護教育でもほとんど触れられてこなかった．多様な価値観を尊重する社会の変化に伴い，看護のあり方も発展させていく必要がある．

日本で進められている地域包括ケアにおいても，多様性と向き合うことが必要になる．人々の暮らしの中で，その人なりの健康を維持し，自立して自分らしく生きていけるようにするには，それぞれに合ったケアの方法を生み出さなくてはならない．そのためには，それぞれの看護職者が画一的なケアを遂行するのではなく，一人ひとりの対象者に向き合って，大切にしていることや生活のしかたを教えてもらいながら，今，看護専門職としての自分に求められていることは何かを考え，活動を生み出していかなければならない．

5 看護職者の多様化と看護活動

日本で就業している看護職（保健師，助産師，看護師，准看護師）は，免許は同じであっても，教育背景や看護職としての経験，社会人としての経験，国籍などは多様である．

1 教育背景や社会経験の多様性

看護師国家試験合格者の内訳をみると，２年ないし３年の養成課程あるいは専修学校を卒業した者は約半数である．残りの半数は，大学，短期大学を卒業した者，高等学校で看護教育を受けた者である（図1-2）．1992（平成４）年の看護師等の人材確保の促進に関する法律制定後，看護系大学が急激な勢いで増加し，高度実践看護師や看護学研究者の育成のために大学院での教育も行われ，**看護教育の高度化**が進んできている．

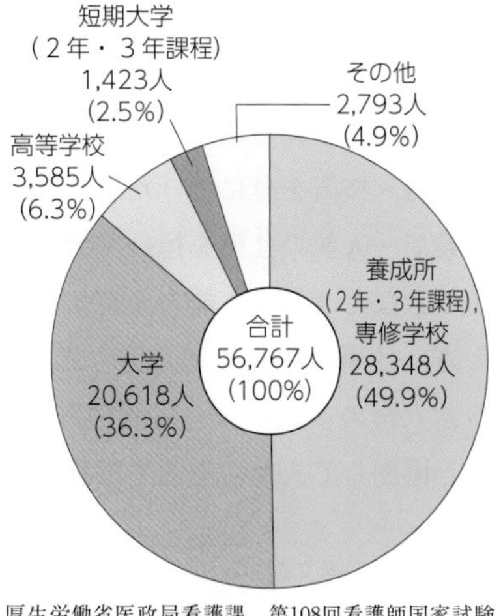

厚生労働省医政局看護課．第108回看護師国家試験合格状況より筆者作成．

図1-2 看護師国家試験合格者内訳（2019年）

➡ 日本の看護基礎教育体系については，９章４節 p.272参照．

一方で，一般の大学や短期大学を卒業後，准看護師養成所に入学し看護職の免許を取得する者もいる[4]．准看護師養成所の入学者における年齢分布をみると，中学卒の17歳未満から40歳以上まで幅広い年齢層の学生が入学していることが示されている[5]．また，社会人を経験したと思われる25歳以上は入学者の約半数を占めている[6]．不況による就職困難や，看護や介護への関心の高まりなどの社会情勢が背景にあると考えられるが，准看護師養成所の教育期間が短く，手軽に看護職の資格を取得できることが，多様な学生の入学に影響していると考えられる．

2 外国籍の看護師

近年では，外国籍の看護師も国内の看護実践の場で働くようになってきた．ヨーロッパでは，アフリカをはじめとした海外から労働力として看護師を受け入れてきた．日本でも看護師の労働力を補う目的で，外国の看護系大学を卒業し，かつ一定レベルの日本語能力をもつ看護師が，来日後に日本語能力をさらに高め，日本の看護師国家資格を取得して医療機関で働けるようにするという動きもある．

また，労働力不足対策としての制度ではなく，**経済連携協定（EPA）**の一環として，インドネシア，フィリピン，ベトナムからの外国人看護師・介護福祉士候補者の受け入れが2008（平成20）年度から始まった．この制度によって，日本で看護師の資格を取得し，就労を目指す候補者は，すでに母国の看護師資格を取得し，２～３年の実務経験を有する者である．来日し，一定の要件を満たす国内の施設で就労しながら，国家資格の取得を目指して学習し，国家試験を受験する．日本語習得の難しさや，受け入れ施設による資格取得に向けた支援の不足などから，国家資格取得率に関しては極めて低いのが現状であり，資格取得前に帰国する者もいる．しかし異なる文化で生まれ育って学んだ，日本語を母語としない看護師が少しずつ増えてきているのも現実である．

看護が行われる場では，看護学を体系的に学び探求した者，職業訓練で看護の知識・技術を身に付けた者，看護以外の学問領域の知識や技術を有する者，企業で一人前の仕事を担い，マネジメントや経営に関する高い知識や技術を有する者など，多様な能力を有する人材が混在している．また，看護専門職の考え方，仕事に対する考え方などは，同じ看護職であっても異なる可能性がある．人材の多様さは，看護実践の豊かさにつながる．それぞれが強みを発揮し，協働して人々の生活や療養を支えていくことが求められる．

引用・参考文献

1) 日本看護協会．看護統計資料室．https://www.nurse.or.jp/home/statistics/index.html，（参照2023-11-25）．
2) 法務省．出入国管理統計統計表：出入（帰）国者数．http://www.moj.go.jp/housei/toukei/toukei_ichiran_nyukan.html，（参照2023-11-25）．
3) 法務省．平成29年末現在における在留外国人数について（確定値）．https://www.moj.go.jp/isa/content/930003766.pdf，（参照2023-11-25）．
4) 日本医師会．令和５年 医師会立 助産師・看護師・准看護師学校養成所調査．https://www.med.or.jp/dl-med/teireikaiken/20230705_3.pdf，（参照2023-11-25）．
5) 厚生労働省．令和元年度 看護師等学校養成所入学状況及び卒業生就業状況調査．
6) 厚生労働省．看護師学校養成所２年課程（通信制）について．https://www.mhlw.go.jp/file/05-Shingikai-10803000-Iseikyoku-Ijika/0000109923.pdf，（参照2023-11-25）．

重要用語

看護
看護職
保健師
助産師
看護師
准看護師
保健師助産師看護師法
療養上の世話
診療の補助
独占業務医行為
地域包括ケア
自助
互助
まちの保健室
在留外国人
セクシュアリティー
多様性
看護教育の高度化
経済連携協定（EPA）

2 日本の看護職の活動の変遷

1 歴史を学ぶ意味

日本の看護の今は，これまでの看護職と社会の人々の努力によって築かれたものである．職業の誕生や業務の変遷，そして看護職がこれまでに人々の暮らしと健康にどのように関わってきたのかを知ることで，専門職としての看護をより理解することができる．

また，多職種と対等の立場で協力し合おうとしても，あるいはより良い組織に変えたいと思っても，現場にはそれと対立するような慣習や文化が存在していることもある．それらは，長い時間をかけてつくられ受け継がれてきたものである．歴史を学ぶことで，現象を理解し，これからの時代の健康課題に専門職が貢献していくための示唆を得ることができる．

2 職業としての確立から第二次世界大戦終了まで

1 看護職の誕生

産婆は，江戸時代にはすでにお産の専門家として社会的に認知されていた．傷病者への看護が職業的に行われるようになった契機は，戊辰（ぼしん）戦争（1868～69）であった．負傷兵の治療のために設けられた横浜軍陣病院で，英国人医師ウィリスが既婚婦人を**看病人**として採用した．日本での職業的看護は，まず医師と病院があり，そこに婦人が雇われて始まった．看病人１人が軽症患者２～３人を，重症者の場合は２～３人の看病人が１人の患者を担当した．これが看護提供体制のはじまりである．

その後，この病院は東京の下谷に移され大病院（現東京大学医学部附属病院の前身）となり，西洋医学に基づく医学教育の拠点となった．この病院でも訓練を受けていない既婚婦人が看病人として働き，医師の下で仕事を通して看病の技術を身に付けた．「**看護婦**」の名称は，1875（明治８）年に東京医学校（東京大学医学部の前身）の公文書に初めて用いられた．日本で初めて看護師の立場で管理者となったのは，杉本かねである．「**看護婦取締**」となり，後に病院管理にも関わった．

2 産婆の業務法制定

明治政府は，西洋医学に基づく医師を中心とした医療制度をつくり上げていった．看護職の中で最も早く業務規程がつくられたのは，産婆である．1868（明治元）年の太政官布達（だじょうかんふたつ）「産婆規則」で堕胎，売薬が禁止され，1874（明治７）年に発令された「**医制**」で，産婆は緊急時以外，医師の指図を受けなければならないこと，産科機器や薬品を用いてはならないことが明記された．その後，1899（明治32）年に「**産婆規則**」が公布され，免許制度が導入された．試験に合格し，地方長官の管理する産婆名簿に登録された者が営業できるとされた．産婆は正常なお産に限って扱え，それ以外は医師の監督下に置かれることになった．これが，現在の助産師を含めた看護職と医師との法制上の関係につながっている．

3 看護教育の開始と卒業生の目覚ましい活動

1885（明治18）年，看護師の教育機関が設立され，ナイチンゲール方式の教育を受けた英米人の看護師が教師として迎えられ，水準の高い看護の専門教育が始まった．人格，教養に優れた婦人が入学し，厳しい訓練で看護や看護管理の能力を高めた．

卒業生は，病院や**派出看護**で活躍した．派出看護とは，患家と個別に雇用契約を結び自宅療養中や入院中の病人に付き添って行う看護活動である．派出看護は，次第に個別活動から複数の看護師を雇用して訓練し，患家に派遣する派出看護婦会*としての活動に発展していった．派出看護は，看護婦学校や日本赤十字社が行うものもあった．また，病院での治療を受けられない貧困な人々

英国における看護職の始まり

クリミア戦争（1853～56）の兵站（へいたん）病院で死亡率を激減させるなどの成果を上げたナイチンゲールによって，看護の価値が国民に認識された．1859年『看護覚え書』が出版された．宗教から独立し，多様な社会階級の学生を受け入れ，看護原理・原則に基づいたナイチンゲール方式といわれる近代的な看護教育が開始された．

米国における看護職の始まり

1870年代以降に看護教育が始まる．1903年，看護師登録法がいくつかの州で制定され，その後，全米に広まる．登録看護師は患者と個人契約を結び，病院や家庭で付添看護師として働く．訓練を受けていない看護師が混在して活動した．

plus α

日本における初期の看護教育機関

1885年，日本で初めての看護師教育機関である有志共立東京病院看護婦教育所（現慈恵看護専門学校）が設立され，翌年には京都看病婦学校（現同志社大学），桜井女学校看護婦養成所は他校と合併し，現女子学院が設立された．

用語解説*

派出看護婦会

看護職を会員とし，必要とされる地域・組織・家庭に派遣した．所属する看護師の収入の一部を徴収することで経営資金を得るしくみであった．戦前，病院や家庭での病人の看護において家族とともに重要な役割を果たしてきたが，戦後GHQにより，中間搾取や強制労働などの理由で解散させられた．

に対しては**巡回看護活動***も行われた．

4 看護師の身分法，看護婦規則の制定

明治後期になると，日清戦争（1894～95），伝染病流行，病院の増加により，看護師の需要が高まった．病院は自前の短期養成や，見習いで仕事を覚えさせて看護師とした．また，髪結い業者らが兼業で派出看護業を行い，訓練されていない者を患家に行かせ，誤った看護や処置で患者を危険な状態に陥らせたり，風紀の乱れが社会的問題となってきた．

大関和（ちか）*は資格制度の創設を政界に働き掛け，派出看護婦の手引書『**派出看護婦心得**』を著して派出看護の質向上に尽力した．

1900（明治33）年，日本で最初に看護師の業務と免許・資格を明記した「**東京府看護婦規則**」は，こうした状況を背景に，派出看護の業界を取り締まり，看護の質を保証する目的で発令された．1915（大正４）年には全国共通の規則として内務省令「**看護婦規則**」が発令された．「看護婦」の定義が行われ，業務は「傷病者または褥婦の看護」と規定された．また，「医師の指示がなければ治療器具の使用，薬品の授与，および患者に指示をしてはならない」と明記された．

5 看護職の活動の場の多様化

大正期に入ると病院が増加し，病院を中心とした医療が発達した．それに伴い看護師の需要も急増し，養成機関数も増えた．この時代の病院内の看護業務は診療の補助が主であり，資格取得後の看護師には，ケアの主体性や高収入を求め，派出看護を選択する者も多かった．

この時期には，貧困や労働と健康の問題が顕在化してきた．暮らしの場での公衆衛生活動が行われるようになった．公設産婆・巡回産婆*，妊産婦や乳幼児の健康相談・保育相談，巡回看護，看護職による家庭訪問活動などが東京，大阪の都市部で行われた．セツルメント運動*，無産者診療所*などでも，社会問題に向き合う医師らと共に看護師も活動した．また，学童の健康管理のために学校看護婦の活動も始まった．

6 戦時体制と保健師の誕生

保健師の誕生は，こうした看護職の社会的活動と，国民総力戦に向けた戦争への準備態勢を背景としている．巡回看護婦，公衆衛生看護婦，社会保健婦などの名称で活動していたが，1937（昭和12）年の保健所法で，保健所の職員として「保健婦」の名称が記載され，公的な身分が位置付けられた．1941（昭和16）年に「**保健婦規則**」が制定されると，名称と定義，および業務内容が明確に規定された．主に保健所，市町村に所属し，結核や不衛生・栄養不足による疾病予防，母子保健，傷病者の療養指導などを熱意をもって行った．昭和初期，日本は戦争への道を進んでいった．保健師の活動は国力増強として重要であった．

戦争により看護師の需要は高まった．日本赤十字社の看護師を中心に，国内

用語解説*
巡回看護活動
1887年に京都看病婦学校が最初に行い，1920年代から東京市，聖路加病院，済生会が精力的に行った．今日の公衆衛生看護活動の基礎である．

用語解説*
大関和
桜井女学校看護婦養成所１期生で，ナイチンゲール看護学校卒業のベッチから教育を受けた．帝国大学医科大学第一医院（現東京大学医学部附属病院）の看護婦取締を経て，派出看護婦会を経営した．著書には『派出看護婦心得』のほか『実地看護法』がある．

plus α
看護婦の資格
内務省「看護婦規則」では，18歳以上で看護婦試験に合格した者，あるいは地方長官（現在の知事にあたる）の指定した教育機関を卒業した者に地方長官（東京府は警視総監）から与えられた．すでに看護婦の業務を行っている者は資格試験の対象から外された．

用語解説*
公設産婆・巡回産婆
主に無医・無産婆地域の妊産褥婦および新生児に無料または低額で診療や助産活動を行った．

用語解説*
セツルメント運動
貧しい住民のいる地区に定住して，医療，教育，保育，授産など生活全般にわたってボランティアとして住民に働き掛け，生活の改善を図る社会活動のこと．

の多くの看護師が従軍看護婦として戦場に赴き，過酷で危険な状況の中で看護を行った．第二次世界大戦末期になると，沖縄・本土を含めて繰り返し爆撃を受けるようになり，国内の医療は，医師・看護師，医療施設・物資すべてが不足した厳しい状況の中で継続された．看護教育期間は短縮され，入学年齢も引き下げられた．民間人が速成養成によって，看病人，救護人となり看護にあたった．

3 第二次世界大戦後から 看護師等の人材確保の促進に関する法律まで

1 GHQ主導による看護制度づくり

1945（昭和20）年の第二次世界大戦直後は医師・看護師が不足し，病院施設の衛生状態も不良であった．**連合国軍総司令部（GHQ）**公衆衛生局長サムス准将（医師）の下で行われた調査の報告書には，病院長による病院管理が行き届いておらず，病人の看護は家族が泊まりがけで行い，看護師は医師の介助やお茶出しをしていたと記されている．国として適切な医療を提供できる体制を整備することが重要な課題であった．

サムス准将らは，国立東京第一病院（現国立国際医療研究センター）をモデルに病院改革を実施した．病院管理，看護法，各専門職の役割を教育した．看護教育指導者，保健師指導者，病院管理者，看護管理者を対象とした講習会が開かれた．また，看護の専門書や専門雑誌等の出版物が発刊された．

GHQ公衆衛生福祉局看護課長のオルト大尉（看護師）は，金子光（みつ），井上なつゑら欧米の看護事情を知る識見のある日本の看護職とともに看護制度の改革に取り組んだ．

オルト大尉らは米国での看護職の専門職化の実情を踏まえ，理想の看護制度の構築を目指し，改革のポイントを次の３点にした．①看護職が国の看護を管理できるよう看護行政を独立させること，②看護婦，産婆，保健婦の三つを看護職として一本化し，共通の看護教育基盤を整備し水準を高めること，③全国的な看護職能団体を設置すること．オルト大尉は看護制度審議会を設置し，日本の看護職も参加して，行政官，医師らと共に議論できるようにした．1948（昭和23）年に**保健婦助産婦看護婦法**（以下，保助看法）が制定され，看護職能団体として**日本看護協会**，看護基礎教育のモデル校として東京看護教育模範学院が設立された．

保助看法では，看護師，助産師，保健師の定義，業務範囲，免許などについて定められた．旧制度から大きく変わったのは，看護職を取り締まるための「規則」ではなく，看護職が「法」の中に位置付けられたこと，看護を健康のあらゆるレベルでの関わりとして包括的にとらえたこと，看護職が診療の補助だけではなく，療養上の世話を責任をもって行えるとしたことである．

看護師については，**甲種**と**乙種**の２種の免許が定められた．甲種は高卒３

用語解説＊

無産者診療所

昭和初期，労働者や農民を資産をもたない「無産者」と表現した．無産者診療所は，貧しさのため医療を受けることができなかった人々のためにつくられた．

米国における看護専門職の発展

度重なる戦争，伝染性疾患の世界的流行を通して，看護師は，その数も増え，社会に認められる存在になっていた．20世紀前半から職能団体を組織し，教育改革と地位向上の取り組みが進んだ．専門職としての看護のあり方を調査・報告したブラウンレポート（1948年）を機に，看護教育の体系化，大学化が進んだ．やがてNP（ナースプラクティショナー），CNS（クリニカルナーススペシャリスト）育成の機運が高まっていく．登録看護師は，学校，企業，刑務所など医療施設以外でも活動するようになる．

年の教育後に国家試験受験という先進国に並ぶ水準になった．乙種は急性・重症傷病者と褥婦の看護を行えず，医師，歯科医師，甲種看護婦の指示の下で業務を行うとされた．保助看法に基づく看護行政が開始され，**厚生省医務局看護課**の実質的な初代課長には看護職が就任し，各都道府県に看護担当部局が設置された．1949（昭和24）年，看護職が医師から独立して看護管理を行う体制づくりとして，国立病院・診療所に**総看護師長制度**が導入された．日本全国で質の高い看護が行われるようなしくみづくりが進められた．

2 新制度による困難と准看護師制度

自律した専門職看護を目指して制定された保助看法であったが，混乱が生じた．旧制度免許を有する看護師たちは，業務を行うことはできたが，甲種看護婦としての国家資格取得のために研修受講が求められ，それに抵抗した．医師団体からは，看護師は医師の手足であり，業務は医師が決めるといった反発や，高校への進学率が低い中で甲種看護婦の資格取得条件が厳しく，短期に養成でき，安価な看護労働力確保の要望があった．

GHQによる統治終了間際の1951（昭和26）年，国会で保助看法改正が審議され，甲種と乙種は看護師として一本化され，新たに**准看護師**がつくられた．准看護師は，低い教育水準で資格取得でき，看護師と同等の業務ができるとされた．この准看護師制度は看護師が専門職としての地位を獲得する上での障壁となり，その後の制度廃止運動へつながっていく．

3 「完全看護」「基準看護」と看護師不足

1948（昭和23）年に制定された**医療法**には，病院で適切かつ安全に医療が行われるためのさまざまな要件が盛り込まれたが，その中に患者４人に対して看護師１人の配置が示された．また1950（昭和25）年，診療報酬制度に「**完全看護**」が導入された．看護サービスは病院が提供するものとし，看護師の三交代制，病院看護師による一切の看護，患者個人の付き添いを置かないことが要件とされた．完全看護は後に**基準看護**と称されるようになった．これらの制度によって，病院では看護師をより多く雇用する必要が生じた．

1960年代は，看護師の需要が増え，病院の病床数が増加したことも加わって，看護師不足，劣悪な労働条件と待遇が社会問題化してくる．看護師自らストライキを行うなどの労働運動を行った．その結果，1965（昭和40）年，人事院は「夜勤は月平均８日以内」「一人夜勤の禁止」の判定を出した．これを契機に国が看護職養成と労働管理を行う責任，そして個々の医療組織における看護管理の重要性が認識されるようになった．1976（昭和51）年に国立大学病院に**看護部**が設置され，その後病院の一部門としての看護部設置と看護部長による看護の管理が全国に広がっていく．

1985（昭和60）年の医療法改正での地域医療計画の制定によって，「駆け込み増床*」が行われ，看護師不足は一層深刻化した．

plus α

厚生省医務局看護課長 保良せき

1893〜1980．慈恵会看護婦教育所卒業．1924年，日本人として初めて，米国の登録看護師の資格を取得．その後，コロンビア大学ティーチャーズカレッジで学び12年間米国に滞在した．ニューヨーク市の貧困街で訪問看護師として活動．帰国後は大阪で公衆衛生看護活動を行った．

➡ 現在の人員配置標準については，p.288 **表10-2**参照．

plus α

ニッパチ闘争

1968年，新潟県立病院の看護師増員と夜勤制限を求める運動が発端となり，全国に広がった医療労働運動．人事院判定「２人以上，月８日以内」の数字から「ニ・ハ（ニッパチ）闘争」という．

用語解説 *

駆け込み増床

1985年の医療法改正では，病院の地域偏在への対応のため，地域ごとに病床数を定めることになった．法施行前に増床を図る病院が多数出た．

4 地域での看護活動

戦後，保健所，市町村の行政機関，企業や事業所，学校における公衆衛生看護活動は保健師によって行われることになった．戦後の健康問題は結核，精神障害，周産期死亡，乳幼児死亡，伝染病，低栄養など山積していた．**駐在保健婦**，**公衆衛生看護婦**は，担当地域に赴き，自らも暮らしながら，住民と密接に関わって公衆衛生看護活動を行った都道府県保健所の看護職である．行政，教育などの多職種と連携して看護職の専門能力を発揮し，成果を上げ，住民から敬意をもって評価された．

4 看護師等の人材確保の促進に関する法律から今日まで

1 「専門職」としての発展に向けた制度の整備

1992（平成４）年は看護職が専門職として発展していく大きな転機の年である．まず，**看護婦等の人材確保の促進に関する法律**（以下，人材確保法）が制定された．この法律は医療における看護師の果たす役割の重要性を指摘し，看護師の確保について国として取り組む基本方針を定めたものである．この法律には，看護師等の処遇改善，看護教育の向上，就業促進，国民の理解促進が盛り込まれ，看護師の量の確保だけではなく，居宅等での看護の重要性，高度な専門知識と技能を有する看護師の確保についても明記された．人材確保法制定後，看護職の就業者が増加し，看護職の給与水準も改善された．また看護系大学，大学院が増加し，専門看護師制度，認定看護師制度の制定につながった．

➡ 看護師等の人材確保の促進に関する法律については，10章１節p.293参照．

同年，看護職は医師，薬剤師と並んで医療の担い手として医療法に明記された．1993（平成５）年には男性の保健婦（士）免許取得が可能となり，2001（平成13）年には男女の**資格名称が統一**され，「看護師」「助産師」「保健師」となった．保助看法には，医療系他職種の身分法にも定められている**守秘義務**が加えられた．また，2006（平成18）年には看護師等の**名称独占**が定められた．

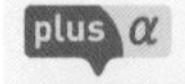

看護職の名称

2001年の資格名称統一を受けて，看護婦等の名称が入った法律の名称も変更された．保健婦助産婦看護婦法は，保健師助産師看護師法となり，ほかの法律でも「師」の名称に統一された．

➡ 守秘義務については，10章１節p.292参照．

2 看護職の役割の変遷

|1| 診療の補助行為の拡大

療養上の世話と**診療の補助**は看護師の業務独占であるが，何が「療養上の世話」や「診療の補助」なのかの解釈は，医療技術，医療を取り巻く環境，看護教育などの変化によって変わってきた．

1951（昭和26）年，国立鯖江病院で看護師が実施した静脈注射による死亡事故がきっかけで，同年厚生省は，静脈注射は診療の補助の範囲を超える行為という行政解釈を示した．しかし，その後も看護師が実施せざるを得ない臨床現場の実状があり，ほとんどの医療施設で看護師が静脈注射を実施していた．2002（平成14）年「新たな看護のあり方に関する検討会」の審議を経て，看護教育水準の向上や医療用器材の進歩などを踏まえ，静脈注射は診療の補助行為として，看護師が正式に行える業務に行政解釈が変更された．職能団体である日本看護協会は，翌年に「**静脈注射の実施に関する指針**」を作成・公表し，病院の看護部門は安全な静脈注射を行える体制整備に取り組んだ．

また，2007（平成19）年には，看護師は医師の事前の包括的指示に基づき，薬剤の定期的な投与や投与量の調整を行えることになった．さらに2015（平成27）年10月から「**特定行為に係る看護師の研修制度**」が施行された．これによって，看護師の行える診療の補助業務の範囲が広がることになった．特定行為に係る研修修了後，看護師は国に登録され，医師の包括的な指示の下で**特定医行為**を行うことができる．今後，日本が迎える超高齢社会において看護職が高度な臨床実践能力を発揮できることを目指したものである．

➡ 特定行為に係る看護師の研修制度については，10章３節p.309も参照．

2 自律性・専門性への期待

看護師の活動は，他職種との働き方についても変化してきた．高齢者や障害者（児）を対象とする在宅や施設看護の場では，**医行為**に関する解釈の違いによって，多職種との役割の混乱が生じた．そこで，2005（平成17）年に医政局長通知が出され，医師・看護師が行うべき医行為と免許を有しない者が行うことのできる行為が示された．

➡ 医行為については，10章３節p.309参照．

一方で，医療機関においては，医師の業務過重，専門職間連携が問題となった．看護師は，療養上の世話についても医師の指示に頼り，専門性を発揮できていないと指摘されるようになった．2007（平成19）年の医政局長通知「医師及び医療関係職と事務職員等との間等での役割分担の推進について」において，看護職を含めた医療関係職種等がそれぞれの専門性に基づいた業務を行い，医療機関が良質な医療を継続的に提供できるよう，適切な役割分担が求められた．

また，2004（平成16）年に始まった新医師臨床研修制度*を契機に，地方病院の医師不足が深刻化し，閉院や診療科閉鎖に追い込まれる病院も出て，「医療崩壊の危機」と報じられる事態となった．看護職は医師不足や不在の中で地域医療を支える存在となった．

用語解説*

新医師臨床研修制度

従来，研修医は大学病院の医局に所属し，診療業務を行いながら専門の診療科中心の能力を修得していた．基本的な診療能力の修得を目的とした２年以上の臨床研修が必修となり，研修先を自由に選択できるようになった．研修医の労働力が見込めないことから，大学病院が地方病院へ派遣していた医師を引き上げる現象が起こった．

3 在宅看護制度の整備と発展

1982（昭和57）年の老人保健法制定で，それまで法律上に位置付けられていなかった訪問看護が**老人訪問看護**として初めて制度化された．1992（平成４）年には医療法，老人保健法が改正され**訪問看護ステーション**が誕生した．看護職が管理者となって看護を行うことができるようになった．在院日数を短縮化する政策の中で，退院後も医療や介護を必要とする人々が増加したことを背景に，看護職は高度医療を受けて療養を続ける人々を訪問看護によって支えていった．また，訪問だけではなく，療養者が地域で暮らし続けるために，看護小規模多機能型居宅介護などのサービスを創造的に生み出し，在宅看護の活動を発展させている．

plus α

訪問看護

1992年の医療法改正で，医療の場としてこれまでの「病院」に加えて「居宅」が明記されたことで，医療職である看護師が在宅看護を行うことが認められた．2000年に介護保険法が施行され，訪問看護はより一層，在宅療養を支えるサービスとして認識されるようになった．

4 看護活動の質の変遷

|1| 安全性・倫理性の向上に向けた取り組み

医療技術の高度化と人々の人権意識の高まりによって，医療現場では人の命，尊厳，生活の質に関わる倫理的な問題が注目されるようになってきた．パターナリズムに基づく医療のあり方と患者の権利擁護の間で多くの看護師が苦悩していた．日本看護協会は，1988（昭和63）年に**「看護婦の倫理規定」**を公表し，日本の看護職の倫理的判断と行動の基準を初めて示した．その後，社会の変化に沿うように2003（平成15）年，2021（令和３）年に改訂している．国は，2007（平成19）年の医療法改正でインフォームドコンセントの理念を盛り込み，医療現場では多職種による臨床倫理の取り組みが行われるようになり，看護職も積極的に参加していった．

➡「看護職の倫理綱領」については，５章１節p.161参照．

コンテンツが視聴できます（p.2参照）

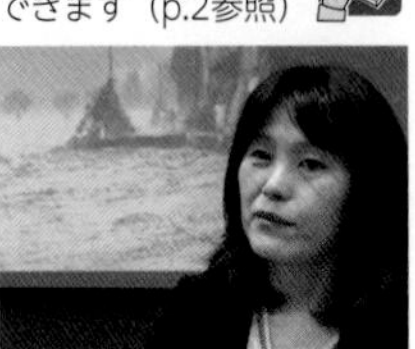
●災害看護教育のあり方と課題〈動画〉

1999（平成11）年の重大な医療事故を契機に，次々と医療事故が報道されるようになり，人々の医療に対する信頼が揺らぎ始めた．医療安全に関する科学的知見が蓄積されるにつれて，医療システム全体を安全性の高いものにしていくため，組織的取り組みの重要性が認識された．看護職は，医療全体をとらえ調整できる能力があることから，施設内の医療安全を推進するリーダーとして活躍するようになった．

さらに災害看護については，1995（平成７）年の阪神・淡路大震災，地下鉄サリン事件，2011（平成23）年の東日本大震災など，相次いで起こった大規模災害に対し，看護職は発災直後から被災地での支援を開始した．この経験をもとに，災害看護学を発展させていった．2020（令和２）年から新型コロナウイルスによるパンデミックが起こった．看護職は情報，医療資材，人材が限られた中で，医療・看護を継続するために危機時の体制をとり，組織の中心的役割を担った．

plus α
医療安全元年

1999年には，横浜市立大学での患者取り違え事故，都立広尾病院での消毒薬の静脈内誤注射事故など，重大な医療事故が立て続けに発生した．医療法に病院などの管理者の責任を明記し，診療報酬においても医療安全体制の整備を入院基本料等の算定条件とするなど，国と医療機関が医療安全への本格的な取り組みを開始した．この年は「医療安全元年」と呼ばれている．また，インシデントおよび医療事故事例の収集と分析事業も開始された．

|2| 新人看護職員の卒後研修

社会の変化に対応して，看護教育の方法はより理論重視となり，実習時間が減少していったことで，新人看護職員の看護実践能力の低下が問題となった．求められる能力と卒業時の能力のギャップから，卒業後１年以内の離職者が１割を超える状況となり，医師のような卒後臨床研修制度が必要とされた．2010（平成22）年に看護職の**卒後研修実施**が努力義務化された．その後，ほとんどの医療施設で，組織的に新卒看護師の職場適応と能力開発に向けた支援が行われている．

➡継続教育については，９章４節p.274参照．

plus α
看護基礎教育の基準

日本の看護基礎教育は保助看法の下にある省令「保健師助産師看護師学校養成所指定規則（指定規則）」に基づき行われている．1941年の制定以来，看護学専門領域の創設，老人看護学，在宅看護学，精神看護学の設置など2022年までに５回の改正が行われている．2008年第４次改正時に，実践力向上のために統合分野が創設された．

5 看護師の働き方の変遷

病院での交代制勤務が始まったのは，「完全看護」導入が契機である．以後，三交代制で行われてきた．夜勤は看護職にとって大きな負担であり，軽減の必要が検討されてきた．しかし，診療報酬で二交代制が認められると，16時間夜勤の導入が急激に進み，海外から問題を指摘されるようになった．夜勤で仮眠時間をとれない，日勤終了後，十分な休息なしに夜勤のシフトに入るなど，過酷な働き方を強いられた看護職もいた．

米国の看護師配置数と患者死亡率の関連を示した大規模調査によって，急性期病院における適正な看護師配置の重要性が社会的に認識された．2006（平成18）年に診療報酬「７対１」入院基本料が新設された．高額の診療報酬が得られることから看護職の争奪戦が起こり，再び看護師が不足する事態になった．

2008（平成20）年，２人の看護師の過労死をきっかけに，日本看護協会は看護職の時間外勤務，夜勤・交代制勤務の改革に取り組み始めた．過労死危険レベルにある看護師は23人に１人の割合で，時間外勤務も多く，手当が支払われていない場合があることもわかった．2010（平成22）年から**看護職のワーク・ライフ・バランス事業**を開始し，2013（平成25）年「看護職の夜勤・交代制勤務に関するガイドライン」を公表した．看護職の働き方および雇用の質の向上に向けた取り組みは，医療従事者の勤務環境改善に向けた国の取り組みへと発展している．

少子超高齢社会に向けて，日本は国を挙げた改革に取り組んでいる．社会保障制度改革の目指すものは，一人ひとりが輝き，尊厳ある生活を送ることができること，そして，安心して過ごせる社会となることである．人々の生老病死に医療と暮らしの両面から関わることのできる看護職が貢献できることは多様である．専門職として何ができるのかを考え，その役割，活動の領域や場，人々との連携を自ら創造していくことが，社会の期待に応えることになる．

plus α

外国の看護職の働き方

欧米ではスタッフが希望するシフトを選択し，病院と労働契約を結ぶ．EUは労働時間指令を制定し，24時間につき最低連続11時間の休息期間を含め，１日の労働時間の上限を13時間としている．
ILO看護職員条約・勧告の批准国では１日の労働時間は12時間を超えるべきでないという勧告（1977）を踏まえたシフトが組まれている．日本は批准していない．

引用・参考文献

1) 佐藤公美子ほか．占領期・GHQ/SCAPによる病院再編と看護管理の形成過程：PHW/staff visitsからの実証．日本看護歴史学会誌．2010,（23），p.41-53.
2) 谷昌恒．占領政策下の福祉政策：GHQの覚書を中心に．季刊社会保障研究．1967, 3（2），p.45-56.
3) 日本看護協会編．看護に活かす基準・指針・ガイドライン集 2016．日本看護協会出版会，2016.
4) 田村やよひ．私たちの拠りどころ 保健師助産師看護師法．第２版，日本看護協会出版会，2015.
5) 看護史研究会編．看護学生のための世界看護史．医学書院，1997.
6) 看護史研究会編．看護学生のための日本看護史．医学書院，1989.
7) 日本看護歴史学会編．日本の看護のあゆみ：歴史をつくるあなたへ．日本看護協会出版会，2014.
8) 高橋美智．“看護管理の歴史”．看護管理概説．井部俊子編．井部俊子ほか監修．第２版，日本看護協会出版会，2016, p.27-56,（看護管理学習テキスト，１）.
9) 大嶺千枝子．占領期に行われた保健婦駐在の制度比較に関する史的考察．沖縄県立看護大学紀要 第２号．2001, p.108-116.
10) 島崎謙治．日本の医療：制度と政策．東京大学出版会，2011.
11) 見藤隆子ほか．看護職者のための政策過程入門：制度を変えると看護が変わる！．日本看護協会出版会，2007.
12) 猪飼周平．病院の世紀の理論．有斐閣，2010.
13) 大関和．派出看護婦心得．半田屋医籍商店．吐鳳堂書店，1899.
14) 草刈淳子．「看護管理」創刊20周年に振り返る・１．戦後の看護管理思想の発展過程と今後の課題 1945-1991：占領軍による思想の導入とその後の変遷．看護管理．2010, 20（12），p.1070-1077.
15) 草刈淳子．「看護管理」創刊20周年に振り返る・２．戦後の看護管理思想の発展過程と今後の課題 1991-2010：教育体制・法整備の進展と看護の新たな役割．看護管理．2010, 20（13），p.1157-1163.
16) 草刈淳子．「看護管理」創刊20周年に振り返る（３・最終回）．2011年，生まれ変わり一新する時代へ：今後のケアの展望と看護管理のこれから．看護管理．2011, 21（1），p.54-62.

重要用語

産婆	看護婦取締	巡回看護活動	看護婦規則
看病人	産婆規則	派出看護婦心得	保健婦規則
看護婦	医制	東京府看護婦規則	連合国軍総司令部

GHQ
オルト大尉
保健婦助産婦看護婦法
甲種
乙種
厚生省医務局看護課
総看護師長制度
准看護師
医療法
完全看護
基準看護
看護部
駐在保健婦
公衆衛生看護婦
看護婦等の人材確保の促進に関する法律
資格名称が統一
守秘義務
名称独占
療養上の世話
診療の補助
静脈注射の実施に関する指針
特定行為に係る看護師の研修制度
特定医行為
医行為
老人訪問看護
訪問看護ステーション
看護婦の倫理規定
看護職のワーク・ライフ・バランス事業

3 SDGs：これからの社会と看護の役割・責任

2000年に国連で採択された**ミレニアム開発目標**（Millennium Development Goals：**MDGs**）は，世界の数百万人もの生活を向上すべく，多くのことを成し遂げてきた．しかし，裕福な人と貧困に苦しむ人，健康な人とそうでない人，高い教育を受けた人と教育を受けていない人との間の格差は広がり続けていることが明らかになった[1]．そのため国連は，2015年に次の目標として，17の目標からなる**持続可能な開発目標**（Sustainable Development Goals：**SDGs**）を定め，2030年まで取り組んでいる（図1-3）．

SDGsの目標は，国家間だけでなく国内の不平等についても目を向けている．教育，雇用条件，収入レベル，ジェンダーおよび民族などの社会的要因が，人々の健康の度合いに直接的な影響を及ぼしていることはよく知られており，健康の社会的決定要因（Social Determination of Health：SDH）とし

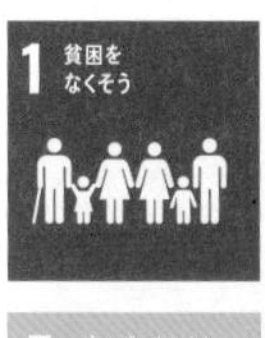

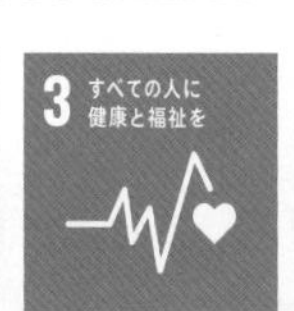
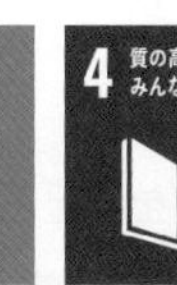

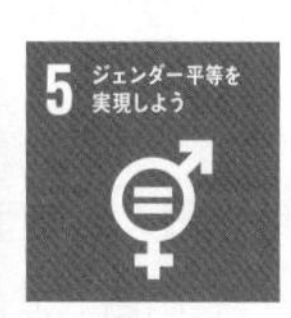
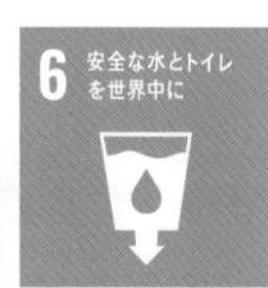

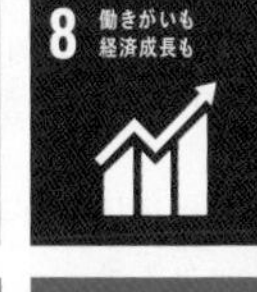
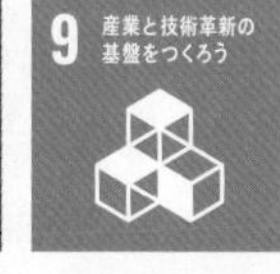
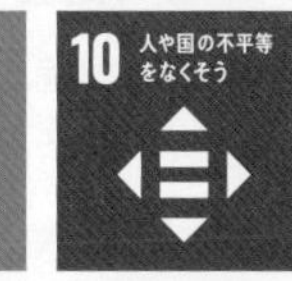
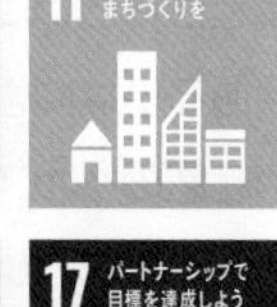
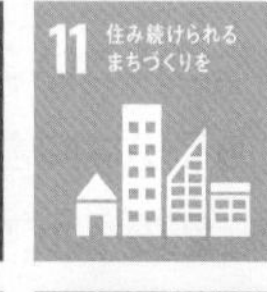
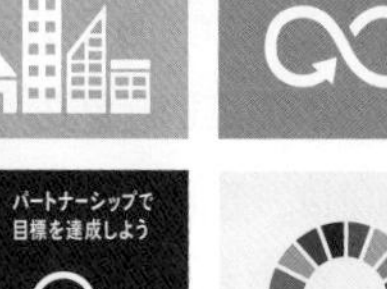

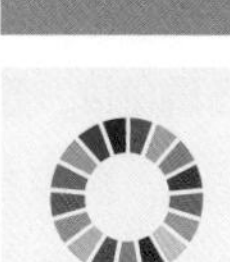

SUSTAINABLE DEVELOPMENT GOALS. 17 Goals to Transform Our World. https://www.un.org/sustainabledevelopment/,（参照2023-11-25）.

図1-3　持続可能な開発目標（SDGs）

て明示され，世界・国・地域レベルにおける財力，権力および資源の分配によって形づくられる．持続可能な発展とは，「経済」「社会」「環境」という三つの柱のバランスを意味し，この視点は，健康の公平性にとって不可欠とされている．例えば，健康状態の改善によってその国の平均余命が 1 年延びるごとに，GDPは 4 %増加するとされている[2]．2021年に開催されたCOP26（第26回気候変動枠組条約締約国会議）では，各国の指導者とその代表者に対し，世界の平均気温上昇を1.5℃に制限することで，差し迫った健康被害を回避し，気候変動の緩和と適応行動の中心に人間の健康と公平性を位置付けるよう求めており，前例のない極端な気象現象やその他の気候への影響が，人々の生活と健康への被害を増大させていると警告している[3]．気候変動と健康の公平性の両方に取り組むためには，科学的根拠に基づいて行動し，私たちが欲する社会，つまり将来世代の生活を傷つけず，現世代の必要を満たす社会をつくり上げることが求められる[4]．

また，人口減少や高齢化の進展に対して，ITやAIの活用が推進されている．テクノロジーと科学の進歩の利用については，利点が最大限になるようにするとともに，人々の安全や尊厳，権利を脅かすことがないようにすることが重要となっている[4]．

新型コロナウイルス感染症の感染拡大の影響により，経済格差が各国のワクチン接種率，感染防護具の確保や，予防行動にも影響していることが明らかになった．さらに，新型コロナウイルス感染症による影響が経済格差を広げ，健康問題に深刻な影響を及ぼし続けている．感染症の拡大防止一つを考えてみても，これからは自国の国民の健康を守るという視点だけでなく，世界の中で健康や環境について考える時代にあることが鮮明になった．

看護師がSDGsを主導する意義について，国際看護師協会（International Council of Nurses：ICN）は次の四つの理由から説明している．

▶**看護師は人々をケアする**　看護師は，個人や集団の健康を向上させる職業である．これは看護の中核の根底を成している．ICNの看護の定義は，「看護は，あらゆるヘルスケアの場および地域社会において，健康の増進，疾病の予防，および身体的精神的に健康でない，あるいは障害のある，あらゆる年齢の人々のためにケアを包含する．この広い範囲のヘルスケアの中において，看護師にとって特に関心のある現象は，現にある，あるいはこれから起こるであろう健康上の問題に対する個人，家族および集団の反応である」と述べている．それゆえ看護師として私たちは，子どもたちが産まれる場所，人が成長する場所，生活，働き，そして年を重ねていく場所について当然懸念する．

▶**それは正しい行動である**　このすべての基本的原動力となっているのは，社会正義である．私たちがSDGsについて学び，貢献しなければならない理由とは，それが正しいことだからである．私たちは子どもと妊産婦の死亡を防ぐことができる．極度の貧困を終わらせることができる．生活の質を向上させることができる．子どもが学校に通うことを保証できる．暴力や抑圧を終わらせることができる．司法へのアクセスを持つことができる．SDGsは看護師として私たちが持っている知識を活用し，より健康でより素晴らしい世界を作り上げる機会を提供してくれている．

▶**変化を起こすことは可能である**　ミレニアム開発目標（MDGs）の下，世界は平均寿命の延長，乳幼児死亡率の低下，子どもの就学率の増加，極度の貧困の低減，及び安全な水や衛生へのアクセス向上といった素晴らしい向上を目の当たりにしてきた．SDGsに設定されている意欲的なターゲットについて懐疑的に思うことがあるかもしれないが，MDGsは，前進は可能であり，限りない人々の生活が恩恵を受けるであろうことを実証している．

▶**私たちの健康に関わることである**　SDGsは低所得国の人々だけに関することではない．私たち皆に関わることである．これらのターゲットを実現させることで，私たちのコミュニティや家族の生活，そして私たち自身の健康までもが向上する．SDGsが重要なのは，あなたが重要だからに他ならない．

国際看護師協会．看護師：主導する声 持続可能な開発目標．日本看護協会訳．2017，p.12-13.

SDGsを看護師が主導することは，健康という人権を擁護する看護師の専門的および倫理的責任と関連している[5]．

保健医療専門職として看護職は個人，家族，集団およびコミュニティーと協働するだけでなく，看護職の同僚，医療関係者，政策や管理財政部門で責任を担う人たち，弁護士や政治家といったほか分野の専門家と協働し，健康や健康に影響を及ぼす要因に取り組む必要がある．

2021年に改訂版が公表された国際看護師協会ならびに日本看護協会の倫理綱領は，**グローバルヘルス**の重要性に言及している[4, 6]．気候変動，新型コロナウイルス感染症，そして人口増加と高齢化に伴う健康需要の増加は，脆弱（ぜいじゃく）で資金不足の医療システムを一掃する脅威となることを指摘している[7]．看護職と医療従事者は，これまで以上にSDGsの目標について理解し，個人として，専門職として取り組み，積極的に行動することが重要である．

引用・参考文献

1) 国際看護師協会．看護師：主導する声 持続可能な開発目標．日本看護協会訳．2017. https://www.nurse.or.jp/nursing/international/icn/katsudo/pdf/2017.pdf，（参照2023-11-25）.
2) “健康の公平性が，ビジネスに極めて重要な理由”．世界経済フォーラム．2021. https://jp.weforum.org/agenda/2021/09/no-ga-bijinesuni-mete-dearu/，（参照2023-11-25）.
3) World Health Organization. COP26 SPECIAL REPORT ON CLIMATE CHANGE AND HEALTH THE HEALTH ARGUMENT FOR CLIMATE ACTION. 2021. https://

apps.who.int/iris/bitstream/handle/10665/346168/9789240036727-eng.pdf?sequence=1&isAllowed=y,（参照2023-11-25）.
4) 国際看護師協会. ICN 看護師の倫理綱領 2021年版. 日本看護協会国際部訳. 2021, p.8. https://www.nurse.or.jp/nursing/home/publication/pdf/rinri/icncodejapanese.pdf?ver=2022,（参照2023-11-25）.
5) マイケル・マーモット. 健康格差：不平等な社会への挑戦. 栗林寛幸監訳, 野田浩夫訳者代表. 日本評論社, 2017, p.341.
6) 日本看護協会. 看護職の倫理綱領. 2021. https://www.nurse.or.jp/home/publication/pdf/rinri/code_of_ethics.pdf,（参照2023-11-25）.
7) International Council of Nurses. "ICN says health workers will have to deal with consequences if COP26 Declaration fails to deliver". 2021. https://www.icn.ch/news/icn-says-health-workers-will-have-deal-consequences-if-cop26-declaration-fails-deliver,（参照2023-11-25）.

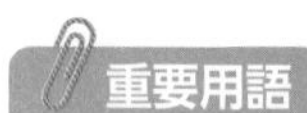

ミレニアム開発目標
MDGs
持続可能な開発目標
SDGs
グローバルヘルス

4 看護のイノベーション

1 看護の革新

科学技術の進歩，人間や社会に対する理解の深まりや価値観の変化とともに，看護も研究で得た知見に基づき革新を続けている．例えば褥瘡ケアでは，円座による除圧から体圧分散へ，創部を乾燥させるケアから組織再生を促すために湿潤環境を保持するケアへと進化した[1]．**看護技術の開発**に並行して，体圧測定器や体圧分散マット，ドレッシング材など**モノの開発**も進められた．そのほか，入院や手術を予定している子どもの不安を軽減し心構えを育むためのプレパレーション*[2]や，身体拘束予防ガイドライン[3]など，認知や心理面を含む**ケア技術**も研究知見の蓄積によって開発されている．

看護の革新は，個別のケア方法にとどまらない．入院が決まった患者を入院前から退院まで一貫して担当する看護師を配置し，入院前から病床や多職種調整を行う[4]など，組織や業務の再編による**質保証・効率化**や，人工知能を用いて音声認識で看護記録を行うシステム[5]，看護動線量のシミュレーションを用いた病棟運営評価の検討[6]など，**科学技術を用いた看護支援**も進められている．地域包括ケアへの移行やコンパクトシティー*の推進など，地域での保健医療のあり方も変化している．

看護師は，変化する社会の中でより効果的・効率的に良質な看護を提供するために，さまざまな革新に積極的に関与することが求められる．

> 用語解説*
> **プレパレーション**
> 治療や検査，手術を受ける子どもに対して，発達段階に応じた方法で説明したり配慮したりすることで，子ども自身が理解し，心の準備をして，臨めるよう手助けをすること．子どもの対処能力を引き出し，子ども自身の能力と主体性をサポートし，経験を肯定的なものにする．

> 用語解説*
> **コンパクトシティー**
> 人口減少・高齢化が進んでも持続的に成長し，人々の生活の質を高めることを可能にすることを目的に推進されている集約型の都市構造社会．ある程度の人口がまとまって居住することで，福祉や商業等の生活サービスや各種産業が持続可能となり，公的サービスの集約化・効率化ももたらされる．徒歩や公共交通で容易にアクセスできるため，外出が促進されて健康が増進することや，自動車への過度な依存が抑制されて二酸化炭素排出量が削減されるといった環境面での効果も期待されている．

2 看護が起こすイノベーション

イノベーションは，既存のものをより適切なものに変えていく「革新」の意味も含むが，刷新や新機軸と訳されることもあるなど，既存の枠組みにとらわれない，新しい技術や商品，市場や資源，経営システムを導入することを指す．デザイン思考をビジネスに取り入れることを提唱している佐宗は，イノベーションを生み出すには，「人間の生活にとって理想的な姿を描く力（デザイン）」，「理想的な姿への解決策を実現させる力（エンジニアリング）」，「解決策のインパクトを持続可能に最大化する仕組みを作り，人を動かしていく力（ビジネス）」の三つの力が必要だと述べている[7]．以下に，看護師として潜在的なニーズに気付き，それぞれの理想に向けて新しいサービスを創出した事例を紹介する．

町なかの保健室[8]

学校の保健室のように，地域の人たちが健康や医療，介護に関する困りごとや疑問を気軽に相談できる場所があれば，そこで有用な情報を得たり，必要な社会資源につながったり，気持ちを休めたりできるのではないか．

訪問看護師の秋山正子氏（株式会社ケアーズ白十字訪問看護ステーション統括所長/暮らしの保健室室長）は，長年の訪問看護の経験から，人々が住む町なかに，気軽に立ち寄り，看護職等の保健医療福祉の専門家に無料・予約なしで相談できる居心地の良い場所をつくりたいと考えた（デザイン）．厚生労働省の在宅医療連携拠点事業*に採択され（ビジネス），地域の人々やボランティアの協力を得て，高齢化の進む都心の団地に「暮らしの保健室」を開設した（エンジニアリング）．その後，日本財団の助成を受け，暮らしの保健室の開設・運営を支援する取り組みを行っている（ビジネス）．

夢をかなえるオーダーメードの看護サービス[9]

病気や障害等のために，行きたい場所ややりたいことがあっても，あきらめたまま最期を迎えている人がいるのではないか．看護の力で夢をかなえ，誰もが最期まで生きがいをもち，命を輝かせられる世界をつくりたい．

株式会社ハレ創業者の前田和哉氏は，病院では患者の望みを傾聴する時間が限られることや，終末期患者が望むように過ごせないことにジレンマを感じ，訪問看護師に転職した．在宅で看取りに関わる中で，生きがいや喜びが患者の「命を輝かせる」ことを実感した．前田氏は，進行がんを患う自身の義母を，看護師である自分たちがいることでフォトウエディング*に招待できた経験から，病気や障害，加齢による不自由さを抱えている人に看護師が付き添って夢をかなえる（デザイン），保険適用外の外出サービスを構想し，起業した（ビジネス）．サービス利用者の主治医や担当看護師から情報を得て，必要な医療行為を提供できる体制を整えたり，外出先の下見や調整を行うほか，顧客から

用語解説*
在宅医療連携拠点事業

平成23年度に開始した厚生労働省医政局による公募事業で，在宅医療を提供する機関等を連携拠点として，多職種協働による在宅医療の支援体制を構築し，医療と介護が連携した地域における包括的かつ継続的な在宅医療の提供を目指すモデル事業．連携拠点に採択された場合は，多職種連携の課題に対する解決策の抽出，在宅医療従事者の負担軽減の支援，効率的な医療提供のための多職種連携，在宅医療に関する地域住民への普及啓発，在宅医療に従事する人材育成を行うことが求められた．

用語解説*
フォトウエディング

挙式や披露宴を行わず，あるいは挙式や披露宴とは別の機会に，ウエディングドレスやタキシード，和装など結婚式の衣装を着て写真を撮影し，結婚の思い出をつくること．

のさまざまな希望に応えている（エンジニアリング）.

大学発ベンチャーで重症化予防[10)]

糖尿病などの慢性疾患患者に，慢性疾患の自己管理を支援する技術を有する看護師が早いタイミングで関わることができれば，重症化や再発を予防し，本人の幸せや医療費の適正化に貢献できるのではないか.

慢性疾患患者は薬物治療に加えて，生活習慣の変容や長期間のセルフケアが必要となる．広島大学の森山美知子教授は，看護職が高度な専門性を発揮することで，患者が生活習慣を変容し自己管理を続けることができると考え（デザイン），支援技術の開発・教育・実践に取り組んだ（エンジニアリング）．研究によって開発した慢性疾患自己管理支援プログラムをより多くの人々に届けるために，大学発ベンチャー*として株式会社DPPヘルスパートナーズを設立し，自治体を含む医療保険者を顧客とした（ビジネス）．プログラムが重症化予防と医療費節減に有効であることを実証して全国から顧客を募り，専門的トレーニングを積んだ看護師を養成してプログラムの提供を行っている（ビジネス）.

このように，新たに生み出されたサービスは，人々の健康と幸せに貢献すると同時に，看護職にも専門性を社会に役立てられる喜びをもたらす．イノベーションは，看護の重要な役割だといえる.

用語解説 *

大学発ベンチャー

大学で開発された新しい技術や研究成果を用いて，事業化あるいは創業した事業体．大学教員等が自ら企業を設立する例もあれば，契約を結んだ企業に技術移転して事業化する例，企業と大学の共同研究の成果を企業が事業化する例などがある.

引用・参考文献

1) 菱沼典子ほか編．看護技術の科学と検証：研究から実践へ，実践から研究へ．第２版，日本看護協会出版会，2013.
2) 涌水理恵ほか．日本の小児医療におけるプレパレーションの効果に関する文献的考察．日本小児看護学会誌．2006，15（２），p.82-89.
3) 日本看護倫理学会 臨床倫理ガイドライン検討委員会．身体拘束予防ガイドライン．2015．https://www.jnea.net/publication/guideline/，（参照2023-11-25）.
4) 川口幸子．東海大学医学部付属病院におけるPFM15年の取り組み．看護展望．2014，39（11），p.968-973.
5) 内平直志．音声つぶやきによる看護・介護サービスの記録・連携支援．人工知能学会誌．2013，28（６），p.893-898.
6) 竹内貴洋ほか．BIMを用いた看護動線量シミュレーションによる病棟計画及び運営の評価に関する研究．日本建築学会計画系論文集．2020，85（767），p.33-40.
7) 佐宗邦威．世界のトップデザインスクールが教える デザイン思考の授業．日本経済新聞出版，2020，p.26-38.
8) 白十字在宅ボランティアの会．暮らしの保健室．https://kuraho.jp/，（参照2023-11-25）.
9) 株式会社ハレ．かなえるナース．https://ha-re.co.jp/，（参照2023-11-25）.
10) 森山美知子．広島大学大学院医系科学研究科 成人看護開発学 森山研究室．https://seijin.hiroshima-u.ac.jp/，（参照2023-11-25）.

重要用語

看護技術の開発
モノの開発
ケア技術
質保証
効率化
科学技術を用いた看護支援
イノベーション

2 協働：他者と共に活動すること

学習目標

- 他者と協働し，チームを効果的に機能させるために，チームをとらえる視点を理解しよう.
- リーダーシップ，フォロワーシップを理解し，チームへの貢献を考えることができるようになろう.
- 看護職，医療専門職として，チームで協働するためのスキルについて学ぼう.
- 看護を継続させるための方法を理解しよう.
- 多職種および市民と協働する方法を理解しよう.
- 協働の要としての「話し合い」の方法を理解しよう.

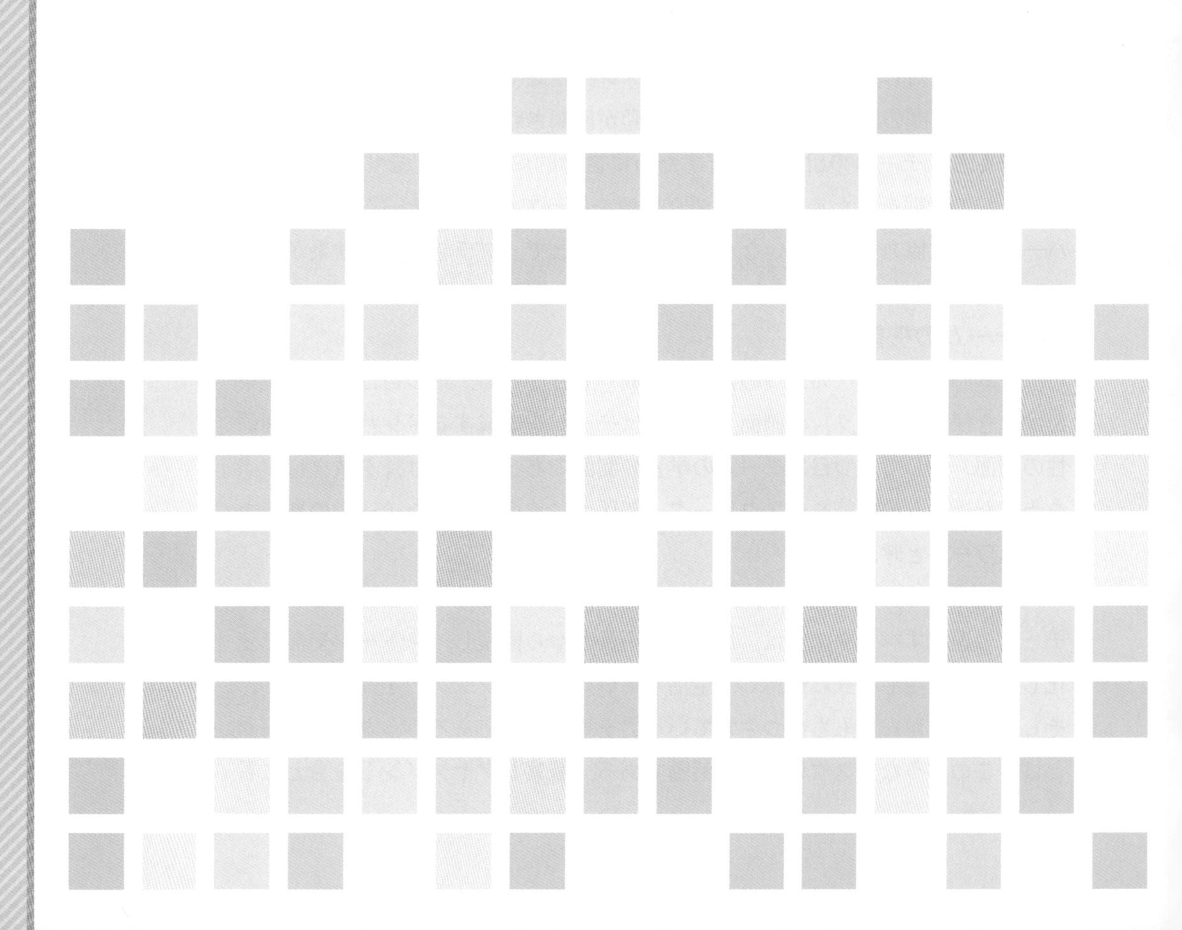

1 チームを効果的に機能させる

1 協働するための視点とスキル

協働とは，他者と共に活動することである．看護を含めたヘルスケアは，どのようなときも，必ず他者と共に行われる．看護師が共に活動する他者には，療養者本人，療養者の家族，同僚の看護師，医師や薬剤師などの他職種がいる．また，所属組織以外の多様な人々が含まれる．他者と共に活動する理由は，一人ではできないケアが可能になり，また一人で判断しケアを行うよりも，多様な視点，情報，スキルが加わることでケアの質を高めることができるからである．

しかし，他者と共に活動するときには，一人での活動とは異なる視点とスキルが必要になる．それはまず，自分を含め相互に関わり合う複数の人々をチームとしてとらえる俯瞰的な視点である．そして，そのチームがより良く機能し成果を上げるために，自分の力を役立て貢献するスキルである．この視点とスキルは，看護管理者やリーダーの地位にある人だけでなく，新人看護師や学生を含めたすべての人に求められる．

2 チームをとらえる俯瞰的な視点：チームがより良く機能するということ

チームとは，課題に共に取り組む集団である．グループが単なる人々の集まりであるのに対し，チームでは，目標がメンバー間で共有され，目標達成に向けてメンバー間の密接で相互依存的な活動が展開される．メンバーはそれぞれ役割をもち，チームの目標を果たすために自律的に意思決定をする自由や権限，そして役割を果たすために必要な資源を持っている[1)]．チームでは，メンバーが互いに協力し助け合いながら活動することで，プラスの相乗効果が生まれ，メンバー一人ひとりの活動の総和よりも高い成果を上げることができる[2)]．

1 チームの機能

チームの機能は，次の三つの側面から成り立っている．一つ目はチームが果たすべき課題（タスク）の側面，二つ目はチームを構成するメンバー間の関係性の側面，そして三つ目はチームの学習の側面である．山口は，タスクに焦点を当てたチームの機能を**タスクワーク**，関係性に焦点を当てたチームの機能を**チームワーク**と呼んでいる[3)]．

大腸癌でストーマ造設を行った患者をケアする看護チームを例にとると，チームの達成すべきタスクは，患者が手術侵襲から回復し，ストーマ造設で変化した身体と生活様式に適応し，生活していけるセルフケア力を高めること，そして患者ががんをもちつつ生きていく力を育むことであろう．タスクワークとは，このようなタスクに関わる活動である．観察しアセスメントをもとに看護計画を立案し，ケアを確実に実施し，評価する．退院支援を行うことも含まれる．

2 チームワーク

こうしたタスクワークをやり遂げるには，看護チームのメンバーが良い関係をもち協働していくことが必要である．チームワークは，チーム全体の目標達成に必要な協働作業を支え促進するために，メンバーで交わされる**対人相互作用**である．そしてその相互作用を生み出す基盤となる団結心や協調性なども含んでいる[3]．対人相互作用には，それぞれのメンバーがもつ情報や思い・考えを伝えるコミュニケーション，進むべき方向を示し，行動に向けて動機付けるリーダーシップ，チームの方針や具体的活動を決める合意形成などがある．この対人相互作用を通して，複数のメンバーが，一つのチームとして団結して活動し成果を上げることができる．

先に挙げた看護チームの例では，個々の看護師が知り得た患者や家族の情報を共有し合い，アセスメントと看護計画の立案のために率直に意見交換し，目標とケア方法を合意し共有していくこと，ケアが確実に行われるように受け持ち看護師やチームリーダーの立場にある看護師がリーダーシップを発揮すること，さらにケアの難しい患者や家族であったとしても，互いに助け合い，工夫を学び合い，励まし合ってケアを進めていくことなどがチームワークである．

3 学習

学習は，チームメンバーが自分たちの活動のリフレクションから，活動の良しあしやどうすればもっとうまくいくかを探しながら活動するチームの機能である．カンファレンスを開催して，皆でそれまでのケアを振り返り，何が患者の意欲を高めたのかを検討し，その後のケアに組み入れたり，患者の退院後に事例検討会を開いて患者のケアからの学びを整理したりすることで，学習の機能が促進される．チームの学習機能は，チームが自己革新していくことで，未来に備え変化に対応していく力を自ら育成すること[4]である．世界中のチームを調査したエドモンドソン（Edmondson, A. C.）は，成果を上げるための望ましいチームのあり方を「学習しながら実行すること」と表現している[5]．

➡ リフレクションについては，７章３節p.228参照．

4 チームが効果的に機能している状態

タスクワークとチームワークを，２階建て構造で，そして学習機能をその両方に関わる螺旋（らせん）でとらえると理解しやすいであろう（図2-1）．どんなチームであっても，そのチームの使命や責任を確実に果たしていくためには，メンバー同士が学び合いながら一緒に働くことを支える良好な相互作用が不可欠である．

5 チームの発展

チームをとらえる俯瞰（ふかん）的視点には，チームが形成されて次第に成果を上げるようになる発展過程の視点がある．タックマン（Tuckman, B. W.）らはタックマンモデル（Tuckman's team development model）[6]で，チームが次の

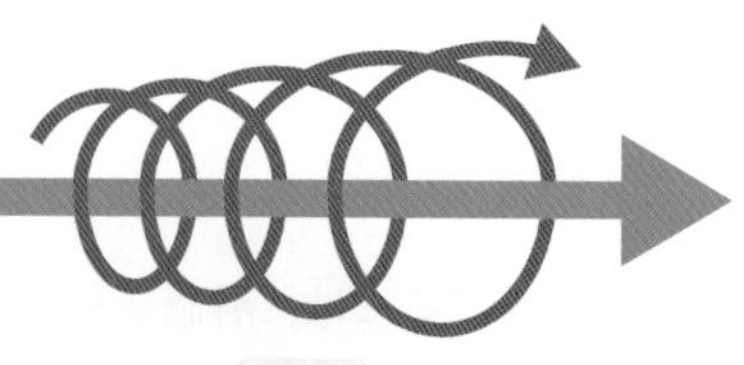

図2-1　チームが効果的に機能している状態

5段階を経て発展することを示している．**形成期**（forming），**混乱期**（storming），**統一期**（norming），**機能期**（performing），そして**散会期**（adjourning）である．

チーム形成直後の形成期は，メンバーはチームの目標や自身の役割についてよくわからず，互いを知らないために対人関係上の不安がある．次第にメンバーがチームの目的やそれぞれの役割・責任について意見を言うようになり，対立が起こる．チーム活動の進め方も統一されず，試行錯誤で成果が上がらない．これが混乱期である．次第にチームの中で目的・目標，役割とルールが明確になり，ほかのメンバーの考えを受け入れ（統一期），メンバーが結束し協力し合ってチームの目標に向かうようになる（機能期）．散会期は，チームの使命が終了したり，チーム活動の中でさまざまな思いや考えをもったメンバーがチームを離れていくことでメンバー間の相互関係が終結を迎える段階である．それぞれの時期のチームには，特徴的なメンバー間の相互作用があり，より良くチームとして機能するための課題が異なっている．

3 チームに貢献するためのスキル

エドモンドソンは，「皆で話して決めて，試してみる．どうすればもっとうまくいくかを探しながら活動する，そういうあり方が望ましいチームのあり方」と述べている．このようなチームであるためには，メンバーの一人ひとりが協働するという活動を積極的に行う必要がある．

具体的には，率直に意見を言う，自ら助けを求め，助けを求められたらそれに快く応じる，ほかの人に役に立つ行動を自発的にとる，目標を提案する，新しいアイデアを率先して試してみる，そして自らの行動を省察し，より良い協働や目標達成のための気付きを得るといった行動である．エドモンドソンは，これら協働する活動のことを，**チーミング**（teaming）と名付けている．

他者と共に活動していく際には，職位や職種に関係なくすべてのメンバーが，このような行動を実行することが求められる．チームが形成されたばかりのときには，メンバーのそれぞれが，この仲間たちの間でどんな行動をとれば受け入れられるのか，他者の出方を見ている．こういうときこそ，協働に求められる行動を率先してとることで，チームの発展に寄与することができる．

それぞれのチームメンバーが協働するための活動を行うためには，チームメンバー間のコミュニケーションが促進されること，意見がまとめられること，そして意見の衝突をうまく管理することが必要である．メンバーが率直に発言するようになると，当然，意見の対立や人間関係上の対立が生じる．このときは，チームの使命や目指す目標に立ち戻ること，そして互いに相手の立場に立って相手の考えを理解しようと努めること，対話を繰り返すことが必要である．

こうした，学習をしながら活動し，成果を挙げていくチームにするために，エドモンドソンは不可欠なリーダーシップの要素を四つ挙げている．①学習するための骨組みをつくる，②心理的に安全な場をつくる，③職業的，文化的な境界をつなぐ，そして④失敗から学ぶである．

学習するための骨組みをつくるとは，メンバーをパートナーとして位置付け，多様なアイデアを出し合いながら目標を決める，リスクがあることにも挑戦することを奨励するというリーダーシップである．権限をもつリーダーが決めた目標をトップダウンでメンバーに伝え，定められた目標達成に向けて活動を進める強権的で硬直したリーダーシップとは異なる．

心理的に安全な場をつくるとは，自分も意見を言ってもいい，主体的に行動してもいい，ここにいてもいいと感じられるような安心できる雰囲気をつくるということである．

➡ 心理的安全性については，p.48 用語解説参照．

そして，職業的，文化的な境界をつなぐとは，いろいろな領域の人々とつながることで，失敗から学ぶとは，失敗は成功のために不可欠であることをメンバーに繰り返し伝え，失敗から学びながら柔軟に活動することである．

中でも，心理的に安全な場をつくることは，メンバーがそれぞれの力を発揮し，有効な関係を築くことの基盤となる[7)]．

引用・参考文献

1) マイケル・A・ウェスト．チームワークの心理学：エビデンスに基づいた実践へのヒント．下山晴彦監修，高橋美穂訳．東京大学出版会，2014，p.36-37.
2) スティーブン・P・ロビンス．新版 組織行動のマネジメント：入門から実践へ．高木晴夫訳．ダイヤモンド社，2009.
3) 山口裕幸．チームワークの心理学：よりよい集団づくりをめざして．サイエンス社，2008，p.28.
4) 中原淳ほか．組織開発の探求：理論に学び，実践に活かす．ダイヤモンド社，2018，p.188-192.
5) エイミー・C・エドモンドソン．チームが機能するとはどういうことか：「学習力」と「実行力」を高める実践アプローチ．野津智子訳．英治出版，2014.
6) Tuckman, B. W. et al. Stages of Small-Group Development Revisited. Group & Organization Management. 2 (4), 1977, https://doi.org/10.1177/105960117700200404,（参照 2023-11-25）.
7) エイミー・C・エドモンドソン．恐れのない組織：「心理的安全性」が学習・イノベーション・成長をもたらす．野津智子訳．英治出版，2021.

重要用語

協働	対人相互作用	統一期
チーム	学習	機能期
タスクワーク	形成期	散会期
チームワーク	混乱期	チーミング

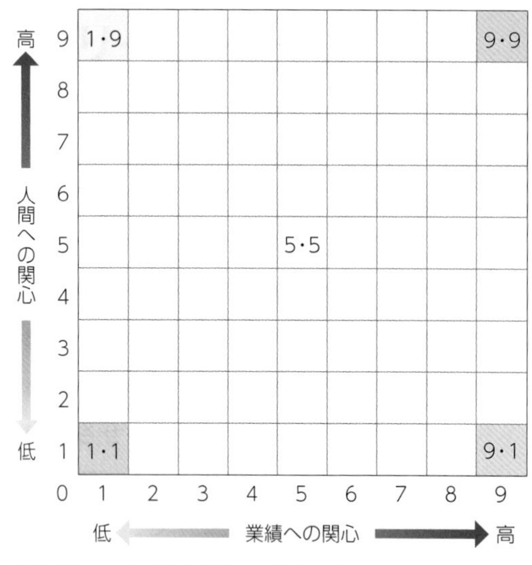

9・9型
協力的なチーム活動を通じ，独創性と高い生産性とモラルを統合する条件をつくり出す．最高水準の業績を狙う．

9・1型
部下の感情や態度に悪影響を与えないような労働条件をつくる．仕事の組織化に注意が払われる．

5・5型
業績か人間かではなく，現実的で，バランスをとってある程度の業績を上げる．

1・9型
部下の感情や態度を重要視する．部下の個人的，社会的，福祉上の要求を満たすように条件を整える．

1・1型
部下とあまり関わらず，組織目標に対しても最低限の努力しかしない．繰り返しの仕事をしているところに多い．

図2-3　マネジリアル・グリッド

き，**マネジリアル・グリッド**を考案した（**図2-3**）．リーダーが行動をとるとき，どの程度それらに関心を寄せていたかを点で描き入れていく．右上の９・９型が理想的なリーダーで，集団やチームは最も優れた機能を発揮するとされている．

3 条件適合論

リーダーシップを発揮するには，資質，リーダーに必要な行動を獲得することが有効であるが，ある状況下ではうまくいくかもしれないが，別の状況や場では機能しないこともある．1960年代以降，リーダーの行動が状況に適合すれば有効であるという条件適合論が示された．

|1| コンティンジェンシー理論

フィードラー（Fiedler, F. E.）は，リーダーの行動を，タスク志向型と人間関係志向型に分け，その集団の置かれた状況をリーダーと成員の関係（成員のリーダーに対する信頼度），タスクの構造（成員の職務の明確さ）および地位勢力（リーダーの報酬力や人事権の度合い）の三つの組み合わせによってカテゴリー化した．その集団がリーダーにとって「好ましい状況」「普通の状況」「好ましくない状況」という状況ごとに業績の良しあしを見ることで，タスク志向型と人間関係志向型のどちらのリーダーシップが有効かを示した（**図2-4**）．

|2| SL理論

部下の成熟度（レディネス）によって管理者のリーダーシップスタイルは変わるというのがハーシィー（Hersey, P.）とブランチャード（Blanchard, K. H.）が唱えたSL理論（Situational Leadership：SL）である（**図2-5**）．

新人教育においては，明確で細かい指示を与え，確認しながら業務を行わせる，一人立ちしたスタッフには修正すべきことを気付かせたり，中堅スタッフ

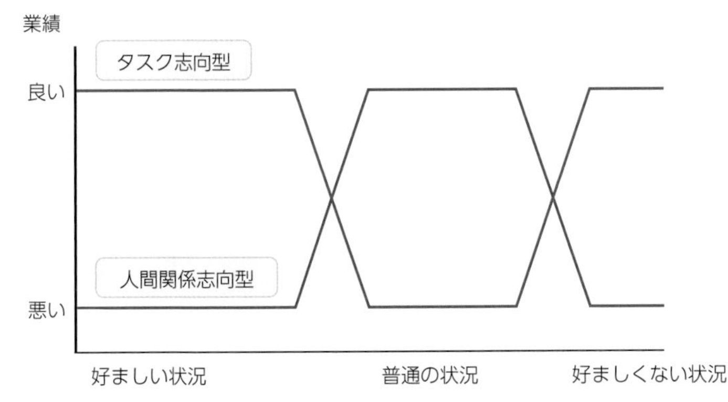

カテゴリー	Ⅰ	Ⅱ	Ⅲ	Ⅳ	Ⅴ	Ⅵ	Ⅶ	Ⅷ
リーダーと成員との関係	良い	良い	良い	良い	悪い	悪い	悪い	悪い
タスクの構造	高い	高い	低い	低い	高い	高い	低い	低い
地位勢力	強い	弱い	強い	弱い	強い	弱い	強い	弱い

リーダーにとって「好ましい状況」と「好ましくない状況」のときには，タスク志向型のリーダーシップが有効であり，三つの条件がさまざまに組み合わさる「普通の状況」のときには，人間関係志向型のリーダーシップが有効となる．リーダーは状況によってリーダーシップのスタイルを変えることで成果を上げることができる．

図2-4　リーダーの志向，集団の置かれた状況と業績との関係

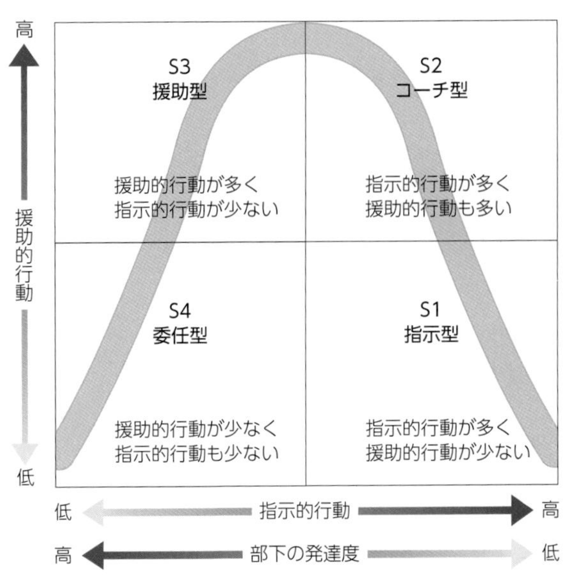

ケン・ブランチャードほか．“4つのリーダーシップスタイル”．新1分間リーダーシップ：どんな部下にも通用する4つの方法．田辺希久子訳．ダイヤモンド社，2015，p.70．より一部改変．

図2-5　SL理論

- **S1：指示型**　部下の経験が乏しく意欲も弱い状態では具体的に指示し，事細かに監督する．
- **S2：コーチ型**　部下の能力は低いが，意欲や確信を示す場合，こちらの考えを説明し，疑問に答える．
- **S3：援助型**　高能力だが，意欲が弱く不安を示す場合は，考えを合わせて決められるよう仕向ける．
- **S4：委任型**　部下が高能力で意欲や確信を示す場合，行動遂行の責任を委ねる．

には業務に関する権限を一部委譲するなど，リーダーの行動が異なることはイメージしやすいだろう．

3　パス・ゴール理論

SL理論で示された部下の要因（能力，性格や経験など）以外にも，環境的条件（組織の課題，権限体系など）を念頭に置くことで，リーダー行動は異なるとハウス（House, R.）は述べた（図2-6）.

この理論のリーダーシップの本質は，メンバーが目標（ゴール）を達成するためには，リーダーはどのような道筋（パス）を通れば良いのかを把握し，働き掛けることが必要ということである．ハウスは，リーダーのリーダーシップスタイルを指示型・支援型・達成志向型・参加型の四つに分類した.

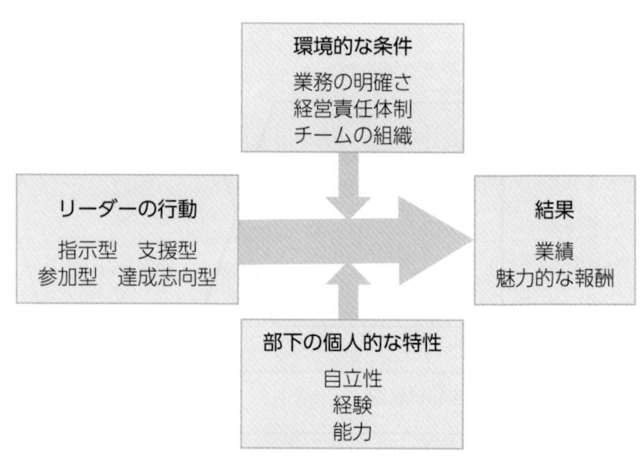

図2-6　**パス・ゴール理論**

- **指示型リーダーシップ**　課題志向が高く，メンバーに何を期待しているかをはっきり指示し，スケジュールを設定し，課題の達成方法を具体的に指示する.
- **支援型リーダーシップ**　相互信頼を基盤に，メンバーのアイデアを尊重，感情に配慮して気遣いを示す.
- **達成志向型リーダーシップ**　高い目標を設定し，メンバーに全力を尽くすよう求める.
- **参加型リーダーシップ**　決定を下す前にメンバーに相談し，メンバーの提案を活用する.

例えば，病棟でのなんらかの課題解決や目標課題に向けて，病棟全体，チーム，個々のスタッフなど多層的に考える必要があるとき，それぞれの環境的な条件やメンバーの特性が異なるため，より具体的にアプローチ方法を考えやすい.

4 変革型リーダーシップ

ここまでのリーダーシップの流れから，効果的なリーダーシップはリーダーの特性や行動，状況，メンバーの資質や成熟度，組織や環境の文化によることが明らかとなっている.

1980年代以降，リーダーはビジョンをもち，そのビジョンを他者に伝え，ビジョンを実現する方法をメンバーと一緒に考え，変化をもたらし，対立を管理し，メンバーに力を与え，グループのシンボルとなり，グループのエネルギーと再生の源となり，メンバーの継続的成長を促進する責任を負うことが非常に重要とされている[4)].

1 変革型リーダーシップ

1980年代ごろは，組織が大きくなり，組織の発達段階が進むことで，ルールが複雑になり，変革に時間がかかり，社会の流れに取り残されてしまうことが生じた．そのような中で，組織を変革的に発展させる**変革型リーダーシップ**が注目されるようになった.

代表的なのは，コッター（Kotter, J. P.）のリーダーシップ論であり，リー

➡ コッターのリーダーシップ論については，５章４節p.200参照.

ダーシップとマネジメントを明確に分け，変革を確実に行う８段階を示した．

また，現状の問題点を正しく評価し，組織が追求すべき戦略的なビジョンを示し，目標達成のためにリーダー自らがリスクをとって自己犠牲的な行動をとる**カリスマ型リーダーシップ**も脚光を浴びた．

組織変革を推進するリーダーは，自ら変革の推進者を任じており，勇気がある，人を信じる，価値によって動く，生涯学び続ける，複雑さやあいまいさに対処できる，ビジョンを追うなどの特徴がある．

2 ビジョナリー・リーダーシップ

ベニス（Bennis, W.）とナナス（Nanus, B.）は変革型リーダーシップの一つとして，優れたリーダーの要件からリーダーシップ開発の取り組みを通して，ビジョン設計と実現の重要性に着目した**ビジョナリー・リーダーシップ**を提唱した．

ビジョン形成においては，時間軸で将来のあるべき姿を見極めるために，さまざまな統計や将来予測などを読み，時代の流れ，人々の価値観，政策の方向性を理解することが重要である．地域包括ケアの時代，地域における自組織の役割を分析し，将来のあるべき姿を描き，自組織の戦略に貢献するのみならず，地域の看護提供体制を俯瞰し人材を育成する，ケア提供体制を創造するなどの看護管理者の活動が期待されている．

3 サーバント・リーダーシップ

グリーンリーフ（Greenleaf, R. K.）はヘルマン・ヘッセ（Hermann Hesse）の短編「東方巡礼」より着想を得て，**サーバント・リーダーシップ**を提唱したとされる．

サーバント・リーダーは，奉仕や支援，高い倫理観や精神性によって人々から信頼を得て，主体的に協力してもらえる状況をつくり出す．また，支配型リーダーとは対照的であり，傾聴，共感，癒やし，気付き，納得，概念化，先見力，執事役，人々の成長への関与，コミュニティーづくりに関する特性をもつ．メンバーがリーダーと共に行おうと思わなければ，リーダーシップは成立しない．

plus α
リーダーのリスクテイキング

リスクマネジメントの一貫であり，リスクを知り，そのリスクに対して意思決定し，マネジメントすること．行動をとるとき，それには必ずリスクが伴う．しかし，そのリスクをアセスメントし，負えるリスクと負えないリスクを見極め，対応することが必要である．

plus α
看護管理者への期待

「病院看護管理者のマネジメントラダー」は，病院看護管理者が地域まで視野を広げた看護管理を実践するために必要とされる能力を目標として可視化したものであるとともに，病院看護管理者の計画的かつ段階的な育成のための指標を示している[5]．

コラム **「東方巡礼」（概略）**

東方を巡礼する一団があり，そこにレーオという召使いがいた．皆を喜ばせるためにレーオは歌を歌い，宿泊場所や必要なものの調達など，さまざまな準備を行っていた．しかし突然，何かの理由でレーオがいなくなってしまうと，その巡礼の一団は人間関係などがぎくしゃくして，いろいろなことがうまくいかなくなり，巡礼は計画通りにいかなくなって，途中で終わってしまった．その後，小説の語り手がレーオに偶然再会して話を聞くと，実はレーオは，その巡礼を主宰したある教団の最高の地位（司祭）にある人だったということがわかった．

看護は人的サービスであり，患者に提供する看護の質が，サービスの質管理として最も重要であり，患者の一番身近なところで看護を提供するスタッフが，質の高い看護を提供できるような看護管理者のサーバント・リーダーシップが重要な業態であるといえる．

|4| オーセンティック・リーダーシップと倫理的リーダーシップ

自分らしさを貫くことでメンバーに影響力を及ぼすスキルを**オーセンティック・リーダーシップ**という．オーセンティック（authentic）とは，英語で本物の，正真正銘の，信頼できる，などの意味である．オーセンティック・リーダーシップには，目的，価値観，真心，人間関係，自己規律などが必要であるとされる．

日々の看護では，何かおかしい，倫理的な問題を孕むのではないかと思われる出来事が生じる．その時々の，あるいは，常に患者・利用者を大切に思う価値観をもち，同時に，組織やメンバーを守る姿勢に部下が納得できれば，リーダーは信頼を得ていく．

|5| チーミングを促進し，心理的安全性を高めるリーダーシップ

チームの中でメンバーが誰に対しても恐怖や不安を感じることなく，安心して発言・行動できる状態をつくり出すリーダーシップが注目されている．組織においては，**心理的安全性***が，人々が効果的に協力するための重要な要因であるとエドモンドソン（Edmondson, A. C.）は述べた[6]．

メンバーが共創し合える組織づくりには，話しやすい雰囲気をつくり，メンバーの参加を促し，失敗から学ぶなどのチームの学習を促進するリーダーシップが重要である．

コロナ禍のような予測不能な事態は今後も生じ得る可能性があり，限られた資源を活用しつつ，新たな財源を求め，調整し，つくり出していくというイノベーションの観点からも，ともに何かを成し遂げるというチームづくり，**チーミング**[7]を推進するリーダーシップは，ますます必要とされるだろう．

> 用語解説 *
> **心理的安全性**
> 職場で意見を提示したり，質問したり，助けを求めたりしても，「自分自身のイメージやキャリア・地位にはダメージが及ばない」という個人の感情やチームの信念のこと．心理的安全性は，組織やチームのパフォーマンス向上と安全性に関連があり，高パフォーマンスを導くプロセスや対人関係にも良い影響を与える．

5 シェアド・リーダーシップ：共有型リーダーシップ

シェアド・リーダーシップとは，地位や役職とは関係なく，その場に応じて必要なリーダーシップを，それが可能な人が担っていくという考え方で，ゴールドスミス（Goldsmith, M.）が提唱した．

変化の大きな現場では，各人が権限を委譲されて，それぞれの専門性を発揮し，リーダーとしての役割を担うことで，柔軟で適切な対応が可能となる．これが機能するためには，適任者に権限を与え，その権限の範囲を明確にし，一人ひとりがイニシアチブをとりやすい雰囲気をつくること，仕事と資源に関する自由裁量を与えること，適切なフォローアップ会議を実施し進捗を確認することなどが必要である[8]．

医療や介護の現場では，専門職がそれぞれの権限を明確にし，患者・利用者にとって最適なサービスを提供することが求められる．家族への介護指導には

> plus α
> **ビュートゾルフ**
> オランダ発祥の訪問看護モデルであるビュートゾルフ（Buurtzorg）は，職位等の階層がなく，専門職に権限移譲し，セルフマネジメントによって自律的にサービス調整・提供を行うことで高い成果を上げている．ICTを活用して情報共有をスムーズにし，成果指標を共有し話し合うことで意思決定している．

介護福祉士がイニシアチブをとったり，治療の意思決定支援に関しては，ラポール形成ができている看護師が医師からの説明の機会をアレンジしたりすることがそれにあたる．

チーム医療や多職種連携が進む中で，このような考え方は一層重要になっている．さらに，どのような立場，たとえ学生や新人であっても，シェアド・リーダーシップを意識すれば，他者に働き掛け，影響を与える機会を得て，リーダーシップを経験し蓄積していくことができる．公的な役割としてのリーダーと機能的な役割としてのリーダーは明確に区分しておく必要があり，そうすることで，チームとしての方向性が統一できたり，チームが効率的に活動することができる．

3 リーダーと信頼

ドラッカー（Drucker, P. F.）は，リーダーたることの要件は「信頼が得られることである．信頼が得られないかぎり，従うものはいない．……信頼するということは，必ずしもリーダーを好きになることではない．常に同意できるということでもない．リーダーの言うことが真意であると確信をもてることである．それは，真摯さという誠に古くさいものに対する確信である．リーダーが公言する信念とその行動は一致しなければならない．……一貫性に支えられるものである」と述べている[9]．

リーダーに求められる信頼という概念には，以下のような５側面がある[10]．

❶**誠実さ**　誠意と実直さ．
❷**能力**　技術面，対人関係の知識や技能を備えている．
❸**一貫性**　状況対応の信頼性，予測可能性，的確性．
❹**忠誠心**　人の物理的，精神的保護に積極的．
❺**開放性**　アイデアや情報の自由な交流に積極的．

これらは，個人のリーダーシップ能力開発の要素として重要である．リーダーへの信頼は，組織の業績やメンバーの職務満足度につながり，うまくリーダーシップを発揮するためにも信頼が大切である[11]．

人との信頼は一日にして成らない．誠実な態度でリーダーがフォロワー一人ひとりに関わり，フォロワーがリーダーを信頼できると，リーダーがその信頼を受け止め，少し難しい課題をフォロワーに課した場合でも，このリーダーを信頼してフォロワーが頑張ろうと思える．

plus α
信頼口座
コヴィー（Covey, R. S.）は，それぞれの人間関係に口座があり，主な六つの預け入れとして，相手を理解する，小さなことを気遣う，約束を守る，期待を明確にする，誠実さを示す，引き出してしまったとき（自分に不足やミスがあったとき）には心から謝る，などを挙げている．

看護職が理解し活用すべきリーダーシップについて概説してきたが，リーダーシップとフォロワーシップ（➡p.51参照）は，組織やチームが機能し成果を上げていくための両輪である．メンバーの経験，知識，準備性などを把握し，適したスタイルでリーダーシップを発揮することが必要であるが，メンバーの適切なフォロワーシップも重要となる．つまり，管理者やリーダーとしての権限がない場合でも，自分がリーダーシップを発揮しなければならない状況になることを想定して，自身の役割，やるべきことやリーダーをどのようにサポートできるかを考えること，自身の傾向・強みや組織やチームにおける行動傾向を客観的に把握し，よりチームの成果につながるリーダーシップを発揮できるようにしておくことが必要である．

コラム

非常時のリーダーシップ

2020年，世界を席巻した新型コロナウイルス感染症（coronavirus disease 2019：COVID-19）は，医療提供や看護職に大きなインパクトを与えた．看護師の感染リスクの増大，医療提供体制の急激な変更，看護職への偏見やストレスなど，現場の看護管理はそのさまざまな非常事態への対応に翻弄された．

しかし，日本における感染拡大の波ごとに，看護管理者は実に柔軟に対応し，学び，組織をさらに強靱なものへと導いている．

日本看護管理学会が厚生労働行政調査事業として実施した「新型コロナウイルス感染症に対応する看護職員の確保及び最適な看護マネジメント検討に向けた実態調査」[12]の結果が示す，この危機状態における看護管理者の基本姿勢と重要な看護実践は以下の通りであった．

新興感染症対応に必要な看護管理の基本姿勢（２つのポイント）

1　非常時であることを宣言し，組織が一丸となって取り組む体制をつくる
2　組織として職員を守るという明確なメッセージをすべての職員とその家族に伝える

感染者受入時・クラスター発生時の重要な看護管理実践（６つのポイント）

1　感染者に対応する看護職員の選定方針を示し，心・技・体が整う看護職員を把握する
2　感染対策を含むさまざまな人的・物的支援を職員に届ける
3　看護職員が担うべき業務に集中するために組織内の利用可能性がある資源を探し出す
4　最新の情報や院内の情報を速やかに職員に届ける仕組みをつくる
5　組織内の差別的発言・温度差や周囲の風評被害により職員が傷つけられることを防ぐ
6　看護管理者は正解がわからない状況でも前に進むために選択し説明することを続ける

引用・参考文献

1) Grossman, S. C. et al. The New Leadership Challenge：Creating the Future of Nursing. 6th ed, F. A. Davis Company, 2020.
2) スティーブン P. ロビンス．新版 組織行動のマネジメント：入門から実践へ．髙木晴夫訳．ダイヤモンド社，2009，p.256.
3) Bass, B. M. et al. Developing Transformational Leadership：1992 and Beyond. Journal of European Industrial Training. 1990, 14（5），p.21-27.
4) 松田 陽一．"第４章 組織変革のマネジメント要因：第１節 リーダーシップ"．組織変革のマネジメント：理論と現状．第２版，中央経済社，2020，p.57.
5) 日本看護協会．病院看護管理者のマネジメントラダー 日本看護協会版．2019. https://www.nurse.or.jp/nursing/home/publication/pdf/guideline/nm_managementladder.pdf,（参照2023-11-25）.
6) 伊藤絢乃．ヘルスケア領域における心理的安全性の概念分析：海外の文献レビューの結果から．看護管理．2021，31（５），p.380-383.
7) エイミー・C・エドモンドソン．チームが機能するとはどういうことか：「学習力」と「実行力」を高める実践アプローチ．野津智子訳．英治出版，2014，p.12.
8) Marshall Goldsmith. Sharing Leadership to Maximize Talent. Harvard Business Review, 2010. https://hbr.org/2010/05/sharing-leadership-to-maximize,（参照2023-11-25）.
9) P・F・ドラッカー．プロフェッショナルの条件：いかに成果をあげ，成長するか．上田惇生編訳．ダイヤモンド社，2000.
10) スティーブン P. ロビンス．マネジメント入門：グローバル経営のための理論と実践．髙木晴夫監訳．ダイヤモンド社，2014，p.403.
11) 前掲書 10），p.404.
12) 武村雪絵ほか．新型コロナウイルス感染症に対応する看護職員の確保及び最適なマネジメント検討に向けた実態調査研究．https://mhlw-grants.niph.go.jp/system/files/report_pdf/202006027A-sokatsu_0.pdf,（参照2023-11-25）.

重要用語

プレイングマネジャー	条件適合論	サーバント・リーダーシップ
リーダーシップ	コンティンジェンシー理論	オーセンティック・リーダーシップ
リーダー	SL理論	心理的安全性
特性論	パス・ゴール理論	チーミング
行動論	変革型リーダーシップ	シェアド・リーダーシップ
PM理論	カリスマ型リーダーシップ	
マネジリアル・グリッド	ビジョナリー・リーダーシップ	

3 フォロワーシップ

リーダーや管理者がリーダーシップを発揮する対象となる部下やメンバーのことを，**フォロワー**という．フォロワーがリーダーや組織に対して行う，リーダーへの自律的支援や組織への主体的貢献を**フォロワーシップ**という．

近年では，リーダーシップの視点からだけでなく，フォロワーの役割や行動がリーダーシップ発揮のプロセスにおいて，より重要であるとされている[1]（図2-7）[2]．

1 フォロワーのタイプ

フォロワーについてはいくつかの類型化が試みられているが，ここでは，ピットマン（Pittman）らが提唱した，パフォーマンスとリーダーとの関係に関する２軸で類型化した，四つのフォロワーのタイプを紹介する（図2-8）[3]．

❶**パートナー**　高いパフォーマンスを発揮し，リーダーと前向きで相互的な関係を築くことにコミットしている．リーダー候補者ともいえる．

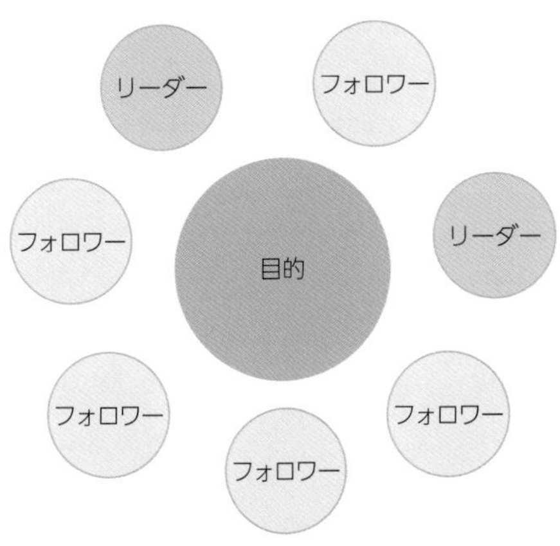

Grossman, S. C. “Figure5-1 Contemporary conceptualizations of leader-follower interactions”. The New Leadership Challenge Creating the Future of Nursing. を筆者訳.

図2-7　リーダーとフォロワーの関係

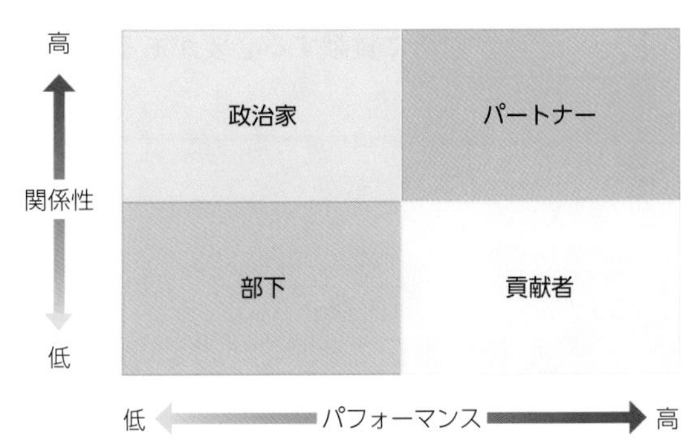

Grossman, S. C. “Figure5-4 Followership styles”. The New Leadership Challenge Creating the Future of Nursing. を筆者訳.

図2-8　フォロワーのタイプ

❷**貢献者**　同僚と効果的に協働し，仕事をうまくこなし，変化を受け入れ，仕事と生活のほかの側面のバランスをうまくとっている．しかし，リーダーの視点を理解したり，ビジョンを推進することをせず，相違について成熟した交渉をしたり，勇気あるコミュニケーションをとったり，自分の専門性や知識を共有したり，イニシアチブをとったりすることは少ない．

❸**政治家**　対人関係に敏感で，長けている．率直なフィードバックを行いリーダーをサポートするが，仕事をおろそかにし，パフォーマンスレベルが低くなる可能性がある．

❹**部下**　与えられた仕事に対しては有能で，言われたことをきちんとこなす．しかし，自分のパフォーマンスを上げようとする姿勢，リーダーをサポートする努力などが少ない．

これらは単純な類型であり，すべてのメンバーがこれらの類型に当てはまるわけではない．リーダーや管理者は，それぞれのメンバーの強み，価値観や仕事をしている上で大切にしていることを理解し，自ら組織やチームの成果に貢献できるよう動機付け，働き掛けることができる．

2 良いフォロワーとは

フォロワーやメンバーという言葉は，従順あるいは卓越性がないなど，ネガティブなイメージを想起させるが，効果的で模範的なフォロワーは，**表2-1**のようにリーダーシップを発揮する人と同じ特徴をもつ[4)]．

これらの特徴は，新人看護師やフォロワーにとって，どうしたらチームに貢献できるかを考える上での行動指標となるだろう．リーダーや管理者はそれぞれのメンバーの良いフォロワーシップに目を向け，それを承認し，強みとして伸ばし活用することができる．

看護職はそれぞれが自律した専門職であることから，看護職の集団においては，管理者＝リーダーであるとは限らない．リーダーシップとフォロワーシップを理解し，場面や状況によって，目的を達成しチームが成果を上げるために，それぞれが適切に貢献する必要がある．

表2-1　規範的なフォロワーの特徴

特　徴	具体例
強さや自立心	強い気持ちと専門職としての自立心があり，与えられた仕事は自分がやると思っている．
クリティカル・シンキング（批判的思考）	自身の行為やチームの活動による影響を予測し，リスク回避する策を講じる．
正直なフィードバックと建設的な批評を，タイムリーに行うことができる	カンファレンスなどで，納得できない気持ちをアサーティブに発言できたり，代替案を提案できる．
自分らしさを追求する姿勢	看護を行う上で，自身が大切にしていること（例えば，受け持ち患者がナースコールを押す前に対応できるよう業務を組み立てる，いつ家族が来ても安心できるよう患者の身だしなみを整えるなど）を実行する．
革新性・創造性	より効果的な方法を取り入れようとしたり，新しい技術や方法に興味をもち，情報を集める．
あらゆることに積極的に取り組む	より良い看護を提供しようとしたり，どうしたらできるかを考えたり，与えられた機会を自分の力を発揮するチャンスととらえ取り組む．
協力性・協調性	ほかのスタッフや他職種とコミュニケーションをとり，チームの成果が最大化できるよう協働する．
自発的である	より良い看護提供やチームワークに向けて，自ら発言したり，行動する．
（必要に応じて）職務の枠を超える	必要な時に，管理者の代行を引き受けたり，管理者やリーダーの役割を想定し，発言・行動する．
所有権を引き受けることをいとわない	役割（委員会，チームリーダー，管理者など）や権限の委譲を引き受け，自らの力を発揮しようとする．
イニシアチブをとる（率先して行動する）	必要だと思う行動を率先してとることで，周りのスタッフなどがそれを見て動くようになる．
肯定的な自己価値観	仕事でうまくいかなかった・失敗した場面でも，失敗の原因を明確にし，それを改善する方法を考え取り組むことで，自己嫌悪を避け，肯定的に解決へ向ける． 自己の強みや弱みを理解し，自身の感情をうまく扱う．
「できる」オーラ	その人がいると安心できる雰囲気がある．自分にできることとできないことを客観的に判断し，できない場合には必要な助言やリソースを得ることができる．
周囲で生じていることへの気配り	その勤務帯の看護師の動きを把握しており，新人や慣れていないスタッフの様子に配慮したり，緊張や不安のあるスタッフに声を掛けたりできる．
約束を守る	患者や仲間との約束を守り，できない時は早めにその状況を伝え謝罪したり，約束を取り直したりする．
仕事と組織に活力を与える	その職場や病棟に活気を与え，管理者や周りのスタッフがその人と一緒に取り組んでいこう，乗り越えられると思える．

Grossman, S. C. et al. The New Leadership Challenge：Creating the Future of Nursing. 6th ed, F. A. Davis Company, 2020, p.99. を筆者訳.

引用・参考文献

1) Uhl-Bien, M. et al. Followership theory：A review and research agenda. The Leadership Quarterly. 2014, 25 (1), p.83-104.
2) Grossman, S. C. et al. The New Leadership Challenge：Creating the Future of Nursing. 6th ed, F. A. Davis Company, 2020, p.85.
3) 前掲書 2), p.96.
4) 前掲書 2), p.99.

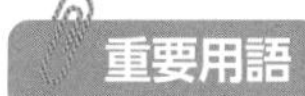

重要用語

フォロワー

フォロワーシップ

4 チームの一員に求められる協働のための行動

看護職はチームで働くことが多く，患者・家族を含めた多職種チームの一員として，情報共有や連携するための効果的なコミュニケーション，チームがうまく機能するような行動が求められる．患者・家族を中心とし，多職種チームがそれぞれの専門性を生かし，同じ目標に向かって治療・支援をしていくためには，協働のための行動が必要である．

では，協働のための行動とはどのようなものか．以下に，具体的なキーポイントを挙げて説明していく．

1 協働とは

協働とは，複数の職種が対等な存在として，共通の目標に向かって互いに力を合わせて働くことをいう．チーム医療の中で，協働という言葉はただ専門的な仕事を分担する「分業」ではなく，対等な立場で，互いの専門性に敬意を払いながら，相互理解を深め，患者を中心として協力して仕事をすることを意味する．協働がうまくいき，互いの能力を十分に発揮できれば，相乗効果を生み出し，患者により質の高い医療を提供できる．

協働という言葉は，医療だけでなく，地域，行政，福祉，環境問題など，さまざまな分野で用いられている．協働をうまく進めるためには，協働のためのスキルを身に付けたり，協働しやすい環境を整えたり，互いの仕事や専門性について知る必要がある．

2 医療専門職として協働するためのコミュニケーション，マナー，働く姿勢

看護職が協働する上では，患者・家族はもちろん，同僚，上司，部下，他職種，そのほか施設内外の関係者との**コミュニケーション**が不可欠である．コミュニケーションとは，情報をやりとりするプロセスであり，互いに応答し合ったり，相手に意味を伝えたり，影響を及ぼしたりすることをいう．同職種や他職種と連携し，患者の状態について専門職の立場から意見を言う際，話しやすい環境でコミュニケーションが円滑に行われていると，それぞれの専門性を生かして協働することができ，患者のニーズに合った質の高い医療につながる．

患者は心身を医療専門職に委ねて治療やケアを受けるため，接したスタッフに不信感をもつと，治療やケアに対する不安も増大する．医療者は，患者・家族から常に見られていることを自覚し，まず医療専門職として信頼を得るためのマナーを身に付けることが大切である．清潔感のある身だしなみ，状況に合った礼儀正しい丁寧な言葉遣いや態度などに気を付ける．

治療やケアについて患者・家族に説明する際は，医療専門用語はできるだけ使わず，相手にわかりやすい言葉に置き換えて説明し，相手の理解度を確か

め，同意を得た上で実施することが重要である．また，処置やケアなどを行う際は，相手の気持ちに寄り添い，安心して協力してもらえるように声掛けを行う．チーム医療を担う一員として，報告，連絡，相談を的確に行うなど，医療者として責任ある行動が求められる．

医療者の言葉遣いが悪かったり，威圧的な態度をとったりすると，患者との信頼関係を築けないだけでなく，患者やその家族に精神的なストレスを与えたり，治療に対する協力が得られないなど，患者自身の病状にも影響する．日ごろから患者・家族とコミュニケーションをとり，目を見てきちんとあいさつをする，質問されたことには丁寧に答えるなど，信頼関係を築いておくことが大切である．

3 言語的コミュニケーションと非言語的コミュニケーション

コミュニケーションには，言語的（バーバル）コミュニケーションと非言語的（ノンバーバル）コミュニケーションの二つがある．

言語的コミュニケーションとは，言葉で自分の意思や感情，情報を伝えることで，会話や，文字を使ったやりとり（文書，メール，手紙，手話，筆談，文字盤など）の内容を指す．

非言語的コミュニケーションとは，言葉以外の方法で相手に伝える，あるいは伝わることで，視線，表情，姿勢，身振り手振り，対人距離，接触のしかた，服装などの視覚的な要素や，声の大きさやトーン，話す速度，流暢（りゅうちょう）さ，明確さ，反応のタイミングなどの聴覚的な要素がある．

コミュニケーションでは言語的要素よりも，非言語的な要素のほうが相手に多く伝わるといわれている．相手に自分の意見や気持ちを伝えるには，自分が発する非言語的要素にも気を配り，言語的要素と非言語的要素を一致させることが大切となる．

4 双方向のコミュニケーション

上司が部下に仕事の指示をするとき，指示の内容を伝えるだけで終わるのは，単方向のコミュニケーションである．それに対し，指示の内容を伝えた後，部下に，今の説明で理解できたか，何か困っていることはないかなどを聴き，部下の理解度や気持ちを引き出せれば，双方向のコミュニケーションになる．単方向のコミュニケーションばかりでは，部下の自主性は失われ，理解不足や誤解にも気付けない．「□□のときは，○○しなさい」ではなく，「□□についてあなたはどう思う？」と尋ねることで，相手の自主性ややる気を引き出したり，話し合うことで互いの誤解や不安を解消し，新たな解決策も生まれる．

患者とのコミュニケーションも同様で，患者に何かを伝えた後，必ず不明な点や質問はないかを尋ねることが大切である．患者は，医療スタッフにお世話になっているという思いから，なかなか自分からは医療者にしてほしいことを言い出しにくいものである．事が終わった後に，「実は，あのとき……」と本音を言われることも少なくない．

双方向のコミュニケーションを行うには，自分の言いたいことを，言語的・非言語的コミュニケーションを用いてわかりやすく伝えた後，相手に関心をもって積極的に話を聴き，相手が質問したり，気持ちを表出しやすいように工夫する必要がある．

相手の気持ちを引き出したいときは，ただ自分の聴きたいことだけを質問したり，パソコンを見ながら話をするのではなく，相手の存在を受け入れ，アイコンタクトや相づちなどを用いながら，きちんと相手と向き合って「全身で聴く」ことを心掛けたい．また，話すタイミング，話す相手との位置関係，プライバシーに配慮した話しやすい場所を確保することが重要である．

5 相手を承認するスキル

コミュニケーションにおける**承認**とは，相手の言動や成長に気付き，認め，それを言葉で相手に伝えることである．

承認をするには，まず相手に関心をもち，よく観察し，相手の変化に気付く必要がある．新人や部下の力を伸ばしたいとき，「○○の処置が素早くなったね」「いつも□□を丁寧にやっているね」「今のやり方で大丈夫だよ」など，できるだけ具体的に，その場で伝えることが大切である．

人は承認されると，自信や自尊心が生まれ，また頑張ろうというエネルギーが湧いてくる．患者に対しても同様である．病気への不安が強いとき，そのような状況で不安になるのは自然なことであると医療職が承認することで，患者は不安になっている自分を受容でき，落ち着いて考えられることもある．

私たちは誰かを支援するとき，すぐにその人の能力を発揮させようと求めがちだが，まずは生理的に満たされ，安全を感じられているか，確認しなければならない．その上で，相手の居場所をつくり，コミュニケーションをとり，承認をしていくことが必要である．承認の欲求が満たされて初めて，相手は自分の力を発揮することができるのである．

6 アサーション

アサーション（assertion）とは，自分も相手も大切にした自己表現のことをいい，自分の欲求・気持ち・意見・価値観などを率直に，正直に，その場に適した形で表現することである．

看護職は，患者・家族のこと，医師やその他の職種に頼まれたことを優先し，自分を犠牲にしがちである．自分の気持ちや意見を表現できず，ストレスをためこんでしまうと，バーンアウトや，心身の不調から離職につながることもある．また，自分が正しい，相手が悪いという態度で，常に部下や同僚，上

plus α

アサーションの開発と発展

1950年代，行動療法と呼ばれる心理療法の中で，対人関係や社会的な場面が苦手な人のための訓練の方法として開発された．1970年代に人間関係におけるアリーティブネスと平等をテーマにした『Your Perfect Right』という書籍がベストセラーになったことから，アサーションは，対人関係のための訓練方法というだけでなく，人間の価値や平等に対する考え方，差別などの人権問題に関わるときの有効な対応方法としても発展してきた．

司のことを攻撃的に責めたり，非難したりすると，周りのスタッフがストレスで健康を損なってしまう．

日々，さまざまな相手とコミュニケーションをとりながら仕事をしている看護職にとって，アサーティブな自己表現のスキルを身に付けることは，自分の自己表現の特徴に気付くきっかけになるとともに，自身のメンタルヘルスの改善や，専門職として力を発揮し，他職種と協働するためにも役立つ．

1 自己表現の三つのタイプ

人間関係における自己表現のタイプには，非主張的な自己表現，攻撃的な自己表現，アサーティブな自己表現の三つのタイプがある．

❶非主張的な自己表現（図2-9）

非主張的（non-assertive）な自己表現とは，自分よりも他人を優先し，自分のことを後回しにするような自己表現である．自分の意見や気持ちを表現していなかったり，表現し損なっていたり，あいまいな言い方をしたりして，相手にわかるように伝えていない状態である．一見，相手を立てているように見えるが，自分の気持ちに不正直で，自信がなく，相手に対して恩着せがましい気持ちになったり，恨みがましい気持ちになったりする．

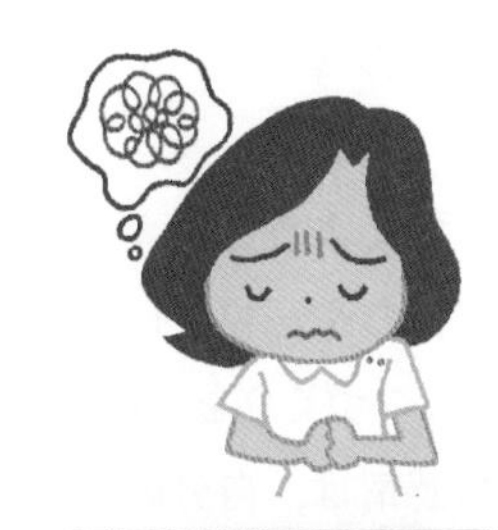

自己表現がうまくできないため，相手に本意が伝わらないなどの問題が起こり得る．ストレスをためやすく，攻撃的な自己表現に転じて，爆発することもある．

図2-9　非主張的な自己表現

❷攻撃的な自己表現（図2-10）

攻撃的（aggressive）な自己表現とは，相手の言い分や気持ちを無視，または軽視して，一方的に自分の言い分を通そうとするような自己表現である．自分は正しいが，相手は正しくないという考えや，勝ち負けで物事を決めようとする傾向がある．上司や教師など，年齢や役割が上であったり権力がある人が，弱い立場の人に自分の主張を通そうとすると，「パワハラ」「セクハラ」「アカハラ」といった，攻撃的な言動につながることもある．

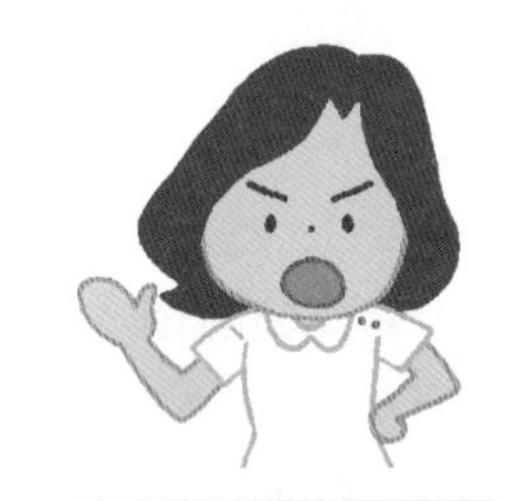

自分の考えや言い分を押し通そうとするあまり，相手に威圧感や不安等を与える可能性がある．

図2-10　攻撃的な自己表現

❸アサーティブな自己表現（図2-11）

アサーティブ（assertive）な自己表現とは，自分のことをまず考えるが，他人にも配慮する自己表現である．自分の気持ちや考えていることを明確にとらえ，適切に，率直に，相手にわかりやすいように伝えようとする．同時に，相手にも同じように発言することを許容し，相手の気持ちや考えを理解しようとする．

アサーティブな自己表現では，自分の気持ちや意見を大切に，その場に適したかたちで表現し，そして相手の意見を積極

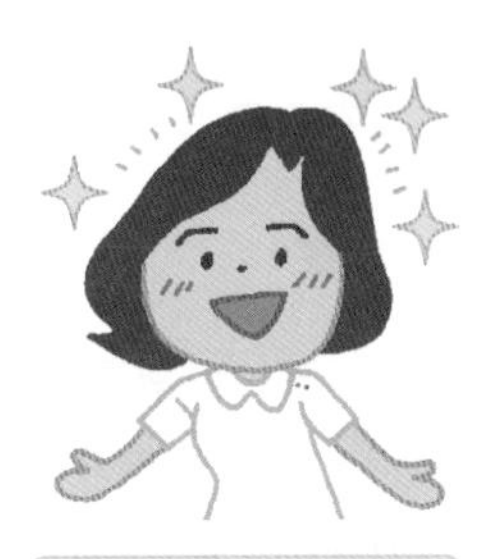

相手だけでなく，自分自身の考えや気持ちに寄り添い，率直・積極的に他者と関わることができる．

図2-11　アサーティブな自己表現

的に聴き，歩み寄り，互いが納得のいく結論を出すために，積極的にやりとりをする．

2 アサーティブになるために

アサーショントレーニングでは，自己表現のしかたには，その人のものの見方や認知が影響していることを理解し，私たちには皆，アサーションする権利があることを知る．そして，自分のものの見方や非合理的な思い込みに気付き，自ら変えようと思えば変えることができることを学び，どのように言えば自分の気持ちや意見が伝わりやすいか，実際にコミュニケーションで困った場面でのセリフづくりをしたり，ロールプレイなどを行い，トレーニングしていく．

自分の感情は，自分のものである．例えば，怒りの感情は，相手の言葉や行動によって生じさせられていると思いがちだが，本当は怒りを生んでいるのは自分自身なのである．

アサーションは，相手の行動を変えようとするものではない．アサーションする権利とともに，アサーションしない権利もあることを理解し，状況に応じて自分の意思で選択することで，より良い人間関係を築いていくために活用したい．

7 試行錯誤し，やり取りする過程が大切

コミュニケーションはそもそも難しいもので，同じ言葉でも，人によってとらえ方が異なり，うまく伝わらないことがあり，工夫が必要である．また，人はそれぞれ異なる価値観をもっているため，互いの意見が食い違い，葛藤が生じるのは当たり前である．葛藤が生じたときに，いかに互いの意見を聞いて，話し合うかで相互理解が深まる．相手の意見の背景にはどのような価値観や信念があるのかを，まずは聞いて知ることにより，相手の立場に立つことができ，解決に向けた歩み寄りもしやすくなる．

さまざまなコミュニケーションのスキルを使えば，すぐに相手との信頼関係が築けるわけではない．信頼関係を築くには，時間がかかっても，相手に関心をもち，相手の反応を見ながら，より良いコミュニケーションを試行錯誤する過程が必要である．

8 交 渉

交渉とは，互いが納得して合意を得るために相手と話し合うことである．一方的に相手を説得するのではなく，双方向のコミュニケーションをとりながら，互いの利害に目を向けて話し合う．組織の中で利害関係が生じて他部門と交渉するとき，配置転換や勤務部署の異動を相談するとき，病棟の都合で入院患者に別の部屋に移ってもらうときなど，日常のさまざまな場面で必要となるスキルである．

交渉するときは，まず問題になっている状況や，自分と相手の利害，相手の

考えについてよく把握する．次に，どのような戦略で交渉していくか，「win-win」となる方略はないか，妥協点はどこかなど，具体的で現実的な選択肢をいろいろと挙げてみる．具体的に計画したら，自分の話に説得力があり，相手も納得できるものかどうかを検証する．そして，自分の要求や提案を伝えるときは，わかりやすく率直に伝える．

また，交渉では，非言語的コミュニケーションを活用し，相手との共通点を見いだし，相手にとって快適な状態をつくり，こちらの話に耳を傾けてもらえるように工夫することも大切である．相手が大切にしている信念，価値観，好みなどを把握して，それらを交渉に生かすとともに，合意が得られた後も，感謝の気持ちを伝え，信頼関係を保つ関わりを継続する．仕事において，さまざまな価値観をもった人と交渉する経験を積むことは，自分を成長させることにもつながっていく．

9 コンサルテーション

コンサルテーションとは，コンサルティ（相談する人）がコンサルタント（相談を受ける人）に相談し，対等で支援的な関係を築きながら，コンサルティ自身が解決できるように問題を整理したり，コンサルティの力を引き出したりして，解決に向けて話し合うプロセスのことである．

1 専門職の活用

医療は複雑化し，さまざまな専門領域に分かれて発展し続けている．自分の専門領域以外のことについては詳しくわからないことも多い．患者に最善の医療を提供するために，あるいは効果的な組織運営をするために，特定の分野の専門家に意見を求める必要が生じることがある．

また，看護職はさまざまな専門職をつなぐ調整役として働くことも多く，コンサルテーションが行われる際に，情報が職種間で適切に共有され，効果的に解決されるよう積極的に働き掛ける必要がある．例えば，内科病棟に入院中の患者に精神的な問題が生じ，精神科へのコンサルテーションが行われる場合，患者の現在の状態や行われた看護，スタッフが困っている状況などを，主治医や精神科医師，リエゾンナース*などに必要な情報を伝えることで，コンサルタントから患者に役立つ的確なアドバイスが得られ，問題の解決につながっていく．

10 自分自身へのケア・自分を客観視する機会をもつ

対人援助職として働き続けるためには，まず自分の心身の健康に気を配り，自分の状態に気付くことが大切である．職業柄，自分自身のケアを後回しにしがちだが，心身ともに健康な状態で仕事ができるよう，早めに自分自身の身体と心の状態に気付き，ケアしていくことが重要となる．

リラックスできる場所に出掛けたり，あるがままの自分の身体や心の状態に

用語解説*
リエゾンナース
リエゾンには橋渡し，連携の意味がある．内科や外科疾患などで入院・外来通院中の患者の中で，疾患や治療などから生じたこころの問題をもつ人々に対して，精神看護の専門的知識と技術を用いて援助する看護師のことである．直接こころのケアを提供し，医療保健チームに対してコンサルテーションを行い，教育・指導や調整を行う．そして，その他の重要な機能として，強いストレス状態にあるなどメンタルヘルスに関する問題をもつ看護者のケアを行う．

気付くマインドフルネスを実施したり，体験したことを文章に書き出してみたり，職場外の研修や趣味の活動に参加して，新たな視点や人間関係のつながりを得たり，なんでもよいので，自分を客観視する機会を時々もつことを心掛けたい．

引用・参考文献

1) 井上富士子ほか．看護管理者・教育担当者のためのナースの品格：接遇・マナー指導ツール集．メディカ出版，2012．
2) 鈴木義幸．新コーチングが人を活かす．Discover 21，2020．
3) 平木典子．アサーション・トレーニング：さわやかな〈自己表現〉のために．三訂版，金子書房，2021．
4) 細田満和子．「チーム医療」とは何か：医療とケアに生かす社会学からのアプローチ．日本看護協会出版会，2012．
5) E. H. シャイン．プロセス・コンサルテーション：援助関係を築くこと．稲葉元吉ほか訳．白桃書房，2002．

重要用語

協働
コミュニケーション
言語的コミュニケーション
非言語的コミュニケーション
承認
アサーション
交渉
コンサルテーション

5 継続看護のための協働

1 継続看護はなぜ必要なのか

一人ひとりの療養者が望む療養を行っていくためには，その人の生活や療養に対する意向を尊重し，変化する病状と生活の状態から必要な援助を見極めながら，継続して看護を提供することが不可欠である．

しかし，現在のヘルスケアは，機能分化したシステムの中で行われており，療養者が，一定の場で疾病の早期発見，治療，リハビリテーション，終末期ケアを継続して受けることはほとんど不可能である．人々は，病状や必要とされる医療によって，機能の異なる病院や施設間を移動していかなければならない（図2-12）．

一つの医療機関の中でも同様の状況がある．多くの病院は専門分化した診療科，検査・治療部門によって構成されている．療養者は病棟，手術室，集中治療室，そして再び一般病棟へと，必要とされる治療によって療養の場を移動していく．

こうして治療や療養の場が変わることは，ケア提供者である看護職者が変わることを意味する．これは，療養者が必要としているケアが中断してしまう危険性をはらんでいる．なぜならば新たな療養の場で関わる看護職者が，療養者の意向や病状を的確かつ迅速に理解し，その人にとって効果的な援助をすることは難しいからである．

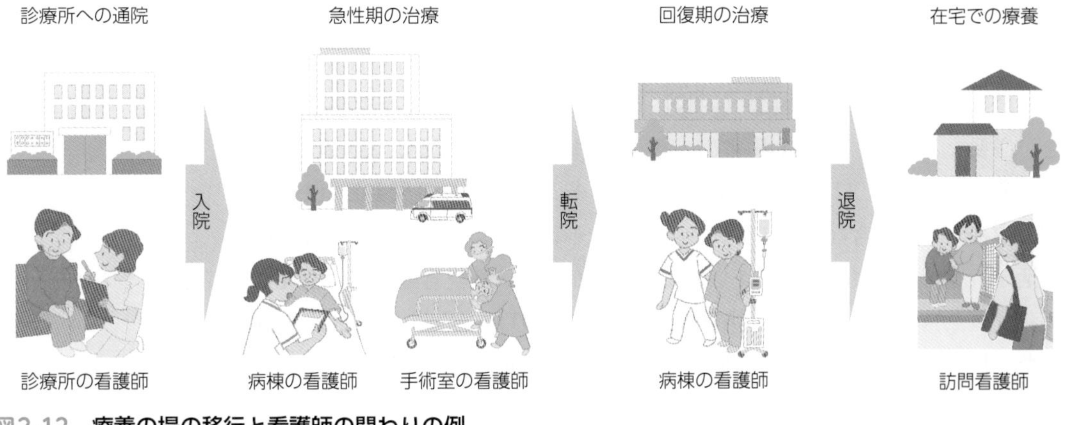

図2-12　療養の場の移行と看護師の関わりの例

事　例

83歳男性，佐藤さん．５年前に脳梗塞を発症し，歩行時のふらつきが残ったが，訪問看護，訪問介護，デイサービスを利用して１人暮らしを続けている．最近，難聴と認知障害が進み，食事中のむせが多くなった．訪問看護師はケアマネジャーたちと話し合い，佐藤さんの自宅で暮らし続けたいという意向を尊重し，トイレで排泄ができるよう手すりなどの環境を整え，筋力低下を防止するために片付けや花木の手入れなどで体を動かすことを奨励し，１人暮らしが継続できるよう援助していた．

ある日，佐藤さんが発熱で病院を受診したところ，肺炎と診断され，すぐに入院となった．病棟看護師は，佐藤さんに転倒の危険性があるため，１人で離床しないよう説明し，紙おむつを着けた．入院２日目の夜，佐藤さんはせん妄を発症した．点滴を自己抜去し，病棟をふらつきながら歩き回った．病棟看護師は佐藤さんの治療継続と転倒を防ぐ目的で，医師らと相談の上，身体抑制を行った．退院が近付いた10日後には筋力と認知機能が著しく低下し，１人暮らしの継続が難しくなった．

佐藤さんの事例では，訪問看護師は佐藤さんの心身の機能が低下していることを認識しつつ，自宅で暮らし続けられるようにと考え，看護を行っていた．一方，病院看護師は，転倒予防や治療継続を重視した看護を行った．その結果，佐藤さんの希望である自宅での暮らしが困難となってしまった．急性期病院は生命の危機的状況からの回復を目的に医療を行う場である．複雑なシステムの中で侵襲的治療が行われるため，エラーが生じやすく，また患者のセルフケア力も低下するため，患者安全が組織的に取り組まれている．こうした環境の中で働く看護師は，患者の生活背景や療養に対する意向への関心が低くなりがちである．

入退院や転棟だけでなく，一つの部署で行われる交代制勤務や看護提供体制もケア提供者が変わることから，ケア継続を困難にする要因ともなる．これらの危険性を意識し，意図的に継続看護のための活動と，それを組織として推進する取り組みを行うことが必要になる．

2 継続看護とは

継続看護は国際看護師協会（ICN）によって「その人にとって必要なケアを，必要なときに，必要な場所で，適切な人によって受けるシステムである」と定義されている（1969年国際看護師協会モントリオール大会）．保健，医療，福祉，介護を含むヘルスケアの目標は，それぞれの人にとっての**質の高い生活**（quality of life：QOL）である．したがって，継続看護とは，療養者の療養プロセスにおいて関わる看護職者の一人ひとりが，療養者のQOLを目指した一貫したケアを，その時の病状や生活の状況に応じて提供していくこと，そしてそのような活動が行える組織的取り組みといえる．

1 療養者のQOLの実現のための要件

療養者のQOLの実現には，大きく三つの要件が必要である．それは，身体的・精神的な状態が良好であること，生活が安定していること，そして人間としての尊厳が守られることである．継続看護のためには，看護職者の活動の場がどこであっても，また療養プロセスのどこで関わろうとも，この三つの要件を満たすように，それぞれの看護の専門性を発揮して活動していくことが求められる（図2-13）．

❶ 身体的・精神的な状態が良好であること

疾病が管理されること，回復が促進されること，症状が緩和されることが含まれる．そのためには，療養者の病状の変化に応じて必要とされる医療が継続

継続看護の目的
Quality of Life
継続看護の目標
身体的・精神的状態が良好であること
• 疾病が管理される
• 回復が促進される
• 症状が緩和される
必要な医療の継続
生活が安定していること
• 衣食住が満たされる
• 日常生活が営める
日常生活を整える
• セルフケアの向上
• 環境調整
• セルフケアの補完
人間としての尊厳が守られること
• 尊厳が守られる
• 自分の思いや考えに基づき物事を決定できる
• 社会的つながりが維持される
療養者の意向の尊重
家族・社会関係の調整
継続看護のための方法
〈看護職間の連携〉
• 療養者の情報を共有する
• 看護の方針と目標・計画を話し合い共有する
• 看護に必要な知識・技術を教え合い共有する
〈具体的方法の例〉
• 口頭（電話・対面）での情報共有と話し合い
• 書面（情報提供用紙やFメール）での情報共有と話し合い
• カンファレンス
• 合同でのケア実施
〈連携を促進する組織的取り組み〉
• 地域での看護連携の現状と課題を話し合い，課題解決に取り組む
• 個々の看護職者の継続看護力を高める
• 看護チームの継続看護力を高める
〈具体的方法の例〉
• 連携のための定期的会議
• 地域共通ケア基準，連携シートなどの作成
• 継続教育
• 看護提供体制
• 情報管理方法の工夫

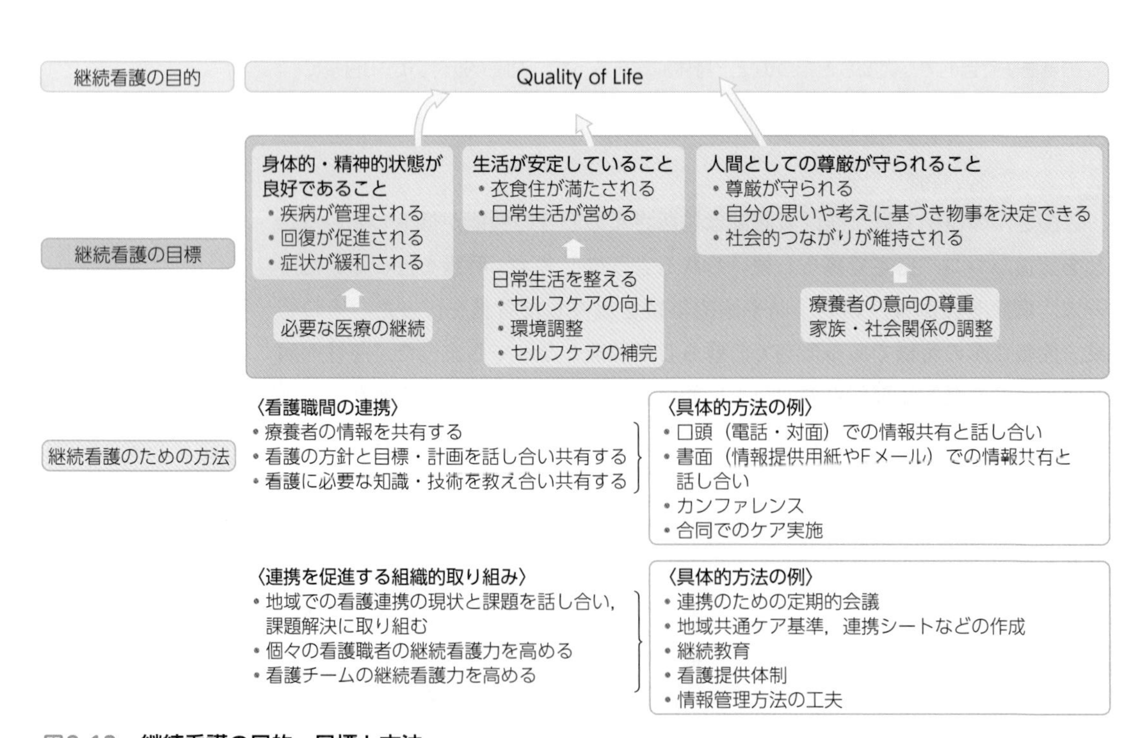

図2-13 継続看護の目的・目標と方法

されなければならない．

❷生活が安定していること

衣食住が満たされ，食事，排泄，整容などの身の回りのことに加え，掃除や洗濯，買い物やお金の管理など，日常生活が支障なく営めることが含まれる．そのために，可能な限り自立して生活できるよう環境を調整しセルフケア力を高めること，あるいは療養者の不可能な部分を補完する援助を行って日常生活を整えることが必要になる．

❸人間としての尊厳が守られること

自分の思いや考えに基づき物事を決定できること，家族や友人たちなど社会的なつながりが維持されることなどが含まれる．このためには，療養者の意向を尊重しそれに基づいた支援を行うこと，そして家族を含めた周囲の人々と温かく相互支援的な人間関係が維持されるように援助を行うことが必要である．中でも療養の主体者である療養者本人の思い，考えに関心を向け，ヘルスケアの専門職としての助言や提案をしつつ，最終的には療養者の意向に沿った支援を行うことは，継続看護の基盤である．

看護職が急性期治療の場，慢性期治療の場，あるいは在宅ケアの場など，どのような場にいても，継続看護の目的と目標に向けて活動し，個々の療養者の療養プロセスで関わる看護職同士が連携し合うことで継続看護が可能になる．

3 継続看護のための方法

1 看護職間の連携

看護に必要な療養者の情報とそれに基づく看護判断，看護方針や計画を看護師間で共有すること，そして話し合うことは，継続看護のための最も基本的な方法である．また，個々の療養者のケアを行う上で知識・技術を教え合い，共有することも，看護を継続することに有効である．具体的には以下の方法がある．

1 口頭や書面での情報共有

対面あるいは電話で，療養者やその療養者のケアに関する情報を伝え，療養者に適切なケアが引き継がれるように依頼する．勤務交代時の申し送りは，継続看護のための口頭での情報共有の一つである．また看護記録に療養者の状態と看護師の判断および行われたケアが記録され，書面で情報共有が行われる．療養者が転棟，転院，退院で療養の場を移動する場合には，看護情報提供用紙が作成され，書面での情報提供が行われる．書面による情報共有は一方向のコミュニケーションになるため，継続すべきケアが重要あるいは複雑な場合は，書面に加え不明な点を確認したり，話し合ったりと，双方向でのコミュニケーションができるよう対面で情報共有を行うのが望ましい．

2 カンファレンス

カンファレンスは，効率的，効果的に複数の看護職者の活動を調整し継続できる方法である．療養プロセスで関わる複数の看護職が一堂に会し，情報を共有し，ケア方針・計画を話し合うことができ，それぞれの役割責任を明確にできる．病院や施設から自宅や他施設への移行を支援する場合には，施設内の多職種でのカンファレンスや，退院後に関わる在宅ケアのメンバーを加えた**退院前カンファレンス**が開催される．在宅ケアの場では，療養プロセスの折々でサービス担当者会議*が開催されている．

|3| 合同でのケア実施

一人の療養者に対して療養プロセスで関わる複数の看護職者が合同でケアを行うことで，ケアに必要な知識や技術を確認したり，教え合ったりすることも行われている．重症者への高度なケア技術を有する集中治療室の看護師が，療養者の転棟先の一般病棟看護師とともに呼吸ケアを行いケア技術を教えたり，訪問看護師が退院前に病棟を訪問し褥瘡（じょくそう）ケアなど退院後に必要なケアを学び，一方で病棟看護師が在宅の療養環境に合った医療処置の方法を訪問看護師から学び，入院中の療養者や家族への指導に反映させることも行われている．

用語解説*

サービス担当者会議

介護保険等のサービスを利用して療養する人に，調和のとれた一貫したサービスを提供するために行う会議．療養者に関わるサービス機関の担当者が一堂に会しケアプランを検討する．

2 連携を促進する組織的取り組み

看護職者間の連携を促進するには，個々の看護職者の活動だけではなく組織的に取り組むことが必要である．継続看護の組織的な取り組みには，次の三つが挙げられる．①関係者間で連携の現状と課題を話し合い，解決に向けて取り組むこと，②個々の看護職者の継続看護力を高めること，そして，③看護チームの継続看護力を高めることである．具体的には次のような方法がある．

|1| 定期的な会議の開催

療養者の転棟や手術室への入退室に関わる院内での継続看護の課題については，院内の関係者が定期的に話し合う．療養者の退院や転院に関わる継続看護の課題には，地域の訪問看護師，保健師，ケアマネジャーなど関係者が集まり課題を話し合う．会議で取り上げられた課題に沿って，地域内でエビデンスに基づいたケアを共通して行うために地域共通のケア基準を作成したり，重要な情報の共有が円滑にいくように連携シートを作成する，さらに施設を越えて合同での学習会などの活動を展開することができる．

|2| 個々の看護職者の継続看護力を高める

それぞれの組織の継続教育プログラムに退院支援や地域連携を学ぶコースを組み入れたり，地域での合同事例検討会を開催し，異なる場で療養者と関わる看護師が共通の事例を通して学ぶことも効果的である．

|3| 看護チームの継続看護力を高める

看護チームの継続看護力を高めるためには，以下のような方法がある．

❶チームでの継続看護の理念の共有

療養者の意向を尊重した看護をチームの活動理念として掲げる．このことでチームメンバーは常に自身のとるべき行動をこの理念とすり合わせて判断していくことができ，メンバーの活動全体が一貫したものになる．

❷看護提供体制の工夫

個々の療養者に一貫して継続した看護を行えるよう業務分担し，メンバーの役割と責任を明確にする．看護提供方式をケアの継続性の面で検討し，個々の療養者へ直接ケア提供を行うメンバーやケア提供のリーダーができるだけ固定されたものとすることが有効である．

➡ 看護提供方式については，4章2節p.108参照．

❸チーム内の情報共有の促進

チーム内で看護情報をタイムリーに共有できる情報管理方法を工夫する．電子カルテは看護職者の情報共有を促進する．近年は，組織内だけではなく地域単位での電子カルテシステムの導入が進んできており，施設を越えた情報共有が可能になっている．そのほか，スタッフステーション内の掲示板，連絡ノートなど実践現場ではさまざまな工夫が行われている．

❹チームの学習機能の促進

提供しているケアが，療養者の意向に基づく適切で一貫したケアになっているかどうか活動の良しあしを振り返り，そこからその後のケア提供に向けた学びを得る．定期的なケースカンファレンスの開催，退院など療養者のケア提供終結後の事例検討などが具体的方法として挙げられる．

重要用語

継続看護	情報共有	退院前カンファレンス
質の高い生活	カンファレンス	

6 市民・多職種との協働

1 人々の生涯にわたる健康な生活の実現のために

日本看護協会による「看護職の倫理綱領」では，「看護職は，多職種で協働し，よりよい保健・医療・福祉を実現する」[1)]と書かれている．つまり，人々の生涯にわたる健康な生活の実現に貢献するという看護職の使命を果たすためには，**多職種との協働**が不可欠なのである．

地域包括ケアが推進される中，看護職が働く場は広がっている．したがって，看護職が協働する多職種とは，病院・診療所，施設，地域，職場など人々が暮らすさまざまな場で働く多様な専門職である．

保健・医療・福祉分野の専門職は専門分化しており，医師・薬剤師・理学療法士・診療放射線技師などの医療職，社会福祉士や介護福祉士，精神保健福祉士などの福祉介護職，地域の事業に取り組む生活支援コーディネーター*，事務職や行政職，公認心理師や管理栄養士なども保健・医療・福祉機関で働いている．一方，資格を有している専門職ではないが，病院で業務を指定されて働

用語解説*
生活支援コーディネーター
「地域支え合い推進員」とも呼ばれる．市町村の地域支援事業に位置付けられ，多くは社会福祉協議会に配置されている．地域で高齢者の生活支援・介護予防サービスの提供体制の構築に向けたコーディネートを行う．

いている看護補助者*やナースエイドと呼ばれる人たちがいる．また，近年は病院や施設などで，外国人労働者*を受け入れている．これらの人々も看護職が協働する多職種である．

地域には，保健・医療・福祉分野のみならず，警察や消防，学校や保育所など人々が暮らすさまざまな場に専門職がおり，人々の健康的な暮らしを支援するためにはこれらの多職種との協働も必要である．そして，地域にはたくさんの人々がいる．家族の会や自助グループなどでボランティア活動をしている人，NPO法人や支援団体をつくって活動している人もいる．地域の世話人である民生委員・児童委員*や自治会役員の方々とも協働する場合がある．必要があれば入院している患者の近隣の方や友人などとも協働する．すなわち，多様な場で活動する看護職がその使命を果たすためには，**市民*との協働**も不可欠なのである．

用語解説*
看護補助者
看護が提供される場で，看護チームの一員として看護師の指示の下，看護の専門的判断を要しない看護補助業務を行う者．

用語解説*
外国人労働者
経済連携協定（Economic Partnership Agreement：EPA）に基づき，インドネシア，フィリピン，ベトナムから看護師・介護福祉士候補者を受け入れている．いずれも母国で３年制以上の看護教育を修了している人である．

用語解説*
民生委員・児童委員
民生委員は，厚生労働大臣から委嘱され，各地域で住民の相談に応じ，必要な援助を行い，社会福祉の増進に努める人であり，児童委員を兼ねている．児童委員は，地域の子どもたちを見守り，子育ての不安や妊娠中の心配ごとなどの相談・支援等を行う．

用語解説*
市　民
文字のごとく市の住民，または都会人．近代社会を構成する自立的な個人で，政治参加の主体となる人をいう．

2 市民・多職種との協働による看護実践の特徴

本来，看護職は対象となる人の基本的ニーズに応えて日常生活を整える実践を行う．看護職は，病院に入院している患者の健康状態を観察し，食事や排泄，睡眠，活動，清潔などの援助を行う．また，患者家族にも介助方法を指導したり，相談に乗ったりする――これらは対象となる人への直接的なアプローチである．

一方，管理栄養士に患者の食形態を変更してもらったり，看護補助者に患者の食事介助を依頼するなどの働き掛けをする――これらは，食事の看護について多職種にアプローチして看護実践をしており，看護職の間接的アプローチといえる．この間接的アプローチは看護職からの一方向のアプローチであるが，双方向を意識することで協働になるのである．

二つの図を比較してみよう．図2-14では，間接的アプローチは看護職から多職種への一方向のアプローチであるが，図2-15は，矢印が双方向になっており，市民・多職種と看護職との協働は双方向で，互いに関わり合っている．したがって，看護職が患者や家族に働き掛ける内容は市民や多職種の影響を受けることとなり，市民や多職種が患者や家族と関わるときにも看護職の影響を受けることになる．

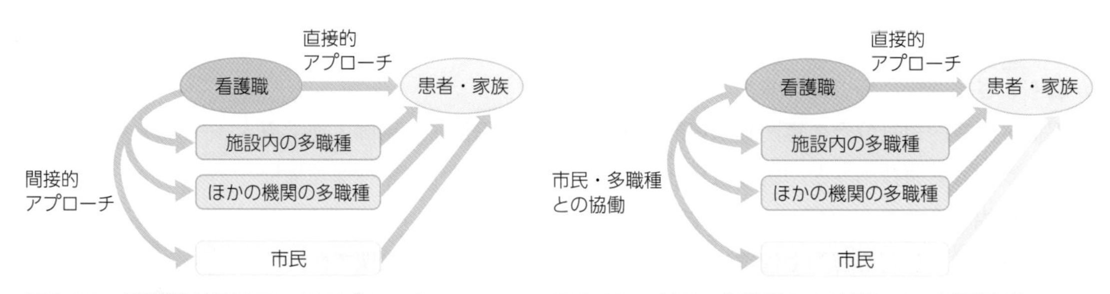

図2-14　看護職が行う二つのアプローチ

図2-15　市民・多職種との協働による看護実践

事例

10時から訓練室で機能訓練を受けるAさん（90代，男性）は，せん妄で騒いだ同室者の影響であまり寝ていなかった．朝食も４分の１の摂取であった．バイタルサインに異常はなく，本人は訓練室に行くと言っている．看護師は機能訓練中の体力が心配になり，この情報を理学療法士に伝えた．理学療法士は，Aさんが「大丈夫」と言ったものの，身体の動きが悪いので訓練内容をいつもより軽くし，Aさんに疲労感が残っていることを看護師に伝えた．理学療法士からAさんの機能訓練の様子を聞いた看護師は，同室者との環境調整を行い，ベッドで休息がとれるようにした．

上記は，看護師と理学療法士の協働によって，適切な機能訓練プログラムへの変更や休息のケアが実施できた例である．

事例

退院が近いBさんのところに，近所に住むCさんが面会に来た．Cさんは地域の民生委員で，１人暮らしのBさんの良き相談相手であった．看護師は，退院後にBさんが自宅で閉じこもりにならないよう，地域に通いの場などがないかCさんに尋ねた．Cさんは地域住民とともに自宅でカフェを開催していたので，退院後にはBさんを誘うことができると言ってくれた．看護師はBさんの自宅退院に向けた退院前カンファレンスで，ケアマネジャーに加えて，Cさんにもカンファレンスに参加してもらい，介護保険サービス以外のご近所の支え合いも検討した．後日，外来受診に来院したBさんは，病棟を訪ね，Cさんの自宅で開催しているカフェの運営に携わっていることを看護師に報告し，「カフェのチラシを病棟に貼ってほしい，この地域の患者がいたら伝えてほしい」とチラシを置いて帰った．

上記は，看護師と地域住民の協働による退院支援であり，地域住民の地域づくりにつながるエピソードである．

このように，看護職と市民や多職種との協働は，対象となる人に対する看護実践の一部であり，看護そのものの具現化である．看護管理では，一人ひとりの看護職がこのような実践ができるよう，市民や多職種と協働しやすい病院や施設の組織づくりや雰囲気づくりを行うことが必要である．また，病院や施設の看護職が地域の多職種や市民と協働するために，開かれた組織となるよう組織管理が期待される．

3 多職種との協働の方法

1 インタープロフェッショナルワーク

専門職同士の連携・協働*の考え方や実践方法については研究が進み，実践現場の研修や保健医療福祉系資格取得のための教育に反映されている．これらを表す言葉も，「多職種連携協働」「多職種協働実践」「専門職連携実践」など多様である．

用語解説＊

連携・協働

連携とは，同じ目的で何事かをしようとするものが，連絡をとり合ってそれを行うことであり，つながり合う意味合いが強い．協働とは，同じ目的の達成のために，人々が協力し合って働くことであり，一緒に働いて成果を出す意味合いがある．

チーム医療やチームアプローチでも，専門職同士の連携・協働が基本となる．いずれも異なる専門職同士の双方向の関わり合いであり，相互関係を基盤とした実践活動である．ここでは，WHOが推奨している[2)] **インタープロフェッショナルワーク**（Interprofessional Work：IPW）*を紹介する．

IPWは，「複数の領域の専門職者（住民や当事者も含む）が，それぞれの技術と知識を提供し合い，相互作用しつつ，共通の目標の達成を患者・利用者とともに目指す協働した活動」[3)] である．すなわち，協働する人の態度として，相手に対する理解を深め，パートナーとして尊重し，自律的に自らの専門的な業務の質を高め，専門職としての満足度を高める努力をすることが重要である．また，IPWは，患者や療養者などと家族のニーズに焦点を当てて目標を共有し，その人たちと共に取り組むことで，ケアの質が向上する．

用語解説*

インタープロフェッショナルワーク

Interprofessional Work（IPW）の「inter」は，「相互に」「間に」という意味であり，「professional」は「専門家」である．「interprofessional」には「専門家と専門家の間にある相互作用を大事にする」という意味が込められている．互いに学び合うという相互作用によって，互いに成長できる関係を目指しており，多職種協働によるケアの質向上を目的としている．

2 IPWを推進する行動

病院に勤務する保健医療福祉専門職等全職員を対象にしたIPWコンピテンシー（能力）の研究[4)] をもとに，多職種が協働するための具体的な行動を紹介する．病院の患者に対する治療・ケアのための協働を想定して解説するが，施設でも地域等でも専門職同士の協働に共通するものである．

多職種と協働するときには，どのような職種であっても必要な“協働の基本的な能力”と，役職や立場上求められたり，その職種の専門的な機能として期待されている機能として**“チーム**や組織を動かす高度な能力”がある．

“基本的な能力”には，対等な専門職同士の信頼関係を築き，患者の情報を共有するコミュニケーションがある．「あいさつをする」「相手に関心を示す」「患者の情報を聞く」「患者の情報を伝える」「患者に関して相談する・相談に乗る」などのやりとりができることである．相互支援も，協働のための関係づくりに欠かせないコミュニケーションである．具体例は表2-2の通りである．

図2-16は，病院で患者の治療・ケアを担当している多職種やチーム，地域の専門職を位置付けている．医師や薬剤師，理学療法士などは病棟の患者を受け持っており，院内に配置されている緩和ケアチームや認知症ケアチームは，必要時に患者へのケアに加わる．ケアマネジャーや訪問看護師など地域の専門職は，病棟で行う退院支援のケア会議に参加することもある．いずれの職種やチームも，患者・家族の目標の達成を目指して協働している．

plus α

チームとIPW

一般的にチームは，目標に応じてチームメンバーが決まり，IPWとして連携・協働して活動し，目標を達成したら解散する．保健医療福祉の支援チームには，感染症対策チームや緩和ケアチームなど，活動に診療報酬が伴うチームがある．地域では，認知症初期集中支援チームなど，制度に基づく事業として実施されるチーム活動がある．チーム活動はIPWの考え方と実施方法が基本となり，さらに一般的なチーム活動に必要なチームビルディングなど，チームのつくり方の方法も活用して展開される．

表2-2　相互支援の具体例

情緒的サポート	肯定的フィードバック	士気の高揚
• 相手をねぎらう • 相手に感謝する • 相手を賞賛する • 率直に謝罪する　など	• 相手が行ったケアを評価して褒める • 患者からの評価や感謝の言葉を相手に伝える　など	• 多職種のやる気を引き出し，鼓舞する • 治療・ケアによって患者に変化が生じたり，反応があったことを喜び，多職種あるいはチームメンバーと喜びを共有する　など

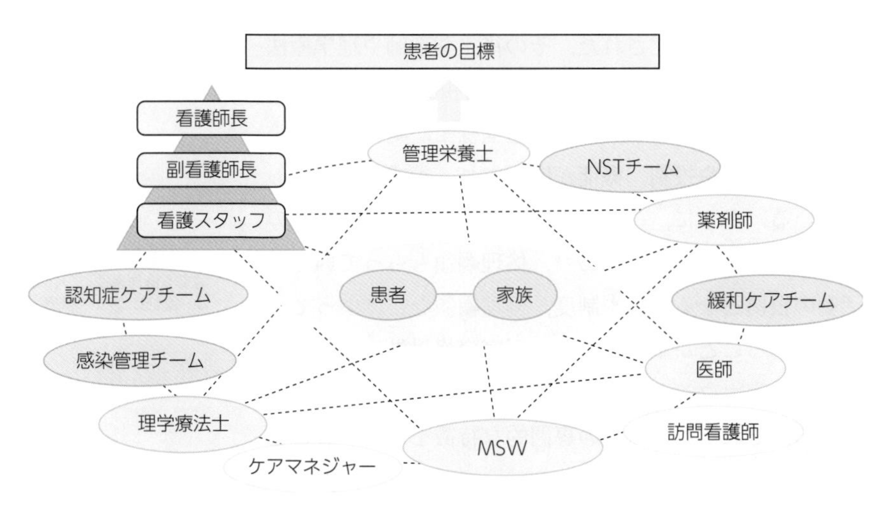

図2-16　入院患者を協働して支援する多職種やチーム

“チームや組織を動かす高度な能力”には，多職種チームやカンファレンス，ケア会議などでリーダーとしてリーダーシップを発揮したり，ファシリテーター*として多職種同士やチームメンバー間の対話や議論を促進したり，コーディネーター*として多職種間の調整をしたり，関わる多職種やチーム全体の組織運営を行うマネジメントなどがある．特に，IPWは，絶え間ない変化が必要な支援活動のため，そのリーダーはメンバーである多職種を信頼して関係性を築き，自律的に問題解決が図れるように協働を促進するファシリテーター的リーダーが求められる．

看護職は，誰もが“協働の基本的な能力”を有した上で，各チームではチームメンバーとの関係性の中でリーダーとなったり，ファシリテーターとしてチーム活動を促進する．

コーディネーターは看護師の専門的な調整の役割であり，中堅の看護師に求められる重要な役割となる．さらに，看護師長などの看護管理者には，多くの職種やチームが病棟で活動している組織全体を鳥瞰的に見て，マネジメントする役割が求められる．

病棟の看護チームであれば，スタッフが業務などの分担をして“チームや組織を動かす高度な能力”を発揮することが可能である．しかし，介護保険施設や障害者施設などでは，医師が常駐しておらず，小人数の看護職と多くの介護職などの多職種で支援が行われている．また訪問看護ステーションの看護師は地域の医師や多職種と連携するものの，患者宅を訪問するときは1人である．そのため，地域や施設においては，“チームや組織を動かす高度な能力”を高め，多職種と協働することが求められる．

> 用語解説*
> **ファシリテーター**
> チーム活動の促進者．チーム全体を鳥瞰的にみて中立的な立場で人と人との関係をよく観察し，関係性に働き掛ける高度な能力が必要である．チームメンバーの誰もが務めることが可能であり，能力育成をしていくことが必要である．

> 用語解説*
> **コーディネーター**
> チーム活動の調整役割を担う人．看護職は調整能力が高いので，比較的この役割を担うことが多い．

3 協働する職種の理解とパートナーシップ

多職種と一緒に働くためには，それぞれの職種（の専門性）への理解が不可欠である．医師と看護職は，1948（昭和23）年に制定された医師法や保健師助産師看護師法によって国家資格が制度化された．その後，薬剤師や理学療法士，作業療法士など医療職の専門分化が進んだ．1987（昭和62）年には，社会福祉士及び介護福祉士法によって，社会福祉士と介護福祉士が誕生した．これらの法律には，その専門職の目的や役割，機能が明記され，養成するための教育についても定められている．さらに，これらの専門職は，専門職としての職能団体を組織し，社会的に自律して活動しており，倫理綱領ももっている．

➡ 各専門職の連携・協働に関する倫理綱領については，p.161 表5-1参照．

多職種の理解には，活動の根拠となる法律や制度，倫理綱領などによって，その専門的な役割機能を理解することが重要である．国家資格以外にも学会認定の認知症ケア専門士や学会認定カウンセラー，心臓リハビリテーション指導士など多様な職種が存在する．それぞれの職種の専門的な特徴を理解することが大切である．

多職種には，それぞれに専門的な役割・機能があるが，そこに上下関係や階層性はない．いずれの職種も，保健・医療・福祉の活動に必要であり，対象となる人への治療・ケアにおいては対等・平等である．つまり，パートナーとして尊重し合い，パートナーシップを発揮して関わり合うということである．看護職は医師に依存したり，服従するような関係であってはならない．一方で，看護補助者や介護職に対し，権威を振りかざし，命令的に関わってはならない．

4 市民との協働の方法

前述したように，病院に入院している患者のための協働があるが，市民と専門職が協働して企画・運営する認知症カフェや地域づくりの取り組みもある．“専門職同士の協働”と“市民と専門職との協働”には異なる点がある（表2-3）．市民の中には，民生委員のように仕事として市民の支援を行う人もいるが，一般の市民は，自分事として，自分がやりたいこと・得意なこと・できることを暮らしの一部として取り組むのである．また，その活動は，一緒に活動する専門職や市民同士の信頼関係や地域への愛着に支えられている．専門職が市民と協働するときには，市民の心情や暮らしを理解し，尊重して関わることが重要である．すなわち，市民との協働においてもパートナーシップが重要であることに変わりはない．

看護職は，IPWの考え方と実践方法を基本として，市民活動の特徴を理解・

表2-3　支援に関する多職種と市民との違い

活　動	専門職同士の協働	市民と専門職との協働
誰のために	患者・療養者・市民中心に	自分たちのために
活動内容	専門的な知識・技術	やりたいこと，得意なこと，できること
協働の態度	パートナーシップ	パートナーシップ
活動の裏付け	法律，制度	他者との信頼関係，地域への愛着
活動の性質	職業，仕事	暮らしの一部

尊重し，専門職として専門的な知識・技術を提供しつつ，自らも市民の一人として市民と協働することが大切である．

引用・参考文献

1) 日本看護協会．看護職の倫理綱領．2021．https://www.nurse.or.jp/home/publication/pdf/rinri/code_of_ethics.pdf，（参照2023-11-25）．
2) WHO．専門職連携教育および連携医療のための行動の枠組み．三重大学訳．2014．https://apps.who.int/iris/bitstream/handle/10665/70185/WHO_HRH_HPN_10.3_jpn.pdf，（参照2023-11-25）．
3) 埼玉県立大学編．IPWを学ぶ：利用者中心の保健医療福祉連携．中央法規出版，2009，p.13．
4) 國澤尚子ほか．IPWコンピテンシー自己評価尺度の開発（第2報）：病院に勤務する保健医療福祉専門職等全職員のIPWコンピテンシーの測定．保健医療福祉連携．2017，10（1），p.2-18．

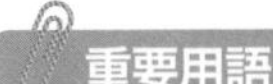
重要用語

多職種との協働
市民との協働
インタープロフェッショナルワーク
チーム

7 効果的な「話し合い」

1 「話し合い」は協働の要

複数の人々が共に活動し成果を上げていくためには，情報を共有し，思いや考えを出し合って，活動方針や具体的方法を決定していく**「話し合い」**が不可欠である．看護が行われる場では，カンファレンス，ミーティング，打ち合わせ，会議など，多様な「話し合い」が日常的に行われている．「話し合い」は，協働を進めるための要である．

ところが，こうした「話し合い」については，「時間が長い」「発言する人が同じで，発言しない人がいる」「報告だけで話し合いがなされない」「情報不足で話し合えない」「結論が出ない」といった問題が度々指摘されている．「話し合い」を効果的に行う方法を知り，スキルを磨くことで，協働の質を高めることができる．

2 効果的な「話し合い」とは

効果的な「話し合い」とは，メンバーが「話し合い」に主体的に参加し，予定された時間内に，話し合われるべきことが話し合われ，決めるべきことがメンバーの納得の上で決まる「話し合い」である．

したがって，効果的な「話し合い」を構成する要素は，次の三つにまとめられる．①明確な「話し合い」の目的と目標とその達成，②メンバーの主体的な参加，③時間内での終了，である．これらは，どれかを優先するとほかのものが犠牲になるトレードオフの関係にある．例えば，時間内での終了を優先すると，メンバーの発言を制限せざるを得ず，十分な意見交換を行った上で，皆が納得できる決定をするという目標が達成できなくなる．反対に，メンバーの自由な発言を優先していると，本来話し合うべきことからずれたり，時間が超過してしまう．効果的な「話し合い」のためには，三つの要素をすべてバランス良く満たしている必要がある．

3 効果的な「話し合い」の方法

1 事前に「話し合い」の目的と目標を明確にする

「話し合い」を行う前に，何のために「話し合い」をするのか，何をどこまで話し合い，何を決めるのかを考え，「話し合い」の目的と目標，アジェンダ（検討項目，議題）を明確にしておく必要がある．例えば，患者の入院直後に行われる退院支援カンファレンスの開催目的は，退院後に患者が望む生活を営めるよう早期から支援を開始するためであり，カンファレンスでの達成目標は，患者の退院支援の必要性を見極め，今後の退院支援の方向性を定めることであろう．

2 「話し合い」をデザインし，準備を整える

「話し合い」の目標を達成するために，「話し合い」に必要なメンバーをリストアップし，全員が参加可能な開催日時と場所を調整し決定する．メンバーに事前に「話し合い」の目的・目標，アジェンダ，当日に提供してほしい情報や意見を伝え，準備を依頼する．できれば資料を事前配布する．

アジェンダは重要なものに絞り，取り上げる順番と時間配分を考えておく．司会は，「話し合い」の目的・目標およびアジェンダについて十分理解し，「話し合い」を促進できるスキルをもった人が行うとうまくいく．

「話し合い」を効果的に行うためには，話し合われている内容を可視化することが重要であり，そのためにホワイトボードなどを準備する．また，メンバーが安心でき相互作用が活発に行われるよう，部屋のレイアウトや椅子の並べ方を工夫する．

3 四つのステージで「話し合い」を進める

効果的な「話し合い」には，**共有**，**拡散**，**収束**，そして**明確化**の四つのステージがある（図2-17）[1,2,3]．

四つのステージを意識して「話し合い」を進めることで，効果を上げることができる．

❶**共有のステージ**　メンバー間で「話し合い」の目的と目標を共有し，主体的な参加の基盤がつくられる段階である．「話し合い」の開催者，責任者が，参加メンバーに①「話し合い」の目的と目標，②アジェンダを示す．そして，③司会，記録係，タイムキーパーを決め役割を確認する．司会は「話し合い」を促進できるスキルをもったメンバーが行う．さらに，④本題から離れない，自分の意見を通すだけではなく，ほかのメンバーの発言を促す，ほかのメンバーに敬意を示すなどの「話し合い」のルールをメンバー

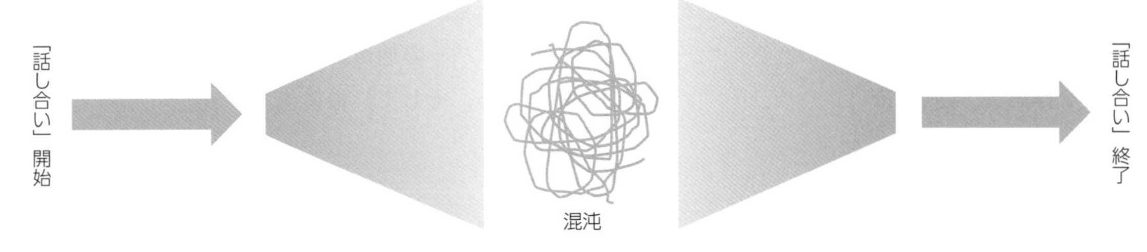

共有のステージ	拡散のステージ	収束のステージ	明確化のステージ
「話し合い」の目的・目標，アジェンダを共有し，主体的参加の基盤をつくる．	発言を促進，整理，活用して，本音を吐露できるようにする．アイデアを広げる．	意見を整理，集約し，具体的な成果にまとめる．	成果を確認し，次の段階を明らかにする．

図2-17　「話し合い」の四つのステージと進め方

と確認し合い，協力を依頼する．

❷拡散のステージ　構成員が自由にさまざまな思いや考えを出し合い，アイデアが広がっていく段階である．このとき，多様な思いやアイデアが出され混沌とした状態になることがある．司会は，メンバーの発言を促進し，整理し，活用することで，メンバーが本音を吐露でき，多様なアイデアが生まれ広がっていくようにする．具体的には，「ほかの意見はありますか」「今の発言に対してどう思いますか」とメンバーの考えを広げる質問や，「具体的にはどういうことですか」「なぜそう思ったのですか」といった発言の意味や意図を問い，考えを深めていく質問をすることで発言を促進できる．発言を要約したり，「それは今までとは異なる視点からの発言ですね」というように発言間の関係を整理することも効果的である．また，「今の○○さんの意見は，患者さんのケアを考えていく上で大変貴重だと思いますが，いかがですか」というように，本題にとって重要な発言を活用し，それに関連したさらなる発言を促す．

「話し合い」の参加メンバーが多い場合は，まず2～3人の小グループで話し合ったり，カードに考えを書いて，それをもとに話し合うという方法も発言を促す効果がある．

❸収束のステージ　それらの意見が整理，集約され，具体的な成果にまとめられていく段階である．司会は，意見を止めること，意見を整理しシンプルにすること，そして決めることが必要になる．具体的には，「そのことについては，後日改めて話し合いましょう」などと，本題とは関係の薄い意見の発言を止める．そして，親和図法などを用いて意見を整理し，比較表やハイ・ロー・マトリックスなどを使って意見の相違を明確にし，意思決定する．意見の対立は，議論の質を高めることにつながる．対立のポイントを明確にし，対立を超える結論を目指して話し合う．

➡ 親和図法，ハイ・ロー・マトリックスなどについては，p.74 コラム参照．

❹明確化のステージ　「話し合い」の成果が全員に確認され，次にどうするの

かが明確にされる段階である．司会は，決定事項を確認し，誰がいつまでに何をするのかを明確にする．また，決定に関するメンバーの納得と満足度を確認し，「話し合い」を振り返り，改善点を確認する．そして，最後に話し合いへの参加に感謝する．

「話し合い」のスキルは，授業でのグループワークや実習でのカンファレンスでも高めていくことができる．学生時代からの意図的な経験の積み重ねが重要である．

引用・参考文献

1) 高橋誠．問題解決手法の知識．日本経済新聞社，1984．
2) 医師のためのノンテク仕事術．前野哲博編．羊土社，2016，p.96-97．
3) 山田夏子．グラフィックファシリテーションの教科書．かんき出版，2021．

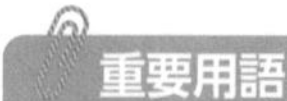

重要用語

話し合い　拡散　明確化
共有　収束

コラム　「話し合い」で活用できるツール

●親和図法（図1）

意見を整理するときに活用できる．参加者が自由に意見やアイデアを付箋やカードに書き出した後，類似した内容のものを集めてグループ化する．同じグループになった付箋やカードの共通する意味を文章で書き出し，そのグループの表札とする．さらにこの小グループの表札同士の類似性を考えてグループをつくり，同様に表札をつくる．

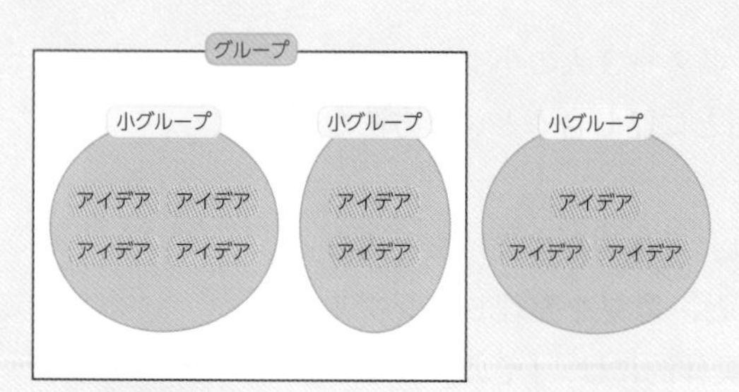

図1　親和図法

●比較表（表）

合理的に意思決定をするときに活用できる．複数の選択肢を「利点」と「欠点」のような相反する側面や，「安全性」「コスト」「快適性」などの評価点で比較する．

●ハイ・ロー・マトリックス（図2）

合理的な意思決定をするときに活用できる．多様な選択肢を「緊急性」「重要性」などの評価軸で作ったマトリックスに位置付け，優先順位を判断する．

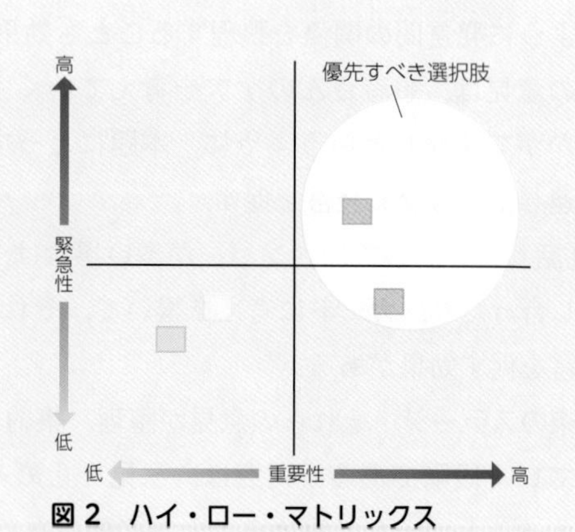

図2　ハイ・ロー・マトリックス

表　比較表

	A案	B案
安全性		
コスト		
快適性		

	利点	欠点
A案		
B案		

3 看護マネジメントとは

学習目標

- 看護マネジメントとは，なんのために（目的），何をどのように行うことか（活動内容と方法）を説明することができるようになろう.
- 看護マネジメントのプロセスを説明することができるようになろう.
- 効率性と効果性の概念を理解し，看護実践の現場で効率性と効果性を高める方法を説明することができるようになろう.

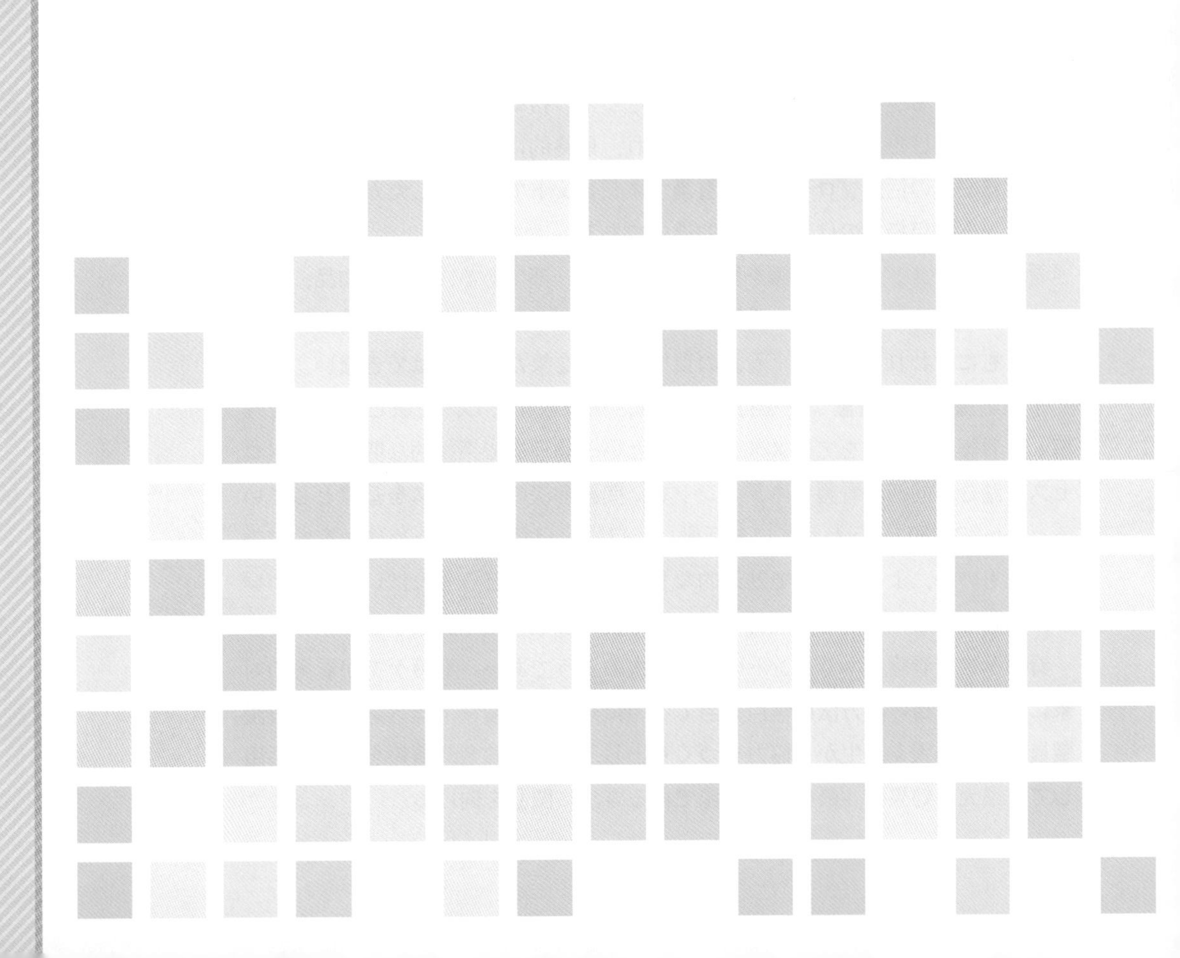

看護マネジメントとは，看護の目的の達成に向けた活動が効率的に行われ，かつ最大限の成果が出せるようにする一連の活動プロセスのことである．

なぜ，看護学生が看護マネジメントを学ぶ必要があるのだろうか．

看護学生として初めて臨地実習に行った時の体験を思い起こしてほしい．看護師の働き方や病棟でのケアのしかたについていろいろな気付きがあったことだろう．例えば，看護師の多忙さに驚いたのではないだろうか．ベッドサイドに座りじっくりと患者の話を聞くことなど，ほとんどできない．一日中動き回っているにもかかわらず，日勤帯終了の時間に仕事が終わらず時間外勤務をしている．こうした状況は，看護マネジメントがうまく行われていないために生じていることである．

看護マネジメントを学ぶことは，こうした事態を引き起こしているのは何か，こうした事態を放置することで生じる患者，看護スタッフ，そして組織への悪影響を予測する力をもつことにつながる．そして実際に看護職となった時に，問題解決に向けてそれぞれの立場でとることのできる行動を考えることができる．

1 看護マネジメントとは

マネジメント（management）とは，人を動かし，共に働いて，効率的かつ有効に物事を行う活動プロセスのことである[1)]．

看護マネジメントとは，看護をマネジメントすることである．看護とは，人々が尊厳をもって健康で幸福に生活できるよう援助することであり，この看護の目的に向けた活動が，効率的に行われ，最終的に最大の成果を得られるようにする一連の活動プロセスが，看護マネジメントである．したがって看護マネジメントが目指すのは看護の目的達成である．

看護マネジメントは，看護を構成する機能の一部である．人員，物品，あるいはお金がいくらあっても，看護マネジメントがなければ，非効果的な活動がやみくもに行われるだけで，看護の目指す目的を果たすことはできない．

１人の療養者に看護ケアを行う際には，情報収集をし，対象となる人を理解し，看護の必要性をアセスメントするという論理的で系統的な問題解決プロセスを踏む．同様に看護マネジメントも，問題解決のプロセスを基盤としている（➡p.83参照）．行われている活動は，目的・目標達成のために効率的で効果的なものか，より効率的で効果的なものにするにはどうすればいいかについて，情報をもとに分析し，改善に向けて系統的に取り組み評価する．

看護ケアと看護マネジメントの関係は次のようである．看護ケアが看護の対象に直接働き掛ける方法に焦点を当てるのに対し，看護マネジメントは，看護職員や周囲の人々を生かし協力をつくり出し，物品やお金，情報を有効に活用して，最大の効果を，最小限の資源で得る方法に関心を向ける．

マネジメントは日本語で「管理」と訳される．日本語の「管理」には，規準から外れないようにコントロールするといった意味合いが強く，職位をもつ者が部下を取り締まるというイメージをもつかもしれない．また，管理者だけが行うものと考えるかもしれない．しかし本来「マネジメント」「管理」は，物事が良い状態を維持できるようにすること，物事の目的が効率的に達成できるように，つまりうまくいくようにすることという意味である．「マネジメント」「管理」は，職位の有無にかかわらず組織の中のどのような立場であっても，その立場で行う仕事の中に組み込まれている．

1 ナイチンゲールの看護マネジメント論

ナイチンゲール（Nightingale, F.）は1859年に，看護とは何か，何が適切な看護ケアで何が不適切な看護ケアなのかを，著書**『看護覚え書』**に記している．その「小管理（petty management）」の章で，看護管理について以下のように記述している．

「この覚え書に細かく書いたような行き届いた看護をしていても，すべての成果が，一つの欠陥のために台なしになったり，あるいは全く無効となってしまうことがある．この欠陥とは，小管理上の欠陥，つまり自分がそこにいる時にやっていたことを，自分がいない時にも誰かがやってくれるようにするにはどうすればよいか，を知らないことである．どんなに献身的な友人や看護婦でも，常時付き添っているわけにはいかない．またそうすべきだとするのは望ましいことではない．ある看護婦が自分の健康やその他すべての仕事をなげうったとしても，ちょっとした小管理が欠けていたばかりに，自分の半分ほども献身的ではないが，自分の仕事を他人に任せるすべを知っている人の半分も効率が悪い，ということもあるだろう．つまり前者の看護人の患者のほうが，後者の患者よりも実際にはよい介護が受けられないということになる」[2]．

下線部（筆者付記）に示された「自分がいない時にも誰かがやってくれるようにする」とは，誰もがその時に必要とされるケアを見極められ，実践できるようなしくみをつくることである．それには，看護師のアセスメント力や実践力を育てること，看護計画を立てて，ケアの方法を誰もが理解できるように具体的に記録しておくこと，実施し忘れないように，例えばチェックリストなどを作っておくことなどが含まれよう．また，こうしたことが可能となる看護師の教育や看護記録のしくみが必要である．必要なケアを誰もが見極められ，行えるようにすること，これがナイチンゲールのいう看護マネジメントである．

2 看護マネジメントの定義

看護マネジメント，あるいは看護管理の概念の定義には，次のようなものがある．

❶**WPROの看護管理ゼミナール*の定義（1961年）**「看護管理とは，看護婦の潜在能力や関連分野の職員及び補助職員，あるいは設備や環境，社会の活動等を用いて，人間の健康向上のために，これらを系統的に適用する過程である」[3)]

❷**ギリーズの定義（1982年）**「看護管理とは，患者にケア，治療，そして安楽を与えるための看護スタッフメンバーによる仕事の過程である」[4)]

❸**日本看護協会の定義（1995年）**「臨床における看護管理とは，患者や家族に看護ケア，治療への助力，安楽を与えるために看護職員が行う仕事の過程である」[5)]

三つの定義は，共通して看護マネジメントの目的を看護の対象となる人々の健康やQOLの向上としている．

一方で，看護マネジメントの場については，米国の看護管理学者**ギリーズ**（Gillies, D. A.）と日本看護協会の定義は，看護管理を臨床に限定しているのに対し，WPROの看護管理ゼミナールの定義は，場が限定されていない．看護マネジメントは看護が行われるあらゆる場で必要とされる．特に，今日の日本では地域包括ケアが国の重要方針として示され，病気をもっていても，介護が必要になっても，人々が住み慣れた地域で暮らし続けることができる社会を目指している．これからの時代の看護マネジメントは，あらゆる場での看護活動を念頭に置いて考えていく必要がある．

ギリーズと日本看護協会は，看護管理の定義に加え，看護管理者の仕事にも言及している．ギリーズは，「看護管理者の仕事は，最も有効で可能なケアを患者およびその家族の人々に与えるために，計画し，組織化し，指示を与え，そして入手できる財政的・物質的・人的資源を統制することである」とし，日本看護協会も同様に，「看護管理者は，最良の看護を患者や家族に提供するために，計画し，組織化し，指示し，調整し，統制を行う」としている．

> **用語解説***
> **看護管理ゼミナール**
> 1961年に，WHO西太平洋地域事務局（WPRO）主催で，初の国際会議として東京で開催された．

3 看護マネジメントの三つのレベル

看護マネジメントには，次の三つのレベルが含まれる．看護ケアのマネジメント，看護サービスのマネジメント，そして看護政策・行政である（図3-1）．

1 看護ケアのマネジメント（nursing care management）

看護ケアのマネジメントとは，看護職者が対象者に行う看護ケアをマネジメントすることである．

1人の対象者ごとに，その個人を尊重し，潜在力を最大限に発揮できるように支援する看護ケアの中に，効率的に最大の効果を得られるための活動があ

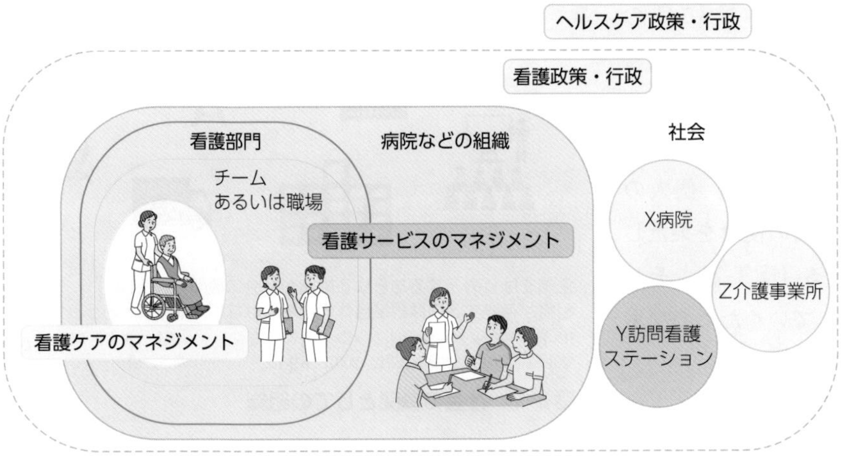

図3-1　看護マネジメントの三つのレベルとヘルスケアの関係

る．アセスメントによって看護上の問題を明確にし，看護計画を立案して実施する．そして評価を行うという看護過程を展開する．これは，看護ケアのマネジメント過程でもある．また，医師と相談すること，実践の優先度を決定すること，勤務時間内で必要な援助が行えるようにタイムスケジュールを立てること，記録し報告すること，物品を準備し，使用後には清潔にして片付けること，これらもすべて看護ケアのマネジメントである．

2 看護サービスのマネジメント (nursing service management)

経営学の領域では，人や組織に役立つ活動をサービスという[6]．**看護サービスのマネジメント**とは，経営学の視点を適用し，看護職者の活動をサービスとしてとらえて組織単位で行うマネジメントである．複数の看護職員がチームで看護を行っている病棟・外来などの部署や病院の看護部門，あるいは訪問看護ステーションなどの組織において，どの対象者にもそれぞれに必要な看護援助が効率的・効果的に行われるための看護マネジメントである．

組織が良質な看護ケアの提供という目的に向かっていくためには，組織が大切にする価値や組織の使命を明確に示し組織文化を育てること，必要な能力を備えた職員の採用と役割配分，職員の能力開発と動機付け，モノ・経済的資源・情報の効果的な管理，倫理的で安全なケアへの質の管理を検討し，しくみを整え運用し，絶えず改善していかねばならない．これらは看護サービスのマネジメントに含まれてくる．

一般的に看護マネジメント，あるいは看護管理というときには，看護サービスのマネジメントを指すことが多い．看護サービスマネジメントを主たる仕事とし，責任を担うのが**看護管理者**である．

ドラッカー（Drucker, P. F.）[7] は，1930年代から2005年まで米国で活動し，ビジネス界に大きな影響を与えた経営学者，思想家である．ドラッカーは，社会生態学的な視点でマネジメントの役割を論じている．社会生態学的視点とは，社会はあらゆる組織によって構成されており，それぞれの組織は社会の構成機関として，社会，コミュニティー，個人のニーズを満たすために固有の使命を果たしているとする視点である（図3-2）．そして，組織が社会に貢献していくためのマネジメントの役割を三つ挙げている．

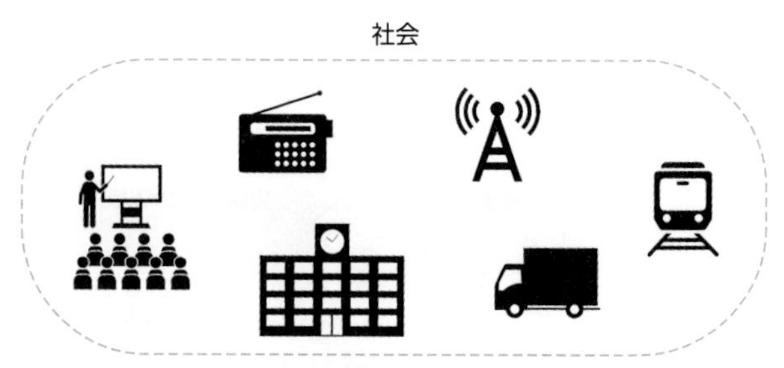

企業をはじめとするあらゆる組織が社会の機関である．
組織が存在するのは組織自体のためではない．（P・F・ドラッカー）
P・F・ドラッカー．マネジメント【エッセンシャル版】：基本と原則．上田惇生編訳．ダイヤモンド社，2001，p.9-10.

図3-2　社会の機関としての組織

❶自らの組織に特有の使命を果たす
❷仕事を通じて働く人々を生かす
❸自らが社会に与える影響を処理するとともに，社会の問題に貢献する

これらをもとに，看護組織におけるマネジメントの役割を考えると，「自らの組織に特有の使命を果たす」とは，それぞれの看護組織に期待されている特有の看護を継続して行っていくことである．例えば，手術部門の看護チームと在宅看護を行う訪問看護ステーションの使命は，同じ看護の提供であっても異なる．それぞれの特有の使命とは何かを明確にし，それを果たせるようにすることがマネジメントの第一の役割になる．

「仕事を通じて働く人々を生かす」とは，看護の仕事に関わる看護職者，看護補助者，事務職員などの人々が，安定した社会的地位を得て，良好な人間関係の中で安心して働くことができ，適切な報酬を得ることができるようにすること，看護の仕事を通じて自分らしさを発揮し成長していくことができるようにすることである．看護組織が継続しているのは，職員が仕事をしているからである．１日の約半分の時間を職場で過ごしている職員たちを大切に遇することが，マネジメントの重要な役割として位置付けられる．

三番目のマネジメントの役割である「自らが社会に与える影響を処理するとともに，社会の問題に貢献する」の意味を理解するには，看護組織が社会にどのような影響を与えているのかを考える必要がある．例を挙げよう．看護ケアには感染管理やコスト面からディスポーザブルの材料が多く使われるが，これは使用後どのように処理されているだろうか．地球環境を考えた材料を採用したり，廃棄物を低減し，より適切な処理方法を検討することが，マネジメントの役割になる．

「社会の問題に貢献する」とは，社会の変化を見据え，社会問題や将来に向けて社会が求めていることに積極的に貢献することである．例えば，大手ハンバーガーチェーンを展開する企業が，自宅から離れた病院に入院する子どもとその家族が安価で滞在できる施設を運営する活動を行っている．また，看護の領域では，地域住民のセルフケア力向上に向けた公開講座の開催や，子どもたちの健康教育のために学校での出前講義を行うなどの活動が挙げられる．

3 看護政策・行政（nursing administration）

政策とは，社会のあるべき姿を実現するための方針や，そのために取り組むべき行動プランである．政策に基づき，社会の人々の行動や関係を統制するための法・制度がつくられる．行政とは，目指す社会の姿に向けて，法・制度を具体的な現実に適用し，実行していくことである．看護政策・行政レベルの看護マネジメントは，市町村，都道府県，そして国のレベルで，社会の人々の健康と福祉のために良質な看護ケアが，効率的・効果的に行われることを目指すものである．

日本の看護行政の中心は厚生労働省医政局看護課*が担っているが，厚生労働省以外の省庁，都道府県や市町村の役場にも，看護職の技官等が所属し，看護の視点で社会に関わっている．保健医療が行われる場，人々の暮らしの場で生じている問題や社会の変化をとらえて，どのような制度が必要か，あるいはどのような改正が必要かを，現場の看護職者や多様な関係者とともに議論し，法に定められた正当な手続きを踏みながら制度創設に関わる．そして制度を運用し，その結果を評価して次の改正に反映させる．

看護基礎教育や継続教育の制度，看護職の人員確保のための制度，看護職の業務に関する制度，在宅を含めた看護提供体制などは，看護職者がより社会のために貢献できるための制度として創設され運用されている．

4 三つの看護マネジメントレベルとヘルスケア政策・行政

上記の三つのレベルは相互に影響し合っている．看護実践現場では，看護ケアのマネジメントと看護サービスのマネジメントが主に行われる．個々の対象者に対する看護ケアのマネジメントがうまくいくように，看護ケアのマネジメント上の問題を取り上げ，改善するために看護サービスのマネジメントが行われる．また現場での看護ケアのマネジメントや看護サービスのマネジメントにおける課題解決に向けて，政策形成が行われ，法・制度がつくられ，行政活動が行われる．

例えば，日本では1970年代から80年代にかけて急速に医療が高度専門化し，広範囲切除を行う手術など，侵襲的な治療を受ける患者が増えてきた．このため看護師にも高度な実践力が求められるようになり，個々の施設では院内で研修を行うなどの方法をとって対応した．しかしこのことは，一部の医療施設の問題ではなく，国全体の課題であることが認識され，1985（昭和60）年に厚生省に看護制度検討会*が設置された．ここでは，今後の看護制度のあり方が検討され，専門看護師の育成が方針として示された．これが1994（平成6）年の日本看護協会専門看護師制度の創設へとつながった．

一方，看護政策・行政は，ヘルスケア政策・行政の一部であり，日本の政策・行政の影響を受け，それが現場の看護活動や組織での看護サービスマネジ

用語解説*
厚生労働省医政局看護課
厚生労働省には，医政局のほかに，大臣官房，健康局，老健局，保険局，年金局，労働基準局など13の部局がある．医政局には，看護課を含めて8課置かれている．看護課は，保健師助産師看護師法が制定された1948年に国の看護行政をつかさどる部署として創設された．GHQによる占領が終わり，1956年にいったん廃止されたが，看護界が復活に向けた陳情を行った．看護師不足によるストライキが社会問題となる中，看護行政の強化を図る必要性から1963年に復活した．

➡ 制度の改正については，10章2節p.295参照．

用語解説*
看護制度検討会
保健医療を取り巻く社会情勢が変化してきたことから，看護制度改革の基本的な方針を検討するために設置された．報告書では，21世紀に向けて期待される看護職像が示され，そのための看護制度改革として，看護大学・大学院の増設を含む看護教育の改善，専門看護婦（士）の育成，訪問看護婦（士）の育成，看護管理者の育成など，その後の看護制度の改正につながる提案がなされた．

メントに影響を与える．看護ケアの質の向上や効率性の向上に向けて個々の行動や組織活動を改善することが求められるからである．

例えば，ほとんどの病院で，入院患者に対して褥瘡（じょくそう）リスクを判定し，それに基づくケア計画が立案されケアが行われている．そして，このような活動を推進する褥瘡対策チームが組織されている．これは，組織的な褥瘡予防対策が医療の質向上と医療費削減に重要であることが社会に認識されたことで，褥瘡予防対策のための制度が創設されたためである．

5 これからの看護マネジメントに求められる視点

看護職者の活躍は人々が生活を営むあらゆる場に広がり，看護実践の場が多様になっている．それとともに，対象となる人々，協働する人々も多様になり，関係も複雑さを増している．自分の所属組織だけを視野に入れた看護マネジメントではなく，地域や社会に関心を向け，自施設の果たすべき役割を柔軟に考え活動を創出することが必要である．

また，看護の対象者のみならず，働く人，関係する人の一人ひとりを大切にする倫理的視点，そして多様な価値観や考え方をメリットとして生かして，協働を促進していく多様性の視点が不可欠である．マネジメントは看護の目標達成を目的とした機能であるが，その前提として組織を人間によって構成され，創発の力をもつ有機的なシステムとしてとらえることが必要である．人々を抑圧しコントロールするのではなく，対話によって人々の力を生かすやわらかな制御[8]のあり方が求められる．

plus α
やわらかな制御

安冨は「複雑な世界においては，物事を事前によく調査し，入念に計画を立案し責任をもってそれを実行し，事後に評価するという『計画制御』が成り立たない」と述べている[8]．それに代わる方向性として，働き掛ける側と対象となる側に切り分けるのではなく，相互に依存し影響し合う共生的関係であることを認識し合いながら，コミュニケーションを活性化することで新しい価値を創出することを提案している．

引用・参考文献

1) スティーブン P．ロビンスほか．マネジメント入門：グローバル経営のための理論と実践．髙木晴夫監訳．ダイヤモンド社，2014，p.7.
2) ヴィクター・スクレトコヴィッチ編．ナイチンゲール看護覚え書 決定版．助川尚子訳．医学書院，1998，p.77.
3) 永野貞ほか．病院勤務看護婦業務指針 WHO看護管理ゼミナール記録．厚生省医務局看護課編．大空社，1993，(現代日本看護名著集成，第1期第5巻).
4) ギリース，D. A．看護管理：システムアプローチ．矢野正子監．へるす出版，1998.
5) 日本看護協会．看護にかかわる主要な用語の解説：概念的定義・歴史的変遷・社会的文脈．2007，p.51．https://www.nurse.or.jp/nursing/home/publication/pdf/guideline/yougokaisetu.pdf，(参照2023-12-12).
6) 近藤隆雄．サービスマネジメント入門：ものづくりから価値づくりの視点へ．第3版，生産性出版，2007.
7) P・F・ドラッカー．マネジメント【エッセンシャル版】：基本と原則．上田惇生編訳．ダイヤモンド社，2001，p.9-10.
8) 安冨歩．複雑さを生きる：やわらかな制御．岩波書店，2006，(フォーラム 共通知をひらく).
9) 見藤隆子ほか総編集．看護学事典．日本看護協会出版会，2003.
10) 田村やよひ．私たちの拠りどころ 保健師助産師看護師法．第2版，日本看護協会出版会，2015.
11) 見藤隆子ほか．看護職者のための政策過程入門：制度を変えると看護が変わる！．日本看護協会出版会，2007.
12) 日本看護管理学会 学術活動推進委員会編．看護管理用語集．第2版，日本看護管理学会，2016.

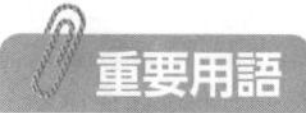

重要用語

ナイチンゲール	看護ケアのマネジメント	ドラッカー
看護覚え書	看護サービスのマネジメント	看護政策・行政
ギリーズ	看護管理者	

2 看護マネジメントのプロセス

1 マネジメントの方法論

1 マネジメントプロセス

マネジメントとは，物事を成し遂げる際に最大の効果を上げるために，さまざまな資源，資産，リスクを管理することをいう．管理の過程をいくつかの要素に区分したものを**マネジメントプロセス**といい，クーンツ（Koontz, H.）とオドンネル（O'Donnell, C.）によって，計画化，組織化，人事化，指揮，統制の５段階に集約された（図3-3）[1]．

❶**計画化**　目標を決定し，目標を達成するために，方針，個別計画，手続きを定める（決める）こと．

❷**組織化**　目標を達成するために必要な業務活動をリストアップし，個々の業務活動をいくつかのグループにまとめること．メンバーに業務活動を割り振ることや権限を委譲することが含まれる．

❸**人事化**　仕事に必要な人数を決めて，構成メンバーを決定すること．仕事を能率的に達成できるようにメンバーを育成訓練することが含まれる．

❹**指揮**　メンバーを指導し監督すること．メンバーが熱意と自信をもって仕事をするように動機付けることが含まれる．

❺**統制**　行動が計画された通りに行われているかどうかを見定め，問題点を修正し，目標を達成できるようにすること．

マネジメントとは，マネジメントプロセスの５段階を繰り返し行うことで，物事を成し遂げ，より良い状態をつくり出すことである．

2 マネジメントサイクル

マネジメントサイクル（図3-4）とは，日常的に繰り返される経営上の手順のことで，代表的なものに，計画（Plan），実行（Do），評価（Check），改善（Action）の頭文字をとった**PDCAサイクル**[2]がある（図3-5）．PDCAサイクルという概念が生まれたのは第二次世界大戦後で，武器製造の品質向上をきっかけに品質管理手法の構築にあたったシューハート（Shewhart, W. A.）やデミング（Deming, W. E.）らによって提唱された．PDCAサイクルの概

plus α
管理過程論（学派）
経営管理の過程を，計画，組織，指令，調整，統制などの管理要素に区分し，経営実践に役立つ普遍的原則を導き出そうとする学派．代表的な学者としてファヨールがいる．クーンツとオドンネルもこの学派に属している．

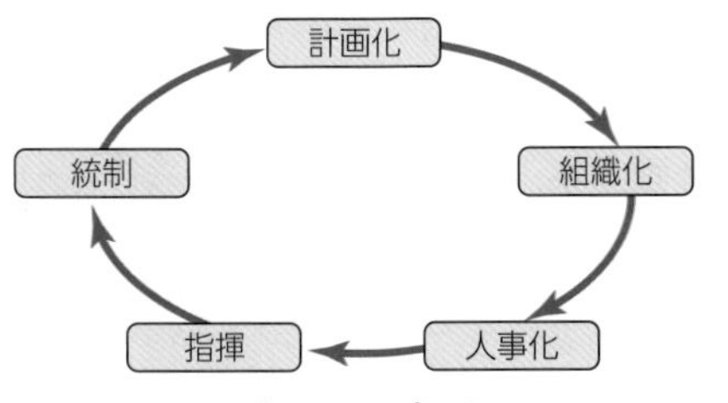

図3-3　マネジメントプロセス

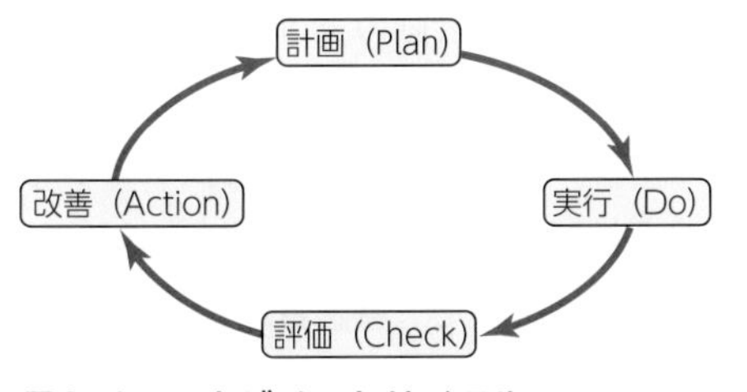

図3-4　マネジメントサイクル（PDCAサイクル）

計画（Plan）
a．目的を明確にする
b．管理項目を決める
c．目標（管理水準）を決める
d．実行手順（作業標準）を定める

実行（Do）
a．教育・訓練を行う
b．手順通りに実行する

評価（Check）
a．目標が達成できたか確認する
b．ほかに不具合がないか確認する

改善（Action）
a．応急対策（不具合現象を取り除く）
b．再発防止策（根本原因を除去する）

図3-5　PDCAサイクル

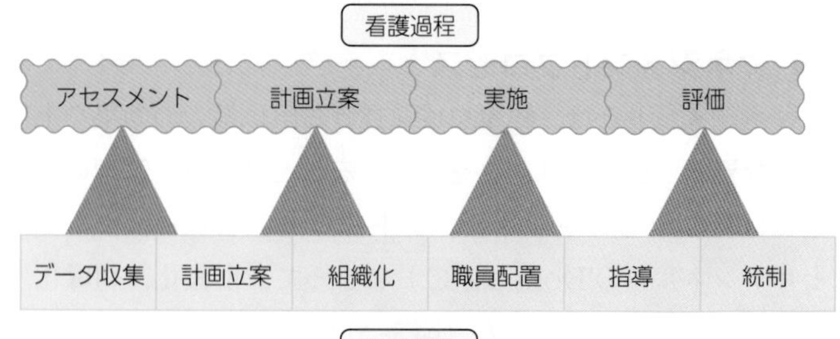

Gillies, D.A. 看護管理：システムアプローチ．矢野正子ほか訳．へるす出版，1986，p.2.

図3-6　ギリーズの看護管理過程と看護過程

念は米国で生まれたが，デミングが来日して指導にあたったことから，日本の生産管理，品質管理の現場で進化を遂げることになった[3)]．

マネジメントサイクルは，マネジメントプロセスと類似した考え方である．マネジメントプロセスの「計画化」「組織化」「人事化」はマネジメントサイクルの「計画」に，「指揮」は「実行」に，「統制」は「評価」「改善」に該当する．

マネジメントプロセスとマネジメントサイクルは異なる領域で発展してきた考え方であるが，両者が類似していることからも，マネジメントの本質は，計画を立て，実行し，評価して改善するという一連の活動であるといえる．

2 看護マネジメントシステム

1 ギリーズの看護管理システム

一般的な管理におけるマネジメントプロセスの考え方は，看護過程，看護管理過程にも応用できる．

看護管理学の研究者であるギリーズ（Gillies, D. A.）は，看護管理者の仕事を，「最も有効で可能なケアを患者およびその家族の人々に与えるために，計画し，組織化し，指示を与え，そして入手できる財政的・物質的・人的資源を統制することである」[4)] と定義した．そして，看護管理過程は，看護過程と同じく，データの収集，計画，計画の実行，結果の評価を含んでいることを示した（図3-6）[5)]．

ギリーズは，システム理論*を基盤にして，データ収集，計画立案，組織化，職員配置，指導，統制からなるプロセスに，外部の環境との相互作用も含めた看護管理システムを構築した．看護管理システムとは，インプット，プロセス，アウトプット，フィードバックからなる（図3-7）[6)]．

インプットとは，システムを活性化させるための原料となるものである．看

用語解説*
システム理論
生物学者のベルタランフィ（Bertalanffy, L.）が1945年に提唱した一般システム理論が代表的な理論である．システムとは，複数の異なる要素が互いに影響し合いながら，全体として特定の目標を達成するしくみやまとまりであり，それを機能させるための理論や手法をシステム理論という．システムの要素には，インプット，プロセス，アウトプット，フィードバックがある．

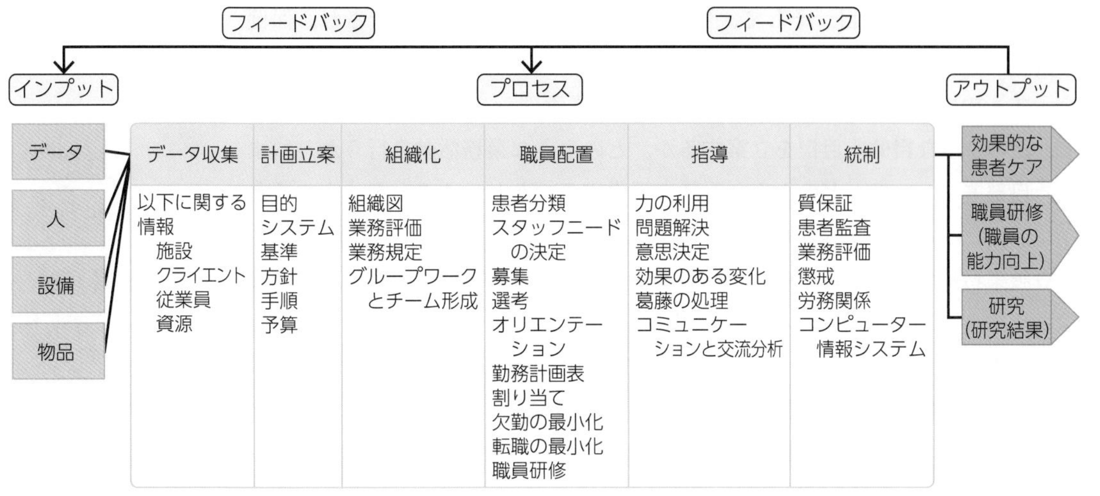

Gillies, D.A. 看護管理：システムアプローチ．矢野正子ほか訳．へるす出版，1986，p.3．をもとに著者作成．

図3-7　ギリーズの看護管理システム

護管理システムにおいてインプットにあたるものは，「データ」「人」「設備」「物品」である．

プロセスとは，システムが外部の環境から受けた原料を，システム自体または環境で使用するために製品やサービスに転換する過程である．看護管理システムにおいてプロセスは，「データ収集」「計画立案」「組織化」「職員配置」「指導」「統制」である．

アウトプットとは，プロセスを通して得られた成果または結果のことで，製品またはサービスである．看護管理システムにおけるアウトプットは，「効果的な患者ケア」や「職員の能力向上」，「研究結果」などである．

フィードバックとは，さらにより良い成果を得るために，アウトプットに含まれる情報を次のインプットやプロセスに反映させることをいう．看護管理システムでのフィードバックの例として，患者ケアの質を保証するための調査などがある．

プロセスの「計画立案」段階では，目的・目標の立案，目標実現のための手順作成を行い，「組織化」段階では，業務活動の列挙・権限委譲を行う．組織化を行う上で指針となるものに，日本看護協会が作成した「看護業務基準」[7]がある．さらに「職員配置」段階では，列挙した業務活動を遂行するために，人員の選択・配置を行う．この段階では，仕事を能率的に達成し得るように人員を育成訓練することも含まれる．

2 看護業務基準

看護業務基準[7]は，看護職の責務を記述したもので，看護を実践するための行動指針と実践を評価するための枠組みを提示しており，その内容は看護という職種の価値観と優先事項を反映している．また，**看護実践の基準**と**看護実践の組織化の基準**の二つからなり，看護実践の基準は，看護実践の責務３項目，看護実践の内容５項目，そして，看護実践の方法５項目から構成され，保健師助産師看護師法で規定されたすべての看護職に共通の看護実践の要求レベルを示すものである．先に示したギリーズの看護管理システムのプロセス段階で，どのような目的，目標を立案するか，どのような業務活動を行うか，つまり，自部署において，どのような看護を提供するのかということを決定するときに，よりどころとすべきものである．

看護業務基準に含まれるもう一つの基準である，看護実践の組織化の基準には，以下の６項目が提示されている．

❶看護実践は，理念に基づいた組織によって提供される

❷看護実践の組織化並びに運営は，看護職の管理者によって行われる

❸看護管理者は，良質な看護を提供するための環境を整える

❹看護管理者は，看護実践に必要な資源管理を行う

❺看護管理者は，看護実践を評価し，質の保証に努める

❻看護管理者は，看護実践の向上のために教育的環境を提供する

これは，看護職が看護実践を提供し，保証するシステムを構築するためのマネジメントの指針となる．

3 看護マネジメントにおける意思決定

ここでは，ギリーズの看護管理システムの中で，看護管理者がどのように意思決定していくのかについて考えてみよう．まず，合理的な意思決定プロセス[8)]について説明する．合理的な意思決定プロセスとは，最大限の結果を出すためには，人はどのように行動すべきかを６段階で説明したものである（**表3-1**）．

このモデルは，まず問題を認識することから始まる．すでに存在する状況と望ましい状況との間に矛盾が生じると，問題が起きる．不適切な意思決定の多くは，原因をたどると，その決定者が問題を見逃したか，間違った認識をしたからである．看護の場面で考えると，看護管理者が，当該部署で提供すべき看護と現実に提供されている看護との間に，どのようなギャップがあるのかを認識することが非常に重要で，意思決定の第一歩となる．その際，看護管理者自身の価値観や思い込みのみで判断するのではなく，現在，提供されている看護では，患者に対して何が足りていないのか，または，どのような不具合が起きているのかについて，事実の有無を確認し，問題を明確化する必要がある．

看護管理上の課題は，患者に提供する看護に関することだけでなく，スタッフの労働環境等にも及ぶが，いずれにせよ現状のままであると，誰がどのように困るのかという点を明確にすることで問題を可視化できる．このとき，看護管理者１人で判断するのではなく，病棟のスタッフと共に話し合いながら問題を特定できるとよい．これは，ギリーズの看

表3-1　６段階の合理的な意思決定プロセス

1	問題を認識する
2	意思決定の判断基準を特定する
3	判断基準を秤にかける
4	代替案を考える
5	それぞれの案を判断基準に照らして評点をつける
6	最適な意思決定を見積もる

スティーブン・P・ロビンス．新版 組織行動のマネジメント：入門から実践へ．髙木晴夫訳．ダイヤモンド社，2009，p.142.

表3-2　看護方式の選択肢と判断基準，重み付け（重要度）

	判断基準①	重要度	判断基準②	重要度	判断基準③	重要度	合計
選択肢	患者に提供する看護の質の偏りのなさ	大（×3）	看護師の負担の軽さ	中（×2）	患者からの看護師の認識のしやすさ	中（×2）	
パートナーシップ・ナーシング・システム®	1 2 3 4 ⑤	15点	1 2 3 ④ 5	8点	1 2 3 ④ 5	8点	31点
セル看護提供方式®	1 2 3 ④ 5	12点	1 2 3 4 ⑤	10点	1 2 3 4 ⑤	10点	32点
プライマリーナーシングシステム	① 2 3 4 5	3点	1 ② 3 4 5	4点	1 2 3 4 ⑤	10点	17点

護管理システムのプロセスの段階の「データ収集」と「計画立案」のパートの思考プロセスである（➡p.85 図3-7参照）．

第２段階では，意思決定者は意思を決定する上で，どのようなことが関係するかを決めて判断基準を特定する．例えば，患者のQOL，発生するコスト，必要な看護提供量などである．しかし，特定された判断基準のすべてが等しく重要だとは限らない．したがって第３段階では，意思決定に際して正しい優先順位をつけるために，意思決定者が前もって特定された判断基準の重み付けを行う．

続く第４段階では，意思決定者が問題をうまく解決できる可能性のある選択肢を考え出す．そして第５段階では，それぞれの代替案について各判断基準をもとに評点をつけることで，それぞれの長所と短所を明らかにする．最終的に，それぞれの代替案を重み付けされた判断基準に照らして，最も高い得点になった案を選択する．

この合理的な意思決定プロセスの第２～６段階は，ギリーズの看護管理システムの「計画立案」のパートの思考プロセスであり，段階を踏むことで，当該部署で起こっている問題に対して，どのようにアプローチするのかを決定できるとよい．なお，６段階の合理的な意思決定プロセスには，前提となる仮定があるが，ここでは割愛する．参考文献を確認されたい．

参考までに，看護方式のうち，①パートナーシップ・ナーシング・システム®，②セル看護提供方式®，③プライマリーナーシングシステムのどれを選択するか，選択肢と判断基準，重み付けした結果を表（表3-2）にして示す．最も得点が高い看護方式はセル看護提供方式®となった．ここで挙げた選択肢と判断基準，重み付けは，あくまで筆者が想定した一例である．

➡ 看護方式については，４章２節p.108参照．

4 事例でみる看護マネジメントシステム

看護マネジメントシステムをより理解するために，事例を用いて考えてみよう．どの部分が，看護マネジメントシステムのインプット，プロセス，アウトプット，フィードバックに当たるのか，考えながら読んでみてほしい．

事 例

A病院の内科病棟は，入院患者の80％近くを75歳以上の高齢者が占めている．肺炎や心不全で入院した高齢患者は，安静を余儀なくされる入院生活を送る中で，ADL（日常生活動作）のレベルが徐々に低下することがある．

ある日，退院を前にした患者の山本さんの家族から，「母は，入院する前は１人でトイレに行くことができていました．それが，入院してから足腰がすっかり弱ってしまって，今では看護師さんの手助けなしではトイレに行くことはできません．これではうちに連れて帰れません」と言われた．同様のことは，ここ最近，ほかの患者の家族からも言われていた．内科病棟の田山看護師長は，これは問題だと感じて，病棟の看護師に話を聞いてみたところ，「山本さんは入院したときからベッドに臥床しがちで，入院する前は１人でトイレに行けていたなんて知りませんでした」と驚いていた．

田山看護師長は病棟看護師たちと話し合い，「高齢の入院患者のADLレベルを，入院前の状態から低下させない」という目標を立てた．そして，この目標の実現のために，以下の方針を定めた．入院時に，患者と家族から，具合が悪くなる前のADLレベルについて情報収集を行い，入院中は，そのADLレベルを低下させないための看護計画を立案し，患者のリハビリテーションを担当する理学療法士とも共有する．

また，理学療法士からの助言で，患者のADLレベルを，指標を使って点数化することにした．これによって，入院前と退院時のADLレベルを点数で比較できるようになり，「全高齢患者のうち，入院前のADLレベルを退院時に維持できた割合を80％以上にする」という具体的目標を立案し，ADL対策チームをつくり，１年間かけてこの目標に取り組むことを決めた．

田山看護師長は，患者のADLに関心が高い３名の病棟看護師を，ADL対策チームのメンバーに任命した．入院時に，患者と家族から入院前のADLレベルについて情報収集するしくみづくりをメンバーに任せた．また，理学療法士１名もチームに加わってもらうことにし，ADLレベルを点数化するしくみづくりを任せ，リハビリ室で中心的に活動してもらうよう依頼した．患者のADLを低下させないための看護計画を，患者のリハビリテーション担当の理学療法士と共有するしくみづくりは，メンバー全員に任せた．ADL対策チームが中心となり，目標達成に向けて取り組むことになった．

目標達成に向けての行動

田山看護師長は，折に触れてADL対策チームのメンバーに声を掛けて，計画した通りに進んでいるか，困っていることはないかを確認した．ある時，メンバーの１人が「入院患者の中で，どの患者がリハビリテーションを実施しているかがわかりにくいために，看護師と理学療法士との間で情報共有ができず困っています」と相談してきた．田山看護師長はメンバーと話し合い，電子カルテ上でリハビリテーション実施中の患者には印が付くしくみを導入し，一目でわかるような工夫をした．また，定期的にチーム会議を開き，メンバー間で情報交換をした．田山看護師長は，メンバーが目標達成に向けて行動できるように励まし続けた．

入院時に臥床しがちだったある患者に対して，具合が悪くなる前は１人で自転車に乗って買い物に行っていたという情報を本人から得ると，患者本人と看護師と理学療法士とで，「歩いて退院する」という目標と具体的な計画を立てた．その結果，患者はリハビリテーションに励み，ADLレベルが改善し，歩いて退院することができたなどの取り組み例がみられた．

目標達成後の振り返りと対策

活動開始から１年が経過した．内科病棟に入院した全高齢患者の１年間のADLレベルのデータを算出したところ，入院前のADLレベルを退院時に維持できた割合は80.2％であり，目標を達成することができた．田山看護師長は，目標達成に貢献したADL対策チームメンバーと病棟看護師全員を称賛した．

内科病棟の看護師と理学療法士にアンケート調査をしたところ，看護師から「患者のADLを数値で評価できるようになり，個々の患者のADLレベルの目標が明確になった」，「ADL維持に着目した看護をした結果，入院時に臥床しがちであった患者が歩いて退院できた」，「理学療法士と患者のADLレベルの目標を共有でき，レベル維持のために協働できた」などの意見があった．一方で，「ADLレベルの指標で，『部分介助』と『全介助』の違いがわかりにくい」という意見があった．田山看護師長は，病棟看護師が患者のADLレベルを正確に評価するためには，指標の勉強会が必要であると考えた．また，今回の取り組みでは，入院前のADLレベルを維持できなかった患者が約20％含まれることから，ADLレベルを維持できなかった原因を考えて対策を講じる必要があると考えた．

A病院内科病棟の事例を，ギリーズの看護管理システムに当てはめたのが，図3-8，図3-9である．アウトプットにある〈効果的な患者ケア〉や〈職員の能力向上〉は，A病院の内科病棟にとどまらず，A病院の外部にも影響を及ぼ

インプット		〈データ〉 • 患者のADLレベル • 患者の家族の言葉「一人でトイレに行けないので，うちに連れて帰れない」 • 看護師の言葉「入院前の患者のADLレベルを知らなかった」 〈人〉 • 病棟看護師 • 理学療法士 〈設備〉 • 病棟 • リハビリ室
プロセス（田山看護師長の行動）	データ収集	〈情報〉 • 上記のデータを収集する．
	計画立案	〈目的・目標の立案〉 高齢の入院患者のADLレベル低下を防ぐために，全高齢患者のうち，入院前のADLレベルを退院時に維持できた割合を80％以上にする． 〈目標実現のための手順作成〉 • 入院時に患者と家族から，入院前のADLレベルについて情報収集する． • 入院中は，入院前のADLレベルを基準にして，ADLを低下させないための看護計画を立案し，患者のリハビリテーションを担当する理学療法士と共有する． • 患者のADLレベルは，指標を使って点数化する． • 4月から1年間かけて取り組む．
	組織化	〈業務活動の列挙・権限委譲〉 ①ADLレベルを点数化するしくみをつくる． →理学療法士に任せる． ②入院時に患者と家族から，入院前のADLレベルについて情報収集するしくみをつくる． →病棟看護師に任せる． ③入院前のADLレベルを基準にして，ADLを低下させないための看護計画を立案し，患者のリハビリを担当する理学療法士と共有する． →病棟看護師と理学療法士に任せる．
	職員配置	〈チーム編成〉 • 患者のADLに関心が高い3名の看護師をADL対策チームのメンバーに任命する．チームに上記の②③の業務を任せ，病棟内で中心的に活動してもらうよう依頼する． • 理学療法士1名をADL対策チームに加え，上記①③の業務を任せる．リハビリテーション室で中心的に活動してもらうよう依頼する．
	指導	〈指導・監督〉 • ADL対策チームのメンバーに声を掛けて，計画した通りに進んでいるか，困っていることはないかを確認し，相談に乗る． • 定期的にチーム会議を開き，メンバー間で情報交換の機会をもてるようにする． 〈動機付け〉 • メンバーが，目標達成に向けて行動できるように励ます．
	統制	〈目標の達成度の評価〉 • 内科病棟に入院した全高齢患者の1年間のADLレベルのデータを算出したところ，入院前のADLレベルを退院時に維持できた割合は80.2％であり，目標を達成することができた． 〈計画から指揮の各段階の問題の確認〉 • 看護師が，患者のADLレベルを正確に評価できていない可能性がある（「組織化」の②や「指導」で修正が必要）． 〈問題の修正〉 • 看護師対象にADLレベルの評価方法の勉強会を開く． • 入院前のADLレベルを維持できなかった患者が，約20％存在したことから，なぜADLレベルを維持できなかったか原因を分析して対策を講じる．

図3-8　事例を適用した看護管理システム（インプット，プロセス）

アウトプット	〈効果的な患者ケア〉 ・看護師が，患者に対してADL維持に着目した看護を提供した．その結果，多くの患者が入院時のADLレベルを維持できた． 〈職員の能力向上〉 ・看護師が，患者のADLを数値で評価できるようになり，患者個々のADLレベルの目標を明確にできるようになった． ・看護師が，理学療法士と患者のADLレベルの目標を共有し，レベル維持のために協働できた．
フィードバック	〈システムの監視・評価〉 ・この事例のプロセスでは「組織化」，「指導」部分の問題として，病棟看護師が患者のADLレベルを正確に評価できていない可能性を発見した．ADLレベルを点数化するしくみについて，誰もが同じ基準で評価できるように指標に関する勉強会を開く必要がある． ・入院前のADLレベルを維持できなかった患者が，約20％含まれたことから，プロセスのいずれかに問題がある可能性がある．どの部分にどのような問題があるのか分析して対策を講じる必要がある．

図3-9　事例を適用した看護管理システム（アウトプット，フィードバック）

す．高齢患者のADLレベルが低下した場合，患者，家族のみならず，退院後の患者の療養生活を支える訪問看護師や在宅医も困ることになり，介護保険の要介護度の変更を求められる可能性もある．言い換えると，A病院内科病棟では，入院した患者のADLレベルを低下させないような看護を提供することが求められている．このように，看護マネジメントシステムは病院内や病棟内で完結するものではないため，外部の環境が期待している看護についても理解し，期待に応えるアウトプットを出せるようプロセスを運用していく必要がある．

引用・参考文献

1) Koontz, H. et al. 経営管理の原則：経営管理と経営計画．大坪檀訳．ダイヤモンド社，1965，p.55-60.
2) 飯塚悦功ほか監修．医療の質マネジメントシステム：医療機関必携：質向上につながるISO導入ガイド．日本規格協会，2006，p.90.
3) 日本能率協会マネジメントセンター編．仕事が早くなる！Cからはじめる PDCA：「計画」「実行」「検証」「改善」の4つのステップをきっちり回す習慣を身につけよう！．日本能率協会マネジメントセンター，2013，p.16.
4) Gillies, D. A. 看護管理：システムアプローチ．矢野正子ほか訳．へるす出版，1986，p.1.
5) 前掲書4），p.2.
6) 前掲書4），p.3.
7) 日本看護協会．看護業務基準（2021年改訂版）．https://www.nurse.or.jp/nursing/home/publication/pdf/gyomu/kijyun.pdf，（参照2023-11-25）.
8) スティーブン・P・ロビンス．新版 組織行動のマネジメント：入門から実践へ．髙木晴夫訳．ダイヤモンド社，2009，p.141-143.

重要用語

マネジメントプロセス
マネジメントサイクル
PDCAサイクル
看護マネジメントシステム
看護業務基準
看護実践の基準
看護実践の組織化の基準

3「効率的・効果的に仕事をする」ということ

1 効率性と効果性

マネジメントとは，人を動かし共に働いて，効率的かつ有効に物事を行う活動プロセスのことである[1]．「効率的に」「効果的に」は，看護マネジメントのキーワードである．

効率とは，得られた成果とそれに費やした労力の割合をいう．**効率性**（efficiency）とは，少ない資源の投入でより大きな生産を生み出すことである．経営学の領域では生産性という言葉が用いられる．生産性＝産出（アウトプット）/投入（インプット）で表され，生産性と効率性は同義語である．看護の活動を生み出す資源には，ヒト，モノ，カネ，情報などがある．看護組織の経営は，組織がこれらの資源をもとに看護サービスを行うことで，望む結果を生み出している（図3-10）．少ない職員で，あるいは少ない材料や経費で，多くの療養者の看護を行っている場合，行われている看護活動は効率性が高いという．

組織活動によって得た利益を株主に分配することで成り立っている営利企業においては，少ない資源でより多くの利益を得ること，つまり効率性の追求が極めて重要になる．一方，病院のような非営利組織においては，株主への分配は行われないが，組織活動で得られる利益は，その組織が新たな活動を生み出すための重要な資源となる．そのため，資源を効率的に活用するマネジメントは必須である．

また，効果とは，効き目のあることで，**効果性**（effectiveness）とは，望む結果（アウトカム）が生み出されることである．効果性は有効性とも表現される．看護組織が目指すべき結果は，療養者一人ひとりにとっての健康であり，満足である．急性期医療の場では，看護職者や看護チームは療養者が合併症を発症せず速やかに回復し，自尊心を保ってセルフケア力を高めていくことを目指す．こうした結果をもたらす看護ケアやチームの活動は効果性が高いといえる．

効率性と効果性は，混同されがちだが，効果性は望む結果を出すために行うべきことを確実に行うこと，つまり，効果性は望む結果をより高い達成度で実現することを目指す．それに対し，効率性は，その行うべきことを行う際の手段に焦点を当てている．より少ない資源で無駄なく行うこと，つまり効率性は無駄の抑制を目指す[2]（図3-11）．

効率性と効果性は関係し合う．例えば，科学的根拠のないケアをいくら丁寧に行っても望ましい結果を得ることは難しいだろう．的の外れた活動でたくさんの労力が投入されても得られる成果は少ないため，効率性も効果性も低いといえる．一方，チームメンバー間で検温係，清拭係，処置係などと，業務を分担して活動を行うことは，効率良く仕事を進めることになるが，療養者に提供するケアが分断され，継続したケアを提供できなくなるリスクが生じる．つま

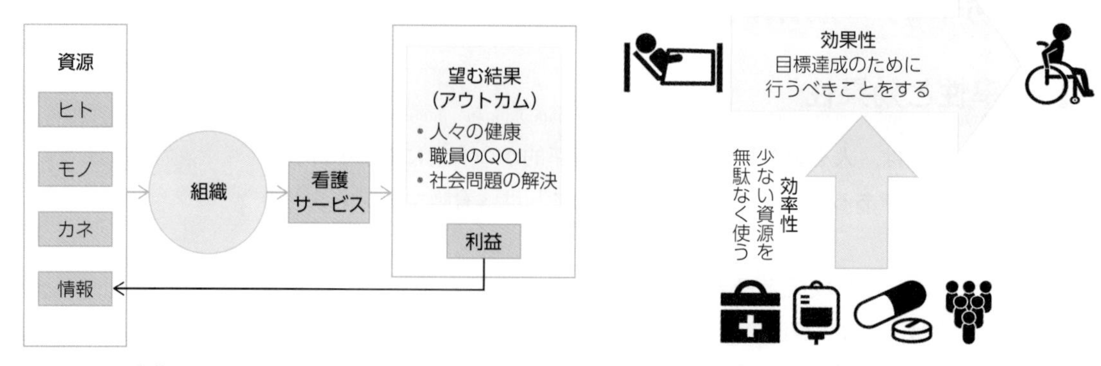

図3-10　看護組織の経営

図3-11　効率性と効果性の関係

り効率性を追求しすぎると療養者や家族へのケアに人間的な温かさや配慮を欠き，さらに働く人々の意欲をそぐことにもなる．こうした事態は効果性へ影響する．１人の療養者に何人もの看護職員が多くの時間をかけてケアを行うことは効果性を高める可能性はあるが，過大な資源投入は組織の経営を危うくし，継続した看護活動が困難となる可能性がある．より良い看護マネジメントとは，必要最小限の資源でより高い看護の成果を挙げること，つまり効率性と効果性をともに高めることである．

効率的に効果的に仕事をすることは，看護だけではなく，日常生活の中で行われている．例えば，１泊旅行を考えてみよう．何も計画せずただ電車に乗るということはしないであろう．１泊で帰宅できる目的地を決め，目的地までの交通ルートや交通機関の時刻表と料金を調べるだろう．また，旅行の目的がリフレッシュすることであれば，行程の中に自然散策や名物を味わうことも組み込むように工夫するだろう．このように私たちは，生活の中でできるだけ少ない資源で最大の成果を挙げられるように考えて生活している．

2 効率性を高める方法

1 科学的管理法

効率性・生産性の追求は，18世紀の終わりに起こった産業革命以降，経営学の主要なテーマである．企業が市場での競争に勝ち抜き，発展し続けるためには，少ない資源でできるだけより良い多くの成果を出すことがカギとなるからである．

20世紀初頭に米国の技師・テイラー（Taylor, F. W.）は，その著書『科学的管理法（The Principles of Scientific Management)』で，科学を基礎とした作業管理の方法を提唱した．その方法は，作業量と作業手順を科学的な根拠に基づき設定し，生産性を高めるというもので，効率性を強調している．また，作業プロセスをタスクに分割し，それに要する時間を計測する．作業についての客観的な基準をつくり，タスクを遂行する最も良い方法を決定する．そして作業を管理するマネジャーを置き，管理体制を構築するという特徴をもっている[3,4]．

工場の製造ラインで，従業員がベルトコンベアーで次々と流れてくる作製途上の製品に，自身に割り当てられた部品だけを黙々と取り付ける光景を目にしたことがあるだろう．産業革命によって作業が機械化され，大規模工場で製品を大量生産することが可能になり，科学的管理法は画期的なマネジメントとして受け入れられ，普及していった．

科学的管理法は，製造業以外のさまざまな領域にも大きな影響を与えた．看護においては，仕事の細分化，分業といった効率化の方法を取り入れた看護提供方式として，機能別看護提供方式が生まれた[5]．

➡ 機能別看護提供方式については，４章２節p.109参照．

テイラーの流れをくむマネジメント技法は次々と考案された．**クリニカルパス**は，疾病別・処置別に標準的な診療手順を示した診療計画表[6]であるが，これは，複数の工程からなるプロジェクトを短時間，最小経費で効率的に行うための工程管理技法を医療に応用したものである[7]．タスク管理，作業の標準化の原則がもとになっている．科学的管理法では，組織を機械としてみなし効率性を追求するもので，組織をつくっている人間のもつ知恵や感情が作業プロセスにもたらす影響には目が向けられていない．

1920年代後半から30年代にかけて，照明の明るさの違いが従業員の生産性に与える効果を調べる，ホーソン工場での実験が行われた．この実験の結果は，照明を明るくしても暗くしても生産性が上がるというものだった．その後のメイヨー（Mayo, G. E.）らが行った調査で，作業能率は物理的な職場環境よりも，労働者間の非公式集団の仲間意識や集団規範といった，集団内の人間関係が重要な意味をもつことが明らかになった[8]．メイヨーらの理論は人間関係論といわれ，従業員の仕事への満足を高め，作業への行動を動機付ける人間的なマネジメントが，生産性を高めるために重要と認識されるようになった．

2 看護への応用

科学的管理法をはじめとする効率性を高めるための経営学の知見は，先に挙げた機能別看護提供方式やクリニカルパスだけではなく，看護のさまざまなところで活用されている．複数の看護職員が交代制で勤務を行うこと，そのために職員の勤務計画表を作成すること，各勤務帯では各看護職員に担当する患者や業務を割り当てること，そして１日の業務スケジュールがつくられることなどである．これらは，限られた看護職員で分業しつつ，行うべきタスクを遂行していくための効率化の方法である．

また，病棟では平均在院日数や病床利用率を毎月算出している．限られた病床数で入院治療を必要としている多くの人々に医療を提供するためには，１人の療養者の在院期間を短縮化し，一つの病床の回転率を上げて多くの療養者を受け入れるようにしなければならない．平均在院日数や病床利用率は効率性の指標の一つである．

各勤務帯の看護職員が仕事を行う際にも，作業工程管理の考え方は役に立つ．患者ケアや業務は具体的にどのようなものがあるか細かく分割し，それぞれのタスクの優先順位と要する時間を判断し，最も効率の良い実施順序を考えて勤務時間内の仕事のスケジュールを組み立てる．実施しながら進捗を確認し，必要に応じて作業スケジュールを修正する．こうして割り当てられた患者ケアや業務を勤務時間内に遂行することができる．

一方で，看護職員が意見を出し合い業務改善に取り組むことや，職員間で安心して発言できる雰囲気づくり，感謝や承認など思いやりのある関係づくりが奨励されている．これらは，経営への参加が仕事へのやりがいを高め，また心理的に安全な環境や人間性を尊重されることで満足度や職場への貢献意識を高め，これらを通して仕事能率を上げるという人間関係論に基づくマネジメントの例である．

3 効果性を高める方法

効果性とは望む結果を出すことで，効果性を高めるには，効き目のあることを確実に行うことである．

看護の目指す結果は，個人および家族の健康であり，生涯を通して最期までその人らしく人生を全うできることである．そのために行うべきこととは，質の高い安全なケアを提供することである．

質の高い安全なケアとは具体的にはどういうことだろうか．それを考える上で，米国で行われている医療の質と安全を高めるためのプロジェクトが参考になる．

米国では医療の質と安全性を高めるために，医療者の教育改革が行われてきた．看護においては，「看護師のための質と安全の教育（Quality and Safety Education for Nurses：QSEN）」に基づく教育が行われている．QSENは，看護職に必要な六つの能力を導き出している．それらは「患者中心のケア（patient-centered care）」「チームワークと協働（teamwork and collaboration）」「エビデンスに基づく実践（evidence-based practice）」「質の改善（quality improvement）」「安全（safety）」そして「情報科学（informatics）」である[9]．これらQSENの六つの能力は，望む結果を生み出すために看護職者がなすべきことを考える枠組みになる．

「患者中心のケア」は，看護職者が療養者と家族に敬意を払い，パートナーとして治療やケアに参加できるようにし，それぞれの価値観や信念に基づいた意思決定ができるよう支援することである．また，「チームワークと協働」は，看護職者が医師などの他職種とパートナーとして協力し合い共に活動すること，「エビデンスに基づく実践」は，療養者の価値や好み，看護職者の専門性を統合させ，最良の利用可能な科学的成果に基づいて実践を行うことである．「質の改善」は，医療システムの質と安全性を継続的に向上させるために，ケアプロセスの結果をデータでモニターし，質改善の方法を用いることである．そして「安全」は，医療安全の原理原則を理解し，安全なケアを提供すること，「情報科学」は，複雑さを増す看護の場で最善のケアや組織運営の方法を意思決定していくために，状況の客観的理解のためにデータを用いること，また，看護職員の仕事のしかたが療養者の健康の結果にどのような影響を与えているかをデータをもとに評価し，継続的に質改善に役立てることである．これらのために情報テクノロジーを活用することも含まれる[10]．

看護マネジメントには，こうした効果性を高める活動を看護職者個人やチームが行えるよう，環境や組織のしくみを整え，活動を促進していくことが求められる．

引用・参考文献

1) スティーブン P．ロビンスほか．マネジメント入門：グローバル経営のための理論と実践．髙木晴夫監訳．ダイヤモンド社，2014，p.7.
2) 前掲書 1)，p.7-8.
3) 中原淳，中村和彦．組織開発の探究：理論に学び，実践に活かす．ダイヤモンド社，2018，p.126-127.
4) リチャード・L・ダフト．組織の経営学：戦略と意思決定を支える．髙木晴夫訳．ダイヤモンド社，2002，p.20-22.
5) MacPgee M. & Havaei F. Professional Practice Models. in Huber D. L. ed. Leadership & Nursing care management. Elsevier, 2018, p.232.
6) 日本看護管理学会学術活動推進委員会編．看護管理用語集：設立25周年記念．第３版，日本看護管理学会，2021，p.100-101.
7) 小林一成．“クリティカルパスとクリニカルパス”．日本リハビリテーション医学会．https://www.jarm.or.jp/nii/rihanews/No04/rN0402Bd.html，（参照2023-11-25）．
8) 前掲書 3)，p.128-129.
9) Sherwood, G. Deiving Forces for Quality and Safety. Quality and Safety in Nursing: Acompetency approarch to improving outcomes. 2017, p.3-20.
10) QSEN Institute. Institute. QSEN Competency. https://qsen.org/competencies/pre-licensure-ksas/，（参照2023-11-25）．

重要用語

効率性　効果性　クリニカルパス

4 組織で取り組む看護活動

学習目標

- 組織として看護を提供する意味を理解しよう.
- 組織図の意味を理解しよう.
- 組織を発展させ，人を生かす管理の方法を理解しよう.
- 看護提供システムの特徴と，看護サービスの質の向上にどのように寄与するのかを理解しよう.
- サービスマネジメントの概念を理解しよう.
- ヒト，モノ，カネ，情報などの資源とその活用について，サービスマネジメントを通して理解しよう.
- 看護師の労働安全についてのポイントを理解しよう.
- 非常時の備えについて理解しよう.

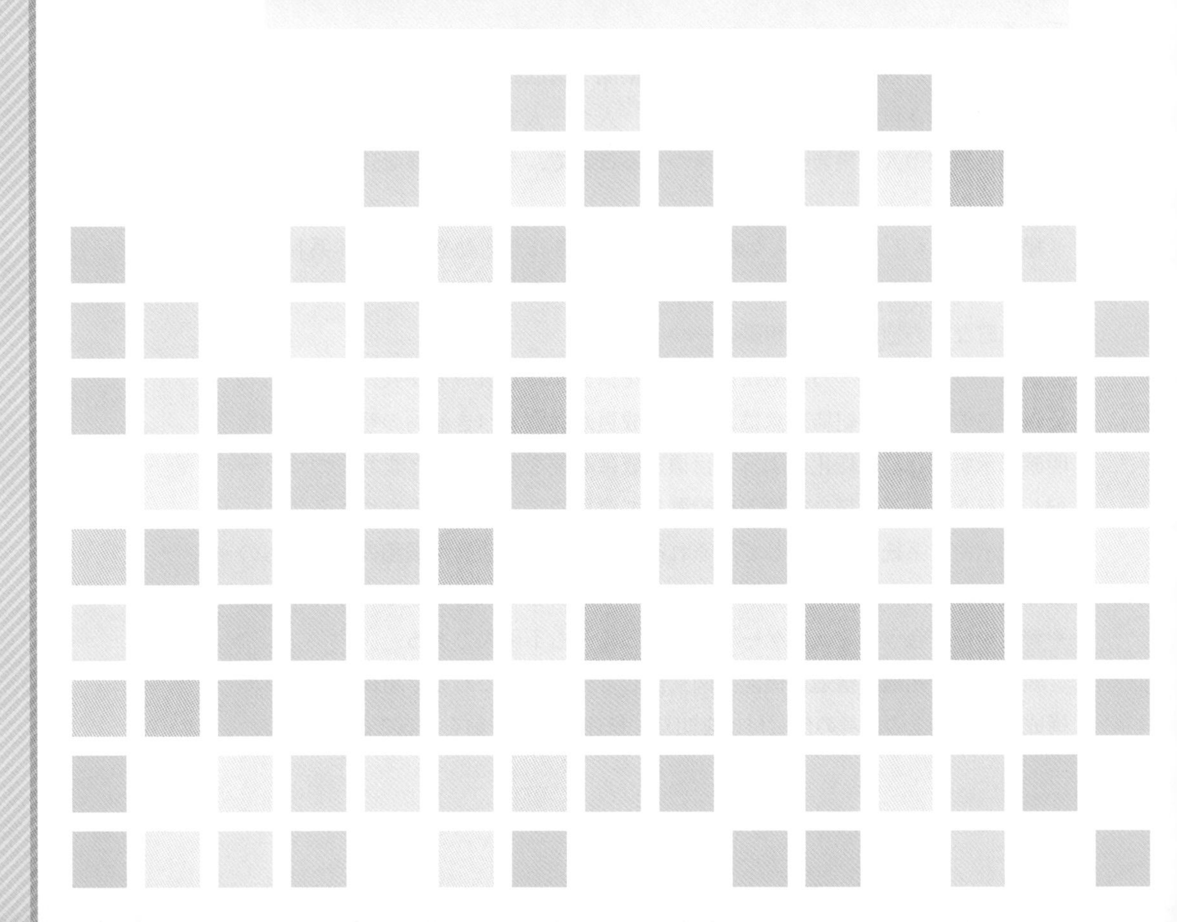

1 組織とその構造・機能

1 組織の理解

1 組織とは

なんらかの目的のために人々が集まり，計画を立て役割を分担し，一緒に活動しようとするとき，組織が生まれる．学園祭でのイベントを例に考えてみよう．

看護学生Aさんの学校では，秋に学園祭を行う．Aさんは地域や他校の人々と親睦と交流を図る良い機会と考えた．「何かしたい」という思いを友人のBさんとCさんに話したところ，２人がAさんの趣旨に賛同し，仲間が３人になった．３人はどんなイベントを行うかを話し合い，看護学生がどんな勉強をしているのかを紹介し，血圧測定を体験してもらうことにした．３人は役割を分担して準備することにし，Aさんは学校に提出する企画案の作成，Bさんは血圧計など必要物品の調達，Cさんは広報ポスターや案内文の作成を担当した．

この例は，AさんとBさんとCさんが集まり，学園祭で地域や他校の人々と親睦・交流をするという目的を共有し，看護学生の学習を紹介するイベントを役割分担しながら進めようとしており，組織が生まれて機能し始める様（さま）を示している．

このように，組織は複数の個人または集団で構成され，なんらかの使命により達成するべき目標，目的を有している．人が一人でなし得ることは限られているが，複数の人が集まって組織をつくることで，大きな目標を達成することが可能となる．

組織とは，「２人以上の人々の意識的に調整された活動や諸力の体系」と定義される[1)]．人は何かの組織に所属し生活している．家族，学校，会社，そして市や町などの地域社会も組織の一つである．

組織がうまく機能するためには，組織を構成する複数の人が共に活動するしくみが必要である．組織理念によって構成員が共有すべき活動の意義や目的を明確に示すこと，組織化によって目標達成に必要な活動のまとまりをつくり分担して行うこと，会議や委員会を設置して意思決定するしくみをつくること，また指示命令系統を明確にして，それぞれの構成員の活動が調和のとれたものとなるよう統制することが必要である．さらに目標を共有し，それぞれの思いや考えを伝え合うコミュニケーションのしくみも不可欠である．

組織図は，組織の構造と機能を図式化して表すものである．組織図によって構成員は組織上の自身の位置付けを知り，秩序立った行動をとることができる．

2 組織の理念

組織理念とは組織のもつ価値観を表したものであり，理念には主に，①組織の存在目的や事業（ミッション），②組織の願望・理想像（ビジョン），③組織の価値観（バリュー）が明示されている[2)]．ミッションは私たち（の組織）は何のために存在しているのか，ビジョンは私たち（の組織）の目指すものは何か，そしてバリューは私たち（の組織）が大切にしていることは何かを示している．組織は理念を掲げることで，その存在を意味付けられる．組織理念は，所属する人々や組織を利用する人々に示され，組織の目標や事業計画に反映されている．また，すべての組織は社会の一機関であり，社会に対して貢献する責任がある．組織理念が公表されることで，社会の人々がそれぞれの組織の存在を認めていくことになる．

➡ 企業の社会的責任と法令遵守（コンプライアンス）については，5章1節p.162参照．

医療機関には，救急医療を使命とする高度な設備をもった病院や，地域住民に幅広く医療を提供することを使命とする地域密着型の病院や診療所がある．また，がんなど特定の疾病を中心に医療を提供する病院もある．医療機関は，その組織の目指す医療を理念に掲げていることが多い．

学校も同様で，国，都道府県，市町村などの公立と，独自の教育理念を掲げる私立では，同じ教育機関であっても，その理念は異なる．

3 個人と組織の関わり（学生から社会人になる過程）

個人と組織の関わりは，個人を組織の人材としてとらえる視点と，組織の中での活動を通して成長発達しながら人生を歩む人としてとらえる視点の両面から考えることができる（図4-1）．

組織は個人の能力を生かす役割や仕事を与え，組織にとって必要な能力を高めるように教育によって育てる．そして，健康を害することで労働力を低下させないように労務管理を行うなど，個人を組織の目標達成のための人材としてとらえる．

一方，後者の視点でとらえると，個人にとって組織は人生を左右する存在となる．そのため，個人が組織での活動を通して自分の可能性を高め能力を開発していくことができるようにキャリア開発を支援する．

1 組織社会化と職業社会化

個人が組織の一員として自律して活動できるようになるには，組織の規範や価値観を学び，それを受け入れて組織に適応していく過程が必要である．この過程を**組織社会化**という．会社や病院などの組織では，新入職員にオリエンテーションを行い，組織社会化を促進するために，職務規程などのルールを教える．しかし，どのように振る舞うことが期待されているのかは明文化されていないことも多い．身だしなみ，あいさつのしかた，

組 織
成長発達する
人間として
キャリア開発
を支援する
組織の人材
として育て
生かす
個 人

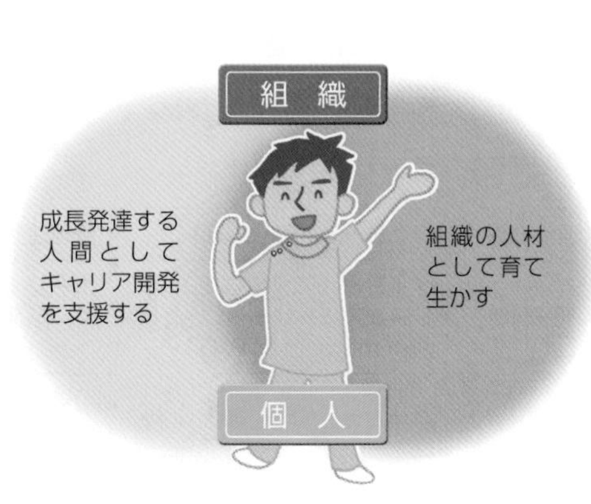

図4-1 組織と個人の関係

休憩のとり方，話し合い時の発言のしかたなど，新しく組織に参入する個人は試行錯誤を繰り返して学びとり，内面化していく．

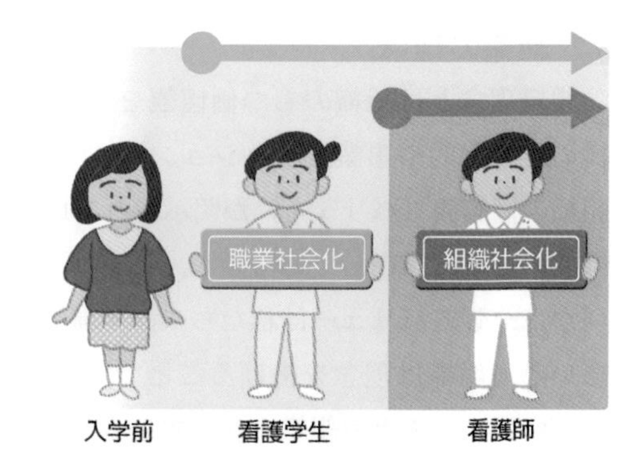

図4-2　組織社会化と職業社会化

看護職などの専門職業人は，職業固有の価値や態度，技能を内面化していく必要があり，その過程を**職業社会化**という．看護師であれば，看護学生から一人前の看護師として業務を行えるようになるまでの時期を職業社会化の過程ととらえる．そして学校で行われる基礎教育や病院などの組織に入った後に行われる現任教育の中で，看護職としての価値や態度，そして技能を内面化していく過程の支援が行われる．このように，学生から社会人になる過程の個人と組織との関わりについては，組織社会化と職業社会化という用語で説明できる（図4-2）．

4 組織論の発展経緯（表4-1）

1 機械観と有機観

産業革命によって，１人の職人がすべての工程をこなしていた時代から，複数の人が分業してたくさんのものを生産する時代になったことを背景に，**組織論**は発展してきた．初期の組織論は，物資を効率的に大量生産するためのシステムとしての考え方が重視され，組織を計画遂行のために綿密に設計された機械のようにとらえる考え方であった．これを**組織の機械観**という．テイラーの「科学的管理論」やファヨールの「管理過程論」が代表的な理論である．

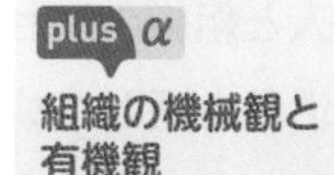

組織の機械観と有機観

機械観に基づく組織は，効率を重視した垂直型組織で，意思決定は中央でなされ，タスクが厳密に分かれ，規則が多いという特徴がある．一方，有機観に基づく組織は，階層がゆるやかで規則が少ない，多くのチームがあり意思決定が分散型である，などの特徴がある．

その後，組織を構成する人の心理や行動が生産性に影響を与えることがわかってくるにつれ，個人の行動や集団の特性を論じ，目的をもったチームとしての活動を重視する理論へと発展してきた．組織を生物のように，環境の変化に適応し，成長・発展していくものととらえる**組織の有機観**に基づく理論である．代表的なものにメイヨーとレスリスバーガーの「人間関係論」やバーナードが唱えた「近代組織論」が挙げられる．「近代組織論」はサイモンとマーチ

表4-1　主な組織論と研究者

理　論	研究者	特　徴
科学的管理論	テイラー（Taylor, F. W.）	「作業時間研究」と「動作研究」により，それまで個人の采配に任せていた業務を体系化し，生産性の向上を目指した．
管理過程論	ファヨール（Fayol, H.）	管理活動の要素を「計画」「組織」「指令」「調整」「統制」の五つであるとした．
人間関係論	メイヨー（Mayo, G. E.） レスリスバーガー（Roethlisberger, F. G.）	ホーソン研究により，人間の作業能率の動機付けは作業環境によるものではなく，感情（意欲や人間関係等）によるものとした．
近代組織論	バーナード（Barnard, C. I.）	組織の定義を確立し，組織を成立させるためには「共通目的」「伝達」「貢献意欲」の三つの要素が必要であるとした．
	サイモン（Simon, H. A.）	組織経営は「意思決定」とその実行のプロセスを中心としたものであると説いた．

に継承されている．

バーナードは組織を「2人以上の人々の意識的に調整された活動や諸力の体系」[1]と定義している．そして，組織のもつ基本的構成要素は①協働意志，②共通の目的，③コミュニケーションであるとした．さらに，これらの基本的構成要素が外部環境と適合することが重要であるとしている[3]（図4-3）．組織が成り立つには，組織と個人の相互関係が適切であることと，外部環境に合った組織目的であることが必要とされている．

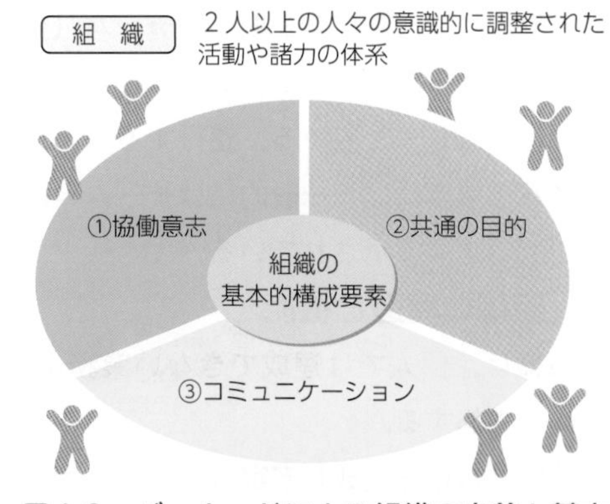

図4-3 バーナードによる組織の定義と基本的構成要素

また，組織には成員が数千人の大規模組織や個人が経営する小規模のもの，歴史の長い組織や短命に終わる組織もある．組織としての役割を果たしていくためには，外部・内部環境を見据えて戦略計画を立案すること，それに合わせて組織の成員（従業員）も主体的に学習し目標達成に臨むことが求められる．

最近では，目まぐるしく変化する社会情勢や予測不能な状況に対応するための組織モデルが提唱されている．中でもフレデリック・ラルー（Frederic Laloux）が提唱している進化型組織論でのティール組織では，階層やコンセンサスに頼らず，各自が自律して問題解決し，同僚との一体感と組織が将来どの方向に向かうのかを追求し続ける姿勢をもつという，「自主経営」「全体性」「存在目的」の三つの特徴を備える重要性を述べている[4]．現代社会に適用される考え方として，組織全体の運営を一部の経営者のみが掌握するだけではなく，組織の成員が各々の立場や組織図上の位置付けで，実践方法や課題解決について意思決定していくことが組織の発展につながるとしている．

5 集団（グループ）とチーム

集団（グループ）とは，特定の目的を達成するために集まった，互いに影響を与え合い依存し合う複数の人をいう．メンバーが各自の責任分野内での業務遂行を互いに助け合うために，主として情報を共有し交流するのが集団である．一方，メンバー間の協働により，効率的に成果を上げることが期待されるのは**チーム**である．チームは協働を通じてプラスの相乗効果を生む．

➡ チームの発展段階については，2章1節p.39参照．

組織においては，チームは部門や部署での職務活動とは別に，目的に合った横断的な活動をする．チームは目的により，長期的に活動を継続するものと，チームメンバーが素早く編成され，活動し，成果を活用できる状態に移行したのちに，役割が終了すると解散するものがある．例えば，病院に集中治療室を新設しようとした場合，医師や看護師，薬剤師など医療従事者だけでなく，施設設備の担当や物品管理などさまざまな関連部署でチームを立ち上げて活動する．集中治療室が完成して運用が開始され，軌道に乗るとチームは役割を終えて解散する．その後は，集中治療室を有効に活用し患者の回復に役立てるために，継続して活動する長期的なチーム（委員会など）に移行することになる．

組織行動学では，組織でチームが好まれ多用されることに注目し，チームの重要性が論じられている．遂行する業務が，多様なスキルや判断・経験を必要とされる場合には，一般的にはチームのほうが個人より高い業績を上げることが研究によって示されている[5)]．

6 組織の構造と機能

組織は，個人では達成できない業務を，所属する複数の成員（集団やチーム）で実施する．

組織の目標を達成し安定した成果を上げるためには，組織の成員の職位や権限，情報伝達ルート（コミュニケーション）などの組織構造を明確にしていく．また，組織で効率的に業務を実施するために分業・調整していくことも必要となり，組織の構造と機能は組織図によって表される．病院組織と看護部組織を例に組織構造の特徴を説明する．

1 病院組織の特徴

病院は，利益を得てそれを株主に配分する営利企業とは異なり，人の命や健康に関わる医療という活動を行う**非営利組織**である．国，都道府県を含む公的機関が設置したものと，民間の機関が設置したものがある．すべて国が国民に対して健康な最低限度の生活を保障するための制度として位置付けられ，経営に必要な収入のほとんどが医療保険制度における**診療報酬**によるものという特徴がある．

科学的でかつ適正な診療を行うために病院が備えるべき施設設備や職員，運営の基準は，**医療法**および**医療法施行規則**などに，病院・病床の種類ごとに明記されている．

病院内の業務に従事する職員の多くは，法律で定められた国家資格をもつ専門職であるという特徴がある．医師，歯科医師，看護師，助産師，保健師，薬剤師，診療放射線技師，理学療法士，作業療法士，言語聴覚士，管理栄養士などで構成される．

2 病院の組織構造

ほとんどの病院において，これら専門職は，専門領域を担当する集団（グループ）として部門を形成している．医師が構成する診療部門，看護職が構成する看護部門，医療技術部門，事務部門などに位置付けられている（図4-4）．多くの病院組織は，このように職種ごとに職能を分業し部門化された**職能部門制組織***の形態をとっている．さらに，大学に附属する病院などでは，職員を対象とした教育事業を行う教育センター，職員が取り組む研究を支援する研究センターなど，事業別の**事業部制組織***の体制を構築しているところもある．いずれも階層化を行い，指示命令系統を明確にしている．医療組織では，看護部門，診療部門，薬剤部門などそれぞれの部門は独立しているが，各部門の構成員である専門職者は個々の患者の医療において，チームの一員として，さま

plus α

医業

病院とは，医療法第1条の5において，「医師又は歯科医師が，公衆又は特定多数人のため医業又は歯科医業を行う場所であつて，二十人以上の患者を入院させるための施設を有するものをいう．病院は，傷病者が，科学的でかつ適正な診療を受けることができる便宜を与えることを主たる目的として組織され，かつ，運営されるものでなければならない」と定められている．医業とは，業として医行為を行うことをいう．

➡ 医療法については，10章1節p.286参照．

用語解説*

職能部門制組織

同じ専門知識や技能を必要とする仕事に職能を分化し，部門化している組織形態をいう．組織の能率を向上させるとともに，技術の向上や業務改善につながりやすい．

事業部制組織

事業収支の計上等を事業部別にする組織のこと．複数の事業を展開している企業や複数機能を有している大規模の病院がこの形態をとっている．例えば，研究センターとして部門を形成し，事務職，医師，看護師，薬剤師等の職種が所属して事業を行う．

plus α

マトリックス組織

職能部門制組織と事業部制組織を組み合わせた組織構造をいう．職能と事業の両方を軸として活動する．管理体制が複雑になるという欠点があるが，病院では委員会活動などがこれにあたる．

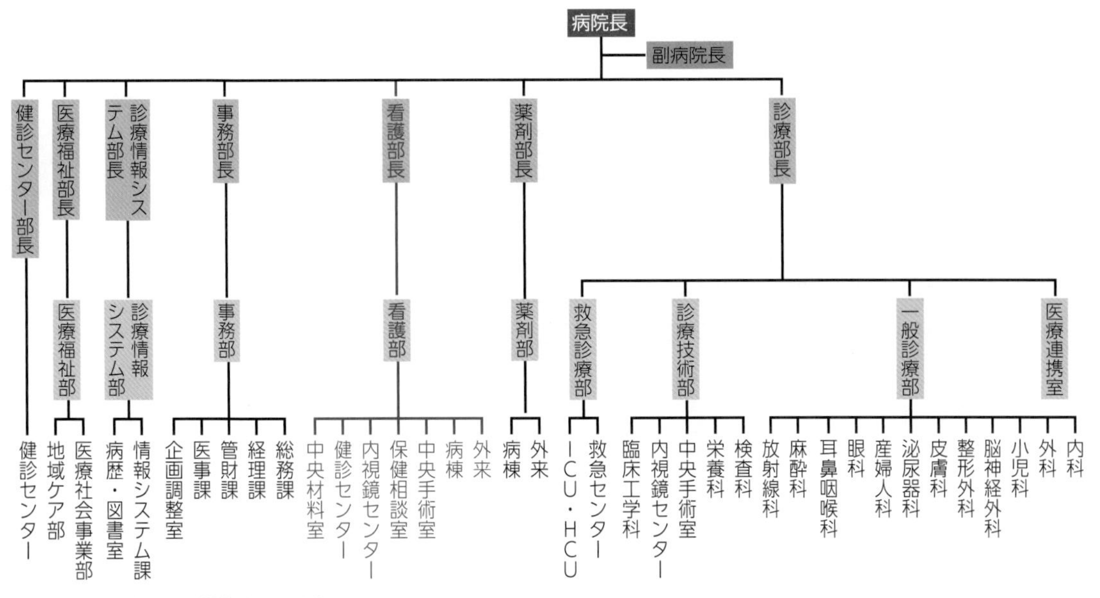

図4-4　**病院の組織構造の一例**

ざまな形態で協働し医療サービスを提供している．

また，病院組織は短期間で目標達成や課題解決が必要な場合に，各部門からのメンバーによるプロジェクトチームを結成して対応する場合がある．大がかりな電子カルテの更新や外来の診療体制を大きく変更する場合，また病棟や集中治療室の新設などによる建物の改築や増築などのように，すべての部門が関わる事柄が例として挙げられる．プロジェクトチームは一定の期間に結成されて計画を実行し，目標達成すると解散することになる．

3 看護部の組織構造

多くの病院では看護部門の職員数が最も多く，病院組織に所属する職員の半数以上を看護職が占めている場合もある．部門目標を立てて事業計画を実行している．看護部の組織化と提供する看護ケアの質が病院の経営状態に影響するほどの大きな存在となっている．設置主体や病床数などの規模と機能によって看護部の組織体制や役職の名称が異なる場合もある．ここでは，看護部の組織体制の例を示し，一般的な組織構造を確認する．

ライン・アンド・スタッフ組織

ライン・アンド・スタッフとは，組織形態の一つである．ラインとスタッフの二つの機能で組織が構成される．**ライン**とは命令系統をもち，組織の業務遂行に直接関わる機能であり，**スタッフ**とはラインの業務を補佐する機能である．スタッフはラインに対して命令機能をもたない．スタッフの機能をもつことで，指揮命令を行う管理者の負担が軽減し，専門的な意見を生かした判断ができる．

多くの看護部組織は，各病棟や外来の部署に看護師長を配置し，部門長であ

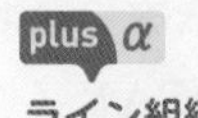

ライン組織

トップから現場の職員までが直系式につながっている組織．指揮命令系統と責任・権限が明確であるが，責任者に負担がかかりやすく，階層が多いと意思疎通が難しくなる面もある．

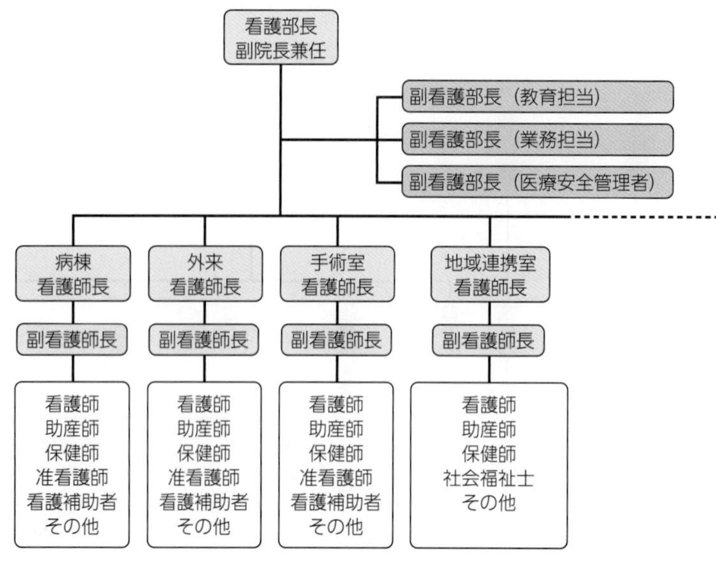

図4-5　**看護部の組織構造の例（ライン・アンド・スタッフ組織）**

る看護部長をトップとしたラインを構成し，看護師長が部署のマネジメント上の責任をもっている．また，看護部長を補佐するスタッフ機能として副看護部長や横断的な活動をする医療安全管理者，褥瘡（じょくそう）管理者などを置くことが多い（図4-5）．副看護部長は看護用品や医療材料，勤務管理の統括，病床利用率向上のための病床管理統括や看護職員の教育などを担当する．また，夜勤帯には看護部長代行として看護師長を配置している．

7 組織における意思決定

組織理念に基づく組織目標や事業計画は，組織図上に位置付けられた部門や部署によって実行される．病院等の組織目標や事業計画は，病院長などの経営者一人が独断で決めているわけではなく，看護部長を含む各部門長や病院経営に直接関わる事務職などが，さまざまな診療データと経営データ（収入と支出）を用いて話し合いによって決定する．多くの組織では，話し合いの会議が定期的に設けられ，部門や各委員会からの意見も集約して検討される．

組織には法律や規定で示される委員会や会議のほかに，診療報酬上で求められている多職種で構成される横断的なチーム活動などが存在する．委員会やプロジェクトチームは役割や職務に基づき活動する．各部署，委員会，チームはそれぞれ医療や看護ケアの質向上を事業計画に盛り込み，部署での目標達成のためにPDCAサイクルを回しながら活動する．年度ごとに活動の結果や評価を総括し，次年度計画に生かすことが求められる．このように委員会やチーム活動，部署活動の結果や評価，活動状況などが次年度計画に反映されることで，組織の重要事項となる意思決定に参画することができる．

組織に所属する多くの職員の意見や考えをどのような方法で集約し，組織運営に生かしていくかが重要視されている．

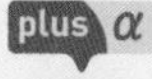

委員会，会議

医療法では，医療機関の種類や医療施設が備えるべき設備や医療従事者の配置基準などが定められている．この法律に基づき，医療機関では医療安全管理，感染管理，薬剤管理，施設管理に関する委員会や会議を設置している．そのほか，労働安全衛生法，個人情報保護法に基づく委員会なども常設されている．

1 組織横断的なチーム活動

保健医療福祉の実践の場において，多職種によって構成された専門チームが組織横断的に活動している．チームは活動目的に合わせて組織され，病院内だけでなく地域の職種とも連携をとりながら活動する．栄養サポートチームや緩和ケアチーム，褥瘡チームなどの活動は，チームを組織している各専門職の専門性を結集することで，患者の抱える困難な問題や状況を改善し，回復過程を支援するものである．また，療養生活の場では，保健師，看護師，薬剤師，理学療法士，介護福祉士などが，複雑な健康問題や社会での困難さを抱える人々の支えとなるように協働していく．

医療機関では部門の垣根を越え，地域では多施設でのネットワークが組織の垣根を低くして，効果的な方法をケースごとに検討し，連携と協働を模索しながら，新しいシステムづくりを行っている．このような活動を具体的に示すことで，組織が成果をふまえながら地域全体の取り組みに生かすことが求められている．

2 多職種によるチーム

保健医療福祉の実践の場において，近年では，多職種によって構成された専門チームが組織横断的に活動し，患者に質の高いケアを提供できるようにアプローチしている．チームは活動目的に合わせて組織され，病院内，時には病院外の職種とも連携をとりながら活動する．栄養サポートチームや緩和ケアチームなどの活動は，チームを組織している各専門職の専門性を結集することで，患者の抱える困難な問題や状況を改善し，回復過程を支援するものである．

看護師は各チームの中心的なメンバーとなり，患者や家族のニーズを的確に把握し，患者ケアに責任をもつ病棟などの看護師と連携しながら調整役としての役割を果たしている．チーム医療はそれぞれの職種の垣根を越えた活動であり，チーム力の高さが医療の質を向上させている．

8 組織文化

組織構造が類似していても，システムや運用には独自性があり，組織に所属する人々の共通の価値観や大事にしていることが微妙に異なっていたりする．組織には，目に見えないが，その組織に存在し強い影響を与えている何かがあり，この何かが**組織文化**と呼ばれている．組織の成員の行動や意思決定のしかたなどが，信念や共通の価値観，倫理観などで形成される組織文化に基づいていると考えられている．例えば，看護部理念や方針・目標として掲げている「質の高い看護ケア」の記述内容に，働く看護職が共感することで共通の価値観を創出しているとすると，さまざまな組織の機能や看護の対象者の特徴により価値観が異なる場合もあるだろう．同様に，組織の倫理的な意思決定や医療安全に関する事項，また成員の組織への関わり方などにも深く影響することになる．

このように組織文化は所属する人々が共有する意味付けや価値観がシステム

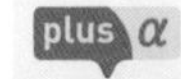

多職種チームの活動例

栄養サポートチーム（NST）：栄養状態などを管理，判断，改善する．医師，看護師，歯科衛生士，管理栄養士などによる．

感染対策チーム（ICT）：院内の感染対策を専門的に行う．医師，看護師（感染管理認定看護師），薬剤師，臨床検査技師など．

緩和ケアチーム：がん患者の緩和ケアに関わる対策，相談などを請け負う．医師，看護師（緩和ケア認定看護師），薬剤師など．

褥瘡対策チーム：褥瘡の予防，治療を行う．医師，看護師（皮膚・排泄ケア認定看護師），理学療法士，管理栄養士など．

として組み込まれた特性であり，その特性によりほかの組織と区別されることになる．組織文化をつくるのは組織を構成する人々であり，また働く人々の態度や行動にも影響を与えるといわれている．なんでも自由に発言し変革を好む組織もあれば，慎重に緻密な計画で事業を進める組織もある．働く人々の考えを最大限に引き出しながら計画する組織もあるだろう．業種や取り扱うサービス，働く人々の専門性など多くの影響によって組織文化としての特性は形成される．

コラム

看護部の組織化とケアの質

ある病院では，病状が安定しているにもかかわらず患者と家族が退院に対して消極的で，救急の患者が運ばれてきても受け入れるベッドがない状況であった．そこで看護部では入院前から看護師が患者や家族と話し合う取り組みを開始した．自宅へ帰ることを目標に，入院中の目標を立て，退院後の準備を始める取り組みは，患者と家族の療養意欲を高め，早期退院へとつながっていった．その結果，救急治療の必要な重篤な患者にも医療を提供できるようになった．看護部の取り組みは，看護ケアの質を高め，病院が地域での役割を果たすことにつながっている．

コラム

看護サービス量の予測

病棟は一つの看護単位として考えられ，病床数により看護師の配置人数が決定される．その中で，どの時間帯に提供する看護サービス量が多いのか，患者の重症度はどうか（重症度が高いと１人の患者に提供する看護サービス量が多い），個々の看護師の看護実践能力などを考慮し，24時間のシフトを検討する．例えば，外科病棟の場合は，曜日による手術件数の差，何時に手術室から帰室するのか，回復過程はおよそ何日間で入院期間は何日間なのか，などが検討の材料となる．クリニカルパスの適用によって，検査や治療などとともに提供する看護サービス量の予測がつきやすくなっている．

引用・参考文献

1) 飯野春樹編．バーナード経営者の役割．有斐閣，1979，p.48.
2) 井部俊子監．組織管理論 2021年版．日本看護協会出版会，2021，p.8-10.
3) 前掲書１)，p.56-57.
4) フレデリック・ラルー．ティール組織：マネジメントの常識を覆す次世代型組織の出現．鈴木立哉訳，英治出版，2018，p.91-93.
5) スティーブン・P・ロビンス．新版 組織行動のマネジメント：入門から実践へ．高木晴夫訳．ダイヤモンド社，2009，p.197-201.

重要用語

組織
組織理念
組織社会化
職業社会化
組織論
組織の機械観
組織の有機観
集団（グループ）
チーム
非営利組織
診療報酬
医療法
医療法施行規則
職能部門制組織
事業部制組織
ライン・アンド・スタッフ
ライン
スタッフ
組織文化

2 分業と協働のしくみ

分業とは，複数の人が役割を分担してサービスの生産を行うことである．経済学者のアダム・スミス（Adam Smith）は著書『国富論』の中で以下のように述べている．

> ある工場で「ピン」を作っている．このピン製造には18の製造工程がある．これらのすべての工程をたった１人で行うと，１日20本のピンが製造できる．しかし，その工場では10人がその工程を，それぞれ役割を決めて実施していた．その結果，１日４万8,000本のピンを製造できていた．つまり，分業によって240倍の生産性向上効果があったのである[1]．

看護においても，ある１人の優秀な看護師から提供されるサービスよりも，分業によるサービスのほうが良質な看護サービスとなる．その理由として，①得意な分野で各人が活躍できること，②仕事の習熟度合いが高まること，③スケールメリット*の活用ができること，④24時間365日の継続的なサービス提供が可能になることが挙げられる．より良い分業方法を考えていくことは，看護サービスの組織的提供システムの質保証として重要な意味をもつ．同時に，分業をより効果的に行うためには，分業し合う仲間（チーム構成員）との連携・協働は欠かせない．チーム活動を円滑に進めるための連携・協働のためのシステムづくりが重要である．

本節では主に病棟での提供システムに言及するが，分業の考え方は看護職が集(つど)ってサービスを提供する組織，例えば訪問看護ステーションや保健所などにも適用される．

用語解説*
スケールメリット
規模が大きくなることで，効率や生産性を上げることができること．例として，医師との調整事項をリーダーがまとめて行うことにより，短時間で済むため，医師が頻回に呼び出されることもなくなる．

➡ 連携と協働については，p.113参照．

1 分　業

分業の方法には，看護単位による分業，交代制勤務による分業，看護提供システムによる分業がある．

1 看護単位による分業

看護単位による分業には，①患者の受療形態別分類，②診療科・臓器別・疾患別などの医学的分類，③発達段階・性別による分類，④直接ケアを支援する部門などの患者の属性や組織横断的な役割に関連した分類などがある．それぞれの分類例と実施されるサービスの特徴を**表4-2**に示す．

2 交代制勤務による分業

看護の提供は24時間，継続して行われるため，**交代制勤務**をとっている．勤務体制は，夜勤に関わるものとしては，三交代制と二交代制がある（**図4-6**）．

表4-2　看護単位の分類例とサービスの特徴

看護単位の分類	分類例	主なサービスの特徴
①患者の受療形態別	病棟	24時間を通じた療養生活の援助，診療を安全・スムーズに受けられるための準備とケア，合併症の予防，退院後の生活を踏まえた準備とケア
	外来	診療を安全・スムーズに受けられるための準備とケア，日常生活指導とケア
	手術室	手術が安全に行われるための術前・術中・術後のケア
	ICU・HCU	病棟に準じたケアと高度急性期ケア
	ER	救急救命に関わるケア
	緩和ケア	終末期ケアと家族の支援
	地域医療連携	入院が必要になったときに安全な入院生活が送れるよう入院前に関わるケア（前方支援）と退院後の暮らしについて調整するケア（後方支援）
	訪問・在宅支援	在宅で受ける医療・介護ケア
②診療科・臓器別・疾患別（主に病棟の標榜に用いる）	内科・外科・循環器科・呼吸器科，結核・感染症など	それぞれの臓器や疾患についての高度な専門知識と技術によるケア
③発達段階・性別（主に病棟の標榜に用いる）	小児科・婦人科・産科など	臓器や疾患についての高度な専門知識と技術に加え，発達段階に応じたケアやセクシュアリティーへの配慮
④直接ケアを支援する部門	感染管理部門	院内で発生した，あるいは発生が予測される感染症に関する問題について，現場の改善に関する介入，教育と啓発，アウトブレイクなどの発生の特定と制圧
	安全管理部門	医療安全に関する職員の教育・研修，医療安全に関する情報の収集と分析，対策の立案，医療事故発生時の初動対応，再発防止策立案，安全文化の醸成の推進
	教育部門	新人職員をはじめとした全職員に対する教育体制の確立と実施およびその評価

日勤帯では，患者の入院目的である検査や治療が行われるため，その円滑な遂行ができるための援助が主な担当であり，夜勤帯では，患者の安息や翌日の準備のための援助が主な担当である．そのほか，一日の業務の多寡に合わせ早番や遅番，フリー業務を設定し，一日の中で患者に必要なケアがスムーズかつ安全に遂行できるよう工夫されている．

日勤と夜勤には，それぞれ看護師の役割や患者の療養環境の特徴がある．役割の特徴を**表4-3**にまとめた．

3 看護提供システムによる分業

看護提供システムとは，看護を必要とされる人々や療養環境の変化の中で，質の高い看護サービスを効率良く提供することを目的として開発された分業方法である．時代の変遷とともにさまざまなシステムが模索され，実用化されてきた．医療提供施設で取り入れられている看護ケア提供システムは「**看護方式**」とも呼ばれ，さまざまな形態がある．どのシステムを選択す

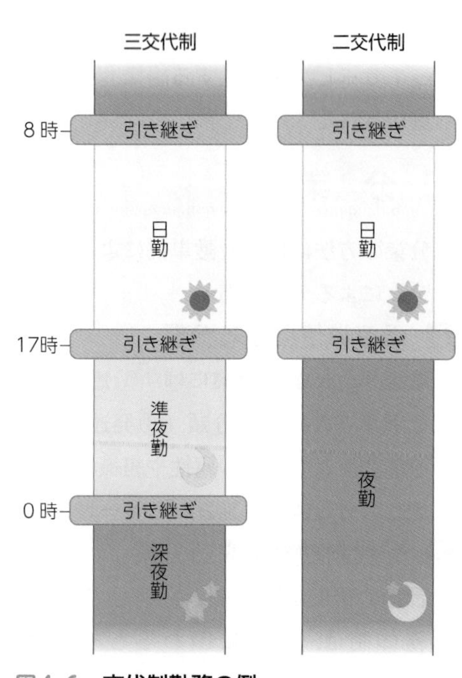

図4-6　交代制勤務の例

表4-3　日勤と夜勤の役割

	日　勤	夜　勤
ケアのゴール	安全・安楽に検査・治療・処置を受けることができる．社会復帰に向けての準備ができる．	快適な睡眠が得られ，活力のみなぎった状態で朝を迎えられる．
スタッフの配置	看護師長をはじめ，統括者が勤務している．	管理者は当直師長のみで病院全体の看護の統括をする．夜勤スタッフは日勤より少なく，看護師１人当たりの受け持ち患者数は増加する．
看護師の訪室	朝の環境整備や当日の予定確認など，頻繁にベッドサイドを訪れるほか，ナースコールで用事を受ける．	全患者の定時巡視の際は，懐中電灯を持ち患者の顔を照らさないように注意し，患者の安否を確認する．患者は看護師に用事があるときにナースコールで連絡するが，２床以上の病室では，看護師が来るのを待たせたり，ナースコールでやりとりするのではなく，ベッドサイドで他患者の睡眠の邪魔にならないよう声のトーンに配慮しながら用件を確認する．
状況報告の方法	患者の異常は主治医に報告し，主治医から指示を受ける．	当直体制のため，医師に患者の異常を報告し，指示を受けることもある．

➡ ７章４節p.228も参照．

るかは，サービスを提供する看護職の構成および人数，サービスを受ける患者の特徴，組織が目指す方針によって変わってくる．実際はさまざまな方法をミックスして用いることが多い．

|1| 機能別看護方式（図4-7）

看護業務を業務内容別に分類し，検温，処置，与薬，注射などの業務内容ごとに看護師を割り当て実践していく方法である．薬物の投与，保清ケア，環境整備などについて担当を決めて実施する．入院している患者のニーズが類似している場合は，効率的に短時間で行える利点がある．反面，患者にとって自分のことを誰に相談していいかわからない，看護師にとっても責任の所在があいまいになりがちという欠点がある．

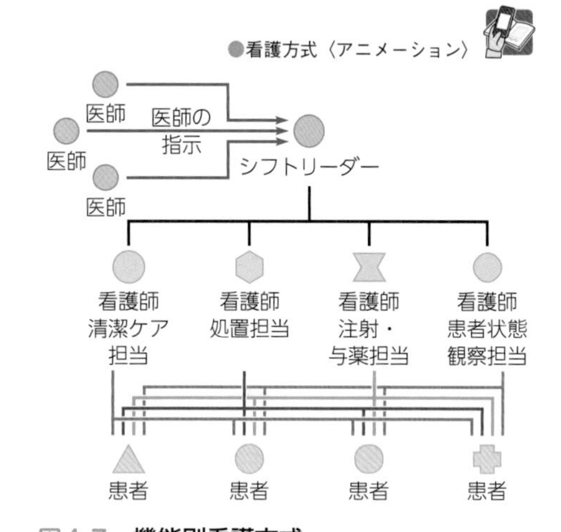

図4-7　**機能別看護方式**

シフト交代時の引き継ぎは，**シフトリーダー***が行う．シフトリーダーは，入院患者に関するすべての情報を把握していなければ患者の安全を守れなくなる危険性がある．

そのため，患者が頻繁に入れ替わったり，疾患や治療方法のパターンが多く複雑な場合には，機能別看護方式は適さない．

> 用語解説*
> **シフトリーダー**
> 各勤務帯に配置されている，それぞれの勤務帯で提供される看護サービスを安全に漏れなく実施するために，仕事の振り分けやスタッフへの行動指示，新人や不慣れなスタッフのサポートも行う．

|2| 受け持ち看護方式（図4-8）

一勤務帯において，１人の看護師が一定数の患者を受け持ち，看護計画の立案，ケア，処置，医師の調整など，受け持ちとなる患者に関するすべての看護業務に対し責任をもって行う方法である．患者にとって担当者が明確で，安心につながる利点があるが，看護師の能力によってケアの質に差が生じる可能性があることや，日替わりで受け持ちが変わることから，ケアの継続性に難点がある．シフト交代時の引き継ぎは，各受け持ちから実施されることもあるが，まとめてその日の責任者（シフトリーダー）が行う場合もある．

シフトリーダーは看護師一人ひとりの実践力や，その日に実施される検査や手術，処置，入退院，転院などを考慮しながら患者の割り当てを行う．

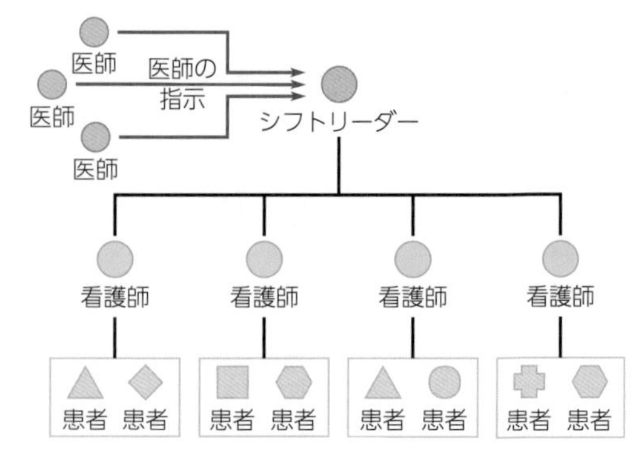

図4-8　受け持ち看護方式

|3| チームナーシング（図4-9）

一つの看護単位の中に複数（多くは2～3）のチームをつくり，それぞれのチームが独立して一定数の患者を受け持ち，チームリーダーとチームメンバーが看護にあたる．看護師に能力差があっても，チーム間の団結力やコミュニケーションが良好であれば，患者全体に対する一定水準の看護が提供できる利点がある．チームで個々の看護計画を共有し，必要時にカンファレンスを実施して情報を共有，誰が受け持ってもケア計画通りに実践されることでケアの質が保証される．シフト交代時の引き継ぎは，受け持ちだったチームメンバーから次のシフトのメンバーへ行う．

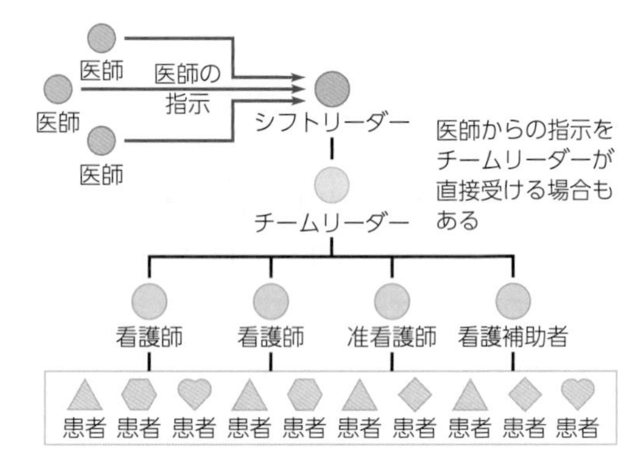

図4-9　チームナーシング

チームリーダーはチーム内の患者の状況およびメンバーの業務の進捗状況を把握し，必要時メンバー間の業務依頼を調整する．チームリーダーの調整能力がチームの目標達成に大きく影響する．チーム構成は看護師長が決定するが，看護師の能力のバランスを考慮して行う．チーム構成員は一定期間固定されるが，チームリーダーは日々交代する．

|4| 固定チームナーシング（図4-10）

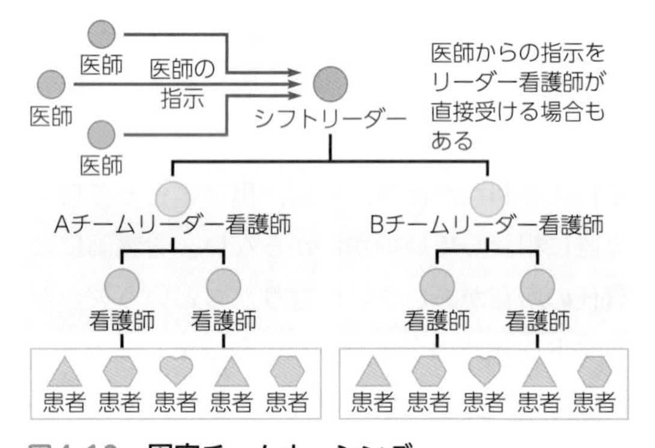

図4-10　固定チームナーシング

一つの看護単位の中に，看護師の能力に偏りが生じないように複数のチームを編成する．固定した患者グループを，固定したチームが一定期間継続して担当し看護を提供するほか，チームで目標を立て，チームメンバーの教育も行う．

チームナーシングとの相違は，チームリーダーは一定期間固定されることである．小規模集団のため，長期休暇希望者や退職者が多ければシフト表の作成が難しいという欠点がある．また，ほかのチームの患者の状態把握は難しいため，病棟単位で共働する夜勤時などは，意図的に情報収集をしておく必要がある．

|5| プライマリーナーシングシステム（図4-11）

1人の患者の入院から退院までを継続して1人の看護師が受け持ち，24時間責任をもって担当患者の看護にあたる．**プライマリーナース***が不在のときは**アソシエイトナース***がプライマリーナースの立案した看護計画に沿って看護ケアを行う．

> 用語解説*
> **プライマリーナース**
> 患者の入院から退院までを一貫して担当し，患者のケアの責任をもつ者．
> **アソシエイトナース**
> プライマリーナースが不在の時に，プライマリーナースに代わりケアを担当する者．

プライマリーナースは，特定の患者の看護ケアの責任を負うが，交代制勤務の中で実践するのは難しいという欠点もある．また，熟練した実践能力の高い看護師がある程度そろっていないと難しい．看護師長は複雑なケアを必要とする患者のプライマリーナースは負担が多いことを考慮し，適宜支援を行ったり，担当者の割り振りに配慮をする．

患者にとっては，入院中の自分の担当看護師が明確になることで信頼関係の構築がスムーズにできる利点がある反面，看護師の能力によって看護ケアの質にばらつきが生じる．

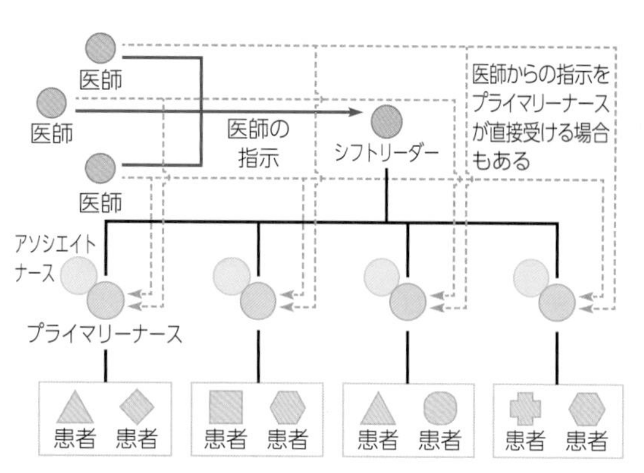

図4-11　プライマリーナーシングシステム

|6| モジュール型プライマリーナーシング（図4-12）

固定チームナーシングのように，一看護単位内に小規模のチーム（モジュール）を複数編成し，一定期間そのチーム成員は固定する．その中でそれぞれの受け持ち患者の入院から退院までのすべての看護をプライマリーナースが行う．チームナーシングの長所を生かし，チームでチーム成員を育成しつつ，チーム全体で患者のケア実践をバックアップするため，プライマリーナーシングシステムと比較して看護師の能力によるケアのばらつきがなくなり，プライマリーナースの負担が少ない．

一つの看護単位を病棟の構造上でモジュールを2～3設定するため，モジュールによって看護量の差が生じることがある．

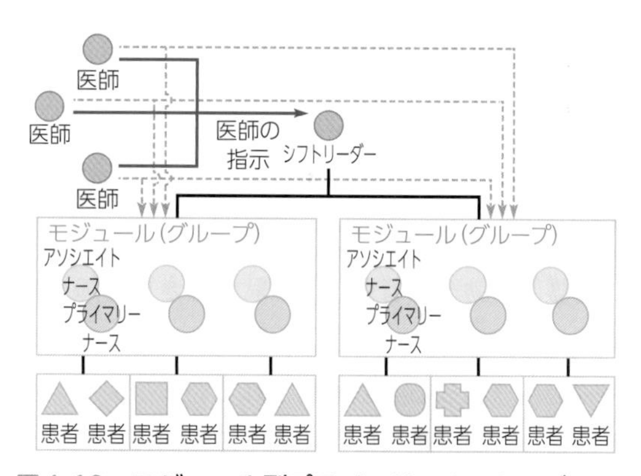

図4-12　モジュール型プライマリーナーシング

|7| パートナーシップ・ナーシング・システム®（PNS）[2,3]（図4-13）

看護師2人（多くはベテランと新人）がパートナーとなり，複数の患者を受け持ち，相互で補完・協力し合って日々の看護ケア，委員会活動，病棟内の係の仕事に至るまで一年間を通じ

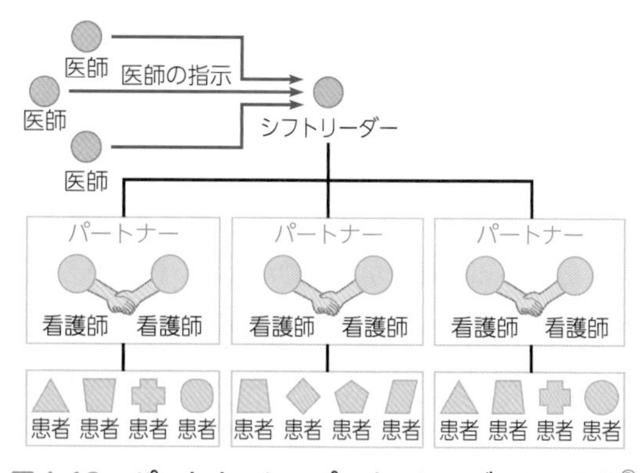

図4-13　パートナーシップ・ナーシング・システム®

表4-4　パートナーシップ・マインド

自立・自助の心	他者依存を捨てセルフヘルプの意識をもち，自らがエンジンとなるよう先立って行動すること．
与える心	報酬（見返り）の存在を忘れ，give & takeではなくgive & giveの精神をもって価値提供に注力すること．
複眼の心	さまざまな視点から物事を見ることを心掛け，パートナーの立場に視点を置き，価値観や考え方を正しく知ろうとする姿勢をもつこと．

表4-5　パートナーシップ・マインドを支える三つの要素

尊　重	価値あるもの，尊いものとして大切に扱うこと．相手の話を聞き，理解しようとする謙虚な姿勢を示す，立場に応じて言葉遣いに注意することが尊重につながる．
信　頼	信じて頼りにする，頼りになると信じること，相手のことをよく知り，自分のこともよく知ってもらうこと．互いが相手のことを十分に理解し受け入れた時，その相互作用によって信頼関係は築くことができる．コミュニケーションがその大切な手段となる．
慮　る	周囲の状況をよく考え，思いめぐらすこと．思いやる，気配り，推し量ること．

て活動し，その成果と責任を共有する看護体制である．看護師同士の強みを生かすことでシナジー効果が期待できる，ダブルチェックが容易になることでインシデント防止につながる，昼休憩が確実に取れる，新人のOJTが円滑に進むなどの利点がある．

成功に導くには，**パートナーシップ・マインド**が重要である．パートナーシップ・マインドとは，「自立・自助の心」「与える心」「複眼の心」であり，それを支える三つの要素とは，「尊重」「信頼」「慮（おもんぱか）る」である．具体的な内容を表4-4，表4-5に示す．

欠点としては，看護人員の確保が必要なこと，パートナー間で看護師の力量や経験の差があるとストレスを生じやすい，シフト調整が難しい，離職や長期休暇の場合，パートナーの組み方が難しいことなどが挙げられる．

8　セル看護提供方式®[4]（図4-14）

看護師の動線に着目し，無駄を省き患者のそばで看護ができる仕組みを目指す看護方式である．一つの看護単位を三つほどのブロックに分け，看護師は実践力が均等になるよう配置されている．ブロック構成メンバーは固定とせず，その日のシフト担当に合わせて流動的に入れ替える．看護師は当日の受け持ち患者が療養している病室に駐在し，情報収集，記録，観察もそこで行い，医師との調整も各ブロックで実施する．PCカートには，衛生材料等の必要物品を収納し，ナースステーションや処置室に戻らなくてもすむようにしている．常に看護師の姿が見えるため，ナースコールを押す必要もなく，危険察知後速やかな行動がとれる利点がある．

リーダーは全ブロックの業務の進捗状況を確認し，必要時にブロック間の業務の調整を行うほか，ブロックカンファレンスへの出席，新人指導に関わる．

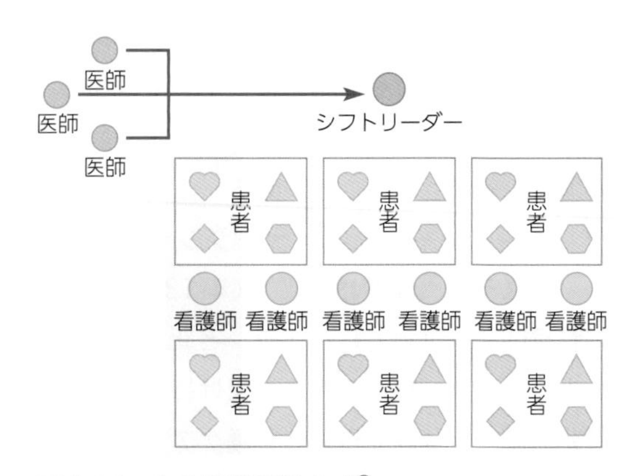

図4-14　セル看護提供方式®

2 連携と協働

ここまでさまざまな看護提供システムに触れてきたが，これらのシステムをスムーズに効果的に動かすためには，そこで働く看護師間のチームワークは欠かせない．ところで，良いチームとはどんなチームだろうか？「メンバー同士が仲良し」「先輩が頼りになる」など，さまざまなとらえ方があるが，重要なことは，個々のチーム成員間での必要な情報と知識の共有が十分に行われていること（**連携**）と，互いの仕事ぶりを把握し，すべてのチーム成員の行うべき仕事が安全に完了するよう協力し合うこと（**協働**）である．そのために，チーム成員はさまざまな情報交換の場をもつ．以下に，連携と協働のための取り組みを，患者情報に関すること，組織運営に関することに分けて紹介する．

1 患者情報に関すること

|1| 申し送り

看護師がシフトによる分業を行っているため，自身の勤務帯で起こった患者に関する出来事や，留意してほしいことを次シフトの勤務者に伝えることをいう．口頭で行う場合や，PC上の電子カルテ，または筆記ノート等を用いる場合もある．

シフト交代時のほか，患者が転棟（例：ICUから病棟へ移ること）や，転院（例：急性期型病院から慢性期型病院に移ること）する場合，相互の看護師間で情報を交換する場合も用いられる．

|2| ケアカンファレンス

特定の患者のケア方針や方法について共有する必要がある場合，その日の勤務帯の中で適宜行われる．定期的に行われることもあれば，適宜臨時で行われることもある．個別の患者，特に対応に難渋するような，あるいは倫理的葛藤のある事例について，チーム成員がもつ情報と知識を出し合い，問題解決のための対策を検討するために行う．テーマは多様で，転倒・転落防止のためのケアや褥瘡や誤嚥の予防のためのケアなど，入院中に関するものから，退院や試験外泊への対応など，退院後に焦点を当てたものがある．効果的なケアカンファレンスを実施するには，カンファレンスのファシリテーター（進行役）と参加者の両方が協力的でなくてはならない．参加者の心得について，コラム（➡p.114参照）にまとめた．

|3| 多職種合同カンファレンス

テーマによっては看護師だけでなく，医師や薬剤師，理学療法士などの多職種の参加を求めたり，より専門的な知見や助言を求めて，組織横断的に関わる専門看護師や認定看護師にも参加を求めることがある．ケースカンファレンスは患者の意向を確認しながら最善のケアに向けて対策を検討することと，参加者全員が同じ方針に基づいてケアを実施できるようになることをねらいとしている．

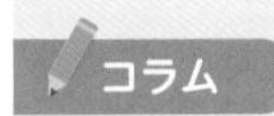

ケアカンファレンス参加時に心掛けておきたいこと

ケアカンファレンスは，特定の患者の特定のテーマについて取り上げ，そのケアの方向性についてメンバーがもつ情報を共有し合う場である．看護師として，あるいは学生として参加する場合，次のことに留意しておきたい．

1　事例の説明者は話し合いたい内容をポイントにしてまとめておくこと．
2　制限時間を意識すること．
3　特定の人だけが意見をいうのではなく，参加者全員が意見を述べるよう心掛け，他者の意見を否定することなくじっくりと聞くこと．
4　患者の個人情報についてのやりとりがなされるため，守秘義務には十分注意すること．
5　カンファレンスには学習的効果もあるため，自分自身のケアの振り返りや，ファシリテーションスキル（話し合いを取りまとめていく力）を高めるための自身の課題を見いだすこと．

2 組織運営に関すること

|1| カンファレンス

看護単位での定期的なミーティングのことを指す．他部門や経営執行部からの連絡事項，委員会や会議の報告など，組織成員に周知すべき情報交換が行われるほか，職場での問題に関する討議や解決方法の検討，意思決定が行われる．近年では電子カルテの普及に伴い，報告・連絡事項は院内掲示板などでいつでも閲覧できたり，院内電子メールを活用するケースも増えてきており，報告時間の短縮が進み，討議の時間を増やすようになってきた．

|2| 看護師長会議

各看護単位の代表者が集い，経営情報やケアの質指標などの情報をもとに情報交換や話し合いを行う，看護部の方針や運営についての最高決議機関である．

|3| 委員会，プロジェクトチーム

看護部やヘルスケア施設の掲げる組織目標を達成するために編成され，看護部独自で行われるものと組織横断的に行われるものがある．**委員会**とは，さまざまな部門を代表する委員から構成され，特定の事項に対し，情報の収集から方針や対策に関する意思決定を行うが，情報や決定事項の伝達と浸透も目的としており，組織内に常設されるものである（例：感染対策委員会，医療安全対策委員会など）．**プロジェクトチーム**とは，特定の目標達成のために一時的に編成されるものであり，目標が達成されると解散する．

|4| リーダー会，主任会

臨床の第一線にいる看護ケアの役割モデルであるリーダーや主任は，病院や看護部の目指す組織のあり方を理解し，スタッフに浸透させていく役割がある．そのため，組織横断的な情報交換の場に参加したり，主体的に組織の問題

を考え解決策を導いていくことが望まれている．そのために定期的なミーティングをもつ施設が多く見受けられる．

引用・参考文献

1) アダム・スミス．国富論（一）．水田洋監訳，杉山忠平訳．岩波書店，2000，p.24-26，（岩波文庫）．
2) 橘幸子．PNSの特徴とパートナーシップ・マインド．看護管理．2014，24（9），p.820-824．
3) 福井大学医学部附属病院看護部 PNS 委員会編．PNSの手引き．福和会，2017，p.1．
4) 須藤久美子ほか．セル看護提供方式とは何か："ムダ"を省き，ケアの受け手の価値を最大化するための"カイゼン"．看護管理．2020，30（3），p.212-220．

重要用語

分業
交代制勤務
看護提供システム
機能別看護方式
シフトリーダー
受け持ち看護方式
チームナーシング
固定チームナーシング
プライマリーナーシングシステム
プライマリーナース
アソシエイトナース
モジュール型プライマリーナーシング
パートナーシップ・ナーシング・システム®
パートナーシップ・マインド
セル看護提供方式®
連携
協働
申し送り
ケアカンファレンス
多職種合同カンファレンス
カンファレンス
看護師長会議
委員会
プロジェクトチーム
リーダー会
主任会

3 サービスマネジメント

1 サービスの定義

看護サービスとは，「主に市場または経営学の視点から捉えた看護職の行為」[1]をいう．この考え方は，サービスは提供する側と利用する側との間に対価を用いた取り引きによって発生する活動であることを前提としている．看護を，サービスを消費する療養者や社会からの目線でとらえ，ヒト，モノ（や技術），カネ，情報，時間という資源を用いて，患者や社会が求める最善の看護を実践することが求められる．したがって，サービスマネジメントは，これらの資源を効果的に活用して，より良いサービスを提供することを目指すために行うものであり，看護サービスシステム全体を組織化する．また，近年では国家レベルでの**サービスマネジメント**に関する変革も進んできた．具体的には，看護サービスに当たる活動や行為の再定義に基づくタスクシフティングであり，看護職という資源を社会のニーズに合わせて活用していこうとする考え方やICTの活用などである．

2 サービスの特徴

サービスの特徴[2]には，以下の五つがあるといわれている．

❶無形性　サービスは「製品」と違い，形をもたない．「製品」は購入する前に品質を確かめたり，評価ができるが，サービスにはそれができない．また作り置きや在庫ができないため，繁忙期には質の低下が発生しやすい．

❷生産と消費の同時性　提供者がサービスを生産していると同時に，利用者がサービスを消費している状況が発生する．利用者はそのサービス生産過程に立ち会うため，提供者からすれば，提供されたサービスは取り消すことができない（サービスの不可逆性）．患者への採血行為をする場面では，挿入した注射針が血管を突き破ってしまったら，再び血管に戻すことは困難となり，結果，再度別の血管から採血をしなくてはいけなくなる．患者はこの一連の過程を看護師とともに経験するのである．

❸結果と過程の等価的重要性　サービスを受ける体験は，その結果とともに過程も同じくらい重要である．例えば胃癌の手術のため入院し，予定通り摘出術を行い，合併症なく退院できた患者にとっては，これが「結果」であり，痛みを感じたときにナースコールで看護師を呼んだ際に看護師が速やかに対応してくれたことや，手術の直前に手術室看護師から励まされた言葉一つひとつが「過程」である．医療サービスにとって，こうした結果は「当たり前」のものであり，過程の様相がサービスの質を大きく左右することがある．

❹利用者との共同生産　サービス活動は提供者側から一方的に提供されるものではなく，利用者や療養者が提供されるプロセスの中で参加して生産されていく．例えば患者の清拭を実行する場合，患者の好みの温度であったり，拭き取る力の強さであったりを確認して行う．必要な場合，患者自身にも拭き取りを行ってもらうことがある．安全に検査を行う手段として，患者の取り違えをなくすため，患者自身から名前を名乗ってもらう，検体のラベル名を患者に確認してもらうことなどもしばしば行われている．

❺異質性　いかにマニュアルが整備されていたとしても，サービスの品質は均質ではなく，サービス提供者の資質とサービスを受ける者の特性に影響を受ける．サービスの提供者の知識や経験，場面，サービスを受ける人の好みや気分によってその質は変動する．

3 サービスの特徴をとらえた看護マネジメント

サービスマネジメントとは，サービスを提供する組織のあり方と組織の活動を導く経営活動をいう．サービスマネジメントを実践するに当たり，前項のようなサービスの五つの特徴を踏まえてマネジメントをする必要がある．

サービスは無形性であることから，初めてサービスを受ける者にとっては，事前に確認することができないため不安がある．したがって，看護ケアや処置を受ける前には十分なオリエンテーションや説明が必要となる．その時間を十分に確保してサービス提供に努めなければならない．

生産と消費の同時性に関しては，サービス提供者と利用者は同じ場で同じ時間を過ごしているので，利用者の目をごまかすことはできない．したがって，サービス提供者である看護師は確実な手技や納得のいく説明ができる能力が求められる．

結果と過程の等価的重要性に関しては，利用者が的確で気持ちが良いと感じられるコミュニケーション能力が必要となる．

利用者との共同生産や異質性という点に関しては，利用者の意思を尊重し，個別性を大切にする倫理的姿勢が求められる．

このような能力や姿勢をサービス提供者である看護師がもてるように看護管理者は支援，指導をしていくことが重要なマネジメントとなる．

4 顧客とは

1 顧客の定義

顧客とは経営学の用語であり，英語でClientやCustomerという．商品・サービスを販売する対象であり，すでに購入・利用しているだけでなく，将来的に購入・利用の可能性のある対象も含めた概念である．個人だけでなく，企業や流通業者，行政機関といった組織集団も対象の範疇である．

ドラッカー（Druker, P. F.）は，組織の成果物の価値を判断する者を「顧客」として，彼らの期待や要求を叶えたり満足させ続けることこそ，組織の存続につながると述べている[3)]．

2 内部顧客と外部顧客とサービス・プロフィット・チェーン

顧客は，内部顧客と外部顧客に分類される．

内部顧客とは「見えざる顧客」とも呼ばれ，自らの組織に帰属する職員を指し，業務フローにおいて川下にいる者を指す．例えば医師の指示によって診療行為を実施する看護師は，医師にとっては内部顧客であり，看護師の指示の下にケアを実施する看護助手は看護師にとっての内部顧客である．同様に，管理者にとっての内部顧客は管理者が統括している部署で働く従業員である．

一方，**外部顧客**とは，組織の成果物により直接影響を受ける人々または集団をいい，医療においては，ヘルスケアサービスを享受する患者やその家族，保険料や税金を納めている一般住民とそれを統括する保険管理者，国や地域住民などがそれにあたる．

ヘスケット（Heskett, J. L.）は，**サービス・プロフィット・チェーン**（図4-15）を示し，内部顧客の満足を高めることが外部顧客の満足を高める第一歩だと述べている[4)]．内部顧客の満足をEmployee Satisfaction（ES）と呼び，外部顧客の満足をCustomer Satisfaction（CS）と呼ぶ．

外部顧客と内部顧客を分けて考えることは，顧客の立場によって「期待や要求するもの」が違うことに留意する意味で重要である．西澤らはその具体例を示している（表4-6）[5)]．顧客の立場によって求めるものが違うことで，時とし

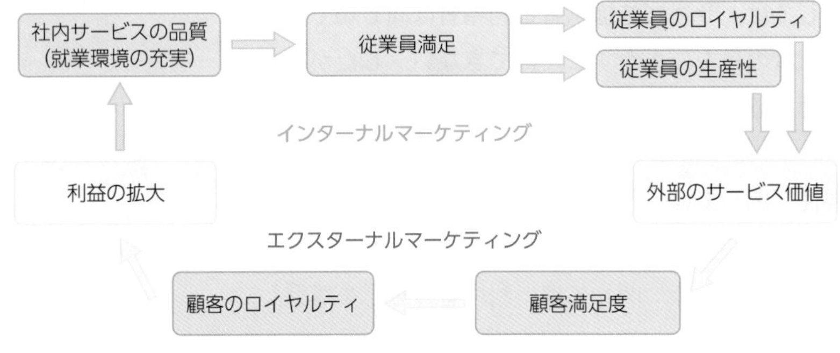

図4-15　サービス・プロフィット・チェーン

表4-6　看護サービス管理にとっての顧客

顧客		期待・要求	
		項目	内容
外部顧客	患者	診療の質，苦痛の軽減，費用，時間	最高の医療レベル，治癒，軽快，苦痛なし，低費用，短時間
	家族	診療の質，費用，時間	最高の医療レベル，治癒，軽快，低費用，短時間
	保険者	経済性，健康指標の改善	低額，高治療成績
	国	経済性，健康指標の改善	低額，高治療成績
	地域住民	受診容易性	いつでも，どこでも，誰でも
	一般社会	安全，環境保全	安全
	支援者・出資者	貢献度，達成感	地域からの良い評価，高収益
	開業医	スムーズな医療連携	紹介，逆紹介の推進
	介護サービス施設	シームレスな看看連携	円滑な情報共有，医療サービス必要時のスムーズな入院
	訪問看護ステーション	シームレスな看看連携	円滑な情報共有
内部顧客	従業員	報酬，働きやすさ，達成感	高所得，低負担，好処遇，好きな仕事
	役員	地域貢献，経営指標	地域からの良い評価，高収益

全日本病院協会 病院のあり方委員会．病院のあり方に関する報告書 2011年版．より一部改変．

て利害対立が生じる，あるいは顧客のニーズへの対応の優先度に変化が生じる．そのため，一つひとつの課題に対し，管理者は何をどの程度優先して対策を決定していくべきかは一概には決められない．しかもその決定は非常に困難となり，組織の盛衰に重要な影響をもたらす．ヘルスケアの場では多くの顧客が存在するため，それぞれの顧客の満足を高めることが重要となる．したがって，ヘルスケア組織が行う施策は複数多様なものとなり，組織活動は複雑化する．

5 資源とは

看護管理者は，看護の質向上に寄与することを目的に，組織の「しくみ」や「しかけ」を有効かつ適切に創造し，運営する役割があることを前節で述べた．その役割を遂行するために看護管理者が用いるものとして「**資源**」がある．資源とは，組織が利用することのできる，生産活動のもとになるものの総称であり，その形態的分類として「ヒト」「モノ」「カネ」「情報」がある．

1 ヒトの管理

「ヒト」とは，すなわちヘルスケアを提供する看護師，助産師，保健師，看護助手やヘルパーといった看護職集団に所属する人全般を指し，マンパワー*やヒューマンリソースと呼ばれることもある．管理者は必要な量と適切な質を確保する役割と責任がある．看護は対人サービスであり，行為そのものが質の評価の対象となる．したがって，管理者には看護職個々の能力を顧客の要求する水準あるいはそれ以上に維持，向上させることが求められる．

2 モノの管理

「モノ」とは，ヘルスケアが提供される場において必要とされる設備，備品，材料や用具などのことを指す．看護管理者はこれらの物がヘルスケアの場において安全かつ利便性が担保され，さらに合理的に入手・保管され，使用されるよう差配しなくてはならない．特に病院施設においては特殊な施設，物品が多く存在する．例えば放射線を用いた検査・治療機器，酸素や窒素などの特殊気体，薬剤や医療廃棄物などである．こうした特殊設備や物品に関しては，その取り扱いを法令で厳しく規制しているものが多いため，適切な管理のためには規制に関する法的な知識を備えておく必要がある．

3 カネの管理

「カネ」とは，ヘルスケア実践全般にわたる予算から決算にわたる財務管理を意味する．米国では，部署の管理運営に必要な資金の予算請求，収支決算は部署管轄責任者であるナースマネジャー*の役割になっているが，日本では，病院においては，財務管理に関する諸業務は専任の事務職に一本化されているのが一般的である．しかし，訪問看護ステーションや助産所を経営する者にとって，財務管理能力は経営活動を持続するためには必須のスキルとなる．昨今の医療財政の逼迫（ひっぱく）という事情を受け，医療現場の責任者にとって経済性を考慮した組織経営は重要課題であり，将来さらにこの傾向は高まると予想される．したがって，看護管理者は自部署の財務諸表を作成することはないとしても，その数字や用語，そしてそれらの変化が何を意味しているのかについての基本的な財務知識はもとより，現場における無駄や重複に関して注意深くモニタリングし，問題の是正に取り組むことが求められている．

4 情報の管理

「情報」とは自組織に関するあらゆる情報を指し，組織の経営情報，職員の個人情報，患者やサービス利用者情報などが含まれる．また，この「情報」の中に，「顧客の信用」「ブランドの知名度」「従業員のモラル」「組織学習によって培われた暗黙知」などの目に見えない，概念的なものも包括してとらえる者もいる[6]．以下では，「情報」を組織の経営情報，職員の個人情報，患者やサービス利用者情報に限定して述べ，「顧客の信用」「ブランドの知名度」「従業員

用語解説*
マンパワー
マンパワー（manpower）は，どちらかというと人手や労働力といった代替可能なものというニュアンスがあるが，ヒューマンリソース（human resource）には個々の職員を資産や資源という個別的なとらえ方をするときに用いる．

用語解説*
ナースマネジャー
米国におけるナースマネジャーは担当ユニットの以下の責務を担う．
- 人員配置，職務満足
- 安全とサービス品質の保証
- 患者満足
- 予算作成

（AHRQ，The role of nurse manager）

のモラル」「組織学習によって培われた暗黙知」を「無形的情報資源」として区別する．情報の管理における大きな課題は次のように分けられる．

|1| 情報

まず，「情報」の管理についてであるが，管理者がなすべき責任として**機密性**を保証することが挙げられる．昨今ではこれらの情報はほぼ電子化されているため，例え大量の情報であっても，大容量をもつメディア媒体があれば，あっという間に複写が可能である．したがって情報管理においては，この機密性を担保することが情報セキュリティーにおける最重要課題である．しかし，システム上のセキュリティーは完璧に構築されていても，使用する人の倫理観が欠如していてはどうにもならない．昨今ではSNS（social networking service）の普及によって，個人情報や個人の不名誉な行動があっという間に公衆の既知情報となり，訂正困難な状況に陥り，時として組織の信頼を覆すような事件となり得る．インターネットの普及が進んだ現代では，情報の機密管理に関する教育は管理者の重要な責務であるといえる．

第二に，**情報開示**に関する課題がある．インフォームドコンセントの理念に基づき，患者の医療情報について患者本人から開示の請求があった場合には，原則として開示することが義務付けられている[7)]．これらの医療情報については看護情報も含まれている．管理者は記載される看護記録全般に対して，現象が正確に記載されており，内容に整合性があること，患者の人権を考慮した記載がなされるよう目を行き届かせる必要がある．

|2| 無形的情報資源

一方「無形的情報資源」であるが，これらの情報の特徴として，①お金で買えるものではない，②時間がかかるが一度形成されると変化しにくいという特徴がある．「あの病院の看護師さんはみんな清潔な印象がある」「あの病院のスタッフは声を掛けにくい雰囲気がある」といったように，口コミの対象になりやすく，他者への影響力が大きい．近年この無形的情報資源の獲得や蓄積に関心が高まっており，組織の重要な財産としてとらえる傾向がある．

「ブランド」という言葉は，過去の投資によって付与された付加価値のことをいうが，そのブランド名を聞いただけで信用が得られるという強みを当該組織はもつことになる．しかし，いったんその信頼を裏切ることになれば，それは悪い評判という，全く逆のブランドにすり替わる．これも一つの無形的情報資源であろう．

6 看護におけるサービスマネジメントの社会的動向や将来

看護サービスマネジメントに関して，組織で取り組む以外に，職能団体や国レベル，企業レベルでも取り組んでいる．

1 タスクシフティング

タスクシフティングとは，国民に必要なヘルスケアサービスがタイムリーに提供されるよう，医師をはじめとした特定の専門職しか行えなかった業務をほかの職種に移管する（管理をほかの部署に移す）ことをいう．医師から看護師へのタスクシフティングとともに，看護師から他職種へのタスクシフティングも検討されている．特定行為研修を修了した看護師への医行為に関する裁量権の拡大や，薬剤師への薬剤管理やミキシング（点滴内への薬剤混注），臨床検査技師への採血や検査説明，臨床工学技士への医療機器の管理，介護福祉士による経管栄養や痰の吸引などの業務の移管がそれに当たる．これらのタスクシフティングは，サービスを提供する上で「人（職種）」と「その技能」を最適に活用する目的で行われることから，サービスマネジメントの一つといえる．

➡ 特定行為については，10章３節p.309参照．

2 ICTの活用

情報という資源を活用し，サービスの質向上の取り組みとして，**ICT**の推進がある．スマートフォンとナースコールを連動させ，位置情報や実施業務の履歴データから，看護業務の分析を行い，PDCAサイクルのための情報として役立てるシステムが開発されている．患者の利便性を図るサービスとして，院内フリー Wi-Fiを完備し，外来の待ち時間や入院生活をストレスなく過ごせるような工夫をしている施設もある．

AIやロボットの開発も盛んに行われている．介護施設では，患者の移動介助のために介護者の肉体的負担を軽減する介護ロボットや介護用スーツ，認知症高齢者の見守りセンサー付きロボットが導入されたりしている．海外では，コミュニケーションやバイタルサインの測定ができる，AIを搭載した看護ロボットが登場している[8]．看護師は，新しい技術開発の情報にも着目し，サービスマネジメントの将来の姿と新たな課題をイメージしていくことが求められる．

引用・参考文献

1) 日本看護協会．看護にかかわる主要な用語の解説．2007. https://www.nurse.or.jp/nursing/home/publication/pdf/guideline/yougokaisetu.pdf，（参照2023-12-12）．
2) Bowen, D. E., Chase R. B. & Cummings, T. G. Service management effectiveness：Balancing strategy, organization and human resources, operations, and marketing.. Jossey-Bass Inc., 1990, p.4-5.
3) P・F・ドラッカー．マネジメント【エッセンシャル版】：基本と原則．上田惇生編訳．ダイヤモンド社，2001.
4) J・L・ヘスケットほか．サービス・プロフィット・チェーンの実践法．ハーバードビジネスレビュー．1994，（７）．
5) 全日本病院協会 病院のあり方委員会．病院のあり方に関する報告書 2011年版．2011. https://www.ajha.or.jp/voice/pdf/arikata/2011_arikata.pdf，（参照2023-11-25）．
6) 野中郁次郎，紺野登．ナレッジマネジメントとその時代．筑摩書房，1999，（ちくま新書）．
7) 厚生労働省．診療情報の提供等に関する指針．2010. https://www.mhlw.go.jp/shingi/2004/06/s0623-15m.html，（参照2023-11-25）．
8) "超リアルな看護師ロボット，グレースに会う 香港". CNN.co.jp. 2021. https://www.cnn.co.jp/tech/35176328.html，（参照2023-11-25）．

重要用語

看護サービス	外部顧客	情報開示
サービスマネジメント	サービス・プロフィット・チェーン	タスクシフティング
内部顧客	資源	ICT

4 働く人を育て生かすマネジメント

1 人材マネジメント

組織にとって人材は，業務を遂行するために必要な存在である．かつて人材は，単なる労働力やコストとしてとらえられていたが，現在では組織の目標を達成するための重要な「財産」であり「資源」と位置付けられている．人に対してサービスを提供するヒューマンサービス組織では，人材を確保（募集・選抜・採用）するだけでなく，組織の目標達成のための人材育成と，一人ひとりが有意義な活動を行い能力開発することができるプロセスが重要である．

1 人的資源管理プロセス

組織が良質なサービスを提供するためには，人材の管理が最も重要である．人材を採用し，訓練し，やる気を与え，その能力を維持することに関連するマネジメント機能は**人的資源管理**（HRM：human resource management）と呼ばれている[1]．人的資源管理のプロセスは，戦略的な採用計画を策定し，募集と選抜・採用，人材育成（オリエンテーション，研修，配置・異動），評価管理，報酬・処遇の決定で，その結果として組織の成果をもたらす（図4-16）．

➡ 組織文化については，p.105参照．

2 採用計画

効果的な人的資源管理を行うためには，まず，どのような人材を採用するかを考える必要がある．そのためには組織の理念を前提に，組織の目的や目標を

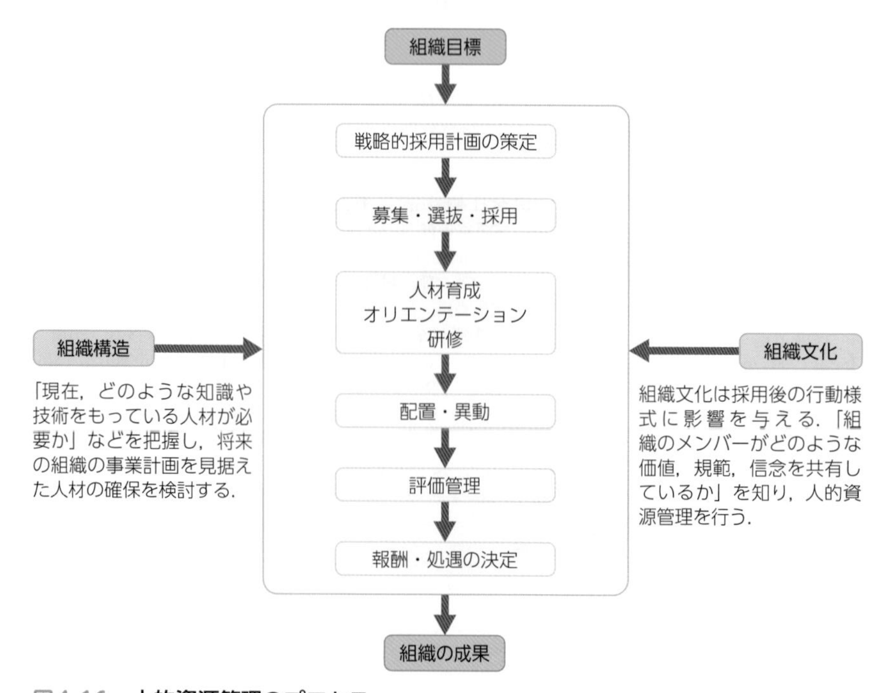

図4-16 人的資源管理のプロセス

達成するため，採用したい人材のもつ特性を明確にする．採用したい人材が決まれば，採用人数，採用時期，募集と選抜の方法などの採用計画を立てる．

3 募集・選抜・採用

募集とは，組織内で不足している業務に対して，その業務を担う人材を探すために行うプロセスである．募集はウェブサイトなどを利用して行う場合が多く，病院説明会や派遣会社を活用するなどの方法がある．応募してきた人材を選抜し，所定の手続きを経て採否を決定する．選抜では，採用したい人材の特性と組織の評価基準に照らして，良い成果を上げそうな好ましい人材かどうかという視点から評価を行う．医療施設における選抜の手段には，学歴・経歴，看護職になった動機，その施設を志望する理由，希望の部署などをみる応募書類，基礎的な知識を問う筆記試験，対人スキルや仕事への意欲，やる気をみる面接などがある．

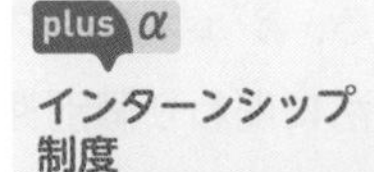

インターンシップ制度

病院，施設などの職場で業務を体験し，求人者と求職者間のミスマッチをなくすことを目的に設けられた制度．看護学生や復職する予定の看護師などが，病院等で業務を体験し，就職後の自らの姿をイメージすることで，自分に適した職場かどうかを判断する職場選択として行われており，取り組む施設は増加している．

4 人材育成

|1| オリエンテーション

新規採用者は，組織目標の達成に向けて，任務を遂行するために必要な知識を習得する．その導入がオリエンテーションである．オリエンテーションの主な目的は，すべての新規採用者が仕事を始めるに当たって感じている不安を和らげ，新規採用者を職務や組織に慣れさせ，部外者の立場から部内者の立場へ意識を変えさせることである[2]．オリエンテーションでは，勤務時間・福利厚生などに関する説明のほか，組織の理念や看護部門の目標を説明し，自らの役割への理解を促す．医療安全・感染対策など重要な職務についての研修が実施される場合も多い．

|2| 研修と人材育成

組織では目標を達成するために，仕事において必要な知識や技術を習得する研修がキャリアの各段階に応じて継続的に行われている．このような研修の教育的方法には，職場内で行われる**OJT**（オージェーティー）（on the job training）と仕事の場から離れて行われる**Off-JT**（オフジェーティー）（off the job training）があり，組織においては，これらと，受け身ではなく自発的に学ぶ自己啓発が組み合わされることで，効果的に人材を育成することができる（図4-17）．

➡ OJTとOff-JTについては，９章４節p.275参照．

|3| 効果的な人材の活用

専門職には，ある特定の分野で活躍する**スペシャリスト**と，複数の分野においてその場で対応する**ジェネラリスト**が存在する．看護職でも，それぞれが連携しながら，専門職としての独自性を高めることが必要である．日本看護協会による概念的定義[3]では，スペシャリストとは「特定の専門あるいは看護分野で卓越した実践能力を有し，継続的に研鑽を積み重ね，その職務を果たし，その影響が患者個人に留まらず，ほかの看護職や医療従

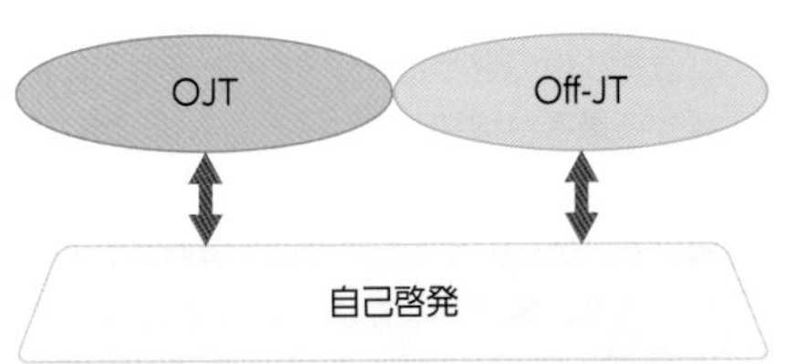

自己啓発があってOJT，Off-JTを効果的に推進することができる．この三つを組み合わせて人材を育成する．

図4-17 OJTとOff-JTと自己啓発の関係

事者にも及ぶ存在」とされ，ジェネラリストとは「特定の専門あるいは看護分野にかかわらず，どのような対象者に対しても経験と継続教育によって習得した多くの暗黙知に基づき，その場に応じた知識・技術・能力を発揮できる者」とされている．

ジェネラリストの人材育成では，現場における教育が重要であり，組織が現状に基づいてどのような看護実践を期待するかを明確にして，組織として育成する．ジェネラリストには，患者のケアなどの体験を通して，自律して患者の生活に関わり個別性のある看護が提供できることが期待されている．今後は，地域におけるさまざまな機能をもつ病院（急性期から慢性期・在宅サービス）での協働と病院や診療所など施設間の連携などを行い，人材育成することが求められている．

組織の中では，認定看護師や専門看護師の活動を支援する部署を設置し，スペシャリスト同士が悩みを相談したり，ほかの専門分野の活動を知る機会として利用していることもある．また，臨床のジェネラリストや看護管理者に対し，スペシャリストが行っている専門領域の看護実践や研究活動などについて報告する機会を設け，スペシャリストのさらなる活用を促している．

人材活用としては，専門領域を考慮して活動できるフィールドを提供する．例えば，がん看護のスペシャリストであれば，がん看護に関する専門的知識や技術を生かすことができる部署（外来がん化学療法室，緩和ケア病棟など）への配置などを行う．また，病院内の委員会やチームの活動で，スペシャリストをチームメンバーとして積極的に活用し，看護職の実践能力の向上を図るなど，組織としての成果を得ている．

組織図上では，看護管理者の直属で，ライン（➡p.103参照）の枠外にスタッフとして独立したポジションで位置付けられたり，独立したポジションではないが，組織図上のラインの一つとして，専門領域の活動をする部署のメンバーとして位置付けられることがある．スペシャリストは，本人の努力だけでは役割を発揮し，活躍することは難しく，組織としてどのように位置付けて活

コラム

協働するスペシャリストとジェネラリスト

医療技術の進歩に伴い，複雑で高度な治療やケアを要する患者が増加している．診療報酬では，緩和ケア診療，外来での化学療法など，専門的な分野に対する質の高いケアを行った場合に加算がされるようになり，加算基準に専門的な知識・技術をもった看護師の必要性が明記された．それを受けて，それぞれの施設では看護のスペシャリストの育成に力を注ぐようになった．

患者により良い看護サービスを提供するためには，ジェネラリストとして患者の状態をトータルにアセスメントした上で，適切なリソースとしてスペシャリストを活用することが必要不可欠である．ジェネラリストは，スペシャリストのもつ，より水準が高い知識・技術を活用するが，24時間患者の看護に責任をもっていることを自覚するなど，それぞれの役割を理解しながら，協働することが求められる．

用するかを明確にすることが求められる．

認定看護師，専門看護師はレベル保持のため資格認定の更新が必要である．常に最新の知識・スキルを学び続けていくため，計画的に研修や学会への参加を促す支援も必要である．

5 配置・異動

配置転換の利点は，①個人の優れたところや適している場所を見いだす，②キャリア発達が広がる，③個人の能力が向上する機会になる，④組織全体の能力の調整と均一化が図れるなどである．配置転換はキャリア発達が促進され，チャンスともなるため，キャリア開発の方法の一つといえる．

個人の希望とは関係なく組織の都合で配置転換を行ったり，特に，個人のキャリアプランやライフプランを考慮しなかった場合は，仕事に対するやる気や意欲を失わせるなど，職場に適応できない事態を招きかねない．境ら[4]は，看護師の配置転換によるストレス要因として「病棟環境の違い」「看護技術・知識の不足感」「経験があることへの重圧」などを挙げている．経験年数を重ねた看護職であっても，配置転換先で初めて経験する看護技術もあるため，技術の習得に向けたサポート体制をつくったり，以前の病棟との違いによる戸惑いなどを緩和するなど，一人で問題を抱え込ませないような配慮が看護管理者に求められる．配置転換は効果的に機能すると，組織にとってより良い人的資源管理につながることから，個人の希望や考えをよく聞いた上で組織としての考えを伝えるなど，十分な話し合いを行うことが重要である．

plus α

配置に関連する用語

配置：新しい人材を部署に割り当てること．
配置転換：現在の配置場所から新しい配置場所に異動すること．
昇格：仕事において新たな内容や役割が加えられ職位が上がること．
昇進：能力が高まり，職位の中での等級が上がること．
昇給：勤続年数や昇格・昇進に応じて賃金が上がること．

6 評価管理

個人の働きを見定め評価する人事考課では，業績，能力，態度・意欲の3側面から評価する[5]．業績評価では設定された目標や期待された役割がどの程度達成されているか，能力評価では職務遂行に期待される能力がどの程度習得できているか，態度・意欲評価では仕事に対する態度や意欲がどの程度身に付いているかについて，それぞれ評価する．

人は正しく評価されなければ仕事への不満が出現し，意欲を失いかねない．そのため，誰が何をどのように評価するのか評価基準を明確にし，さらに公平で，客観性と透明性のある評価を行うことが大切である．

7 目標管理制度

業績評価の一つとして**目標による管理**（management by objectives and self control）がある．米国のドラッカー（Drucker, P. F.）が提唱した目標管理は，目標による管理を通じて組織と個人の目標の統合と達成を目指した管理方法で，人間の自主性や主体性を尊重し，自らを自己統制しながら（自分で目標を立て自分で遂行し）目標達成を目指すことに重点を置いている．

マグレガー（McGregor, D.）は人間の本性をどうとらえるかによって管理方法が異なるというX理論・Y理論を提唱している（表4-7）．**X理論**は，「人間は生来怠け者である」という見方で，怠けないよう強制や統制を行い，時に

表4-7　マグレガーのX理論・Y理論の人間観と管理方法

	人間観	管理方法
X理論	• 人間は生まれつき仕事が好きではない • できれば働きたくないと考えている	指示　統制 圧力
Y理論	• 人間は遊びと同じように進んで仕事にも興味をもつ • 自主的に目標を立て仕事をしたいと考えている（自己統制）	環境を整える 目標への支援と調整

ハーシィ，P．新版 入門から応用へ 行動科学の展開：人的資源の活用．生産性出版，2000，p.66-70を参考に筆者作成．

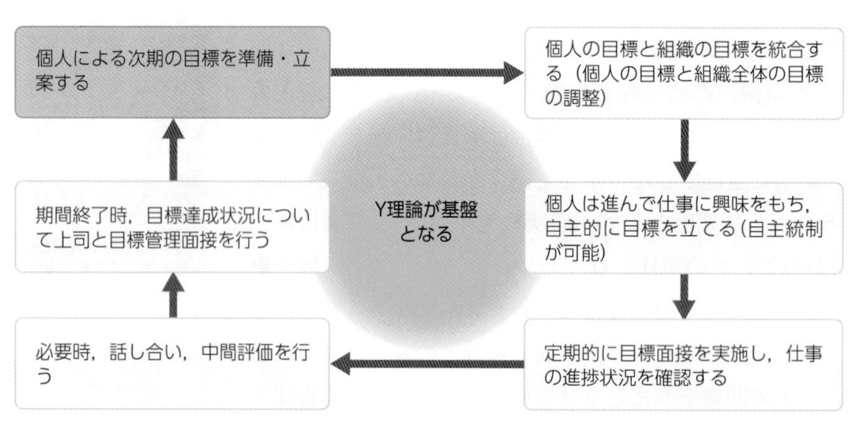

図4-18　Y理論を基盤とした目標管理のプロセス

は圧力をかける管理を行う．**Y理論**は，「条件次第では自ら進んで働き責任を引き受けようとする」という見方で，個々の自主性を尊重しながら仕事を任せるなど，仕事が楽しく意義があると実感できるような支援を行う．

目標管理制度とは，組織の目標を受けて，上司とともに目標を設定し，その目標への達成の程度を定期的に評価する方法である．そのプロセスでは目標面接を行い，個人と組織が目指す目標を統合し，実践において仕事の進捗状況を定期的に目標面接で確認しながら，互いの合意の上で目標の達成度を評価していく（図4-18）．目標面接では，管理者は部下に指示命令をするのではなく，部下が自ら目標達成できるように支援することが求められる．

1 評価方法

主には上司が部下の日常業務の遂行状況を評価する．評価は人間が行うため，評価に関する心理的エラーが起こり得る可能性があることを意識しておく．評価は公正で客観的であることが必要であるため，組織内では評価を行う者（考課者）の評価方法の研修や訓練が行われている．また，一次評価は業務を共に行うことが多いリーダー（主任，副師長等）が行い，二次評価はその部署を管理する上司（看護師長等）が，三次評価はその部門を管理統括する管理者（看護部長）が行うといったように，いくつかの段階で評価を行い，公平さや客観性を担保する．

plus α

評価に影響を与える心理的エラー

ハロー効果：部下の特定のある目立つ行動を高く評価し，その印象に基づき全体的に高い評価をしてしまうこと．
寛大化傾向：評価者の自信のなさや心情的なつながりから，正しい評価を行うことができず，評価が甘くなりがちなこと．
中央化傾向：５段階評価であれば，中央の３に評価が集まりがちなこと．
対比誤差：評価者自身が自分または他者を基準にすることで，過大評価したり，逆に過小評価してしまうこと．

|2| 報酬システム

多くの医療施設では，これまで年功序列型や職階給に応じた報酬制度をとってきた．しかし，目標管理制度の導入によって年功序列型賃金が見直され，個人の職務遂行能力や仕事の成果に応じた報酬制度を創設する施設も出てきた．昇進・昇格・昇給や賞与などの処遇については明確な基準が必要で，そのあり方は，従業員の仕事への意欲や，良い人材の確保・定着，組織の経営にも影響する．

8 退職・離職

キャリア途上での退職・離職は個人の技能形成を停滞させるだけでなく，組織において新たに従業員の採用などを行わなければならず，サービスの低下につながりかねない．看護師の離職理由として多いものは，「勤務がきつい」などの労働環境と，結婚などの個人的要因，「とにかく疲れた」という疲労感などである[6)]．ワーク・ライフ・バランスの推進や多様な勤務形態の導入により，看護職の労働条件の整備と労働環境の改善が必要である．

また，職務満足は職業の継続と離職防止に影響を及ぼす．「仕事に対する誇りや意義」，看護実践を通して得られる「仕事のやりがいやおもしろさ」といった，仕事に対する肯定的感情は，スタッフの職務満足の向上につながる．看護サービスの提供者であるスタッフが自らの成長を実感しながら生き生きと仕事に取り組み，職務満足が向上することは，離職を防止するためには不可欠な要因である．

一方で，「大学院などへの進学」「他分野への興味」「新たな施設で専門性を獲得する」など，肯定的な理由での離職もある．これからは個人が自らのキャリアビジョンに照らして，病院の中だけの患者のケアにとどまらず，地域で活躍することも，看護職としてのキャリアの継続や新たなキャリアを形成することにつながっていくであろう．

9 モチベーション

モチベーションとは，他者から強制されることではなく，自ら目標に向かって意欲的に何かを成し遂げようとすることであり，日本語では動機付けと訳される．動機付けは効果的な人的資源管理に関わり，従業員の離職・転職・職業継続意思，職務満足に重要な影響を与える．動機付けは個人の欲求によるものであることから，管理者は「従業員が何に動機付けられているのか」，「どのように意欲を引き出し，動機付けられているのか」をとらえ，自発的に目標を達成したい，やり遂げたいと思うように働き掛けることが必要である．

「8 退職・離職」で記した離職理由を，モチベーションの観点から検討してみることにする．離職の防止には職場の労働環境を見直し，改善する必要がある．しかし，労働環境を見直せば，離職を防止し看護師は定着するのか．離職を防止し職務満足をもたらすためには，環境（衛生）要因の改善に加え，職務の充実が必要である．職務の充実とは，今の仕事を深く掘り下げ，これまでよ

plus α
内発的・外発的動機付け
動機付けには，金銭的報酬など外からの刺激で動機付けられる外発的動機付けと，自ら進んで活動に取り組み，その活動に没頭している状態を指す内発的動機付けがある．内発的に動機付けられたほうが良い成果を導く．

りも難易度が高い仕事を担い能力を開発することであり，具体的には「今まで扱ったことのない仕事に主体的に取り組む」「専門職として仕事での責任の範囲を増やす」などがある．不満足を改善するだけでは，高いモチベーションを生み出さない．このような職務の充実は，看護師の成長欲求を後押しし，仕事の達成や成長の実感につながることが期待できる．

動機付けの理論には，人が何に動機付けられるか（欲求）に着目したハーズバーグ（Herzberg, F.）の二要因理論などがある．

動機付け要因（職務満足要因）	衛生要因（職務不満足要因）
仕事の達成 責任を伴う仕事 達成の承認 昇進	作業条件 賃金 対人関係 監督のあり方

スティーブン, P. ほか．マネジメント入門：グローバル経営のための理論と実際．高木晴夫監訳，ダイヤモンド社，2014，p.352-354を参考に筆者作成．

図4-19　ハーズバーグの二要因理論

1 ハーズバーグの二要因理論

米国の心理学者ハーズバーグは**二要因理論**を提唱し，職務満足および職務不満足を引き起こす要因として，衛生要因と動機付け要因を示した（図4-19）．衛生要因は仕事をするための環境に関わる要因，動機付け要因は仕事そのものに相当する要因である．金銭的な報酬や仕事の周辺環境といった衛生要因で職務の不満を防止することはできても，それだけでは職務満足にはつながらず，優秀な人材をつなぎ留めることは困難である．一方，責任を伴う仕事の達成や承認といった動機付け要因は，仕事そのものへのやりがいや，専門的能力が身に付くことで成長の実感につながり，職務満足に働き掛ける．動機付け要因（職務満足要因）に着目した働き掛けを行うことが，リテンションにおいては重要となる．リテンションについては後述する．

2 権限委譲（エンパワメント）

エンパワメントには，組織階層の下の者に対して意思決定への参加を促し，上位者がもつ責任や役割を与え権限を委譲する（**権限委譲**）こと，従業員自らが目標に向かって自律的に仕事に取り組もうとするモチベーションや，やる気が高まっている状態のこと，の二つの意味がある．

エンパワメントに際しては，それぞれが意欲的に働けるようなしくみをつくり，委譲した事項に対しては，委譲された者が自律的に遂行できるように支援することが必要である．看護管理者の役割は，組織において何が重要であるかを見極め，方向付けを行い，エンパワメントを推進し，組織文化を醸成することといえる．

3 コミットメント

質の高い看護実践を提供するためには，専門職者として所属する組織や職業とのつながり（**コミットメント**）が必要不可欠である．

職業とのつながり（職業コミットメント）は看護基礎教育の段階から形成され，臨床に入職して職業経験の蓄積によって発展していく．新人看護師は看護実践能力の不足など，就職するにあたりさまざまな不安をもっている．新人看護師にとって，専門的な知識・技術が実践で活用でき，仕事にやりがいをもち，成長が実感できる経験は，職業コミットメントに影響を与える．さらに，看護実践から看護という職業の意義や価値を振り返る機会があれば，職業コミットメントは向上する．

職業コミットメントだけではなく，個人が所属する組織への帰属意識や心理的なつながりをもち，その組織で能力を発揮し貢献しようとすることも大切である．アレン（Allen, N. J.）とマイヤー（Meyer, J. P.）が開発した組織コミットメントは，情緒的・規範的・継続的の３側面から構成されている．

図4-20　組織コミットメント・職業コミットメントに関連する要因

情緒的組織コミットメントと規範的組織コミットメントは職業継続意思に関連し[7]，高い能力を発揮し組織にとって望ましい行動をとるメンバーにみられる（図4-20）．継続的コミットメントでは，ほかの組織に移るより今の職場で継続することが好ましいと認識しており，組織の目標を達成するための行動を起こしにくいといえる．

所属する組織で自らの職業コミットメントが生かされると，看護師の組織コミットメントは高まっていく．組織から与えられた仕事の面白さや専門性を活用できる機会は，組織コミットメントと職業コミットメントの両者を促進するものである．

> plus α
> **組織コミットメントの３側面**
> **情緒的コミットメント：** 組織に対する愛着や帰属意識など，組織との一体感に基づく感情．
> **規範的コミットメント：** 組織の規則を守ろうとする義務感と忠誠心．
> **継続的コミットメント：** 組織を離職すると発生する回収不能な費用や損失などを考え，今を維持する状態．

10 リテンションマネジメント（良い人材を確保しておくための施策）

リテンションとは，保留，保有，保持，維持などの意味があり，組織にとって必要な従業員を確保することをいう．**リテンションマネジメント**とは，優秀な従業員が長期間，組織でその能力を発揮することを目的とした人的資源管理施策全体のことをいう[8]．リテンションマネジメントがうまくいかなかった場合，組織にどのような影響を与えるのか．短期的には従業員が退職してしまい，そのためほかの従業員の配置転換や，新しい従業員の採用と教育や訓練などが必要となる．さらに，長期的にも退職者が増えると従業員への負荷が高まりモチベーションや実践力の低下を招き，組織に多くの損失を与える．そのためには，良い人材が離職せず，組織にとどまるような施策（リテンションマネジメント）が必要である．

リテンションにプラスに働く施策には，組織一丸となっての多様な働き方の導入，労働環境の見直し，キャリア支援，職務設計などへの取り組みが効果的である．**職務設計**（職務充実・職務拡大）とは，従業員の能力を生かしモチベーションを高めていくために，個人の仕事内容を設計することである．

> plus α
> **職務設計**
> 職務設計には，新しい仕事の範囲を増やしていく職務拡大と，今の仕事を深く堀り下げ，能力を開発する職務充実がある．以下の五つの職務特性を踏まえて職務設計をすると，仕事にやりがいや面白さを感じることができる[9]．
> ①多様なスキル・才能の活用（技能の多様性）
> ②自らが仕事を完結できる程度（職務の一貫性）
> ③他者の生活にどの程度の影響を与えるか（職務の有意味感）
> ④仕事の自由度と独立性（自律性）
> ⑤仕事の結果を知る機会（フィードバック）

2 多様な人材を生かす（ダイバーシティ・マネジメント）

1 ダイバーシティ・マネジメントとは

ダイバーシティとは，「多様性」「多文化」と訳され，多様な人々がチームや組織に含まれることである．ダイバーシティは性別，人種，国籍など目に見えて識別可能な表層的なダイバーシティと，価値や態度，信条など外部から識別しにくい深層的なダイバーシティに大別される[10)]．組織では，多様な文化や価値観をもった人々を生かし，ともに成果を上げることを目的とした取り組み（**ダイバーシティ・マネジメント**）が注目されている．ダイバーシティ・マネジメントは，表層的な違いだけでなく，深層的な違いも対象となる．ただし，多様な文化や価値観をもった人々の受け入れには注意しなければいけないことがある．それは，多様な人材を単に受け入れるだけの表層的なダイバーシティにならないようにするということである．持ち味が異なる個人の価値観や考え方を生かしたダイバーシティ・マネジメントが行われることが大切で，このことが職員の働きやすさや働きがいに大きな影響をもたらす．

2 多様性を生かすマネジメント

国の「働き方改革」を受けて，日本看護協会では看護職が生涯にわたって，安心して働き続けられる環境をつくることを目標に，看護職の働き方改革を推進している．こうした動きから，看護職の職場では多様な働き方（雇用形態および勤務形態）が導入されている．

多様な働き方や考え方を認めて，組織として一体感をもたせるためには，組織の理念や使命，目標をスタッフと共有しておくことが重要である．同じ方向性をもってケアが提供できる組織では，職員同士の連携・協働が促進されている職場であり，対立を回避することもできる．また，多様性を生かすためには，違いを受容し尊重し合うコミュニケーションが必要不可欠である．充実したコミュニケーションは，他者への関心を広げ，互いの理解を促すとともに，職場への適応にも大きな影響をもたらす．

看護管理者には多様な価値観が尊重される組織文化をつくることが求められる．そこでは不安や恐れを感じず率直に，互いの意見や考えが言い合える心理的安全性を確保する必要がある．

2040年は高齢者人口がピークを迎え，地域包括ケアシステムの中で，さまざまな組織や人々と連携し，協働することが望まれている．医療・看護チームの中でダイバーシティの取り組みは，チームとして新たな価値を創造することができ，質の高い医療・看護の提供につながる．看護管理者には多様な人材の能力が最大限に発揮でき，生き生きと活躍できる職場環境づくりを推進する使命がある．

plus α

看護職の多様な働き方

雇用の形態には，正規の労働時間で働く正職員，育児や介護中に時短で働く短時間正社員，人材派遣会社から派遣される派遣労働者，雇用期間が決まっている契約社員などがある．
勤務形態では，日勤と夜勤をする常勤，日勤のみの常勤，夜勤専従などがあり，勤務形態の異なるスタッフがいる．さらに，働きながら夜間や休日に社会人として大学院に通うスタッフや，仕事に役立つ資格の取得を目指して講習に参加するスタッフもいる．

3 ワーク・ライフ・バランス

1 ワーク・ライフ・バランスとは

➡ ワーク・ライフ・バランスについては，９章３節p.267も参照．

ワーク・ライフ・バランス（以下，WLB）とは，「仕事と生活の調和」を意味し，「老若男女誰もが，仕事，家庭生活，地域生活，個人の自己啓発など，様々な活動について，自ら希望するバランスで展開できる状態である」[11)]．

2007（平成19）年に国が主導して「仕事と生活の調和（ワーク・ライフ・バランス）憲章」とその推進のための行動指針が策定され，以来WLBが実現する社会のための取り組みが行われている．この背景には，長時間労働とそれによる健康障害の問題が深刻化していたこと，共働き世帯が増加する中，結婚・出産で離職する女性が柔軟な働き方を選べず就業継続や再就職が困難な状況などがあった．

こうした問題に加えて，少子高齢化が進行し，労働力の確保が大きな課題となること，さらに，男女共同参画社会の実現も踏まえて，多様性を尊重した活力ある社会実現のためにはWLBが必要であることから，前述した憲章や行動指針，13の数値目標が策定された．

具体的な行動指針は表4-8に示す三つの柱で構成され，それぞれ数値目標が示されている．2020（令和２）年にこれらの数値目標の達成状況が評価され，13の指標のうち達成したものは，認可保育所等，放課後児童クラブ，就業率の三つのみであった．このため，育児・介護休業法の改正や働き方改革の推進など新たな方針が打ち出されている．

2 看護職のワーク・ライフ・バランス

看護職は女性が多く，出産や育児によるキャリアの中断が起こりやすい．さらに，夜勤などの交代制勤務が必要な職場が多いことなどから，WLBを図ることが難しい職種の一つである．しかし，WLBを図ることにより職業継続意思を高めることが実証されており[12)]，慢性的な看護師不足を解消するためにもWLBの実現は重要な課題である．

こうした中，厚生労働省では『医療分野の「雇用の質」向上のための勤務環境改善マネジメントシステム導入の手引き』を，日本看護協会では『看護職のワーク・ライフ・バランス推進ガイドブック』を公表するなど，官民を挙げて看護職のWLBの推進に取り組んでいる．看護師の職場も訪問看護をはじめとする在宅医療の広がりや多様な働き方の推進によって，正規職員や病院での交

表4-8　ワーク・ライフ・バランスの三つの柱と数値目標

三つの柱	主な数値目標※
就労による経済的自立が可能な社会	就業率　20～64歳：80% 25～44歳女性：77% 60～64歳：67% フリーターの数　124万人
健康で豊かな生活のための時間が確保できる社会	週労働時間60時間以上の雇用者の割合：５% 年次有給休暇取得率：70%
多様な働き方・生き方が選択できる社会	第１子出産前後の女性の継続就業率：55% 男性の育児休業取得率：13% 男性の育児・家事時間：２時間30分/日

※2020年までの実現を目指した主な数値目標

内閣府．仕事と生活の調和（ワーク・ライフ・バランス）総括文書 2007～2020．p.9．より一部改変．https://wwwa.cao.go.jp/wlb/government/top/hyouka/07-20/zentai.html，（参照2023-11-25）．

代勤務以外にも働き方の選択肢が増えている．

WLBは一人ひとり正解が異なる．また，人生の各段階においてもバランスのとり方は変わってくるだろう．満足のいく仕事と生活の調和を図るためには，どのような働き方をしたいのかを自身に問い，それを実現するためにどのような法律や制度，働き方があるのかを理解することが大切である．

3 労働基準法

労働基準法は，労働者が人間らしい生活を営むための，最低限の労働条件を定めた法律である．2019（平成31）年には「働き方改革を推進するための関係法律の整備に関する法律」（**働き方改革関連法**）が施行され，WLBや多様な働き方を推進するための条文が追加された．表4-9に主な規定を示す．

4 育児・介護休業法

「育児休業，介護休業等育児又は家族介護を行う労働者の福祉に関する法律」（以下，**育児・介護休業法**）は，育児および家族の介護を行いやすくするための制度を整えることなどにより，労働者が働き続けられること，そして育児または家族の介護のために退職した労働者の再就職の促進を図ることを目的に，1992（平成４）年に施行された．

育児・介護休業法では，子の育児休業や看護休暇，勤務時間の短縮などの育児に関連した制度，そして家族の介護休業や介護休暇に関する制度が創設され，事業者は，労働者からのこれらの申し出を拒否してはならないと定められている．

2021年６月にはWLBの推進および男性の育児休業取得促進のため，育児・介護休業法が改正され，2022年４月より段階的に施行されている．2023年４月からは育児休業の取得状況の公表も義務付けられ，雇用者の積極的な取り組みが期待されている．

育児・介護休業法は，ワーク・ライフ・バランスを実現するための重要な法

表4-9　労働基準法，働き方改革関連法の主な規定

雇用と解雇	期限付きで雇用する場合は３年以上雇用できないこと，雇用の際は，労働条件を書面で通知することが必要とされる．また，労働者を解雇する場合には，30日前に予告することが必要とされている．
労働時間	労働時間は，原則として１週間40時間，１日８時間とされているが，看護職は除外規定が適用されている（➡p.133コラム参照）．
休憩時間・休日	労働時間が６時間を超える場合は45分以上，８時間を超える場合は60分以上の休憩を与える．休日は，少なくとも毎週１日か，４週間を通じて４日以上必要とされている．
時間外労働	法定時間外労働や法定休日労働を行わせる場合には，労使協定の締結・届出が必要とされ，法定時間外労働には割増賃金を支払うことが定められている．2019（平成31）年からは，月45時間，年360時間を上限とする規制が追加された（特別条項による例外規定あり）．
年次有給休暇	６カ月間継続勤務し，所定労働日の８割以上出勤した労働者に，10労働日の有給休暇を与えることが定められている．2019（平成31）年４月からは，年５日の年次有給休暇を確実に取得させることが雇用者に義務付けられた．
妊産婦の保護	妊娠中および産後１年未満の女性は危険有害業務に就かせてはならない．また産前６週間および産後８週間は業務に就かせてはならないとされている（ただし，産前および産後６週間以降は，女性が申請すれば就業できる）．

コラム　看護職者の労働時間

労働基準法では，１週間に40時間以上働かせてはならないことになっているが，医療職については，第40条で「公衆の不便を避けるために必要なもの」として，その規定から除外され，週44時間までの勤務が可能となっている．

看護職者は夜勤を含む交代勤務に就く場合も多く，日勤を終えたその日の夜から夜勤に入るなどの過酷な勤務体制をとる施設も多かった．そのため，生活リズムが整いにくく，心身の不調や私生活との両立が困難であるなどの理由で退職するケースが多かった．さらに3K（きつい，汚い，危険）職場と呼ばれたことなどから人手不足が進み，労働環境がさらに悪化するという悪循環が生まれていた．

こうした状況を背景に，看護師等の人材確保の促進に関する法律の具体的な取り組みを示した基本的指針には「週40時間労働，完全週休２日制，２人以上の勤務を主として月８回以内夜勤体制」の実現に向けた努力義務規定が盛り込まれた．また，診療報酬の算定要件に看護職員の一月当たりの夜勤時間の規定などが盛り込まれるなど，さまざまな規制によって看護職者の労働時間の整備が進められている．

律であるが，看護職者は出産，育児，介護の当事者になることが多い女性が大半を占める集団であるため，看護管理者にとっては，この法律の遵守と，適正なマンパワー確保の両立が大きな課題となっている．表4-10に法律の概略を示す．

5 交代制勤務がもたらす労働衛生上の課題

病院や施設で看護を提供するために必要不可欠な交代制勤務（➡p.108図4-6参照）だが，サーカディアンリズムに沿わない夜勤などから起こるさまざまな問題がある．以下に健康，安全，生活の３点からその課題を述べる．

1 健康面に関する課題

本来夜間は体内時計の調整に関与するメラトニンの分泌が増え，昼間は覚醒作用をもつ副腎皮質ホルモンの分泌が増える．夜勤を行うことは，本来人が睡眠するべき時間帯である夜間に，光を浴びながら緊張感をもって活動することを意味する．そして，夜勤明けの昼間に睡眠をとることになるが，昼間の睡眠ではメラトニンの分泌は低下し，覚醒作用をもつ副腎皮質ホルモンの分泌が増えるため[13]，睡眠の質が低下し，疲労回復の効果が低下する（図4-21）．

こうしてサーカディアンリズムに沿わない生活を繰り返すことは，心身にさまざまな影響を及ぼすことが明らかとなっている．そのうち，乳癌，糖尿病，早産，流産，心筋梗塞などはメタアナリシス*によってリスクの上昇が確認されている[14]．

用語解説＊ メタアナリシス

特定の研究疑問について，過去に行われた複数の研究結果を統計手法を用いて統合することで，より強力な結論を導き出す手法のこと．

2 安全面に関する課題

夜勤帯は最も眠気が強まる時間帯である．また，長時間勤務は疲労が蓄積し，深夜から早朝にかけての作業能力はアルコール摂取による酩酊状態と同じレベルであることが実証されている[15]．さらに，前述の通り，夜勤明けの睡眠は質が低下しやすく，十分な休息がとれないまま次の勤務に入ることになる．不十分な休息は疲労の蓄積や注意力の低下を起こし，日勤夜勤を問わず医

表4-10　育児・介護休業法の概略

育児休業	労働者は申し出により，子が１歳に達するまでの間，育児休業できる*1.
介護休業	労働者は申し出により，要介護状態にある対象家族１人につき，３回を上限として，通算93日まで介護休業ができる.
子の看護休暇	小学校就学前の子を養育する労働者は申請により，１年に５日まで，半日（所定労働時間の２分の1）単位で病気・けがをした子の看護のために，休暇を取得することができる.
不利益扱いの禁止	事業主は，育児休業，介護休業や子の看護休暇の申し出や取得を理由として，労働者に対して解雇その他不利益な取扱いをしてはならない.
労働時間の制限	事業主は，育児や介護を行う労働者が請求した場合，一定の時間外労働や深夜業務をさせてはならない.
勤務時間の短縮	事業主は，３歳未満の子を養育，または要介護状態にある対象家族の介護を行う労働者については，勤務時間の短縮等の措置を講じなければならない.
妊娠・出産等に関するハラスメントの防止措置	事業主は，妊娠・出産，育児休業，介護休業等を理由とする不利益な取扱いをしてはならない．加えて，上司や同僚からの，妊娠・出産，育児休業，介護休業を理由とする嫌がらせ等（いわゆる，マタニティーハラスメントなど）を防止する措置を講じなければならない.
産後パパ育休（出生時育児休業）の創設*2	育休とは別に，子の出生後８週間以内に４週間まで取得可能とする.
育児休業の分割取得*2	分割して２回取得を可能とする.
雇用環境整備，個別の周知・意向確認の措置の義務化*2	育児休業と産後パパ育休の申し出が円滑に行われるような取り組みを，事業主に義務付ける.
有期雇用労働者の育児・介護休業取得要件の緩和*2	有期雇用労働者の育児・介護休業の取得要件のうち「事業主に引き続き雇用された期間が１年以上である者」であることという要件を廃止する.
育児休業の取得の状況の公表の義務付け*2	常時雇用する労働者数が1,000人超の事業主に対し，育児休業の取得の状況について公表を義務付ける.

＊1　保育所に入所できないなど一定の場合は，最長２歳まで延長できる.
＊2　2021年の法改正により追加された項目.

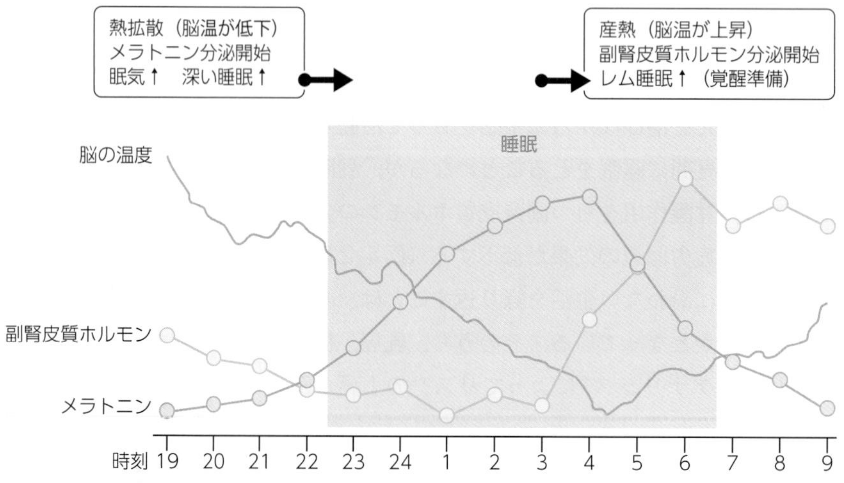

三島和夫．眠りのメカニズム．厚生労働省 生活習慣病予防のための健康情報サイトe-ヘルスネット．https://www.e-healthnet.mhlw.go.jp/information/heart/k-01-002.html，（参照2023-11-25）.

図4-21　眠りのメカニズム

療ミスにつながりやすいといえる.

| 3 | 生活面の課題

夜勤・交代制勤務は休日が不定期となり，夜勤明けの休日では昼間に休息をとる必要もある．このため家族や友人の生活リズムと合致せず，社会生活が妨げられやすい．また，年齢が上がるほど夜勤による疲労回復が遅れ，心身への負担が増大し，離職にもつながる.

| 4 | 課題への対策

交代制勤務の課題に対し，厚生労働省では「医療分野の『雇用の質』向上プロジェクトチーム」を設置し，雇用の質を向上させるための取り組みを支援する窓口を開設するなどの対策をとっている[16]．日本看護協会でも，2013（平成25）年に「看護職の夜勤・交代制勤務に関するガイドライン」を公表し，勤務間隔を11時間以上あけることや，連続夜勤日数は２日間までとすること，仮眠を設定することなどの提言を行っている．このように，官民を挙げた労働環境の改善が行われているが，看護師個人も眠りのメカニズムを理解し，各自の体質や生活環境に合わせて，より質の高い睡眠や休息をとる工夫をしていくことも重要である.

plus α

実態調査による夜勤形態

2020（令和２）年に日本看護協会が実施した，夜勤・交代制勤務に関する調査では，調査対象である全国の8,249施設のうち，3,797施設から回答を得られた（有効回答率46.0％）．回答病院の実施している夜勤形態は，「三交代制」21.8％，「二交代制」75.0％であった.

➡ 人員配置標準については p.288 **表10-2**参照.

4 労働環境管理

1 労働安全衛生法

職場における労働者の安全と健康を確保し，快適な職場環境の形成，すなわち労働災害を防止するため，**労働安全衛生法**が1972（昭和47）年６月に施行された．それまで労働者の安全衛生に関する規定は，労働基準法「安全及び衛生」（第５章42条）の中で定められていたが，労働者保護の見地から，労働安全衛生法に委ねられた．その結果，労働安全衛生法第１条では「この法律は労働基準法と相まつて」労働者の安全衛生を促進すると表現されている．労働者と管理者は，労働基準法とともに労働安全衛生法を理解することが必要である.

労働安全に関わる対象は，事業者と労働者の双方とされている．事業者等の責務として，「事業者は，単にこの法律で定める労働災害の防止のための最低基準を守るだけでなく，快適な職場環境の実現と労働条件の改善を通じて職場における労働者の安全と健康を確保するようにしなければならない．また，事業者は，国が実施する労働災害の防止に関する施策に協力するようにしなければならない」（第３条１項）と定められ，また，「労働者は，労働災害を防止するため必要な事項を守るほか，事業者その他の関係者が実施する労働災害の防止に関する措置に協力するように努めなければならない」（第４条）と定められている.

2 労働安全衛生の考え方

|1| 労働安全衛生の基本的アプローチ

労働安全衛生の基本的な働き掛けは，職場から有害要因，不快適要因を除去する作業環境管理，作業のやり方などを適切に保つ作業管理，労働者の健康の保持・増進を図る健康管理がある．これらを円滑に効果的に進めるためには，衛生管理体制と労働衛生教育の整備が必要である（図4-22）．衛生管理体制は，衛生管理担当者と衛生委員会で構成されている．

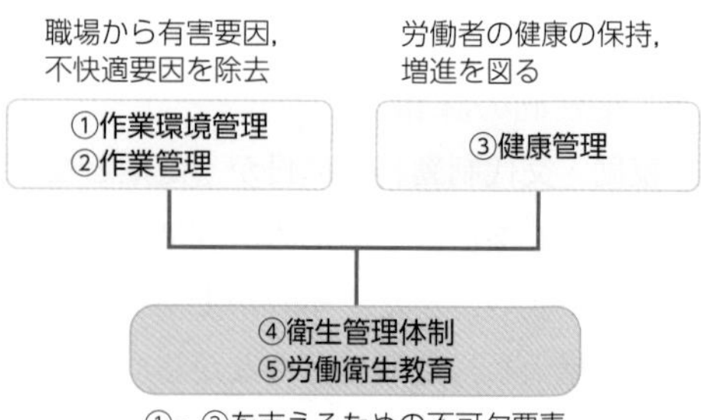

日本看護協会編．看護職の社会経済福祉に関する指針 看護の職場における労働安全衛生ガイドライン平成16年度版労働安全衛生編．日本看護協会出版会，2004，p.14-21より一部抜粋．

図4-22 労働安全衛生の基本的アプローチ

3 看護職員の労働安全衛生管理

日本看護協会は，看護職が生涯を通じて健康に働き続けられるために『看護職の健康と安全に配慮した労働安全衛生ガイドライン ヘルシーワークプレイス（健康で安全な職場）を目指して』（2018年）[18]を公表した．本ガイドラインは，看護職としての自らの健康管理と，看護管理者が看護職を取り巻く職場環境，作業環境に関心をもち，看護職の健康を組織単位で守り維持していくことを念頭に置いて整理し，作成されている．これらを実現するためには，看護管理者や看護職だけでなく，組織の管理者と地域社会および患者（利用者）の十分な理解が必要である．ここでは医療や看護の現場において，看護職の心身の健康に危険な影響を及ぼす問題について説明する．

|1| 抗がん剤への曝露

抗がん剤の中には発がん性などの化学物質が含まれるものがあるため，取り扱い時の曝露を防止する組織的な対策をとる必要がある．そのためには，抗がん剤に関する情報や知識を得る教育の機会を設けるとともに，定期健康診断を実施し健康管理を行う．厚生労働省労働基準局は2014（平成26）年，「発がん性等を有する化学物質を含有する抗がん剤等に対するばく露防止対策について」を関係団体宛てに通知し，対策を呼び掛けている．特に看護職は，取り扱い時におけるガウンテクニック（呼吸用保護具，保護衣，保護キャップ，保護メガネ，保護手袋等の着用）の徹底，取り扱い手順（調剤，投与，廃棄等における曝露防止対策を考慮した作業方法）の作成および曝露などをした場合の対処方法を決めておく．

|2| 腰痛

厚生労働省は2013（平成25）年，「職場における腰痛予防対策指針」を改訂した．

腰痛の発生要因について，これまでは不自然な姿勢などの動作要因，作業空間などの環境要因，肥満や筋力不足などの個人的要因の三つとされてきた．しかし，最近では職場の人間関係が悪い，過度の仕事量と責任がある，などストレスに関する「心理・社会的要因」も発生要因とされている．組織において腰痛につながる環境要因を見直すとともに，働く職員の心身の健康づくりに積極

> **plus α 衛生管理担当者**
>
> **総括安全衛生管理者**：衛生管理の最高責任者（一般には1,000人以上の事業場）．
> **衛生管理者**：衛生にかかる技術的事項を管理する（事業に関係なく50人以上の事業場）．
> **安全衛生推進者**：衛生管理者の設置が義務付けられていない中小規模事業場の安全衛生水準の向上を図る（10人以上50人未満の事業所）．
> **産業医**：労働者の健康管理と事業所の作業環境の管理，衛生教育を行う（50人以上の事業場では産業医を選任）．

> **plus α 衛生委員会**
>
> 業種にかかわらず50人以上の事業場では設置しなければならない．衛生委員会は毎月１回以上の開催が義務付けられ，労働安全衛生法第18条に基づき，①労働者の健康障害を防止するための対策，②健康の保持増進を図るための対策，③労働災害の原因および再発防止対策で衛生に関わるものなどを審議する．委員会のメンバーは，総括安全衛生管理者または事業の実施を統括管理する者，衛生管理者，産業医，事業場の労働者で衛生に関し経験を有する者のうちから事業者が指名した者により構成される．

的に取り組むことが，これからの働きがいの充実には欠かせない．

3 メンタルヘルス

労働者の受けるストレスは拡大する傾向にあり，仕事に関して強い不安やストレスを感じている人は多い．その結果，業務による心理的負荷を原因とした精神障害の発症や自殺が増加している．このようなことから職場では，より積極的に心の健康の保持増進を図ることが重要な課題となっている．看護職は，患者や家族，多職種と良好な関係を築きながら，人命に関わる緊張感を伴う仕事を担っており，そこにはさまざまなストレスが存在している．個人が自己管理するだけでなく，組織として，職員との定期的な面談の実施や業務内容の見直しを行い，職場環境の改善に取り組むことが必要である．

厚生労働省は「**労働者の心の健康の保持増進のための指針**」（**メンタルヘルス指針**，平成18年策定）を定め，職場におけるメンタルヘルス対策を推進している（図4-23）．

職場に存在するストレス要因については，労働者自身がストレスに気付き対処することが重要であるが，労働者自身の力だけでは取り除くことができない．労働者の心の健康づくりには，事業者による職場環境の改善とメンタルヘルスケアの積極的な推進が求められている．事業者は，**ストレスチェック**を

心の健康づくり計画の策定

↓

四つのケア

労働者によるセルフケア

事業者は労働者に対して，次に示すセルフケアが行えるように支援することが重要です．また，管理監督者にとってもセルフケアは重要であり，事業者はセルフケアの対象として管理監督者も含めましょう．
- セルフケアが行えるように教育研修や情報提供を行う
- ストレスやメンタルヘルスに対する正しい理解
- ストレスへの気付き
- ストレスへの対処

事業場内産業保健スタッフ等によるケア

事業場内産業保健スタッフ等は，セルフケアおよびラインによるケアが効果的に実施されるよう，労働者および管理監督者に対する支援を行うとともに，次に示す心の健康づくり計画の実施に当たり，中心的な役割を担うことになります．
- 具体的なメンタルヘルスケアの実施に関する企画立案
- 個人の健康情報の取り扱い
- 事業場外資源とのネットワークの形成やその窓口
- 職場復帰における支援　など

ライン（管理者）によるケア

日ごろから労働者（部下）に関心をもち，心の健康問題について早期発見・早期対応を行いましょう．
- 職場環境等の把握と改善
- 労働者からの相談対応
- 職場復帰における支援　など

事業場外資源によるケア

事業場外の機関・専門家による支援を活用しましょう．
- 情報提供や助言を受ける
- ネットワークの形成
- 職場復帰における支援　など

厚生労働省．職場における心の健康づくり：労働者の心の健康の保持増進のための指針．p.7．を一部改変．

図4-23　四つのメンタルヘルスケアの推進（メンタルヘルス指針）

plus α

職場での感染予防

看護職は感染を伴う病原体への曝露のリスクがある．標準予防策（スタンダードプリコーション）を履行するとともに，院内感染マニュアルなどに基づいて適切な予防策をとる．またインフルエンザ，B型肝炎などワクチンで予防可能な感染症については予防接種を受けておくことが奨励されている．臨地実習を行う看護学生に対しても，教員や臨床指導者による健康教育が重要である．

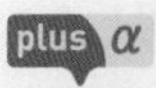

化学的・物理的な危険要因によるリスク

抗がん剤への曝露のほかに，ラテックスアレルギー，消毒薬の身体への付着，滅菌用ガスの吸引，電離放射線や殺菌用紫外線による被曝にも注意が必要である．

plus α

腰痛発生のリスクの回避・低減措置

『看護職の健康と安全に配慮した労働安全衛生ガイドライン ヘルシーワークプレイス（健康で安全な職場）を目指して』に記された看護職，腰痛発生のリスクの回避・低減措置．
- 作業環境の整備（作業台の高さやスペースなど人間中心の設計）．
- 作業の実施体制や作業標準の策定（休憩と作業の組み合わせなど）．
- 補助用具の使用（スライディングシート，固定式リフトなどの活用）．
- 予防ボディーメカニクス（作業姿勢・動作の見直し）．
- 健康管理・労働安全教育（腰痛予防体操の実施，筋力強化，リフレッシュなど）．

行った上で衛生委員会または安全衛生委員会において十分調査・審議を行い，メンタルヘルスケアに関する事業場の現状とその問題点を明確にし，対策を具体化する．

|4| 職場における暴力

職場での暴言や暴力は，働く看護職にとって重大な問題である．患者（利用者）やその家族，医師などの多職種，さらに上司・同僚からの暴力の被害が発生している．身体的暴力（足で蹴られた等），言葉の暴力（人格や能力の否定，身体的特徴をばかにする，不当な要求）等は看護師のストレス反応と関連していることが報告されている[19]．

対応策としては，暴言・暴力がなぜ起こっているのか，原因を正確に把握し，対策マニュアルやガイドラインを整備し活用するなどがあるが，何よりも「暴力を容認しない」という管理者の姿勢が重要である．看護職は，患者から暴言や暴力を受けても相手がケア対象者であるため受容しようとし，あるいは自分に責任があると思い，報告の対象とは認識していないことがある．また，誰にどのように報告すべきか方法がわからないこともある．管理者は報告書の書式の整備と報告のシステムを明確にしておく必要がある．

|5| ハラスメント

ハラスメント（harassment）とは，行為者の意図にかかわらず，相手に不利益を与え，人格や尊厳を侵害する行為をいう．パワーハラスメント，マタニティーハラスメント，セクシュアルハラスメントなどがある．

職場でのハラスメントの実態調査[20]では，看護職員全体の４人に１人がハラスメント被害を直接的・間接的に受けていた．被害者の多くが離職希望や不眠などのメンタル面への悪影響を生じていた．日本看護協会は，組織としてのハラスメントへの対応を求めている（**表4-11**）．また，ハラスメントのない職場環境の実現に向けて，労働施策の総合的な推進並びに労働者の雇用の安定及び職業生活の充実等に関する法律（労働施策総合推進法）が改正され，事業主にパワーハラスメント防止対策を講じることが義務付けられた．

職場における「パワーハラスメント」とは，職場において行われる①優越的な関係を背景とした言動であって，②業務上必要かつ相当な範囲を超えた

表4-11　ハラスメントへの組織としての対応

①トップのメッセージ	トップは職場のハラスメントをなくすという意志を示す．
②ルールを決める	予防・解決についての方針やガイドラインを作成する．
③実態の把握	従業員アンケートを実施する．
④教育する	管理者と従業員のどちらにも研修を実施する．
⑤周知する	組織の方針や取り組みについて周知・啓発を実施する．
⑥相談や解決の場の設置	相談窓口の設置，外部専門家との連携，職場の対応責任者を決める．
⑦再発防止のための取り組み	再発防止研修などを実施する．

plus α
ストレスチェック

労働安全衛生法第66条に基づく心理的な負担の程度を把握するための検査で，2015（平成27）年12月以降，労働者50人以上の事業場において実施が義務付けられた．労働者に自らのストレスや健康状態への気付きを促すとともに，その結果に基づき事業場では面談の実施，集団ごとの集計・分析などの取り組みを行う．

plus α
労働施策総合推進法

労働施策総合推進法（第30条の３）では「国，事業主及び労働者の責務」を明記している．

事業主の責務

- 事業主がハラスメント問題に対する関心と理解を深め，労働者に対する言動に必要な注意を払う．
- 雇用する労働者がほかの労働者に対する言動に必要な注意を払うよう研修を実施する等，ハラスメント問題に対する労働者の関心と理解を深める．

労働者の責務

- ハラスメント問題に関する関心と理解を深め，ほかの労働者に対する言動に注意を払う．
- 事業主の講ずる雇用管理上の措置に協力する．

ものにより，③労働者の就業環境が害されるものであり，①～③までの要素をすべて満たすものをいう．ハラスメントの問題は個人間の問題として終わらせず，組織の雇用管理上の問題としてとらえることが重要である．まずは，ハラスメントを未然に防止すること，実際に起こってしまった場合に早期に対処する適切な体制を整えておくことがハラスメント対策の基本である．

看護職が健康で生き生きと働き続けることができる労働環境の整備は，離職者を減らすためにも急務である．職場環境の実態を見直し，看護職の安全を守るために何から改善する必要があるかを明確にし，人的資源管理の観点からも労働安全衛生法の理解と活用を進めていくことが求められる．

ハラスメントの種類

マタニティーハラスメント

妊娠・出産などを理由とする不利益な取り扱いのこと．

パタニティハラスメント

男性の育児休業が認められなかったり，申し出たことで職場を異動させられるなどの不利益を受けること．

セクシュアルハラスメント

職務上の地位を利用して性的な関係を強要し，抗議や拒否した人に対し不利益を与えること，また性的な言動により職場環境が害されること．

モラルハラスメント

暴言や無視，いじめ，嫌がらせなど，人格否定や相手の尊厳を傷つける言動のこと．職場において，地位などの優位性に関係なく起こる．

引用・参考文献

1) スティーブン，P. ほか．マネジメント入門：グローバル経営のための理論と実践．髙木晴夫監訳．ダイヤモンド社，2014．p.216-217.
2) 前掲書１），p.227-229.
3) 日本看護協会．看護にかかわる主要な用語の解説．2007，p.25-26.
4) 境真由美ほか．配置転換による看護師のストレスと適応に関する文献検討．熊本大学医学部保健学科紀要．2011，７，p.63-70.
5) 鈴木好和．人的資源管理論．第４版，創成社，2014．p.101-104.
6) 加藤礼識ほか．看護師の就労継続をエンパワーメントする因子についての研究．日本衛生学雑誌．2015，70，p.33-39.
7) 撫養真紀子ほか．病院に勤務する看護師の職業継続意思に関連する要因の検討．大阪府立大学看護学部紀要．2014，20（１），p.29-37.
8) 山本寛．人材定着のマネジメント：経営組織のリテンション研究．中央経済社，2009，p.14-15.
9) Hackman, J.R. et al. Employee reactions to job characteristics. Journal of Applied Psychology. 1971, 55, p.259-286.
10) 谷口真美．ダイバシティ・マネジメント：多様性をいかす組織．白桃書房，2005，p.43-47.
11) 内閣府．「仕事と生活の調和」推進サイト．仕事と生活の調和とは（定義）．http://wwwa.cao.go.jp/wlb/towa/definition.html，（参照2023-11-25）.
12) 下條祐也ほか．両立支援的組織文化が職務満足度，組織コミットメント及び職業継続意思に及ぼす影響：妻/母親役割を担う看護職を対象とした分析．日本看護科学会誌．2016，36，p.51-59.
13) 三島和夫．社会的ジェットラグと睡眠．学術の動向．2019．https://www.jstage.jst.go.jp/article/tits/24/8/24_8_32/_pdf/-char/ja，（参照2023-11-25）.
14) 井谷修．睡眠と心身の健康．日大医学雑誌．2020，79（6），p.333-336．https://www.jstage.jst.go.jp/article/numa/79/6/79_333/_pdf/-char/ja，（参照2023-11-25）.
15) Dawson, D. et al. Fatigue, alcohol and performance impairment. Nature, 1997, 388（235）．https://doi.org/10.1038/40775，（参照2023-11-25）.
16) 厚生労働省．医師の働き方改革・医療従事者の勤務環境の改善について．https://www.mhlw.go.jp/stf/seisakunitsuite/bunya/kenkou_iryou/iryou/quality/，（参照2023-11-25）.
17) 日本看護協会．2014年 看護職の夜勤・交代制勤務ガイドラインの普及に関する実態調査報告書．https://www.nurse.or.jp/nursing/shuroanzen/yakinkotai/chosa/pdf/2015hokoku.pdf，（参照2023-11-25）.
18) 日本看護協会．看護職の健康と安全に配慮した労働安全衛生ガイドライン ～ヘルシーワークプレイス（健康で安全な職場）を目指して～．2018．https://www.nurse.or.jp/assets/

pdf/safety_hwp_guideline/rodoanzeneisei.pdf,（参照2023-11-25）.
19）藤田茂ほか．看護師のストレス反応と関連する院内暴力とその環境要因の関係．日本医療マネジメント学会雑誌．2014，15（3），p.171-176.
20）日隈利香．看護職員のハラスメント問題に関する研究：全国の保健・医療・福祉機関に勤務する看護師を対象にしたアンケート調査結果より．第43回日本看護学会論文集　精神看護．2013，p.128-131.
21）厚生労働省 都道府県労働局雇用環境・均等部（室）．職場におけるパワーハラスメント対策が事業主の義務になりました！．2022．https://www.mhlw.go.jp/content/11900000/000611025.pdf,（参照2023-11-25）.

重要用語

人材マネジメント
人的資源管理
HRM
OJT
Off-JT
スペシャリスト
ジェネラリスト
目標管理
X理論
Y理論
モチベーション
二要因理論
権限委譲（エンパワメント）
コミットメント
リテンションマネジメント
職務設計
ダイバーシティ・マネジメント
ワーク・ライフ・バランス
労働基準法
働き方改革関連法
育児・介護休業法
労働安全衛生法
労働安全衛生管理
抗がん剤への曝露
ラテックスアレルギー
労働者の心の健康の保持増進のための指針
メンタルヘルス指針
ストレスチェック
ハラスメント

5 モノの管理

1 看護を提供するための物品の管理

医療・看護を提供するため，私たちはさまざまな物品を使用する．その種類は医薬品，衛生材料，医療機器，看護用品，事務用品など多岐にわたり，技術やテクノロジーの進歩によって絶えず変化する．中には法令などによって使用が規定されるものもある．医療・看護の現場で使用されるあらゆる物品を，患者や医療者の安全を常に考え，かつ経済性や効率性を重視して管理することは，現場の看護管理者にとって重要な役割の一つである．また，必要な物品が過不足ない状態で準備され，日々の医療・看護の提供に支障を来さないためには，管理者だけでなく施設で働くすべての看護師が，看護活動で使用する物品に関する知識をもち，その提供システムを理解し，他職種と協働して管理する必要がある．

テクノロジーの発展によりさまざまなシステムが活用され，モノの管理は効率化してきているが，診療所や訪問看護ステーションなどSPDシステムを導入できない施設においても安全性，効率性，経済性を考えた管理が必要となる．

ここでは，施設の中で医療・看護を提供するために活用されているモノの管理システムについて学んでいく．

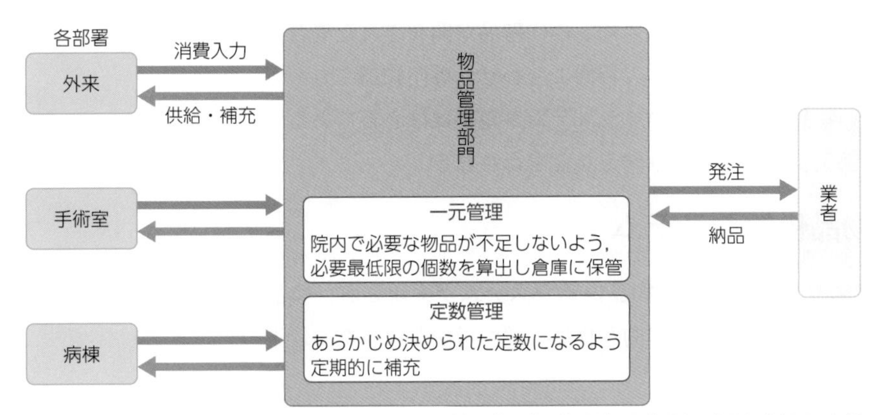

部署ごとに消費した物品のデータを入力する．それらの情報を物品管理部門が一元管理し，必要に応じて，各部署への供給・補充，業者への発注を行う．

図4-24　SPDシステムの例

1 SPDシステム

必要な物品を，必要なときに，必要な分だけ供給する，といった効率的な物品管理を行うため，多くの病院施設が導入しているのが，**SPD**（supply processing distribution）と呼ばれる物流システムである．コンピューターを活用し，物品の選定，購入方法の設定，発注から納品・払出・使用・補充に至る一連の物品の流れ（物流）や，材料や医薬品など日常的な消耗品の購買・供給・搬送などの管理を行うシステムで，コスト削減，原価管理などにより経営の効率化に役立つ．各部署の物品をカウントし，物品を供給し補充する定数補充システムが中心である（図4-24）．

SPDシステムの看護管理におけるメリットは，

①請求，補充，搬送が定期的になされ，看護業務が妨げられない
②個々の物品の使用数量や病棟別の物品使用コストが把握できる
③物品を保管するスペースが集約され，ナースステーションや倉庫が有効活用できる
④各部署に搬送された物品の履歴を管理することで期限管理ができ，物品を無駄にすることがなくなる
⑤カスタマイズされたセットなどの準備・使用が簡易になる

などである．

2 物品管理部門との協働

SPDシステムの一部となる自施設内の**物品管理部門**の機能が，現場の物品管理に大きく影響を与える．物品管理課，管財課，中央材料室など，名称は施設によって異なるが，看護管理者は物品管理部門と適時，情報交換を行い，より良い物品を選定・採用し，活用していかなくてはならない．

新しい医薬品や医療機器などを導入する際は，物品管理部門や一部の限られ

た職種で決定するのではなく，多職種からなる委員会などで安全性や経済性の観点から検討されることが望ましい．新しい物品や代替品が開発された場合，職員にその試用を求められるが，その物品の特性に合わせた専門知識をもつ多職種が集まり，より良い物品を採用していくシステムが組織には必要である．また必要に応じて，外部業者への聞き取り調査なども行われる．

2 施設内での物品供給システム

ITシステムの導入により，さまざまな**物品供給システム**が実現され，物品の種類や各部署の設備などに合わせた効率的な物品管理が可能となった．以下に代表的な供給システムを紹介する．

❶定数補充システム

各部署が常備しておく物品とその数を定数化し，一定期間おきに補充するシステム．

❷ケースカートシステム

決められた物品を収納したカートを必要な時に提供するシステム．手術室などで活用される．

❸アリバイカードシステム

物品にカードを付けて供給し，その物品を使い切ったときにそのカードを回収，その後同じものを供給するシステム．衛生材料をはじめ伝票や印刷物などの補充に活用される．

❹カート交換方式

一定のサイクルで，決められた物品が決められた数量入ったカートを定期的に交換するシステム．

❺物品請求システム

各部署の管理者が物品の定数を確認し，不足してきたら必要な数を請求するシステム．また，定数管理していない物品が急きょ必要になったときもこのシステムが活用される．SPDシステム導入前から行われていた方法である．

3 医薬品の供給と管理

看護師が現場で取り扱う医薬品は治療薬から消毒薬に至るまでさまざまだが，ここでは病院内で患者に投与される注射薬・内服薬について説明する．

1 薬剤の提供体制

医師からの指示により患者に投与される薬剤は，薬剤部に処方箋あるいはITシステムによって伝達される．薬剤師は指示に従い患者ごとに薬剤をセットし，投与されるべき現場に提供する．提供された薬剤は現場で看護師が薬品庫や配薬カートなどに収め管理し，医師の指示に基づいた用法・用量で投与・服薬できるよう準備する．必要時には服薬指導も行う．

2 特別な管理が必要な薬剤

麻薬・向精神薬，毒薬・劇薬は，法によって特別な管理が必要とされている．

1 麻薬・向精神薬

麻薬・向精神薬は**麻薬及び向精神薬取締法**により「管理および保管」「施用または交付」「記録」「廃棄」「事故届」などについて定められている薬剤である．特に「保管」は，盗難や不正使用を避けるため，厳重に行う必要がある．

麻薬は麻薬施用者免許を取得している医師しか処方できず，指示には処方医の免許番号の記載が必要となる．また，滅失（火災等により失うこと），盗取，破損による流失，所在不明，そのほかの事故が起きた際は，都道府県知事に**麻薬事故届**を届け出る義務があり，アンプル薬を落として割ってしまった場合などもこの手続きが必要となる．投与後のアンプルも現場では廃棄せず，薬剤部に返却し，投与の確認がなされなくてはならない．

麻薬は簡単に移動できない固定された薬品庫で保管し，取り出した際はその都度，施錠する．向精神薬は，麻薬とは別の鍵のついた薬品庫で管理しなくてはならない．

2 毒薬・劇薬

毒薬・劇薬は，厚生労働大臣が指定する医薬品であり，医薬品，医療機器等の品質，有効性及び安全性の確保等に関する法律（**医薬品医療機器等法**）により規制されている．それぞれほかの薬品とは区別して貯蔵，陳列する必要がある．毒薬は毒性*が強いものとして容器またはパッケージに，黒地に白枠，白字で品名および「毒」と，劇薬は劇性*が強いものとして白地に赤枠，赤字で品名および「劇」と表示される．

4 医療機器の管理

病院では，人工呼吸器や輸液ポンプといった多くの医療機器を有し，その管理のため，臨床工学技士を中心としたME機器*管理部門が置かれている．しかし，現場での使用法や管理は看護師一人ひとりが理解する必要があり，また，このような部門がない施設では，直接患者に使用する機器について看護師が熟知していなければならない．

機器を安全に使用するには，日々のメンテナンスを行うとともに，定期点検を実施する．また，すべての看護師が安全に正しく使えるよう，手順書などの作成も必要である．

5 医療材料の管理

日々の医療処置や患者ケアに使用する医療材料は，その種類も消費量も多い．それぞれの部署の看護管理者はSPDシステムを活用し，物品供給部門とともに医療材料を無駄なく管理しなくてはならない．

物品の変更や患者サービスの変更，新たな製品の開発・採用など，日々さま

用語解説*

毒性・劇性

毒性・劇性とは人体に危害を及ぼす効力で，その影響の強さにより区別される．毒薬は劇薬の10倍以上の危害を及ぼす薬剤である．

plus α

毒薬・劇薬の容器表示

毒薬：黒地に白字，白枠
劇薬：白地に赤字，赤枠
※枠の形は問わない．

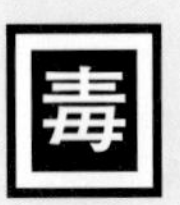

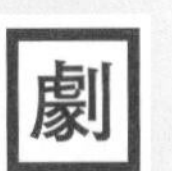

用語解説*

ME機器

診断や治療，監視などを目的に工学技術を活用して開発された医療機器をME（medical engineering）機器という．点滴などの薬液を一定速度で投与するための輸液ポンプやシリンジポンプ，患者の血圧や心拍数，酸素飽和度を監視するための生体情報モニター，人工呼吸器や透析時に使う血液浄化装置などの生命維持管理装置等，病院にはさまざまな種類のME機器が存在する．

plus α

ディスポーザブル製品

かつては再生物品，つまり消毒して再度活用する物品が数多くあったが，現在は感染防止やコストの面から使い捨てのディスポーザブル製品の使用が増えている．鑷子・膿盆なども多くはディスポーザブルとなり，近年では採血時の駆血帯なども製品化されている．ディスポーザブルとそうではない物品を把握し，うかつに廃棄しないよう注意しなければならない．

ざまな変化があるため，在庫管理は定期的に見直すことが必要である．特に気を付けなくてはならないのは衛生材料，つまり滅菌や消毒が必要な物品などの使用期限の管理である．使用期限が設けられた材料を現場で管理している場合，適時交換する必要があるが，適切に管理されていないと患者に対しての安全性に問題が出る．また，廃棄する物品が大量に発生すると，経済的な不利益をもたらすことになる．それらを防ぐためには，日々の定数管理はもちろんのこと，年に1～2回在庫の数を数え（棚卸（たなおろし）），在庫の使用期限および適正配置の確認を行う．これも一部署の管理者だけでできることではないので，物品供給部門と協力して実施する．

引用・参考文献

1）厚生労働省．病院・診療所における麻薬管理マニュアル．https://www.mhlw.go.jp/bunya/iyakuhin/yakubuturanyou/dl/mayaku_kanri_01.pdf,（参照2023-11-25）．

重要用語

SPDシステム
物品管理部門
物品供給システム
麻薬及び向精神薬取締法
麻薬事故届
医薬品医療機器等法
医療機器の管理
医療材料の管理

6 情報の管理

一般的に情報とは，なんらかの行動を起こすために必要な知識やデータといわれている．看護管理において必要とされる情報とは，療養者の統合的なデータはもちろん，看護が関わる組織のもつすべての情報である．

1 データ・情報・知識

データと情報は同じ意味で用いられることがあるが，知識を含む三つの定義はそれぞれ以下の通りである．

❶**データ**　客観的に示された個々の数値や記号，文字．「良い結果」や「悪い数字」といった判断は含まれないもの．

❷**情報**　解釈し，整理し，構造化した「良い」「悪い」などが判断され，意味付けられたデータ．

❸**知識**　相互の関係が明確になり，多くの人に認められるようになった統合された情報．

つまり，私たちは看護ケアを提供するに当たって，知識を活用し，データを情報として収集していくのである．単なるデータだけでは看護に生かせる情報にはなり得ない．術後患者の体温が38.5℃であったというデータをもとに，知識・データ・情報をどのように活用していくかの例を図4-25に示した．

2 看護管理に必要な情報の種類

組織を管理する上で必要な情報には以下の二つがある．病院に限定して見てみよう．

1 経営関連情報

患者数や収益などの経営関連情報は，組織および自部署を運営していく上で，経営的な管理に必要なのは言うまでもないが，そのなかには質の高い看護の提供や医療安全といった目的達成に向けた活動のためにも重要な情報が多くある（表4-12）．ほかの部門の管理者とともに共有し，それぞれの目的に適した情報を常に確認し，活動に生かさなければならない．

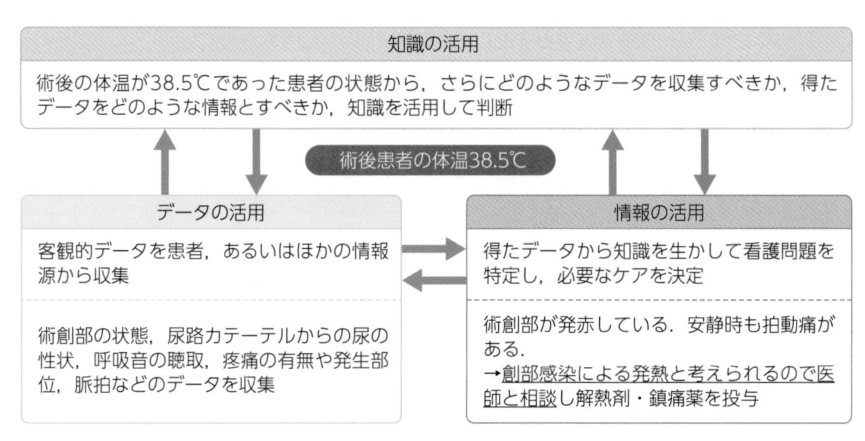

図4-25　知識・データ・情報の活用の具体例

表4-12　施設および自部署の経営・管理に必要な情報の例

目　的	情報の例
質の高い看護の提供 看護ケアを提供する看護師，その受け手である患者の状況を把握し，質の維持・向上を導く	• 患者統計：入院患者数・平均在院日数・病床利用率・看護必要度・外来患者数・手術件数・分娩件数・平均入院単価 • 看護の質指標データ：転倒・転落発生率，手指消毒実施率，褥瘡発生率など • 看護師の労働環境：夜勤回数，有給休暇取得日数，職員満足度
医療安全 自部署および組織内，さらには外部の情報から患者安全を常に検討する	• インシデント発生数とその分析結果 • 看護必要度・患者対看護師数 • 医療安全に関する外部情報
組織の経営・生産 収益やそのために必要な費用を知り，組織の健全な経営への責任を果たす	• 医業収益：外来および入院の診療等によって得られる収入，看護が関わる加算など • 医療費用：診療に必要な人件費，医薬品費，医療消耗品費など
組織の目的の達成 管理者として組織の目的を達成する責任を果たす	• 組織がもつビジョン・重点目標 • 患者満足度 • 患者からの意見

2 職員情報

職員情報とは，職員の個人データとその集積による組織の構成員のデータであり，組織運営はもちろんのこと，人材育成や活用など人的資源の運用にも重要な情報である．職員情報には主に以下のような情報が含まれる．

個人情報：氏名，生年月日，性別，学業や職業の経歴，就業年数，家族構成，職能等級，給与など．

個人情報を集積した構成員の情報：職員数，採用者数，退職者数，離職率，定着率，継続教育歴，経験年数比率など．

3 看護ケアに必要な患者の医療情報

次に，個々の患者に看護ケアを提供する上で必要な医療情報について説明する．

患者の医療情報は，医師，看護師，薬剤師，その他多くの医療従事者が収集，記録，共有することで活用される．診療録や経過表など診療に関わる情報や，患者のプロフィール，加入している保険など社会的側面の情報も存在し，その量は膨大で内容は複雑である．また，医療情報は共有されることで，情報を収集した本人だけでなく，患者に関わる多くの人に活用され，その判断に影響を及ぼすものである．

1 電子カルテの活用と情報管理

多くの情報は，かつてはすべて紙媒体に記録されることによって残され，保存されてきた．しかし，現代では多くの施設で医療情報の電子化が進められ，大量の情報がコンピューターシステムの中に記録・保存される**電子カルテシステム**が導入されている．

患者情報の電子化には次のような意義があり，現場でのチーム医療に役立っている．

❶情報の円滑な共有

電子カルテに保存された情報は，コンピューターとそれをつなげるネットワーク環境があれば，病院内はもちろん遠隔地など外部との共有も可能になる．そのことによりさらなる情報の共有が促進される．

❷情報の一元化

電子カルテは，多様で膨大な情報を保存しているが，過去から最新の情報まで一元化することで，いつでもどこでも誰でも同じ情報を確認することができる．

❸情報検索の簡便化

膨大で複雑な記録から日時やキーワードなどをもとに簡単に検索できるため，過去のデータや情報の収集・活用が簡便にできる．

❹コスト管理への活用

患者に提供される医療や薬剤，手術や検査などの情報が電子カルテに共有されることで，医療費の精算に必要な情報を，正確かつ詳細に伝達することが可能となる．また，薬剤や物品の在庫管理を効率的に行えるなど，さまざまなコ

plus α

電子化のデメリット

情報の共有や一元化を可能にする電子カルテシステムには，デメリットも存在する．さまざまなIT機器の使用やネットワークへの連結が必要となり，コンピューターウイルスの侵入やデータの流出など情報機密に関わるリスクも生じる．また，エネルギー源の供給の停止，停電や災害時に使用できなくなるリスクがある．

コラム

データ評価の用語・表現の統一例

用語の統一は，データの活用に不可欠である．同じ状態を観察し評価しても，その記述が記入者によって異なっては現場も混乱し，有益なデータの蓄積にはならない．以下に疼痛と尿の色の表現例を示す．

❶疼痛

あいまいな表現

「痛みがある」「１時間前より少し痛くなった」など

統一された表現

疼痛の数値的評価スケールであるNRS*を用いて数字で疼痛を記録する．

・疼痛レベルNRS６

・薬を飲んだので痛みがNRS８から２に軽減した

❷尿の色

あいまいな表現

「特に問題なし」「濃い赤」など

統一された表現

血尿比色スケールを用いて最も近い色を選び，記録する．

・比色３

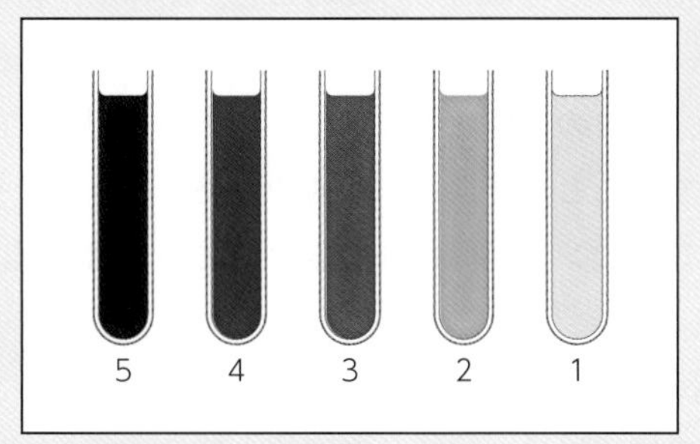

血尿比色スケールの例

数値や指標の基準を医療者が共有することで客観的かつ統一的な表現ができ，有用なデータとなる．あらかじめ，色や創部の状態など，評価の基準となるスケールや画像などを共有しておくとよい．

用語解説*

NRS（numerical rating scale）

数値的評価スケールのこと．臨床現場で疼痛の度合いを10段階で患者自身に示してもらう際に利用する．「想像する最悪の痛みを10としたら今いくつですか？」と質問する．小児や意識レベルが低下している場合は，人の表情のイラストで痛みの程度を６段階で示したフェイススケールなどを用いる．

スト管理につながる．

❺情報の安全性を守ることができる

電子カルテの情報は，不用意にコピーまたは改ざんされないように暗号化やアクセス制御によってセキュリティーが高められており，情報の流出などを防ぐことができる．

❻医療安全の向上

手書きによる記録がなくなり，バーコードなどを活用することで，乱筆や悪筆などによる指示内容の読み間違えや誤記，転記ミスがなくなり，患者誤認や薬剤の誤投与などの予防につながる．

❼データの蓄積と分析への活用

電子カルテシステムに患者の診療記録が保存されることで，膨大なデータを蓄積することが可能となる．それらの貴重なデータの分析・活用は新たな知識の創造に寄与するものであり，看護ケアの質の向上，新しいエビデンスの発見につながる．

❽電子カルテシステムを活用した他施設とのネットワーク

医療施設の機能分化が進み，地域医療連携が推進される現在，多施設でネットワークを結び，患者の情報を共有する機会も増えている．電子カルテシステムはこのようなネットワークにおいて，情報を共有するためにも不可欠になっている．

4 医療情報に関する倫理的側面

1 インフォームドコンセント

インフォームドコンセント（informed consent：IC）とは，患者が治療を受ける際に，医師からその治療に関する説明を十分に受け，理解した上で同意することをいう．医師は治療の内容はもちろんのこと，副作用，替わりとなる治療法やそれぞれのリスク，治療による治癒率などを説明しなければならない．説明を受けた患者は，各自の自由意思に基づき，その治療を受けることに同意する，あるいは拒否することができる．手術や侵襲の伴う検査や処置，輸血などのインフォームドコンセントが行われた場合，医師・患者双方の署名入りの書面で同意書を残す．

2 守秘義務と個人情報の保護

医療従事者が得る患者の情報には，診断名や病状，プライバシーに関わる多くの個人項目がある．業務上でこれらの情報を得たときから看護師には**守秘義務**が生じ，その内容は業務の中でのみ活用でき，正当な理由なく漏らすことはできない．保健師，看護師，准看護師は保健師助産師看護師法で，助産師は刑法において規定されている．

また，個人情報を扱う事業者の順守すべき事項は，**個人情報の保護に関する法律（個人情報保護法）**に規定されている．この法律は急速かつ高度に発展した情報化社会によって，個人の権利や利益が侵害される危険性が高まったことを受け，2003（平成15）年に成立した．

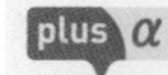

患者情報の取り扱い

患者の情報を他者に伝えるときは，患者本人から伝えてよいと許可を得なくてはならない．病名や病状，入院している事実も個人情報になるため，院外からの電話での問い合わせや，直接来院した人に対しても，安易に情報を伝えることなく，慎重に対応する．

3 情報開示

インフォームドコンセントの普及に伴い，患者・家族からの情報提供・開示の要望は増加している．検査結果に限らず，さまざまな情報を共有することは医療者と患者の信頼関係を築き，患者の積極的な治療への参加を促すものとなる．

その一方で，ルールのない開示はかえって混乱を招き，情報を悪用される可能性もある．日本では1998（平成10）年に「カルテ等の診療情報の活用に関する検討会」が旧厚生省（現厚生労働省）に設置され，その必要性や目的が示された．また，情報提供を普及させるにはガイドラインを定める必要があることも述べられた．2005（平成17）年，個人情報保護法の全面施行に合わせ，日本看護協会では**「看護記録に関する指針」**[3]を作成した．

本指針には，個人情報の取り扱いに関する基本的な考え方が書かれており，看護者が患者の権利を尊重し，患者の自己決定を支援する等の役割を示している．

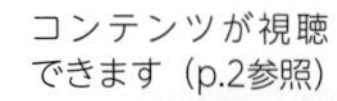

コンテンツが視聴できます（p.2参照）

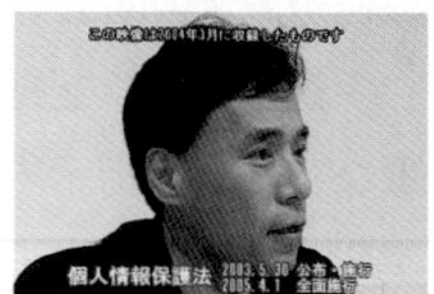

●看護記録の開示と訂正〈動画〉

看護者は個人情報に関する法令や指針にのっとるとともに，「看護者の倫理綱領」および「看護業務基準」に基づき，看護記録の整備，診療情報の提供を推進し，診療情報等の個人情報保護を適正に行っていく必要がある．

引用・参考文献

1) 井部俊子ほか監修．看護情報管理論．第2版，日本看護協会出版会，208p，（看護管理学習テキスト，第5巻）．
2) 日本看護管理学会学術活動推進委員会編．看護管理用語集．日本看護管理学会，2013，207p．
3) 日本看護協会．看護記録に関する指針．2018．https://www.nurse.or.jp/nursing/home/publication/pdf/guideline/nursing_record.pdf，（参照2023-11-25）．

重要用語

データ
情報
知識
個人情報
電子カルテシステム
インフォームドコンセント
守秘義務
個人情報保護法
情報開示
看護記録に関する指針

7 カネの管理

1 ヘルスケアサービスのコスト

コストとは，商品の生産やサービスを提供するために必要な費用のことである．医療サービスは無形性という特徴をもっており，商品を一つ作るために必要な材料費や人件費がいくらかというような数字を具体的に算出することは難しい．そのため，看護実践の場でスタッフはコストについて考えることが少なく，コスト管理は「管理者の仕事」と思われがちである．

しかし，組織がもつ資源である「コスト」を現場のスタッフが組織の一員として意識することは重要であり，その有効活用のためにできることは現場に多く存在する．医療サービスを提供するための収入はどこからもたらされ，それがどのようなしくみで分配され，消費されているのかを知ることは，無駄なく効率的な業務を実行するだけでなく，常に質の高いサービスを提供することに役立つ．

ヘルスケアサービス提供に伴う収入は，医療・介護サービスごとに診療・介護報酬で定められている．入院患者数や実施した手術などのサービスの量によって変動はあるものの，組織の収入はある程度予測できるものである．それを上回る支出は組織の経営を悪化させるため，両者のバランスを考えなければならない．収入が少なく費用がかさめば損失が発生し，逆に収入が多くコストを上回れば利益が発生する．収入とコストがちょうど等しくなっている時点を**損益分岐点**といい，組織経営においては常に意識するべきポイントとなる（図4-26）．組織には事業計画を立て，収入を予測し，そのための予算を計画

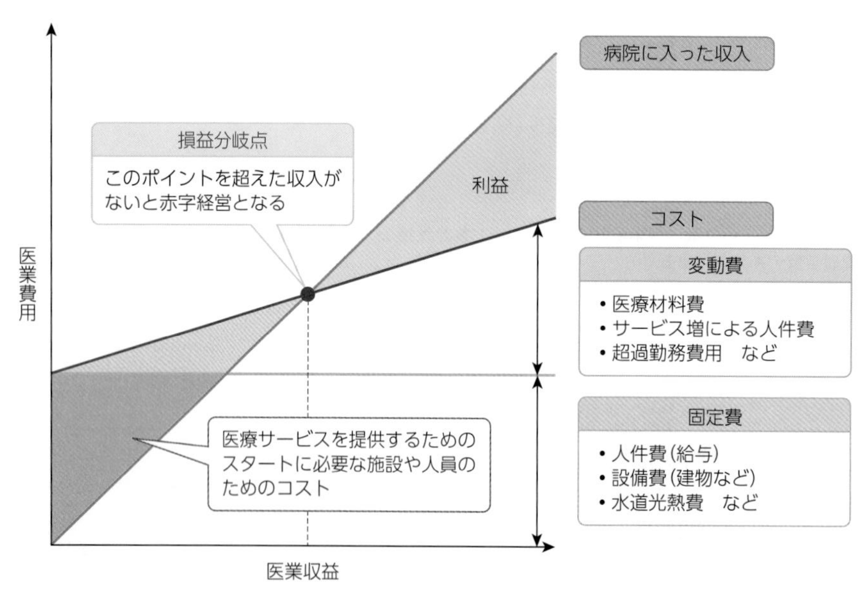

図4-26　**損益分岐点（病院の例）**

的に設定し，損益分岐点から収支のバランスを見る視点が必要である．

2 コストの分類

1 固定費

サービスの提供の有無にかかわらず，組織に発生するコストを**固定費**という．収入に関係なく生じる費用のことで，病院の場合，設備に関する費用，固定資産税，各種保険料，予定されている人員への給与（人件費）や光熱費などが固定費に含まれる．また，時間の経過と利用の程度によって消耗する費用である減価償却*費や老朽化した建物の修繕費，機器の部品交換などの費用も固定費に含まれる．

日々の活動で固定費は意識しづらいかもしれないが，組織が存在し自分たちが雇用されていることで発生しているコストや，時間が経過することで生じているコストが，サービスを提供するためには必要な費用であることを意識することも必要である．

2 変動費

提供するサービス量やサービスを受ける対象者数などの変化によって変動するコストを**変動費**という．病院の場合，医薬品や医療材料費，超過勤務による時間外手当などが変動費に含まれ，実施している手術や検査の件数，入院・外来患者数，病床稼働率などによって変動する．

提供すべきサービスが増加すればそれに必要な物品などが発生し，そのための費用が必要となる．例えば，予定よりもサービス対象者が増加して，サービスを提供するための仕事量が増し，新たな雇用が発生した場合の人件費は変動

用語解説*
減価償却
病院で使用する医療機器は高額なものが多く，数年にわたり使用するため，購入費用を使用見込み期間（耐用年数）で分割し，支出に計上する．このような会計処理の方法を減価償却という．例えば，3,000万円のCT検査機器を購入し，耐用年数を6年と考えた場合，その年から減価償却費として毎年500万円ずつを6年間，病院の費用に計上していく．中長期的に予算を検討できるので必要な機器を計画的に購入することができる．

費とし，固定費とは別と考える．

3 コストを考えた管理

具体的にコストを意識するにはどのような視点が必要なのか，組織がもつ分配可能な三つの資源を管理する視点から考えてみる．

1 ヒト（人材）の視点

人件費は組織で最も大きな額を占めるコストである．現場でのヒトの活用には，患者の安全性や医療の質の保証と，業務を効率的に行うという二つの視点が必要になる．ヒトに関連する看護の収入は，診療報酬における病院・病棟の機能に対する配置人数による入院基本料の加算によって異なる．また，専門性の高い看護師の配置を義務付ける管理加算やケア加算も医療サービスの内容によって変化する．

❶患者に医療サービスを提供できる人員数はいるか

入院病棟の場合，診療報酬上の看護配置基準を満たす人数が最低限必要な人員数となるが，患者の重症度，新人の配置が多い場合などを考慮し，患者の安全性や医療サービスの質を考え，配置基準以上の人員が必要となる場合もある．また，外来や手術室など配置基準がない部署では，サービスの量と質をコストとともに考え，人員数を検討する．

❷有資格者である専門職者がなすべき業務に従事できているか

病院には患者に直接医療サービスを提供するための看護師，医師などの専門職と，それをサポートする補助者や，事務的な業務を行う一般職が存在する．給与（人件費）は，その職能から専門職が相対的に高額であり，専門職者が本来果たすべき業務に従事できる体制がとられていること，また，他職種との業務分担や彼らからのサポートが適切であることが，有効な人件費の活用と医療サービスの保証につながる．さらに医療従事者の勤務環境の改善，つまり専門職の業務軽減のため，タスクシフト*（業務の移行），タスクシェア*（業務の分担）が推奨されている．例えば，特定行為研修を終えた看護師による診療補助，看護補助者を活用した看護サービス提供の工夫が必要となっている．また専門看護師，認定看護師の活用もサービスの質の保証と向上，そして加算等の収入増につながる．

❸変化する状況に合った人員活用の工夫を行っているか

社会のニーズの変化や診療報酬の改定時など，長期的な変動に対する人員計画は，組織全体で計画的に行う必要があるが，日々あるいは短期間での人員活用の工夫は，その都度考えなければならない．例えば，土・日曜日に手術を行わない場合，外科系病棟で余裕のある人員を他部署のサポートに配置したり，出勤者を減らすなどの工夫をする．

❹会議やミーティングの生産性を意識しているか

意思決定をするための会議，部署運営のためのミーティング，患者に関する

用語解説*

タスクシフト，タスクシェア

チーム医療の充実と医師の長時間労働等に対する働き方改革として推進されている．医師から看護師への移行だけでなく事務職なども巻き込んだ医療スタッフ間での業務の移行，分担がなされている．単なる医師・看護師の負担軽減でなく，患者の一番近くにいる看護師が判断可能な範囲を拡大し，さらに専門性を発揮し，患者へのタイムリーな医療提供が可能となる機会でもある．

➡ 特定行為については，10章３節p.309参照．

カンファレンス等，いずれも多くの組織で行われているが，慣習的に開催されていたり，会議に時間をかけて患者との時間を削ったり，超過勤務を生じたりしていることがある．会議やミーティングは目的を明確にする，事前準備を行う，カンファレンスは患者のアウトカムを意識して行う，などのルールを設けて効率的に行う．

2 モノの視点

モノの節約は日常生活と同じように，組織の中でもできるコスト削減の第一歩である．また，病院の中には多くの高額な機器や物品が存在し，無意識に消費したり，破損したりすると大きな支出につながるものもあり，これらのことを意識することがコストの管理につながる．

❶無駄な消費をしていないか

医療サービス提供のために使用した医療材料・物品のコストのうち，かかった費用分請求できるものは限られている．ガーゼやディスポーザブルの医療材料などは診断群分類包括評価に基づいた定額支払い制度（DPC/PDPS）に含まれるため，使用すればするほど支出だけが膨らむ．また，医療材料の多くは滅菌・消毒のためのコストもかかっており，患者に使用する以外に物品を汚染すると無駄や損失が生じるため，取り扱いには注意を払わなければならない．

➡ DPC/PDPSについては，10章２節p.296参照．

❷無駄なストックをしていないか

物品を必要以上，手元にストックすることにより，さまざまな無駄が生じる場合がある．医療材料には使用期限が決められたものもあり，ストックの余剰は物品の廃棄につながる．医療組織の廃棄物は，そのモノを無駄にするだけでなく，廃棄のためのコストが生じることも意識しなければならない．何が必要で何が必要でないかを考えることは，実際に使用しているスタッフができる工夫である．

❸モノの配置・管理場所は機能的か

使用頻度の高いものは取り出しやすいところに，使用用途が類似しているものはまとめて収納することによって業務を効率的に行うことができる．このような工夫も，現場のスタッフができるコスト管理のための活動である．

医薬品はその種類によって冷所や暗所での保管が，医療材料は水気のない清潔な場所での保管が必要である．各部署で日々その環境が適切に管理されているか確認することで安全性が保て，無駄な廃棄を減らすことができる．

3 カネの視点

❶組織の出費と考え，無駄遣いをしていないか

水道の出しっぱなしや，使っていないパソコンのつけっぱなしなど，こうした「～ぱなし」を見直すことは日常生活でも節約の一歩だが，組織となればなおさら重要となる．一人ひとりの職員が「～ぱなし」をやめることで多くのコスト削減につながる．

コラム　新人スタッフから取り組むコスト管理

コスト管理は管理者のみが行うものではなく，組織に所属するスタッフ全員が意識すべきものである．しかし，誰しもはじめからコストを意識して働けるわけでなく，それぞれの職位ごとにイメージしやすいものや，取り組みやすいものがある．以下に，コスト管理の視点と必要な情報の例を示す．

表で示したように，新人スタッフは自部署で使用する物品など，目に見える身近なモノの数や消費についてのコストはイメージしやすいのではないだろうか．中堅スタッフになると，病院における収支構造への理解が深まり，診療報酬による収益などについても考えられるようになる．さらに，部署管理者になると，組織全体に関わるより多くの情報をもとに自部署内のコスト管理を行うことになる．このように，コスト管理については段階的にその理解や取り組みが深まるといえる．

表　コスト管理に必要な情報と実践

コスト管理の視点	新人スタッフ	中堅スタッフ	部署管理者	看護部長
ヒト		●会議の生産性を意識しているか ●専門職がなすべき仕事に従事できているか	●人員数は足りているか ●状況に応じた人員活用を工夫できているか	組織全体の経営状況を把握し，長期的視点で看護部の収支管理を行う
モノ	●物品を無駄に消費していないか ●必要以上にストックしていないか ●物の配置や管理は機能的か	→ →		
カネ	●「～ぱなし」をしていないか ●必要のない残業をしていないか	●無駄を省く活動をしているか →	●損益分岐点を意識しているか ●スタッフの残業は多くないか	
考えること	・日々の業務の無駄をなくす ・限りある資源を有効に使う		・自部署の目標を果たす ・効率性を意識したコスト管理と業務改善	
必要な情報	自部署の物品数，消費量，物品の価格など	診療報酬による収益	・平均在院日数，病床利用率，入院・外来患者数，手術件数 ・超過勤務時間 ・入院・外来診療単価 ・組織の損益分岐→年次の事業計画および損益	・看護部総給与費 ・年次予算

❷時間外労働は多くないか

現場では，緊急の処置や入院，患者からの突然の要望などで予測できない業務が発生することがある．しかし，「時間外労働が発生するのは当然」という姿勢で日々の業務に従事しては，効率的な業務を行うことはできない．業務増加や時間外労働削減の解決策イコール人員の増加と考えるのではなく，効率的に仕事を進めるための業務改善を検討することで，時間外労働を削減し，コストを増やさないことができる．

❸無駄を省く具体的な活動を行っているか

業務改善の目的は，質の向上と業務の効率化である．特に組織の中で長い間行われてきた業務を見直すことは簡単ではないが，「目的をもって見直す」という意識をもつことで無駄が省ける．PDCAサイクルなどの質改善の方法の活用が有効である．

❹損益分岐点を常に意識しているか

損益分岐点は組織の事業計画の基本となり，その計画に基づき収支を考えて活動することが組織の存続には欠かせない．これは，経営者や管理者の役割だと思われるかもしれないが，スタッフも組織の一員として，その視点をもつことは必要である．

このようにコストを管理するには，ヒト・モノ・カネの三つの視点が必要であることを意識し，自分の職位に応じた情報を活用し，安全で質の高い医療サービスをいかに効率的に提供していくかを考える必要がある．

重要用語

コスト　固定費
損益分岐点　変動費

8 非常時への備え

1 保健医療の非常時

1 保健医療の非常時とは

非常時は，「国家的または国際的に重大な危機に面した時．事変の起こった時」と定義される[1)]．厚生労働省は，「医薬品，食中毒，感染症，飲料水その他何らかの原因により生じる国民の生命，健康の安全を脅かす事態」を健康危機として，これらの事態に対して「健康被害の発生予防，拡大防止，治療等」を行うことを「健康危機管理」としている[2)]．「その他何らかの原因」には，自然災害や放射線事故，毒物混入等の犯罪，大量殺傷型テロ事件，コンピューターの一斉不具合など，さまざまな事態が含まれる[3)]．

健康危機時は，健康被害の予防や拡大の防止，治療等，保健医療のニーズ（需要）が急激に増大する．需要が保健医療の現場で対応できる範囲（供給）を超えた場合，保健医療体制が逼迫（ひっぱく）し，国民の生命や健康が脅かされる．2020年から世界的パンデミックとなった新型コロナウイルス感染症（coronavirus disease 2019：COVID-19）により，日本でもいくつかの自治体で「医療非常事態宣言」が発出された．保健医療の非常時とは，保健医療の需給バランスが崩れる事態といえる．

2 保健医療の非常時の例

保健医療の需給バランスに注目すると，非常時は，需要が急激に増大するとき，供給が急激に減少するとき，もしくは，需要の増大と供給の減少が同時に起きるときであると考えられる．

需要が急激に増大する場面に「災害」がある．災害には，地震や風水害等の「自然災害」，列車や航空機などの大型交通事故や工場の爆発などの「人為災害」，放射性物質の漏洩や有毒化学物質の飛散，伝染病パンデミックなど，特殊な装備を必要とする「特殊災害」，複数の災害がほぼ同時に起きる「複合災害」がある[4]．

供給減少は，災害（火災など自施設に限定した災害を含む）や，計画外の停電やサーバートラブル，医療従事者の一斉退職など，経営資源が急激に不足したり使用できなくなる場合に生じる．

自然災害発生時や伝染病のパンデミック時は，保健医療の需要増と供給能低下が同時に発生する．建物や設備の損壊，電気・ガス・水道などのライフラインの途絶，医薬品や医療材料，衛生材料等の供給停止，交通機関の停止や被災により出勤できない職員の発生，通信手段の断絶が起きると，経営資源が急激に不足する事態に陥る．

2 非常時への備え

1 事業継続計画（BCP）

「大地震等の自然災害，感染症のまん延，テロ等の事件，大事故，サプライチェーン（供給網）の途絶，突発的な経営環境の変化など不測の事態が発生しても，重要な事業を中断させない又は中断しても可能な限り短い期間で復旧させるための方針，体制，手順等を示した計画」のことを**事業継続計画**（business continuity plan：BCP）という[5]．保健医療機関は国民の生命や健康に直結する機能を担っているため，各施設が機能に応じたBCPの策定を進めている．

2 施設・地域を超えた支援

非常時に，施設や地域を超えて支援するしくみも構築されている．

日本看護協会は都道府県看護協会と連携して，大規模災害発生時に「**災害支援ナース**」を派遣するしくみを構築している[6]．災害支援ナースは，実務経験５年以上の看護協会会員で，災害支援ナース養成研修を受講した者が，所属施設長の承諾を得て登録される．災害の規模により，被災県看護協会が県内で派遣する「単独支援」，近隣県看護協会からも派遣する「近隣支援」，広域の看護協会が長期間の派遣に協力する「広域支援」がある[6]．

また，全国的に，災害派遣医療チーム（disaster medical assistance team：**DMAT**），災害派遣精神医療チーム（disaster psychiatric assistance team：**DPAT**），災害時健康危機管理支援チーム（disaster health emergency assistance team：**DHEAT**）が組織されている[7]．

DMATは，医師，看護師，業務調整員で構成され，災害発生直後から活動を開始できる機動力をもつ医療チームである．災害現場での医療活動や，被災地の医療機関の支援，広域医療搬送やロジスティクスなどを担う．

DPATは，精神科医師，看護師，業務調整員，その他ニーズに合わせた専門職で構成される．専門的な訓練を受け，被災地の精神保健活動の支援，被災地の医療機関の支援，被災地で活動する支援者への支援などを担う．

DHEATは，公衆衛生医師，保健師，業務調整員などで構成され，被災地の自治体に設置される保健医療調整本部や保健所などで，健康危機管理の指揮調整機能の支援や保健医療活動チームの受援調整の支援などを担う[7]．

plus α

災害時のロジスティクス

ロジスティクスとは，もともとは軍事用語であり，必要なモノ・ヒト・情報などを，必要なタイミングで，必要とするところへ，必要なだけ，適正なコストで効率的に届けるための，調達から保管，在庫管理，輸送，分配までの計画的な管理のことである．災害時でのロジスティクスにおいては，医療・看護スタッフ，医薬品，情報・通信，移動手段，活動拠点などの手配を行い，効果的な支援活動の遂行を図る．

3 非常時の看護管理の役割

看護管理には，「看護職のもつ能力が有効に発揮され，直接の業務が円滑に遂行され，24時間最良の看護が提供されるよう，組織の系統，権限及び責任を明らかにし，人事・設備・備品・労務環境を整える」機能がある[8]．限られた資源で増大する需要に対応する必要がある非常時こそ，看護管理が重要となる．

新型コロナウイルス感染症患者に対応した病院の看護管理者は，病院幹部とともに非常事体制を構築し，さまざまな資源を投入して職員の心身の健康を守り，組織再編や多職種でのタスクシフト・タスクシェアを進めながら，患者への医療提供を継続した[9]．宿泊療養施設や臨時医療施設，福祉施設でゼロから医療提供体制を構築する際に，看護管理経験者が大きな力となったことも報告されている[9]．

宿泊療養施設

日本では2020年２月１日に新型コロナウイルス感染症を指定感染症として定める政令が施行され，感染症指定医療施設での入院療養が原則となった．しかし，入院病床に限りがあること，無症状者や軽症者も多く含まれたことから，同年４月２日に厚生労働省から，無症状者や軽症者は宿泊施設や自宅で療養する方針が示された．家庭内感染を防ぐ必要性や症状急変時に適時適切な対応が必要であることから，高齢者と接する機会がある軽症者等へはホテル等での宿泊療養が積極的に推奨された．宿泊療養施設は，都道府県知事および保健所設置市等の長が地域の流行状況を踏まえて，ホテル等の宿泊施設を借用して開設する．感染拡大防止のため入所者には外出自粛を求め，食事の提供などの生活支援を行う．また，症状急変に備えて看護師・保健師や医師等を配置し，健康観察を行う．

臨時医療施設

2021年２月13日に新型インフルエンザ等対策特別措置法等の一部が改正され，都道府県知事は，区域内の医療機関が不足し医療の提供に支障が生ずると認める場合には，医療を提供する施設を臨時で開設し，医療を提供することとなった．臨時の医療施設は，緊急性を考慮して消防法や医療法は適用されず，ホテルやプレハブなど保険医療機関としての指定を受けていない施設でも，必要な人員および安全管理体制を整えた上で医療を提供することができる．臨時医療施設では，高齢者や基礎疾患等のリスクを有する軽症者に対するバイタルサインの確認や，有症状者へ酸素療法や投薬，点滴等の一時的な治療が行われる．

引用・参考文献

1) 新村出編．広辞苑．第6版，岩波書店，2008．
2) 厚生労働省．健康危機管理について．https://www.mhlw.go.jp/general/seido/kousei/kenkou/，（参照2023-11-25）．
3) 厚生労働省．地域における健康危機管理のあり方検討会．地域における健康危機管理について：地域健康危機管理ガイドライン．2001．https://www.mhlw.go.jp/general/seido/kousei/kenkou/guideline/index.html，（参照2023-11-25）．
4) 酒井明子ほか編．災害看護．第5版，メディカ出版，2022，p.30，（ナーシング・グラフィカ 看護の統合と実践③）．
5) 東京都保健医療局．災害拠点病院の事業継続計画（BCP）策定ガイドライン（令和2年度版）．2020．https://www.hokeniryo.metro.tokyo.lg.jp/iryo/kyuukyuu/saigai/zigyoukeizokukeikaku.files/kyoten1129.pdf，（参照2023-11-25）．
6) 日本看護協会．災害看護．https://www.nurse.or.jp/nursing/practice/saigai/index.html，（参照2023-11-25）．
7) Takemura, S. Public health practices to address natural disasters in Japan. 保健医療科学．2022，71（1），p.66-76．
8) 日本看護協会．看護にかかわる主要な用語の解説：概念的定義・歴史的変遷・社会的文脈．2007．https://www.nurse.or.jp/nursing/home/publication/pdf/guideline/yougokaisetu.pdf，（参照2023-11-25）．
9) 武村雪絵ほか．「新型コロナウイルス感染症に対応する看護職員の確保及び最適なマネジメント検討に向けた実態調査研究」より．看護．2021，73（13），p.64-68．
10) De Kock, J. H. et al. A rapid review of the impact of COVID-19 on the mental health of healthcare workers: implications for supporting psychological well-being. BMC Public Health. 2021，（21），p.104．

重要用語

事業継続計画
災害支援ナース
DMAT
DPAT
DHEAT

5 看護の質向上のための取り組み

学習目標

- 看護倫理を看護組織の課題としてとらえる視点を身に付けよう．
- 医療安全の基本的な概念と組織として取り組むべきことを理解しよう．
- 患者と家族と協働で取り組む医療安全の方法を理解しよう．
- 医療・看護の質の概念を理解し，その測定方法を，国内外の動向も踏まえ，整理して理解しよう．
- 組織変革に関する理論やアプローチ法を理解しよう．
- 組織変革の方法を理解し，自らの役割やチーム・組織への貢献を考えよう．

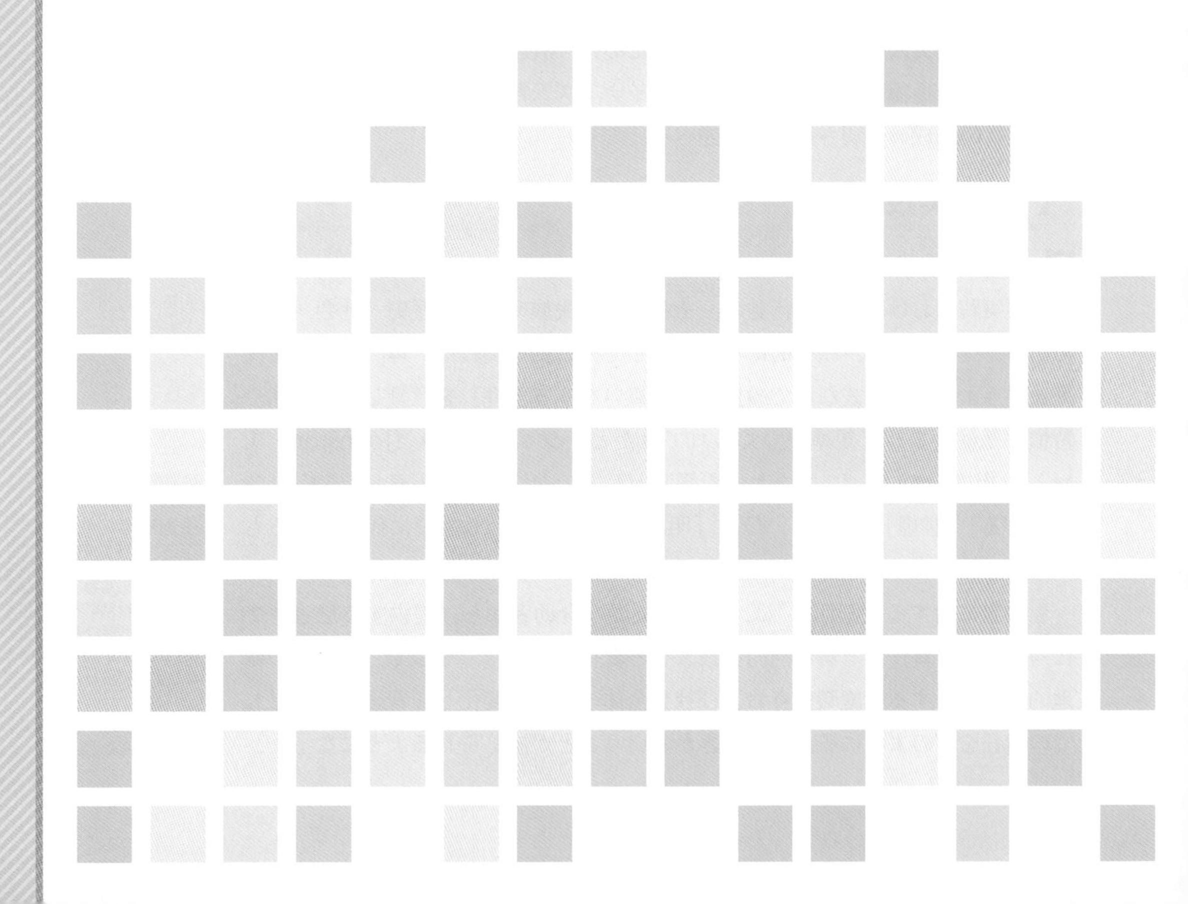

米国の保健資源事業局（U. S. Department of Health and Human Services Health Resources and Services Administration：HRSA）によれば，質向上（Quality improvement）とは，目的とされる患者群の健康状態を高めるために，実践するヘルスケアサービスを測定可能にし，改善を導くためのシステマティックかつ継続的な活動とされている[1)]．本章では，看護の質に関わる核となる「倫理」，特に看護管理の視点からの倫理の考え方とその取り組みについて，そして医療の質モデルと医療・看護それぞれに焦点を当てた評価指標，質改善の取り組みについて述べる．

1 看護組織の活動と倫理

日本看護協会が作成した「**看護職の倫理綱領**」前文に，「あらゆる場で実践を行う看護職を対象とした行動指針であり，自己の実践を振り返る際の基盤を提供するもの」とあるように，看護倫理とは，看護師の実践や組織活動の中で，「この患者にとって最善のことは何だろう」と模索したり，判断するときによりどころにしている支柱のことである．個々の看護職が自分の実践を倫理指針に照らし合わせて振り返ることそのものが，看護の質向上への取り組みであるといえる．

看護職は，倫理を二つの側面から考えていく必要がある．一つは今目の前にいる患者に対する実践の中で考える看護実践倫理，もう一つは組織として社会に対して担うべき社会的責任があるという視点に立脚する組織倫理である．本節では，看護実践の質の向上に取り組むために，看護実践倫理と組織倫理の二つの視点と，道徳的行動モデルと組織ダイナミズムからの影響について論じ，倫理文化の醸成の大切さについて述べる．

1 看護実践倫理

1 看護実践倫理の変遷

看護実践における倫理的行動は，それぞれの民族や国家の歴史，社会，文化の影響を受けている．歴史的に看護職としての行動や実践は，専門職の職業倫理というよりも「公式な場での良い振る舞いをする女性」を意識した不文律や習慣が基盤となって規準がつくられてきたと，ジョンストン（Johnstone, J. M.）は指摘している[2)]．すなわち看護職としての適性とは「正直」「誠実」「時間を守る」「謙虚」「従順」「寡黙」「明朗」「健康」という言葉に代表されるものであり，これは日本においても同様であったといえよう．

看護職に対する役割期待*は，医師の従順な介助者から，提供する患者ケアに対して自ら責任をとる専門的実践家へと変化してきた．そして，看護職の倫理的行動に対する看護職自身および社会全体の認識が変化し，看護専門職としての責任をどのように概念化すべきかということが論じられるようになった．

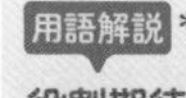

*

役割期待

上司は上司らしく，教師は教師らしく振る舞うなど，ある役割にふさわしい言動や態度などを他者（社会）から暗黙の了解として期待されること．

➡ 看護の歴史については，1章2節p.22参照．

2 看護職の倫理綱領

専門職の自律的規制を示すために，各々の職能団体がその構成員がもつ義務やなすべきことを定めたものを倫理綱領という[3)]．看護職においてはさまざまな経緯を経て，国際看護師協会（International Council of Nurses：ICN）により2021年に「**ICN 看護師の倫理綱領**」が提示された．日本においては，2021年に日本看護協会から「看護職の倫理綱領」が提示されている．

倫理綱領は以下のような意義をもっている．

1 看護師の道徳的特性を備えることを促進し，個々の看護師が実践かつ振り返りを行うための指針となる．
2 看護専門職として大切にすべき価値を共有化し，後進の教育のための指針となる．
3 専門職が行う看護実践に対して一般市民が何を望むのかを示しているもの，いうなれば看護師の責任が何であるのか，看護師は何をすべきなのかを非専門職および社会に対して示している．

多くの医療福祉専門職の倫理綱領で，連携・協働に関する記述があり，専門職として目指すべき価値や目的として掲げられ，重要な位置付けをもっていることがわかる[4)]（**表5-1**）．

表5-1　各専門職団体の表明する倫理綱領・倫理規定における連携・協働に関する記述（抜粋）

職種（団体名）	連携・協働に関する記述	採択年等
医師（日本医師会）	医師は互いに尊敬し，医療関係者と協力して医療に尽くす．	2000（平成12）年採択
介護支援専門員（日本介護支援専門員協会）	私たち介護支援専門員は，介護支援サービスを提供するにあたり，利用者の意向を尊重し，保健医療サービス及び福祉サービスその他関連するサービスとの有機的な連携を図るよう創意工夫を行い，当該介護支援サービスを総合的に提供します．	2007（平成19）年採択
介護福祉士（日本介護福祉士会）	介護福祉士は，利用者に最適なサービスを総合的に提供していくため，福祉，医療，保健その他関連する業務に従事する者と積極的な連携を図り，協力して行動します．	1995（平成7）年宣言
看護師（日本看護協会）	看護職は，多職種で協働し，よりよい保健・医療・福祉を実現する．	1988（昭和63）年公表 2021（令和３）年改訂・改題
作業療法士（日本作業療法士協会）	作業療法士は，他の職種の人々を尊敬し，協力しあう．	1986（昭和61）年公表
社会福祉士（日本社会福祉士会）	われわれは平和を擁護し，（中略）多様な人々や組織と協働することを言明する．	2020（令和２）年採択
理学療法士（日本理学療法士協会）	理学療法士は，専門職として生涯にわたり研鑽を重ね，関係職種とも連携して質の高い理学療法を提供する．	1978（昭和53）年制定 2018（平成30）年一部改正
臨床心理士（日本臨床心理資格認定協会）	他の臨床心理士及び関連する専門職の権利と技術を尊重し，相互の連携に配慮するとともに，その業務遂行に支障を及ぼさないように心掛けることとする．	1990（平成2）年制定 2009（平成21）年改正

2 組織倫理

1 企業の社会的責任と法令遵守（コンプライアンス）

組織に関連する反倫理的行為とは，診療情報データの改ざん，偽装，会計の粉飾決算，労働基準を満たさない過重労働や不当解雇といった組織的な規模のものからから，横領やカラ出張など従業員個人レベルのものまで幅広く存在する．そして，それらは組織や専門職に対する社会的信用を失墜するような出来事として報道等で取り上げられることが少なくない．こういった事件は組織による不正行為とみなされ，法令で規定されている「やってはいけないこと」に抵触したことを意味し，コンプライアンス（法令遵守）違反とされ，社会的制裁の対象となる．**組織の社会的責任**には，その組織活動が社会に与える影響に責任をもつことも含まれる．組織の社会的責任には，「正しいことを正しく行う」という第一義的な意味のほかに，不正があったことによって発生する影響，例えば業界や企業全体に対しての信頼の失墜，風評被害など，二次的に生じる現象に対する責任も含まれるのである．

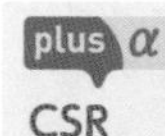

CSR

corporate social responsibility．企業の社会的責任を意味する言葉の略語．法令遵守はもちろんのこと，自社の顧客や投資家からの要求に応えるだけでなく，環境問題など社会全体を視野に入れ，自発的に持続可能な活動を志向していく責任のことである．

日本の著名な経営者の一人である松下幸之助は，その著書において，「企業の社会的責任とは，企業の存在意義である『本業』で社会に貢献することと社会人として立派な人材を育てることであり，社会的責任を果たすために必要なことは，経営者が正しい経営理念を持ち，企業の真の使命を自覚し，それに基づいて経営を行い，そのことを絶えず従業員に訴え続けることである」と述べている[12]．こうした社会的責任が組織の存在意義や価値そのものであるということをすでに40年前に見いだしていたのは，まさに先見の明といえよう．

日本の主要な企業や業種別団体で構成される社団法人日本経済団体連合会は，「企業行動憲章」の序文で，「持続可能な社会の発展に向けて，あらゆる組織が自らの社会的責任を認識し，その責任を果たすべきであるとの考え方が国際的に広まっている．とりわけ企業は，所得や雇用の創出など，経済社会の発展になくてはならない存在であるとともに，社会や環境に与える影響が大きいことを認識し，その責任を率先して果たす必要がある」[13] と述べている．

病院はそのほとんどが非営利団体（non-profit organization：NPO）であるが，利益を主目的としないだけで，利益や採算を度外視するわけではない．経営者にとって黒字経営を目指すことは，将来の設備投資や人材育成投資のためにも重要である．しかしながら，利益追求やブランドの保守に走るあまり，組織の社会的責任をおろそかにすることは許されない．病院経営においても，一般企業と同様にコンプライアンスが求められている．例えば病院，診療所または助産所では医療事故（➡p.169 用語解説参照）があった場合，速やかに関係機関へ報告することが義務付けられている（医療法第６条の10）．

看護管理者は，さまざまな看護管理上の法令遵守に責任をもつ．例えば，医療法第21条に基づき，看護人員配置に関して関係機関への正確な届け出が義務付けられており，この情報は病院にとっての主となる収入源（入院基本料）に直結している．訪問看護ステーションも同様で，介護保険法による規制を受ける．人員配置指定基準に違反して開業していることが発覚した場合は，業務停止や指定の取り消し，医業収入の返還などの重い行政処分が下ることもある．

ほかにも近年，労働基準法の改正に伴い，職員が年５日以上の有給休暇を取得できるよう勤務調整することも管理者の責務となった．看護管理者が法令に関する知識をもち，その趣旨を十分に理解し遵守することは，患者はもとより看護職を守るためにも重要なことである．

法令遵守は看護管理者だけに求められるものではない．患者の直接ケアに当たる看護職にとっても，薬事法を遵守した薬物の取り扱いや，感染症法に基づく感染者への対応，後述する個人情報保護法による個人情報管理などが義務付けられている．これらに関しては，組織のルールとして定められていることが多く，また環境の変化により新設されたり，変更されたりする．「規則だから」ではなく，それらを遵守することの重要性と変化にも気を配る必要がある．

3 道徳的行動モデルと組織ダイナミズムからの影響

1 道徳的行動と葛藤

レスト（Rest, J.）は道徳的行動を四つの要素からなるモデルを提案している[14]．図5-1に示す．

このモデルは，道徳的な事象に遭遇した際に，道徳的に行動を決定するまでのプロセスを示している．道徳的感受性とは，日常の臨床現場で生じている道徳的な問題を認識する力のことだが，道徳的判断に至るまでに「どうしていいかわからない」「どちらを優先していいかわからない」といった状況に陥ることがある．これを**倫理的葛藤**（ジレンマ）という．葛藤とは，心の中に相反する動機・欲求・感情などが存在し，そのいずれをとるか迷うことである．

2 看護管理と倫理的葛藤

看護管理者にとって倫理的葛藤を生じる対立軸はさまざまである．患者の容体や周囲の人間の関係性に起因する倫理原則上の葛藤，看護倫理と経営方針との葛藤，看護倫理と職員の労働衛生との葛藤に分けて説明する．

1 倫理原則上の倫理的葛藤

ビーチャム（Beauchamp, T. L.）とチルドレス（Childress, J. F.）は，医療の具体的な倫理問題を解決するために，**自律尊重**，**無危害**，**善行**，**正義・公正**の四つの**医療倫理原則**を示した．二つあるいはそれ以上の倫理原則のはざまで，同じくらいの正当性がある行動や判断が可能な場合，どちらを選んだり行ったりしたらよいかわからない状況（倫理的葛藤あるいは**倫理的ジレンマ**）が起こり得る．以下に具体的な例を挙げる．

道徳的感受性 → 道徳的推論 → 道徳的動機付け → 道徳的行動

	道徳的感受性	道徳的推論	道徳的動機付け	道徳的行動
問　い	「これは道徳の問題なのか？」	「何をすべきなのか？」	「私ができることは何か？」	「実行するためには何が必要か？」
思考のプロセス	1　この状況での関係者は誰か？ 2　この状況で影響を受ける人は誰か？　どのように影響を受けるのか？ 3　誰と誰の権利や価値が対立しているのか？　それらの権利や価値はどのようなものか？ 4　どのような行動が可能か？　それらの行動を起こすことで，事態はどのようになるだろうか？	5　人権，原則，価値の間での対立の程度はどのくらいだろうか？ 6　ほかに考慮すべき人権，原則，価値はあるだろうか？　そしてそれはなぜだろうか？ 7　上記のことを踏まえ，道徳的問題があるかどうかを明示し，看護師はどうするべきであろうか？	8　その場にいると仮定して，当事者として，どのような行動をとるだろうか？　看護師はどのように行動すべきであろうか？ 9　そのような行動をとったとしたら，それは自分にとって利害が生じるだろうか？ 10　看護師が行動すべきことについて，躊躇したり，加減したりするような，マイナスに作用することがあるとすれば，それは何か？	11　道徳的意思を発揮した行動とはどのようなものがあるか？　望ましくない結果にならないための対策は何か？ 12　関係者に何を，どのように伝えるか？ 13　決定したことを実行するために，自己の能力として大切な関係構築スキルは何か？ 14　決定した行動に対し，どのような反論があり得るだろうか？　それらの反対意見にどのように対応するか？ 15　実際にやってみる．
大事にする価値観	「道徳に関することであれば，そこから逃げてはいけない」	「人は道徳的であらねばならない」	「私は不正をはたらく人であってはならない」	「私は不正はしない」

Waithe, M. E. et. al. Developing case situations for ethics education in nursing. Journal of Nursing Education. 1989, 28（4）, p.175-180. をもとに著者作成.

図5-1　レストのFour Component Model（FCM）を用いた看護師の思考過程

事　例

85歳女性．10年前にアルツハイマー型認知症と診断され，徐々に身体機能や認知機能が低下している．１年前から寝たきりになり，６カ月前からはほとんど話をしなくなった．３カ月前からほとんど食事をとらなくなり，口に食べ物を入れても舌で出すようになった．入院して点滴加療が行われたが，栄養状態の改善をはじめとした容体の軽快は認めなかった．主治医より今後のプランとしてCVポートを入れるか胃瘻（いろう）を造設するか選択を迫られ，家族はCVポートを選択した．施行３日後から発熱，さらにショック状態となり，CVポートからの感染による敗血症の疑いで集中治療室に入室した．集中治療室での治療が奏功*し，容体は安定した．集中治療室での今後の治療方針について看護師の中で葛藤が生じた．

*
奏　功
医療において治療の効き目が表れること．

医療倫理四原則について考えてみると，この症例では本人の自律尊重ができない，CVポートや胃瘻造設が無危害といえるか不確実な状況であるが，栄養不良を改善しなくてはならない（善行），といったようにどの原則に基づいて行動すべきなのか，正解がない状態である．

このような倫理的葛藤は，臨床の場では日常的に発生している．

2　看護倫理と経営方針との葛藤

看護管理者は経営者の一翼を担っており，従業員の生活を保障する立場にあると同時に，看護専門職でもある．このような立場にある看護管理者は，病院経営と看護倫理の間に葛藤や戸惑いを生じやすい．近年では国民医療費の伸びを抑えるために，病床数は減少傾向にあり，急性期患者を取り扱う医療機関での在院日数を短縮する施策が多くとられている．病院や医療機関は診療報酬制度の改定に対応し，より効率的な医療体制の構築を求められ，経営に反映させている．入院患者の中には，十分な回復やセルフケア能力の改善を実感することを待たずして退院あるいは転院させているのでは，と感じるケースもあるだろう．こうした中，急性期病床という医療資源をどの患者に配分するのかを考えることは，看護管理者にとっては患者に対する「善行」と経営方針の間で倫理的葛藤を引き起こす．

3 看護倫理と看護職の労働衛生との葛藤

日本看護協会の「看護職の倫理綱領」12には，「看護職はより質の高い看護を行うため，看護職自身のウェルビーイングの向上に努める」とある．これは看護職のワーク・ライフ・バランスを守ったり，感染，被曝，暴力，過重労働などの危険から身を守ることであり，看護管理者は看護職の労働安全を守る責務がある．看護を必要とする患者のニーズに応え，安全安楽なケアを提供するために，看護職は最大限の努力を求められる一方で，看護労働の場では慢性的に人員不足が発生している．また，近年の新型コロナウイルス感染症（coronavirus disease 2019：COVID-19）の感染拡大時には，看護職の身を守るためのPPE*が不足したり，感染を防ぐために休日中の行動制限を余儀なくされたりした事例が発生している．こうした状況では，ケアを必要とする患者の権利を守るという看護倫理と，有給休暇を十分に与えることができない，職員の健康を守れない，労働衛生環境を改善できないといったもどかしさの間で倫理的葛藤を引き起こす．

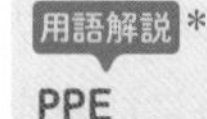

*
PPE
personal protective equipment．標準予防策に装着する個人防護具のこと．使い捨てのエプロン，マスク，ゴーグル，シューカバー，ガウン，キャップなど．

看護管理者はこのような葛藤を抱えながら管理業務を行っている．葛藤は今ある看護をさらに良くしていくためには必要なものであるが，そのままにしておいては質の向上は望めない．これらの葛藤に対する対応例を以下に示す．

❶倫理原則上の葛藤

多くの職員が看護業務の中で葛藤を抱えていることを認め，話し合いの場を設ける．そうした場では，その問題に対する未知の情報や新しい意見がもたらされたりすることもある．互いの考えを表出し合うことで最善の決定がもたらされるよう働き掛ける．また，そうした話し合いの内容は記録にとっておき，定期的にデータとしてまとめ分析を行う．

❷看護倫理と経営方針との葛藤

転院する患者に対し，十分な説明を行うとともに，転院先の看護職と十分な連携を行う．転院後のフォローアップを検討し，ケースごとに評価を行い，その評価につながった要因を検討する．

❸看護倫理と看護職の労働衛生との葛藤

職員の労働衛生に関して先進的な取り組みをしている他施設や組織について情報を得る，自組織で取り組めることについて組織内でアイデアを募るなど，倫理的葛藤を一人だけで解決しようとせず，他者の力を借りながら柔軟な思考で取り組む．

|4|倫理的行動と組織ダイナミズムからの影響

組織行動の一つとして，倫理行動を考える上で二つの行動に着目する必要がある．一つは**規範に基づく倫理行動**であり，これは，企業や組織で働く者として「こうあるべき」という規範があらかじめ定められていて，それらが行動規範としての価値基準となっていることをいう．看護職は専門職であるため，明確な倫理綱領があり，それにのっとった行動をすることが正しいとされている．日本看護協会で作成された「看護業務基準」では，「人の生命，人としての尊厳及び権利に反する場合は，疑義を申し立てる」とあり，①医療行為の理論的根拠と倫理性，②対象者にとっての適切な手順，③医療行為に対する反応の観察と対応に関して判断を行うことが看護実践の責務として明記されている[15]．

しかし，人は規範だけをよりどころにして倫理行動を選択しているわけではなく，所属する組織のもつダイナミズムから影響を受けており，それがもう一つの**状況に基づく倫理行動**である．管理者は倫理綱領や規範に頼るだけでなく，自らの組織の状況をつぶさに点検し，非倫理的行動を誘発するようなことがないように注意を払う必要がある．水村は，人が非倫理的行動に出る状況要因を以下の５類型にまとめている[16]．そのような状況に対し，看護管理者がどのような介入をしたらよいかについて，以下に述べる．

❶非倫理的行動に出たほうが当人（あるいは組織）のためになるような目標が設定されている

例えば，褥瘡（じょくそう）ケアについて，褥瘡を予防しても病院の利益にはならないが，褥瘡が形成して治療が必要となった時点でその治療に対して診療報酬が支払われるとすれば，予防に対するインセンティブは働きにくくなる．

看護管理者は真の問題が診療報酬制度にあることを見極め，制度の変更に向けて声を上げていく必要がある．予防こそ，無駄な医療経費をなくすことにつながり，患者のQOLに寄与することになることを，組織を代表して提唱していく．

❷他人の非倫理的行動を見ても素知らぬ顔をしたほうが自分のためになる

「赤信号みんなで渡れば怖くない」といった表現があるように，「長いものには巻かれろ」という風潮を良しとするところがあるとするなら，それが時には協調性と誤解されることもある．

看護管理者は倫理的であることの大切さの理解を全職員に促すとともに，ジレンマを感じている職員の話を聴き，非倫理的行動を改められるよう当該者に関わる．

❸大変な仕事を請け負ってくれている人に融通をきかせる

管理者にとって，臨床現場をまとめてくれているリーダーや，夜勤を積極的に引き受けてくれたりする職員は頼もしい存在である．そうした人たちがもしも非倫理的な振る舞いをしたとき，管理者の対応に手加減が加わったりすれば，倫理的な組織風土はつくれない．

管理者は倫理的対応については公正中立であらねばならない．自分自身の倫理に関するブレない軸をもち，常にその方針に従って行動する．

❹非倫理的であることに誰も気付かない

フライ（Fry. S. T.）は個人の内在する価値観に基づき，臨床現場において生じる倫理的問題に気付く能力を道徳的感受性（moral sensitivity）と定義している（➡p.164 図5-1参照）．臨床現場にいる当事者の倫理的感受性が欠如あるいは低ければ，この感受性を涵養する必要がある．

看護管理者は，倫理に関する基本的知識について職員に教育を行う．職員が倫理的にもやもやしている場面を見逃さず，声を掛ける．職員が集合している場での職員の「それは倫理的にどうなんだろう？」という問題提起をそのままにせず，全員で考えてみることを奨励する．

❺結果さえ出せば，成果に至る過程で非倫理的な意思決定を下していても帳消しになる

例えば，看護研究を行うために患者や協力者の自由意思を尊重しなかったりすれば，その研究がどんなに素晴らしい知見を生み出していたとしても，研究として価値あるものとはいえない．看護研究は成果だけでなく，プロセスも重視されねばならない．また，早く片付けることだけを考え，患者のプライバシーや安楽に配慮せずにおむつ交換を実施したとしたら，排泄ケアそのものは実施したとしても，患者自身の満足からは程遠いケアとなってしまう．

看護管理者は，研究における倫理指針を理解し，研究遂行上の留意点について職員に教育を行う．多忙な看護職をねぎらうとともに，「患者はあなたのケアをどのように受け止めたと思うか？」という問い掛けを行い，職員のリフレクションを促す．

plus α

道徳的感受性と倫理的感受性の違い

道徳的感受性：個人の福祉や安寧に影響を与える状況的側面を意識し，自分の価値観と照らし合わせる感覚．

倫理的感受性：他者との対話を通じて，客観的にその状況を認識することで自分自身の価値観に気づく感覚[18]．

引用・参考文献

1) HRSA．Quality Improvement．2011．p.19.
2) Fry, S. T. et al．Ethics in Nursing Practice：A Guide to Ethical Decision Making．3rd edition，Blackwell Publishing，2008.
3) 赤林朗編．入門医療倫理Ⅰ．改訂版，勁草書房，2017.
4) 村田真弓．医療福祉専門職の多職種連携・協働に関する基礎的研究：各専門職団体の倫理綱領にみる連携・協働の記述から．大妻女子大学紀要 人間関係学研究．2011，(13)，p.159-165.
5) Watson, J. et.al．The ethics of care and the ethics of cure：synthesis in chronicity．National League for Nursing．1988，15（2237），p.2.
6) ローレンス・コールバーグ．道徳性の発達と道徳教育：コールバーグ理論の展開と実践．岩佐信道訳．麗澤大学出版会，1987.
7) Gilligan, C．In a Different Voice：Psychological Theory and Women's Development．Harvard University Press，1993.
8) ネル・ノディングス．ケアリング：倫理と道徳の教育：女性の観点から．立山善康ほか訳．晃洋書房，1997.
9) ジーン・ワトソン．ワトソン看護論：人間科学とヒューマンケア．稲岡文昭ほか訳．医学書院，1992.

10) 日本看護協会．看護職の倫理綱領．2021，p.2．https://www.nurse.or.jp/home/publication/pdf/rinri/code_of_ethics.pdf，（参照2023-11-25）．
11) 国際看護師協会．ICN 看護師の倫理綱領（2021年版）．日本看護協会訳．2021．https://www.nurse.or.jp/nursing/home/publication/pdf/rinri/icncodejapanese.pdf?ver=2022，（参照2023-11-25）．
12) 松下幸之助．企業の社会的責任とは何か？．PHP研究所，2005．
13) 日本経済団体連合会．"企業行動憲章"．Policy（提言・報告書）．2010．http://www.keidanren.or.jp/policy/cgcb/charter2010.html，（参照2023-11-25）．
14) Rest, J. R. Moral Development：Advances in Research and Theory．University of Minnesota Press，1986．
15) 日本看護協会．看護業務基準 2021年改訂版．2021．https://www.nurse.or.jp/nursing/home/publication/pdf/gyomu/kijyun.pdf，（参照2023-11-25）．
16) 水村典弘．企業行動倫理と企業倫理イニシアティブ：なぜ人は意図せずして非倫理的行動に出るのか．日本経営倫理学会誌．2013，（20），p.3-15．
17) Waithe, M. E. et. al. Developing case situations for ethics education in nursing．Journal of Nursing Education．1989，28（4），p.175-180．
18) 神徳和子ほか．看護倫理学における道徳的感受性と倫理的感受性の意味．日本看護倫理学会誌．2017，9（1），p.53-56．

重要用語

看護職の倫理綱領
看護実践倫理
ICN 看護師の倫理綱領
組織倫理
組織の社会的責任
コンプライアンス
法令遵守
道徳的行動
倫理的葛藤
医療倫理原則
倫理的ジレンマ
PPE
組織ダイナミズム
規範に基づく倫理行動
状況に基づく倫理行動
非倫理的行動
道徳的感受性

2 医療安全

1 医療を取り巻く環境の変化と医療安全

医療システムは，多くのプロセスと人が関与しており，複雑なシステムである．そのため，個人の努力だけではなく，組織として医療安全に取り組まなければならない．今や**医療安全**は，組織の最優先課題である．

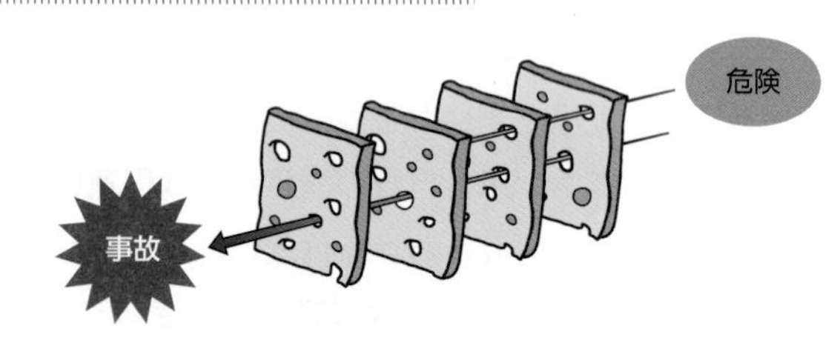

図5-2 スイスチーズモデル

また，医療事故*は一つあるいは一人のエラーで発生するものではない．リーズン（Reason, J. T.）が提唱した**スイスチーズモデル**（図5-2）では，幾重にもなる防護壁のそれぞれに**エラー**（穴）があり，そのエラー（穴）を1本の槍が貫通するようにつながったときに事故が発生するとされている．事故を防止するためには，どこかをブロックする必要がある．そのために，いかに防護壁であるチーズの枚数を増やす（多重防護）か，チーズの穴をどのようにして小さくする（安全精度を高める）かについて考えなければならない．

1999年（平成11）に横浜市立大学附属病院で手術患者の取り違え事故*が起こった．この事故の経緯を振り返ると，幾重にもある「防護壁」で顕在的エラーや潜在的エラー（チーズの穴）が生じ，それが連なって重大事故（結果）

に至ったことがわかる．

この事故は，日本の医療事故に対する考え方やリスクマネジメント体制，事故発生後の対応のあり方などを大きく変えるきっかけとなった．

2 医療安全管理体制と組織的取り組み

1 国を挙げて医療安全管理体制が構築された経緯

横浜市立大学附属病院での事故に続き，複数の病院で重大な医療事故が発生し，連日マスコミで取り上げられるようになった．また，1999年に米国医療の質委員会/医学研究所（現米国医学アカデミー）から『To Err is Human（人は誰でも間違える）』*がセンセーショナルに報告されたこともあり，「医療安全」の意識は国を挙げて一気に高まった．

厚生労働省は，2001（平成13）年に**医療安全推進室**を設置し，医療安全対策検討会を発足した．翌2002（平成14）年には**医療安全推進総合対策**を策定し，病院・有床診療所に**医療安全管理体制**を義務付けるよう医療法施行規則を改正した．さらに2003（平成15）年には，特定機能病院と臨床研修病院の安全管理体制について，①専任の医療に係る安全管理を行う者の配置，②医療に係る安全管理を行う部門の設置，③患者からの相談に適切に応じる体制の確保等を盛り込んで強化した．そして，患者・住民からの医療に関する苦情・相談への対応と医療機関への助言，住民や医療機関に対して医療安全に関する情報提供，医療機関に対する研修等を目的に，都道府県ならびに二次医療圏に**医療安全支援センター**の設置を進めた．

図5-3のように，国・地方自治体，医療機関，医療者個々人，医薬品・医療機器関連企業，そして国民などには，医療安全に関する責務と役割があり，互いに連携しながら医療の安全確保と医療の質向上に貢献することが求められている．

診療報酬上においても2006（平成18）年には，医療安全管理体制を入院基本料の施設基準とし，管理体制の状況によって医療安全対策加算を新設し，医療安全管理体制の整備を後押しした．2018（平成30）年の診療報酬改定では，医療機関間の相互評価を通して医療安全の質向上を目指す，**医療安全対策地域連携加算**が新設された．

さらに2007（平成19）年の第５次医療法改正では，医療安全管理体制の整備が無床診療所や助産所にも義務付けられ，全医療機関が対象となった．また，この改正では，医療安全の確保が医療機関の管理者の義務として初めて法的に明文化された．

2014（平成26）年の第６次医療法改正では，**医療事故調査制度**が発足し，同時に**医療事故調査・支援センター**が設置された．本制度は，2016（平成28）年に見直しがされている．

用語解説*

医療事故[1)]

医療に関わる場所で医療の全過程において発生する人身事故一切を包括し，医療従事者が被害者である場合や廊下で転倒した場合なども含む．

アクシデント

医療事故に相当する用語として用いる．

医療過誤

医療事故の発生の原因に，医療機関・医療従事者に過失のあるものをいう．

用語解説*

横浜市立大学附属病院患者取り違え事故

患者が入れ替わっていることに気付かないまま手術が行われてしまった事故．顕在的なエラーとして，１人の看護師が２人の手術患者を同時に移送したことなどが挙げられる．潜在的エラーとしては，手術開始時間が重なっている患者が複数いたことや，病棟業務が忙しく人手不足であったなどの労働環境の問題が挙げられる．また，看護師が１人で２人の患者を同時に移送することは不適切だと考えたとしても言い出せない雰囲気（職場風土）もあったのかもしれない．

用語解説*

『To Err is Human（人は誰でも間違える）』

1999年に米国医療の質委員会/医学研究所（現米国医学アカデミー）が，米国における医療事故の現状とその防止策として発表した報告書である．この報告書は医療界のみならず社会に大きな反響を呼び，世界における安全への取り組みに影響を及ぼした．

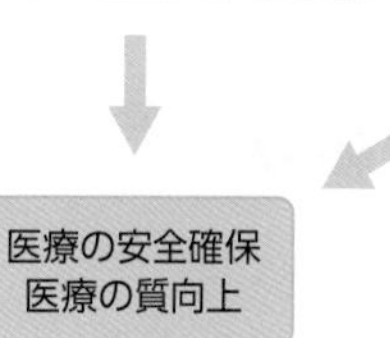

図5-3　医療の安全を確保するための関係者それぞれの責務・役割

医療事故調査制度

医療法の「第３章 医療の安全の確保」に位置付けられており，第６条の11に「病院等の管理者は，医療事故が発生した場合には，厚生労働省令で定めるところにより，速やかにその原因を明らかにするために必要な調査（医療事故調査）を行わなければならない」と規定されている．本制度は，医療の安全のための再発防止を目的とし，原因を調査するために，医療機関が自主的に医療事故を調査し，再発防止に取り組むことを基本としており，責任追及を目的としたものではない．

「医療事故」に該当するかどうかについては，医療機関の管理者が組織として判断し，該当すると判断した場合は，遺族への説明後，医療事故調査・支援センターに医療事故発生の報告をする．この制度でいうところの「医療事故」とは，「当該病院等に勤務する医療従事者が提供した医療に起因し，又は起因すると疑われる死亡又は死産であつて，当該管理者が当該死亡又は死産を予期しなかつたものとして厚生労働省令で定めるものをいう」（医療法第６条の10）．

2 医療機関における医療事故管理体制

医療安全管理体制を義務付けられている医療機関は，名称はさまざまであるが医療安全管理部門を設置し，**医療安全管理者**を専従あるいは専任で配置している（図5-4）．医療安全管理部門は，公平性や透明性を保つため，病院長直下に設置し，ほかの部門から独立していることが望ましい．医療安全管理部門には，医療安全管理分野と感染管理分野の二つの分野を設置している場合もある．

医療安全管理活動を具体的に促進していくために，図5-5のように各医療機関はさまざまな委員会を設置している．いずれの委員会にも医療安全管理部門の責任者や医療安全管理者が参画し，リーダーシップを発揮している．

現場から報告された**インシデント***や医療事故の分析結果と，それに基づく

用語解説 *

インシデント[1]

日常診療の場で，誤った医療行為などが患者に実施される前に発見されたもの，あるいは，誤った医療行為などが実施されたが，結果として患者に影響を及ぼすに至らなかったものをいう．同義として「ヒヤリ・ハット」がある．

plus α

インシデントの定義

「WHO 患者安全カリキュラムガイド」では，インシデントの定義が以下のように示されている．

有害なインシデント（harmful incident）：患者に害を及ぼしたインシデント．有害事象．

有害でなかったインシデント（near miss）：患者に影響が及ばなかったインシデント．

害を起こさなかったインシデント（no harm incident）：患者に影響が及んだものの，認識可能な害の発生には至らなかったインシデント．

患者安全に関わるインシデント（patient safety incident）：患者に不必要な害を及ぼした可能性があった，または実際に害を及ぼした事象または状況．

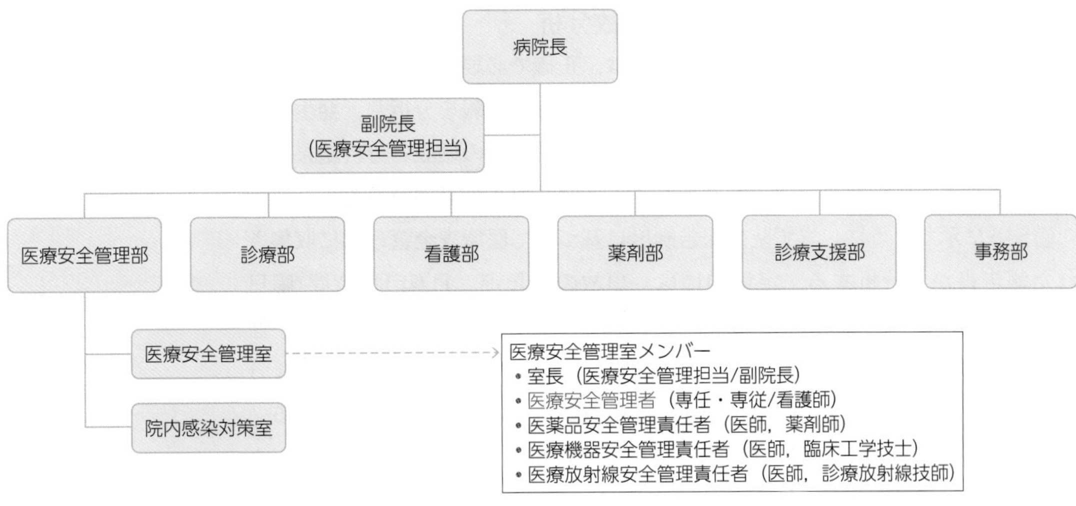

図5-4　**医療安全管理部門の組織上の位置付け（一般病院）**

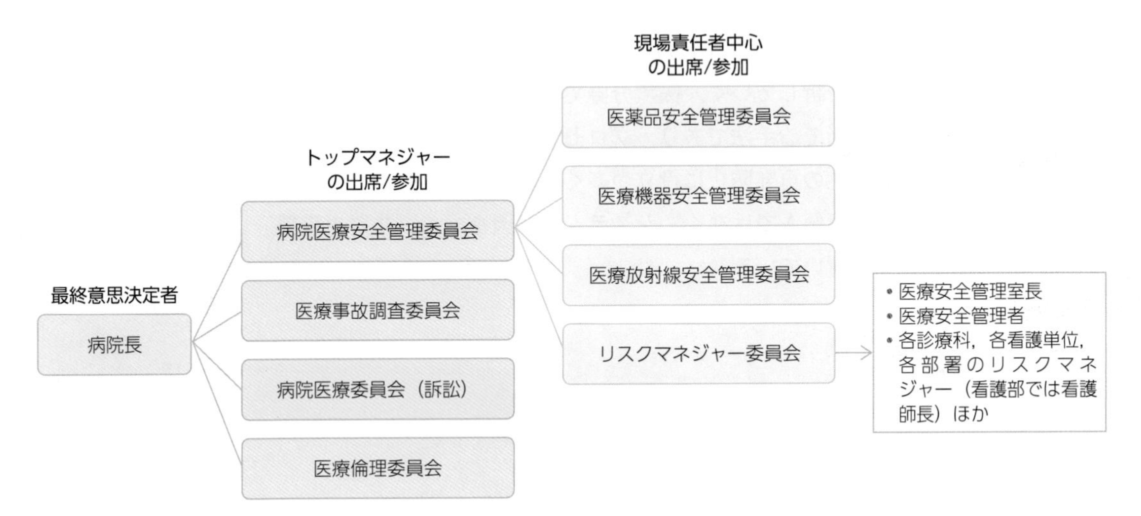

図5-5　**医療安全管理に関与する医療機関における委員会活動例**

対策は，病院医療安全管理委員会に上げられ，さらに検討された上で最終決定され，各部門や看護単位などのリスクマネジャーで構成されるリスクマネジャー会議などを通して現場に伝達・周知される．

3 医療安全管理者の要件と業務内容

医療安全管理者とは，各医療機関の管理者（理事長，病院長など）から安全管理のために必要な権限の委譲と人材，予算およびインフラ等必要な資源を付与され，管理者の指示に基づいてその業務を行う者と定義されている[2)]．医療機関によっては，ジェネラルリスクマネジャー（general risk manager）と呼称していることもある．医療安全対策加算に関する施設基準では，医療安全対策に係る適切な研修*を修了した専従・専任の看護師，薬剤師，その他の医療有資格者を医療安全管理者として配置することが要件となっている．

用語解説 *

医療安全対策に係る適切な研修

適切な研修とは，国または医療関係団体等が主催し，通算して40時間以上のものであり，医療安全の基礎知識や業務に必要な事項で，その内容は，厚生労働省「医療安全管理者の業務指針および養成のための研修プログラム作成指針」[2)]の中に示されている．

4 医療事故の院内報告制度と医療事故分析

医療事故の発生予防や再発防止のためには，正確で必要十分な情報が必要である．そのため，インシデントと医療事故事例からの情報を分析し，発生要因を特定，そして継続的に改善できるように**院内報告制度**の確立と分析結果や改善策を各部署・各職員にフィードバックする体制を整える必要がある．

図5-6に示すように，まず院内報告制度に基づいて医療安全管理部に収集された報告書から分析する．定量的には，事故の種類別，月/年別/時間/曜日別，職種別，部署/病棟別，経験年数別，傷害レベル別（表5-2），年齢，性別，ADL等の患者の概要別などに，報告件数を分析・提示する．定量的な分析は，一定の傾向が見え，改善に向かっているか否かの評価にも活用できる．

定性的には，事例ごとに「When：いつ」「What：何が」「Where：どこで」「Who：誰に/誰が」「How：どのように」起こり，その理由「Why：なぜ」はなんだったのか，5W1Hで考えると漏れが少ない．

代表的な分析方法に**根本原因分析**（root cause analysis：**RCA**）がある．RCAは，航空業界などの工学分野で開発された手法で，起こった出来事から因果関係をさかのぼって分析していく．医療分野では，特定のインシデントとその周囲の状況に焦点を当てる手法であり，プロセスをさかのぼってたどることで，類似のインシデントの再発防止に役立つ多くの教訓が得られるといわれている[3]．RCAは，医療者個人ではなく，システムに要因を求め，非難や懲罰ではなく，防止に重点を置いている．

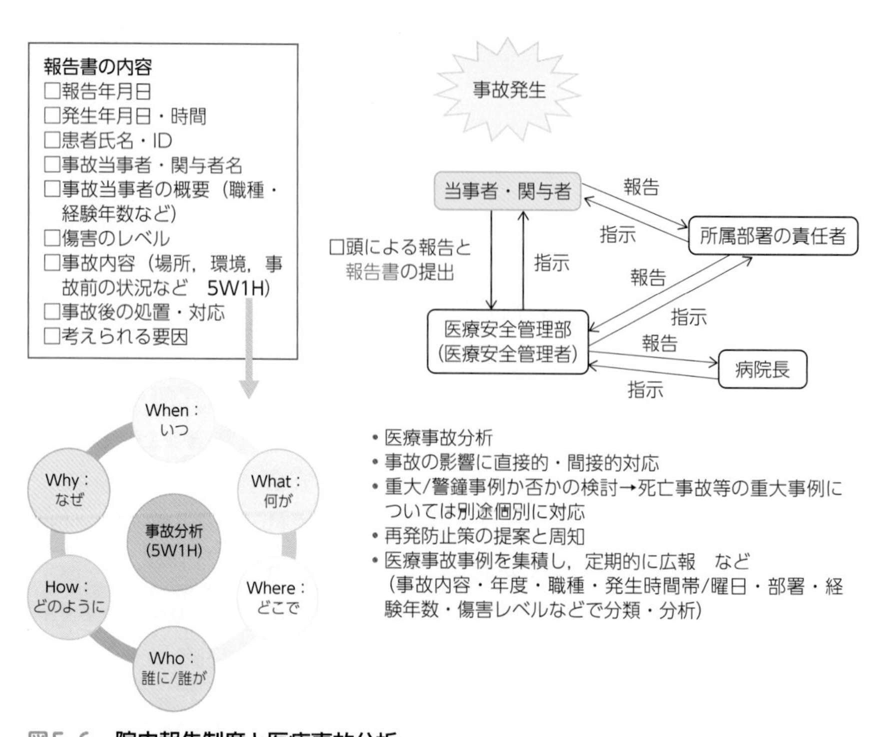

図5-6　院内報告制度と医療事故分析

表5-2　傷害レベル

傷害レベル	傷害の継続性	傷害の程度	概　要
0	-		エラーや医薬品・医療機器の不具合が見られたが，患者には実施されなかった．
1	なし		患者への実害はなかった（なんらかの影響を与えた可能性は否定できない）．
2	一過性	軽度	処置や治療は行わなかった（患者観察の強化，バイタルサインの軽度変化，安全確認のための検査などの必要は生じた）．
3a	一過性	中等度	簡単な処置や治療を要した（消毒，湿布，皮膚の縫合，鎮痛剤の投与など）．
3b	一過性	高度	濃厚な処置や治療を要した（バイタルサインの高度変化，人工呼吸器の装着，手術，入院日数の延長，外来患者の入院，骨折など）．
4a	永続的	軽度～中等度	永続的な障害や後遺症が残ったが，有意な機能障害や美容上の問題は伴わない．
4b	永続的	中等度～高度	永続的な障害や後遺症が残り，有意な機能障害や美容上の問題を伴う．
5	死亡		死亡（原疾患の自然経過によるものを除く）．

国立大学附属病院医療安全管理協議会．“インシデント影響度分類”．国立大学附属病院における医療上の事故等の公表に関する指針（改訂版）．2012，p.5．より一部改変．

RCAでは，まず「何が（誰にどんなインシデントが）起きたか」，それが「いつ，どこで，誰が関与して起きたか」，「有害事象の程度や二次被害の危険性の有無や程度」の情報を収集し，整理する．そして，コミュニケーション，訓練，疲労，業務/活動，労務管理，作業環境，機器，手順/ルールなどの「人」「環境」「ハード面」「ソフト面」「組織の体制や文化」などの複数の要因を検討する．真の要因が明らかになれば，その要因をいかにコントロールするか，対策を考えることができる．

分析から対策までの議論を医療安全管理者だけでなく，異なる価値観やスキルをもつ多職種チームで行うことによって，より適切で根拠に基づいた実践につながる．また，双方向性の議論から合意形成に至るプロセスを通して問題と対策が共有されることで，仲間意識とともに実行力が高まる．

5　組織の一員としての医療者個人の取り組み

組織の成員一人ひとりにも医療安全に対する責務がある．①法令や組織内のルールを遵守すること，②医療事故を発見したり，当事者になった場合は必ず報告すること，③**テクニカルスキル**（業務遂行能力）/**ノンテクニカルスキル**（社会性や関係性，自己管理に関わるスキルであり，テクニカルスキルを支えるもの）を習得し，向上させること，④倫理観をもつことなどである．

中でも，医療専門職としてフィジカルアセスメントや臨床推論力を磨くことによって，患者の状態の変化に適切に対応することができる．また日進月歩で進歩する医療技術に対応できる知識・技術を習得し，正しいことを，正しい目的で，正しい方法で実行することで，ケアの対象者に害を与えず，業務をスムーズに進めることができる．そうすれば余計な時間や人的資源を費やさなくても済む．そして，こうしたテクニカルスキルに加えて「状況認識」「意思決定」「リーダーシップ」「コミュニケーション」「チームワーク」「疲労対処」「ストレス管理」を構成要素とするノンテクニカルスキル（図5-7）を習得することで，より安全性が高まると言われている[4]．

世界保健機関（WHO）は2011年，“WHO Patient Safety Curriculum Guide：Multi-professional Edition 2011”（**「WHO患者安全カリキュラムガイド：多職種版 2011」**）を発表した．このガイドは，患者を医療の中心に位置付けられるべき存在であると認識し，患者安全*の概念と原則を学ぶことを目的としている．パートAとパートBで構成され，パートAは指導者向けのカリキュラムガイドであり，パートBは，医療専門職を目指す学生向けに開発された卒前教育を想定したカリキュラム指針/テキストで，11項目からなる各トピック（**表5-3**）では，基礎知識と応用知識ならびに習得すべき行動内容が示されている．

> **用語解説***
> **患者安全**
> 「WHO 患者安全カリキュラムガイド」では，「patient safety」という用語が使われており，「医療に関連した不必要な害のリスクを許容可能な最小限の水準まで減らす行為」と定義されている．

・医療事故の要因の中でテクニカルスキルに関連するものは１割程度，ノンテクニカルスキル不足に関連するものは５割以上である．
・ノンテクニカルスキルは，安全かつ効率的に職務を遂行するための認知能力，社会能力，人的資源をうまく活用する能力であり，テクニカルスキルに連動する．

状況認識
情報収集，情報解釈と
理解，状況や結果予測

全員参加・自らの気付きが大事

状況認識を高める方策
●ブリーフィング
（事前打ち合わせ）
・実施前に目標や手順の確認
・リーダーの意向を共有
・予測される例外発生時の役割分担の確認
●デブリーフィング
（振り返り）
・実施したこと，判断したことを振り返り，建設的な意見交換を通して課題を明確にして次につなげる．

意思決定
問題発見，代替案の選択と
実行，結果の評価

コミュニケーション
簡単明瞭な情報伝達，
情報の受領，傾聴，
非言語的情報発信，共感的態度

チームワーク
タイムリーな情報交換，
相互理解と相互支援，協調的行動，
コンフリクトの解消

リーダーシップ
方向付け，動機付け，
優先順位付け，計画とスケジュール
管理，資源管理，人材育成

ストレス管理
ストレス徴候の発見，ストレスの
影響を認識した対処行動

疲労対処
疲労徴候の発見，
疲労の影響を認識した対処行動

図5-7　ノンテクニカルスキル

表5-3　卒前教育の中で学ぶべきとされる11項目

トピック１	患者安全とは
トピック２	患者安全におけるヒューマンファクターズの重要性
トピック３	システムとその複雑さが患者管理にもたらす影響を理解する
トピック４	有能なチームの一員であること
トピック５	エラーに学び，害を予防する
トピック６	臨床におけるリスクの理解とマネジメント
トピック７	品質改善の手法を用いて医療を改善する
トピック８	患者や介護者と協同する
トピック９	感染の予防と管理
トピック10	患者安全と侵襲的処置
トピック11	投薬の安全性を改善する

WHO．WHO患者安全カリキュラムガイド：多職種版 2011．東京医科大学訳．2011．

3 ヒューマンエラーとその要因，効果的な方策

1 人間特性

医療安全に組織的に取り組む際は，人間がもつ生理学的特性や認知的特性，社会心理学的特性*を踏まえて，より安全なシステムを構築する必要がある．

航空業界においては，**ヒューマンファクター**という概念と知識が，安全で効率的な航空機の運航の実現のために応用されている．ヒューマンファクターの定義は統一されているわけではないが，河野は「人間や機械などで構成されるシステムが安全かつ効率よく目的を達成するために，考慮しなければならない人間側の要因のこと」[5]と定義している．また，「WHO患者安全カリキュラムガイド」では，ヒューマンファクターの研究をヒューマンファクターズと名付け，「しかるべき方法で業務を容易に行えるようにする，あらゆる要因を研究する学問」「人間と職場で使用される道具や機器との相互関係や人間と労働環境との相互関係を研究する学問」[3]と定義している．

2 ヒューマンエラーの種類とその要因

計画した活動を意図した通りに実施できない，または不適切な計画に基づいて行動することをエラーといい，人為的なエラーを**ヒューマンエラー**という（表5-4）．ヒューマンエラーが起こる背景には多くの要因（表5-5）があり，

用語解説*
人間特性
人間には以下の特性がある．
生理学的特性：加齢や疲労によって，注意力・集中力が低下するなど．
認知的特性：勘違いや錯覚，忘却など．また，自分の予期していることと一致させようとして，情報を自分に都合よく解釈する傾向や，大したことではないと楽観的にとらえる傾向も認知的特性の一つである．
社会心理学的特性：他者への依存や同調など．また，多数決に弱い，強い意見や権威に対して弱いといった傾向のこと．

表5-4 ヒューマンエラーの種類とその例

	種　類	例
ヒューマンエラー	やるべきことを実施しなかったことで起こるエラー（省略エラー）	調剤中にインターホンが鳴り，それに対応するために仕事を中断．その後仕事に戻るが，残りの薬剤を調剤し忘れた．
	間違ったことを実施したことによるエラー（遂行エラー）	胃カテーテルから注入すべき栄養剤を静脈カテーテルから注入した．
	本来やるべきでないことを仕事の中に挿入したことによるエラー	針刺し事故防止のために，採血後の針に「リキャップ」せず廃棄すべきところ，「リキャップ」しようとして針が指に刺さった．
	間違った順序で実施したことによるエラー	輸液ポンプにセットした昇圧剤の持続点滴を交換する際に，まず，輸液セットのクレンメを閉じて，輸液ポンプからセットを外すところを，クレンメを閉じずに外したために，昇圧剤が全開で注入（フリーフロー）された．
	タイミングの誤り（早すぎる/遅すぎる）によるエラー	朝食後に投与するはずの利尿剤を夕食後に投与したために，夜間，患者は頻繁な排尿のために眠れなかった．
違　反	仕事を早く終えようとして，必要とされていることをしない（日常的違反）	医師が指示した薬液量であっても，必ず与薬する看護師も計算して確認すべきであったが，早く終わらせようとして省略したために，間違いに気付けなかった．
	自らの能力を過信したり，「たいしたことない」「たぶんうまくいくだろう」と根拠のない見通し（危険性の認識が低い）で実施したことによるエラー（楽観的違反）	採血に２回失敗したときは，ほかの看護師に依頼するというのがルールであったが，次こそはできるだろうと３回目にチャレンジし，また失敗した．
	手順書に厳密に従おうとすると作業が終わらせることができない場合に起こすエラー（状況に依存した失敗）	抗がん薬のミキシングは，必ず２人でダブルチェックしながら実施することになっていたが，ほかの看護師が忙しくて手が空かず，看護師１人で行った結果，薬剤量を間違えてしまった．

表5-5　ヒューマンエラーを起こしやすいさまざまな要因

ハード面	ソフト面
• **作業環境**（室温・騒音などの物理的条件やレイアウト，整理整頓） • **作業条件**（無理な姿勢，重いものを扱う，人と直接関わる作業が多い，時間制限，多重業務，中断作業など） • **設備・器械**（段差のある出入口，滑りやすい床，高いベッド，狭い廊下，複雑な機器，多数/多種の機器など） • **作業道具の使いやすさ/使いにくさ** • **有害性・危険性のある原材料**（抗がん剤の被曝，鋭利な針やメス，危険薬剤など）	• **管理条件**（就業規則，勤務体制，ケア提供体制，作業安全基準，業務プロセス管理，標準化の困難と遅れなど） • **生活環境**（睡眠時間，疲労，悩み，生活リズムの乱れなど） • **組織文化，職場内のコミュニケーションや人間関係** • **スキルの未熟さ，経験知，体力，ストレス耐性，緊張感の連続など** • **患者の状態の多様性・複雑性・個別性**

単独ではなく，いくつかの要因が重なり合って起こる．医療はヒューマンエラーを誘発する要因や種類が非常に多い上に，ヒューマンエラーが発生しても気付きにくい．それは，エラーの影響が遅れて現れたり，多くの専門職が関わるため，互いに「お任せ」になったり，そもそも提供した医療に対する患者の反応には個別性があるため，標準化しにくく異常とはとらえにくいなどの理由からである．そのため，対応が遅れ，気付いたときには大きな事故につながっていることがある．

かつてヒューマンエラーは，「注意が足りない」「確認が足りない」「やる気がない」といった個人の問題としてとらえられていた．しかし現在では，ヒューマンエラーは「結果」ととらえられている．結果には原因とプロセスがある．そのプロセスにおいて防げる機会はあったはずである．「誰もがエラーを起こさない」ためには，ヒューマンエラーをシステムの問題ととらえ直し，個々の注意力や認知に頼らない「かたちある対策（人間工学的対策）」を講じる必要がある．

3　かたちある対策：人間工学的対策

河野は，「**かたちある対策**」として，①やめる（作業工程を減らす），②できないようにする，③わかりやすくする，④やりやすくする，⑤知覚能力（注意力）をもたせる，⑥認知予測させる，⑦安全を優先させる，⑧できる能力をもたせる，⑨自分で気付く，⑩できるだけ早く誤りに気付かせる（検出する），⑪誤りが生じたときにその影響を最小限にする（備える）を挙げている[5]．これに⑫患者の参加（患者が最後の砦）を追加して，具体例を示す（**表5-6**）．

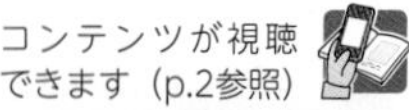

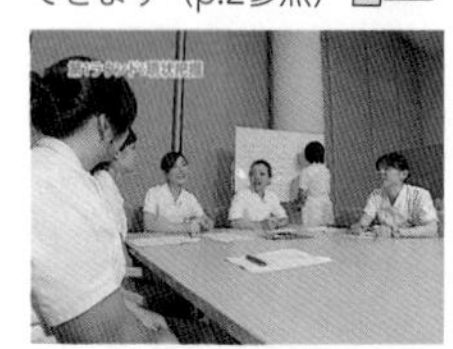

●KYTの実際～事故予防のために〈動画〉

実践現場でエラー防止としてとらえられているダブルチェックは，⑤知覚能力（注意力）をもたせる方策であるが，これにはデメリットも存在する．ダブルチェックは相互依存，過信頼，ルーティン化から生じる感情の平坦化による注意力や集中力の低下などによってエラーを見逃してしまう危険性がある．そのため，多様な安全対策を講じる必要がある．

4　患者・家族との協働

患者が自分に提供されている医療や看護に関心をもち，「自分のことは自分で守る」という意識を高めると，医療安全はより強固なものとなる．看護師は表5-7について，患者・家族に奨励し，医療者としても自ら意識付ける必要がある．

患者・家族の考えや思いを引き出すコミュニケーションツールとして，SPIKES（スパイクス）（表5-8）を活用すると同時に，「もしこの患者が自分であったら，自分の家族だったら何を望むだろうか．この状況に納得できるだろうか」など，看護職が自問することが，より患者・家族の意向を引き出す支援になる．

そして，患者が主体的に医療安全に関与するためには，十分な情報がタイム

表5-6 「かたちある対策」の具体例

①やめる（作業工程を減らす）	•エラーにつながる作業工程を減らす． 例）転記をしない：メモ用紙に書き写した指示を頼りに作業をすると，写し間違いがあればエラーが生じる． 置かない：医療現場には，たくさんの危険薬剤がある．一般の病棟で使用する機会のほとんどないカリウム剤などは病棟には置かない． 浣腸をやめる：浣腸は直腸穿孔を起こすリスクがあるので安易に選択せず，食事や水分摂取，あるいは緩下剤の内服等によって腸管内の便を排出する．
②できないようにする	•注射器や配管等の接続部分を特定のものしか接続できない形状にすることで，万が一，間違って操作してもエラーをストップできるようにする． 例）経管栄養用の注射器の先は，静脈カテーテル用の三方活栓の穴より大きな形状なので接続できなくなっている（経管栄養剤が静脈に注入されると肺塞栓等を起こし，致死的な有害事象が生じる）．
③わかりやすくする	•記憶に頼らず，表や色別にすることでわかりやすくする． 例）輸液量の換算表や用途別のカラーシリンジ，酸素（緑）と空気（白）の配管区別，致死的な不整脈の場合は音色が変化する心電図のアラームなど．
④やりやすくする	•作業環境を整える． 例）整理整頓，適度な照明や室温など．また，患者の点滴静脈注射薬を，それぞれ患者ごとに一つのトレイに入れる「1患者1トレイ」によって患者間違いを防止するなど．
⑤知覚能力（注意力）をもたせる	•身体的精神的条件を整える，適宜休憩や仮眠をとる．長時間勤務を避ける． •ダブルチェックを行う．ダブルチェックには，同じ人が2回行う，2人で行う，「人」と「もの」，あるいは「もの」と「もの」を組み合わせるなどさまざまな方法がある．これに「いつ」「誰」が「どこで」「どうやって」が加味される．「もの」の例として，バーコードを器械で読み取って照合する患者認証システムなどがある．
⑥認知予測させる	•リスクへの感受性を高め，リスクを予見する． 例）KYT（危険予知トレーニング）．
⑦安全を優先させる	•患者の安全が最優先される文化，他者のことを気に掛けて声を掛けるおせっかい文化，できないことや，してはいけないことはしないという正直さ，誠実さ．
⑧できる能力をもたせる	•教育やトレーニングによって安全にできる能力を向上させる． 例）院内で定められた特定の教育・トレーニングを受け，審査に合格することで静脈注射による抗がん薬の投与が認められるなど．
⑨自分で気付く	•誤りに気付く機会をつくる． 例）チェック表の活用や指さし呼称，手でなぞるなど．
⑩できるだけ早く誤りに気付かせる（検出する）	•誤りに気付く環境をつくる． 例）機器類のアラーム設定，センサーマット（患者がベッドから降りて足がマットに触れるとインターホンが鳴る），姿置き（置くべき用具の形が描いてあり，異なるものが置かれると形が合致しない）など．
⑪影響を最小限にする（備える）	•万が一，誤りが生じたときに，その影響を最小限にする． 例）低床ベッドにして転落しても骨折しにくい環境にする，分散投与で1回の投与量を少なくすることで誤投与時のリスクを小さくするなど．
⑫患者の参加（患者が最後の砦）	•自分の安全は自分で守る． 例）セルフケア能力の維持，自分の病気と治療や受けるサービスを理解し，わかるまで質問する，医療者任せにせず，積極的に確認したり意見を述べるなど．

表5-7　患者が取り組む医療安全10カ条と医療者が留意すべき点

患者が取り組む医療安全10カ条	①ベッドネームや書類に記述されている名前や付帯事項に間違いはないかを確認する． ②生返事はしない．聞き直すこと． ③わかったふりをしない．わからないことはあなた（患者）のせいではない． ④メモを厭わない． ⑤「いつもと違う」と思ったら必ず，医師・看護師などに報告し，確認する．点滴の色が違う，痛みの種類や部位が違うなど． ⑥点滴・内服薬袋・検査伝票など，自分の名前かどうか確認する． ⑦自己紹介するときは，いつでも誰にでもフルネームで行う．同姓同名の人がいるかもしれないので「○○の」と一つ条件を付加するとなおよい． ⑧自分の意図が十分伝わったか心配なときは，遠慮せず繰り返すか，ほかの医療者にも伝える． ⑨できるだけ自分のできることは自分でする．入院中に身体機能や認知機能を低下させないように適度に動き，頭を使うようにする． ⑩生命や人生は，誰のものでもなく自分のものであることを忘れない．
医療者が留意すべき点	①患者に生じている状況を「◎は，△△」と決めつけない． ②たくさんの例外があることを知る． ③患者の言葉や感覚を信用する． ④待つ（支障を来したときなど，先に進まず解決するまで待つ，わからないまま次に進まない，患者の返答を待つなど）． ⑤患者の反応や行動に関心をもち，その意味を考える． ⑥自己を知り，怒りやイライラなどをコントロールする．

表5-8　SPIKES

S	準備（Setting）	プライバシーに配慮し，重要他者を同席させる，傾聴の姿勢をもつ．
P	認識（Perception）	患者がどう考えているかを尋ねる．患者の理解度を医療従事者が把握する手掛かりとなる．
I	情報（Information）	情報に対する患者ごとのニーズ（どの程度知りたいか）をとらえる．
K	知識（Knowledge）	知識，情報を提供する．「申し上げにくいのですが，良くない話をお伝えしなければなりません」などといった前置きも効果的である．
E	共感（Empathy）	患者の置かれている状況に共感的姿勢をもつ．
S	戦略と要約 (Strategy and Summary)	話し合った内容を要約し，対応策を提示する．

終末期患者への告知などに用いられているコミュニケーションツールで，六つの段階で構成され，それぞれの頭文字をとってSPIKESと表現する．幅広い状況での患者・家族および介護者にも応用でき，学生でもすぐに実践することが可能である．

リーに，そして理解できるように提供される必要がある．情報がなければ判断し，行動することはできない．例えば，現在行われている輸液療法の目的と使用される薬剤とその量，薬剤の形態や色，投与方法，副作用，１日の投与スケジュール，薬剤の効果や副作用をモニタリングする方法等について知っていることで，患者自身が間違いに気付く機会が増える．さらに医療者は，患者等に丁寧に説明することや患者や家族からの質問に答えることによって，その治療や薬剤についての理解がより深まり，同時に信頼関係を築くことができる．信頼関係があれば，患者は疑問や気掛かりを表出でき，それが医療事故防止や事故の早期発見につながる．

4 インシデント発生時の対応

患者に有害事象を伴う重大なインシデントが発生すると，院内報告制度に基づき，関係部署あるいは関係者に報告され，直ちに医療安全管理者等によって発生現場の調査と関係者への事実確認が行われる．そのため，インシデントに関連した器材や薬剤，データ等の現場保全と一連の診療や処置・看護ケア等について，診療録や看護記録等への迅速かつ正確な記載が必要である．特に有害事象の発生時には，経時的な記録が求められる．

そして，有害事象への対応と同時に，患者・家族への説明と適切な謝罪が求められる．米国のハーバード大学病院では，2006年に『医療事故：真実説明・謝罪マニュアル「本当のことを話して，謝りましょう」』で，患者への説明責任を果たすことと謝罪の重要性について指摘している[6)]．

例えば，看護師が薬剤を取り違えて投与したために有害事象が生じた場合，患者が間違いに気付いていなくても，誤投薬の事実を患者・家族に説明し，謝罪する．その上で，身体に及ぼす影響の程度や対処方法，回復見込み，考えられるインシデントの発生要因，そして今後の再発防止策などを患者や家族が納得できるよう，丁寧に何度でも説明する．被害を受けた患者の立場に立って，当事者だけでなく組織としても謝罪と説明を行うことで，信頼関係を保つことができる．

重大なインシデントは，患者や家族に大きなストレスを与えるが，それと同時にインシデントに関与した職員にも多大な影響が及ぶ．自信の喪失，後悔，申し訳なさ，不安や恐れ，不眠，食欲低下，抑うつなど，さまざまな徴候が出現することもある[7,8)]．こうした状況は，身体疲労や集中力を低下させ，業務に支障を来し，再びインシデントを発生させるリスクにもなるため，支援が必要である．負担をかけまいとしてインシデントの話題を回避しようとすると，かえって疎外感や不安を増大させる場合もあるため，できるだけつらい感情を表出できるように関わりながら，インシデントの要因や今後の予防対策について共に考えていくことが望ましい．そして，精神的ダメージからの回復が遅延する場合は，当事者自身の意向も踏まえてリエゾン看護師やカウンセラー等の専門家のサポートを得られるように配慮する必要がある．

5 医療安全とチーム医療

医療の高度化・複雑化，併存疾患を有する患者や慢性疾患患者の増加，患者・家族のニーズの多様化や医療に対する高まる期待，労働力不足等から，**チーム医療**は医療のあり方を変え得るキーワードであるといわれている[9)]．チーム医療を推進していくためには，良好なコミュニケーションが必須である．指示の誤伝達や聞き間違い，確認不足，あるいは「相手の失敗を指摘できない」「自分の疑問点を確認できない」などのコミュニケーションエラーに

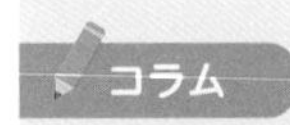

事例でみるインシデントの分析と対策

表層的な要因にとどまらず，“Why？”を繰り返し，深層にある本当の要因を探り出すことで真の解決が図られる．なぜーなぜルートは，一つのインシデントに対して草木の根のように多岐に広がっていく．

患者Aさんのベッドからの転落事故の事例をもとに考えてみよう．

事 例

80歳のAさんは，胃癌で胃切除を受けた．筋力低下や膝関節の拘縮もあり，すり足歩行をしている．術後で栄養状態も十分に回復していない状態で，認知機能の低下があり，病棟内で迷い，自室に帰れなくなることがあったため，排泄は室内でポータブルトイレを使用することになっていた．自力でのベッド昇降も危険と判断し，排泄時はインターホンを押すよう伝えていた．ある時，Aさんは尿意を催したため，自分でベッドから降りようとして転落した．

短絡的に考えると転落の要因は「Aさんがインターホンを押さなかった」となり，「排泄時は必ずインターホンを押すように再度説明しよう」「ベッド周辺にインターホンを押すことを促す掲示をしよう」という対策になる．しかし，それで再発は防止できるだろうか？　答えは「否」である．このインシデントの真因は別のところに複数あるからである．

Aさんがインターホンを押さなかった理由を追究していくと，Aさんの排泄状況を把握していないことに行き着く（**図**）．このように分析すると「Aさんの排泄状況を把握して計画的に排泄ケアをしていないこと」が真因の一つと考えられ，「排泄状況に応じた排泄ケア計画を立案し，実行する」という対策につながる．インターホンが鳴ってからではなく，計画的にケアすれば業務を中断することもないし，Aさんも遠慮することなく援助が受けられる．さらに分析すると，そもそも室内で排泄しなければならないのか，という疑問も出てくる．尿意があり，援助があれば，ベッドから降りてポータブル便器に座り排泄できる力があるので，計画的にトイレに誘導することも可能かもしれない．トイレで排泄するほうが運動にもなり，身体の可動域が拡大し，患者の満足度も高くなると考えられる．

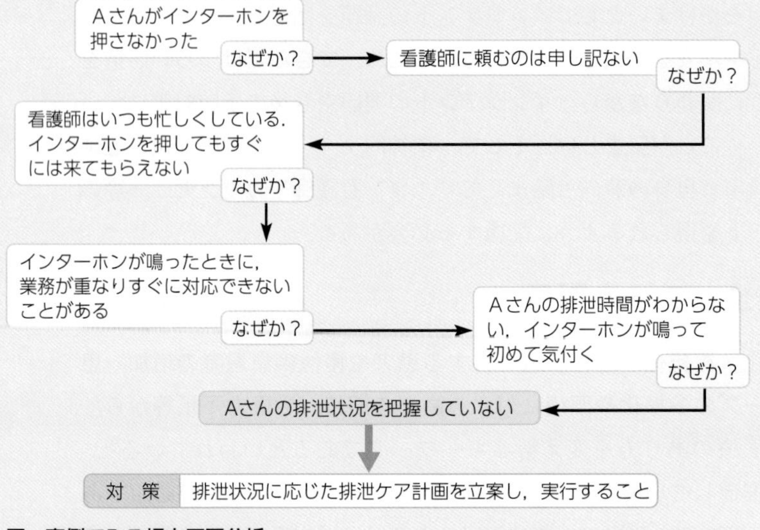

図　事例でみる根本原因分析

コラム **医療チームのためのコミュニケーション技術**

医療提供過程においては，提供者の交代や，外来から病棟，病棟から手術室，あるいは退院後，在宅へと患者の移動に伴い，情報を正しくやりとりする引き継ぎが重要である．**表**は，適切なタイミングで正確な引き継ぎを行うための戦略の10項目の頭文字を取り「I pass the baton（バトンを渡す）」と呼ぶ．

表　I pass the baton

I	introduction　自己紹介	自身の名前と役割
P	patient　患者	患者名とID，年齢，性別，病名など
A	assessment　評価	現在の主訴とバイタルサイン，症状，診断
S	situation　状況	現在の状態や状況，安定度，治療反応など
S	safety concern　心配	臨床検査結果値，注意事項，社会経済的要因など
B	background　背景	併存疾患，既往歴，家族歴，現在服用している薬剤など
A	action　措置	すでに実施された処置や今後必要と考える処置とその根拠を簡潔に提示
T	timing　時期	緊急性の程度，実施時間，優先度
O	ownership　責任の所在	責任を負う主体
N	next　予測	次に予期される事態，変化，計画内容，緊急時の対応策

次に予期される事態，変化，計画内容，緊急時の対応策を伝えることが大切．この「next 予測」があることで重なり合うことができる．

よって起こる医療事故は，少なくない．

患者の情報だけでなく患者の目標を共有し，多職種が連携・協働しながらそれぞれの専門性を発揮することで，チームメンバーは患者をより深く理解でき，多角的な視点をもつことができる．さらにチーム内での対等な議論を通して，間違いに気付くことや，より安全な方法を見つけることもできる．したがってチーム内では，**心理的安全性**が保障され，わからないことは互いに教え合い，不適切なことも指摘できる風通しの良い人間関係を築くことが重要である．

6 安全を優先する組織文化への変革

「WHO患者安全カリキュラムガイド」では，「患者安全の文化とは，強力な安全管理システムの適用を通じて実現するよう医療従事者が務める五つの高水準の属性を備えた文化のこと」[3] と定義している．五つの属性とは，①現場のスタッフ，医師，管理者を含む医療従事者全員が自身や同僚，患者，訪問者の安全に対する責任を引き受ける文化，②財政上ないし経営上の目標よりも安全性を優先させる文化，③安全に関する事項の特定，伝達，解決を促し，それを正当に評価する文化，④事故を教訓として体系的な学習を行う文化，⑤適切な資源と構造を提供し，十分な説明責任を果たすことで，安全のための有効なシステムを維持する文化である．

医療者は，患者や社会から高い信頼を得ている．それは，専門職として誰も見ていないところでも「正しいことをする」と信じられているからである．だからこそ私たち医療者は，「患者の安全を最も優先する」ことを真摯に考えなければならない．「患者の安全を優先する」ことは，「患者中心の医療を提供する」ことでもある．同時に患者もチームの一員として，主体的に医療に関わることを推進することが「患者の安全が最優先される文化」の醸成につながる．

また，安全文化は「おせっかい文化」でもある．患者・家族やほかの医療者といった他者にいつも関心をもち，「これは済ませた？」「このあと○○しておくといいよ」「○○さん，熱は下がった？」「○○さん，うまくできた？」「手が空いたから手伝おうか？」などと，監視ではなく，気軽に声を掛け合い，助け合うことで情報を共有でき，信頼やチームメンバーとしての意識が生まれる．

患者安全の文化を醸成するためには，まず組織理念として明確に患者安全を最優先することを明確にすること，そして，「報告」の習慣化である．報告されたインシデントや医療事故は，きちんと公正に分析，速やかに現場にフィードバックされる体制や，医療安全に関する懸念が生じたときにはいつでも相談できる体制が必要である．看護管理者は，主体的に医療安全に関する情報収集や情報提供，職員の継続的な安全教育，患者の医療への参加促進等を通して，医療安全への関心と意識を高めていく役割がある．

患者安全の文化は，一足飛びにできるわけではない．日々の医療・看護を丁寧に積み重ね，それを検証し，柔軟に改善していくプロセスを繰り返すことによって醸成される．

コラム

多重課題

多重課題とは，日常業務の中で，短い時間帯に同時遂行を求められる複数の業務のことであり，避けることはできない．多重課題には予期できるものと予期できない突発的ものがある．予期できるものについては，前もってスケジュールを調整する，他者に業務の一部を移譲するなどして重ならないようにする．予期できないものについては，優先順位の高いことから対応せざるを得ない．優先順位は，①患者の生命や傷害に係る課題，②患者の苦痛に係る課題，③後のプロセスやほかの医療者への影響を考慮して対応する．

また，多重課題を減少させるために，職種間や能力に応じた適切な業務分担，夜勤帯などの人員配置のあり方，業務が集中しないような業務プロセスの見直しなど，「ムリ」「ムダ」「ムラ」を軽減する組織的な取り組みがなされるべきである．優先順位によっては，患者や家族にも理由を説明し，応急的対応を行った上で，少し待ってもらうなどの誠実で丁寧な対応を行うことが大切である．

さらに，自らの能力を正しく評価し，できない場合は，「他者に助けを求める」「断ることができる」「どうすべきか相談できる」職場風土であることも重要である．権力勾配が強い組織では，「NO」が言えず，処理能力を超えて抱え込み，重複する課題が増大しやすくなる．

➡ 多重課題については，
７章３節p.224参照．

コラム　医療安全と自律の原則の対立

医療安全（無害の原則）と自律の原則が対立する例がある．例えば，認知症高齢患者が何度も必要性を説明しているにもかかわらず，経管栄養カテーテルを抜こうとする，酸素マスクを外そうとする場合に，患者の安全を守ることを理由にミトンを装着する，転倒転落防止のために１人でベッドから降りることができないようにベッド柵を使用するなど，いわゆる身体拘束を実施することがある．

身体拘束の実施は，生命・身体・権利が危険にさらされる可能性が著しく高いこと（切迫性），身体拘束，その他の行動制限を行う以外に代替する方法がないこと（非代替性），一時的なものであること（一時性）の三つの要件をすべて満たし，医師の指示があること，１日１回は医療チームで評価をし，解除可能かどうか判断する等のルール下で行われている．身体拘束は，患者の安全を保障する行為といえるだろうか，患者の自由と尊厳を奪うことが医療安全という名目で許容されてよいのだろうかなど，現場の多くの看護職はジレンマをもっている．医療安全・患者安全においても，倫理的な判断と倫理的な行動が求められる．

引用・参考文献

1) 厚生労働省医療安全対策検討会議．医療安全推進総合対策：医療事故を未然に防止するために．2002．https://www.mhlw.go.jp/topics/2001/0110/dl/tp1030-1c.pdf，（参照2023-11-25）．
2) 厚生労働省医政局総務課医療安全推進室．医療安全管理者の業務指針および養成のための研修プログラム作成指針：医療安全管理者の質の向上のために．2020．https://www.mhlw.go.jp/content/10800000/000613961.pdf，（参照2023-11-25）．
3) 東京医科大学．WHO患者安全カリキュラムガイド多職種版について．2013．http://www.tokyo-med.ac.jp/mededu/news/detail2.html，（参照2023-11-25）．
4) Flin, R. et al. Safer Surgery：Analysing Behavior in the Operating Theatre. Ashgate Publishing，2009.
5) 河野龍太郎．医療におけるヒューマンエラー：なぜ間違える どう防ぐ．第２版，医学書院，2015，p.57，p.72-91.
6) ハーバード大学病院．（ハーバード大学病院使用）医療事故：真実説明・謝罪マニュアル「本当のことを話して，謝りましょう」．東京大学医療政策人材養成講座訳．2006．https://www.stop-medical-accident.net/html/manual_doc.pdf，（参照2023-11-25）．
7) 友岡史沙ほか．医療事故の当事者となった医療従事者のサポートに関する文献レビュー．日本看護研究学会雑誌．2020，43（５），p.869-875.
8) 田口智恵美ほか．医療事故当事者の心情とサポート体制．看護．2007，59（13），p.75-78.
9) 厚生労働省．チーム医療の推進について：チーム医療の推進に関する検討会報告書．2010．https://www.mhlw.go.jp/shingi/2010/03/dl/s0319-9a.pdf，（参照2023-11-25）．
10) 相馬孝博．これだけは身に付けたい 患者安全のためのノンテクニカルスキル超入門：WHO患者安全カリキュラムガイド多職種版をふまえて．メディカ出版，2015.
11) 日本看護協会．医療安全推進のための標準テキスト．2013．https://www.nurse.or.jp/nursing/home/publication/pdf/guideline/anzensuishin_text.pdf，（参照2023-12-12）．
12) OJTソリューションズ．トヨタの問題解決．中経出版，2014，p.156-161.
13) L. コーンほか編．人は誰でも間違える：より安全な医療システムを目指して．日本評論社，2000，273p.
14) 厚生労働省．特定機能病院の第三者評価について．2019．https://www.mhlw.go.jp/content/10800000/000539042.pdf，（参照2023-11-25）．
15) エイミー・C・エドモンドソン．恐れのない組織：「心理的安全性」が学習・イノベーション・成長をもたらす．野津智子訳．英治出版，2021.

重要用語

医療安全
スイスチーズモデル
エラー
医療安全推進室
医療安全推進総合対策
医療安全管理体制
医療安全支援センター
医療安全対策地域連携加算
医療事故調査制度
医療事故調査・支援センター
医療安全管理者
インシデント
院内報告制度
根本原因分析
RCA
テクニカルスキル
ノンテクニカルスキル
WHO患者安全カリキュラムガイド：多職種版2011
ヒューマンファクター
ヒューマンエラー
かたちある対策
SPIKES
チーム医療
心理的安全性
多重課題
患者安全の文化の醸成

3 医療・看護の質改善

少子高齢化が進み，国民の健康問題や健康に対する価値観，医療や看護に対するニーズはますます多様化している．時代や環境の変化によって，これまで「十分」と考えられてきたサービスの基準はすでに時代遅れになってしまうこともしばしばである．日本看護協会の「看護業務基準」[1]において，「看護管理者は，看護実践を評価し，質の保証に努める」とあり，「看護管理者は，看護を提供する組織の目的に即して，看護実践を評価する体制や仕組みを整え，常に質の保証と向上に努める」と記されている．

本節では，医療サービスの質の特性を踏まえ，医療と看護の質評価の考え方，質指標の例，しくみとしての質評価について述べる．

1 医療全体のサービスの質

1 医療の質

|1| 医療の質モデル

ミシガン大学公衆衛生大学院の研究者であったドナベディアン（Donabedian, A.）は医療の質の評価の視点として，**構造**（structure），**過程**（process），**結果**（outcome）の３点を示している．それらは図5-8のように表される[2]．結果については六つのD*で始まる指標で表される．

医療の質を知るためには，アウトカムだけでなくプロセスの評価が重要である．多くの患者で有効だとされている治療が，必ずしもある特定の個人にも有効であるとはいえず，さらにそれは予測不能である（不確実性）こと，人間にとって死は不可避であり，死という人生のステージを含めてQOLを考える時代となってきていることから，生命の維持を第一優先としたアウトカムが質の高い医療であるとは一概にはいえず，医療が提供されたプロセスにも質を評価するポイントがある．

用語解説*

結果の指標となる六つのD

Death：生存率や死亡率などの生死に関わる指標
Disease：合併症の発症や治療の評価に関わる検査所見，症状の軽快を示す指標
Discomfort：痛みや苦痛といった患者の自覚症状を示す指標
Disability：身体機能の障害を示す指標
Dissatisfaction：患者の（不）満足度を示す指標
Destitution：医療費を示す指標

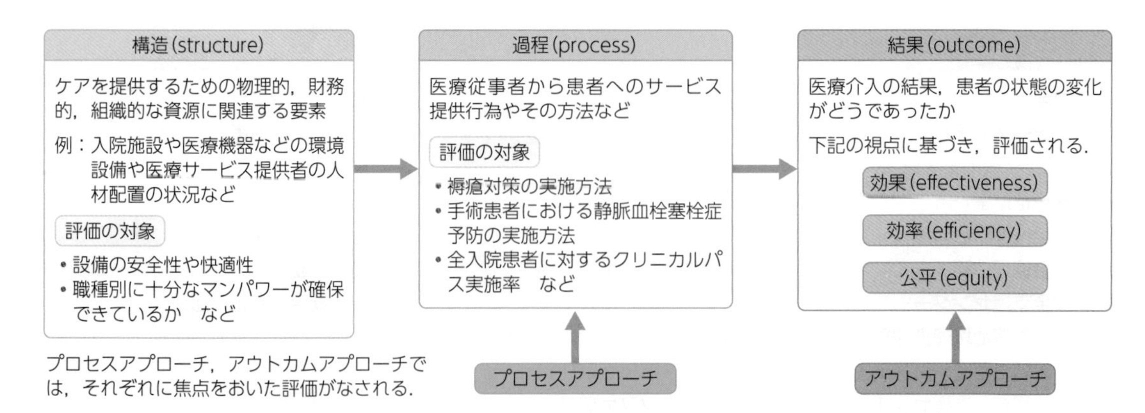

図5-8　医療の質の評価の視点

|2| 医療のもつ特性と質改善のポイント

医療の特性は①科学性，②個別性，③緊急性，④地域性，⑤不確実性，⑥侵襲性であるといわれる[3)].

❶科学性

医療は自然科学分野の医学という学問の上に成り立ち，その安全性や有効性は科学的根拠に基づいたものであるということを意味する．EBM*（evidence-based medicine）という言葉があるように，臨床研究を通じて精度の高いエビデンスを蓄積することで科学性の質は高められる．

> 用語解説*
> **EBM**
> 1992年，EBM（根拠に基づく医療）を最初に提唱したのはカナダのマックマスター大学の医師らであった．「診断や治療を長年の臨床経験に頼らず，臨床経験で得られた事実を根拠に判断する方法」と定義されている．

❷個別性

医療サービス利用者の要望は一様ではなく，個別の対応が求められることを意味する．患者の自己決定権を尊重することは医療倫理四原則（➡p.163参照）の一つであるが，臨床では必ずしも患者自身が十分な自己決定能力をもっているとは限らない．このような患者の自己決定能力や患者の好み，価値観（患者が大事にしていること），家族との関係など，さまざまな要素を考慮したサービスの提供が求められる．

❸緊急性

急性疾患の発症，災害や事故遭遇など，医療には予定を立てたり，前もって予測できない状況が発生し得ることを意味する．十分な医療器材のない状況下で応急処置が求められたり，救急患者が搬送された場合には速やかな対応を行うチーム活動が求められる．また，災害時には多くの傷病者が搬送されるため，迅速かつ的確なトリアージ能力が求められる．

❹地域性

病院を含めた医療施設は地域インフラであり，地域の特性や人口，年齢構成などによって，インフラの整備状況は異なる．大都市などの人口密集地と過疎地あるいは離島などでは，その数やバリエーション，アクセスのしやすさが異なる．医療サービスは地域特性の影響を強く受ける．誰もが平等に医療を受けることができるためには，サービスの地域格差はできるだけ少なくするよう努めなくてはならない．

❺不確実性

患者のもつ生体反応は個体ごとに異なるため，同じ治療や医療が必ずしも同じ結果を生むとは限らない．多くの臨床行為には一定の確率で合併症や有害事象があることが明らかになっている．米国医療の質委員会/医学研究所（現米国医学アカデミー）が『To Err is Human（人は誰でも間違える）』[4)]で示しているように，医療が人の手によるものである限り，ヒューマンエラーは起こり得る．医療サービス提供者は，ヒューマンエラーを限りなくゼロに近づけるしくみづくりと，治療の効果だけでなく不確実性があることを患者家族に十分に説明し，納得してもらう姿勢が求められる．

➡『To Err is Human』については，p.169 用語解説参照．

❻侵襲性

医療行為そのものは生体に侵襲（物理的・科学的・心理的刺激）を与える．患者にとっては，健康を損なっているところに，あえて侵襲という負荷を与えられることから，できれば避けたいといったネガティブなイメージをもつということを忘れてはならない．近年，医学の進歩により低侵襲性の手術や検査方法が開発されている．看護師も同様に，患者の苦痛を最小限にとどめられるよう，看護技術の開発に努めていく必要がある．

3 情報の非対称性

良質な医療とは，医療従事者が主観的に決めるのではなく，患者が求める医療（Patient-centered care，Person-centered care）だと言われて久しい．しかし，患者と医療者間には「**情報の非対称性**」が存在する．情報の非対称性とは，両者の間に病気や治療法などに関して圧倒的な情報の量と質の違いがあることを意味する．

高度な専門性ゆえに医療者側の医療に関する情報量が患者のもつ情報量に比べ圧倒的に多いため，医療者側の誘導によって，必要でない治療が利益追求のために行われてしまうという危険性をはらむ．例えば，病院の収益を上げようとして，不要な放射線検査を実施したり，不要な薬が処方されるようなことである．このようなモラルハザード（倫理感が欠如し，社会的な責任を果たさないこと）は医療全体に対する信頼を損なうため，決してあってはならない．

4 医療の質とコスト

日本は世界一の長寿国であり，国民皆保険制度が整備されていることから日本の医療システムは国際的にも高い評価を得ている．しかし，近年では国の一般会計予算を逼迫（ひっぱく）するような国民医療費の高騰が予測されており，医療保険制度が縮小化していく脅威がある．それに伴い，医療費と医療の質のバランスの問題が問われるようになってきている．高額の医療を行うことが必ずしも国民の健康に資するとは限らない．医療サービス提供者は，適正かつ無駄のない医療サービスを心掛けることが，国民のニーズに応えることであると認識する必要がある．

2 クリニカルインディケーター

1 クリニカルインディケーターとは

医療の経過や結果を指標として設定し，医療の質を評価するものを**クリニカルインディケーター**（**臨床指標**，clinical indicator：CI）という[5]．クリニカルインディケーターを用いる目的は，自組織の成果を各医療機関の成果と比較すること（ベンチマーキング*）で，どこに，どの程度，改善の余地があるのかを明らかにし，自組織の今後の改善目標に生かすことにある．日本病院会[6]では，クリニカルインディケーターに基づいて多くの病院からデータの提供を受け，集計し公表する事業を行っている．

plus α

臨床指標の例

患者満足度に関するもの：患者満足度，病院推奨度．
病院全体に関するもの：平均在院日数，死亡率，予定しない再入院率，褥瘡発生率など．
そのほか，がん，脳卒中，糖尿病など主な疾患に関する指標，回復期や慢性期，地域連携に関する指標などがある．

用語解説 *

ベンチマーキング

質改善の方法の一つで，基準や指標と自施設のデータを比較し，評価をすること．ベストプラクティス（最善の実践）を探求するためにベストから学び，継続的な改善を図ることをいう．

|2| クリニカルインディケーターとチーム医療

研究結果で示された効果的な介入がどのくらい実践されているのか，また，実践状況とアウトカムの関係性はどのようなものかを数値化するために，近年クリニカルインディケーターを用いて評価されることが多くみられるようになった．これらの指標は，単に優秀な医師や看護師が多数勤務しているといった，その病院に所属する専門職の構成を測定しているのではなく，チーム活動全体を評価する指標である．

クリニカルインディケーターを用いてチーム医療の質を測定し，課題を発見して対策をチーム全体で検討することにより，チーム学習が可能となる．厚生労働省では，チーム医療の強化に力を入れており，2009（平成21）年にチーム医療の推進に関する検討会を開催し，その視点と評価方法を以下のように示している[7]．

❶**医療の質**　治療効果，合併症減少，医療安全の向上など

❷**患者の視点**　早期社会復帰，治療への理解，患者満足度など

❸**医療スタッフの視点**　労働生産性の向上，負担軽減効果，スタッフの満足度など

❹**経済的視点**　労働生産性の向上，費用対効果（増収・コスト削減効果）など

|3| チーム医療の評価方法

チーム医療の評価方法としては，客観的・定量的なアウトカム評価が望ましいが，評価困難な内容も多く，プロセス評価やストラクチャー（構造）評価（➡p.184 図5-8参照）も併用される．定量化のためには正確を期すことと比較ができるようにするため，計算式や用語の定義が明確になっていることが大切である．

|4| 有用なクリニカルインディケーターの条件と得られる効果

クリニカルインディケーターとして用いられる指標を選定する条件として，①医療機関の医療の質を評価する代表的な指標であり，多くの施設で共通して使用できること，②数値化あるいは階層化が容易であること，③データの収集が比較的容易であること，④容易に評価できることが挙げられる．

また，クリニカルインディケーターを用いたことで得られる効果として，①全体の医療水準が明らかになり，インフォームドコンセントを行う際の基本的な資料になること，②広く一般公開されることによって，現在の医療の実態を社会に示すことができること，③診療水準や診療費の比較が可能となり，効率的経営のための資料となることが挙げられる．

|5| クリニカルインディケーターと看護

前述したように，クリニカルインディケーターは看護独自の質指標ではなく，医療提供チーム全体の質評価に用いるものである．看護職はチームの要として，これらの指標の意味するところを理解し，問題があればその所在を明確にし，改善策をチームで話し合う場を積極的に設ける努力をしていく必要がある．

2 外部による評価

1 第三者評価の意義

第三者とは「当事者でない，直接的な利害関係をもたない者」という意味である．第三者評価とは，法に基づく行政機関およびサービス提供に当たる事業者や利用者から独立した第三者機関がサービスの内容について評価を行うしくみをいう．サービスを提供する側と受ける側ではなく，公正・中立な立場である第三者の視点で評価されるため，その審査結果は信頼性が高いものと考えられている．

医療だけでなく，企業や自治体，学校など公共的性格をもつ組織にとって，組織がもつ機能や実績を専門家で構成される第三者機関につまびらかに開示し，その評価を受けることにより，組織内の課題を明らかにし改善に向けて行動することが，患者や社会の信頼につながることであるという共通認識が形成されつつある．日本医療機能評価機構やISO*の評価認定を受けたことを利用者に示すために，認定機関のロゴマークをホームページに表示するなどして，病院の提供するサービス品質の信頼性の高さをアピールすることも盛んに行われている．

2 第三者による評価

|1| 米国における取り組み

米国では70年以上前から，施設ごとの医療内容のばらつきをなくすことを目的に，質の評価への取り組みがなされてきた．1951年に初めて非営利的な病院認定のための第三者機関であるJCAH（Joint Commission on Accreditation of Hospitals）が設立された．1987年には認定範囲を病院だけでなく保健施設にまで拡大し，名称がJCAHO（Joint Commission on Accreditation of Healthcare Organization）と変更され，2007年にはJC（Joint Commission）に名称変更している．

マネジドケアの導入によって，医療の質よりも効率性が重要視される懸念に対し，JCでは「患者のケア」と「組織的な診療行為の機能」に重点を置いた認定プログラムが作成されるようになった．

JCI（Joint Commission International）はJCAHOの一部署として1994年に設立されたグローバル医療の基準審査を行う民間機関である[8]．日本においてもJCIの認証を受けた医療機関が30施設ある（2022年２月現在）．

plus α

法に基づく行政機関による評価

医療法第25条第１項に基づく立ち入り検査として，施設が医療法および関連法令により規定された人員および構造設備を有し，かつ，適正な管理を行っているかを原則年に１回調査するため医療監視員が数名来院する．

用語解説 *

ISO

International Organization for Standardization（国際標準化機構）の略称で，国際的に通用する製品やサービスなどの規格を制定している．組織の品質活動や環境活動を管理するための病院品質マネジメントシステム（ISO 9001）や環境マネジメントシステム（ISO 14001）などがある．

マネジドケア

医療コストを減らすために，米国で1990年ごろから取り入れられた制度である．医療へのアクセスおよび医療サービスの内容を制限する制度で，保険会社が医療の内容に決定権をもち，医療を管理する．米国では民間医療保険加入者がほとんどであり，雇用主が従業員に提供する医療保障のほとんどが，このマネジドケアプランによるものである．米国の公的医療制度であるメディケア，メディケイドには発足当初よりマネジドケアが取り入れられている．したがって，障害者や貧困者，収入をもたない高齢者は必要十分な医療が受けられなくなる危険性があると批判されている．

2 英国における取り組み

英国では，NHS*（National Health Service）による国家的医療政策の下で医療サービスは提供されている．2008年に制定された医療及び社会的ケア法（Health and Social Care Act）に基づき，それまでさまざまな機関で実施していた第三者評価機構としての役割をケアの質委員会（Care Quality Commission：CQC）という組織に統合した．CQCでは，病院のみならずケアホームやクリニック，歯科サービス，在宅ケアなどに関する質評価を担っており，その対象は21種に及ぶ[9]．

CQCの前身の評価機構であった保健医療委員会（Healthcare Commission）が実施していた評価では，いくつかの鍵となる指標と，サービスへのアクセス，提供しているサービス内容などの評価指標のもとに３つ星から０星までの格付けを実施していたが，CQCではoutstanding（優秀），good（優良），requires improvement（可），inadequate（不可）の４段階での評価となっている．そして，これらの受審結果は利用者が確認できるようにロゴを用いて示すよう法令で定められている．また，CQCの役割として審査機能や実施結果に関しても，ホームページで広く公表されている．

用語解説*
NHS
居住者に公平な医療サービスを提供することを目的に，1948年に発足した英国の国営医療制度．一部の処方薬を除き，原則無料で利用できる．近隣の一般開業医（GP）をかかりつけ医として登録し，医療ニーズがあれば，まずかかりつけ医を受診する．保健省が管理し，予算は公費で賄われる．

3 日本における取り組み

日本では，1995（平成７）年に財団法人日本医療機能評価機構（Japan Council for Quality Health Care：JCQHC，後に公益財団法人に変更）が設立され，1997（平成９）年から**病院機能評価事業***がスタートした[10]．その後バージョンの改定を重ね，「次期病院機能評価 機能種別版評価項目（3rdG：Ver.3.0）」が最新であり，第１領域：患者中心の医療の推進，第２領域：良質な医療の実践１，第３領域：良質な医療の実践２，第４領域：理念達成に向けた組織運営という構成である[11]．

こうした第三者機関からの病院評価審査を受けることは，組織の内部を総点検し，見直すべきところは見直す活動を組織一丸となって実践することで，組織成員の結び付きを高めることに寄与するといえる．

しかし，保健・医療・福祉の連携がより重要視されなければならない日本に

用語解説*
病院機能評価
病院機能評価で認定された病院は下記の認定シンボルマークが付与され，パンフレットやウェブサイトなどPR活動に使用できる．

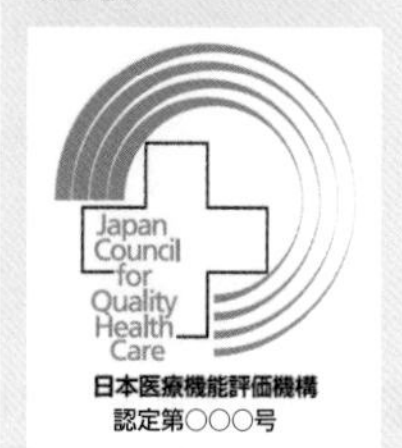

おいては，単に病院だけではなく，診療所，訪問看護ステーション，各保健施設や在宅サービス提供システム全体に及ぶ評価でなければ，医療の質を保証することにはならない．英国のように一つの団体で包括的に保健・医療・福祉サービスの評価体系をつくり上げ，実践している国からは学ぶところが大きい．

3 看護の質を向上するための取り組み

看護独自の実践の向上のために，さまざまな取り組みがなされている．

1 看護の質とEBP

|1| EBPとは

質の高い看護を表現するときに，**エビデンスに基づいた実践**（evidence based practice：**EBP**）という言葉が用いられることがある．エビデンスとは，過去に行われてきた研究を通じて「結論が誤っている可能性が最も低い」と考えられる検証結果のことをいう．メルニク（Melnyk, B. M.）らは，「EBPとは，科学的検証，臨床実践家の熟練度，患者のもつ価値観を総合して最も適切と考えられた方法を選択するという問題解決アプローチ法である」と述べている[12)]（**図5-9**）．言い換えれば，研究の成果，つまり科学的検証がなされているもの，エビデンス（根拠）となり得るものを知った上で，人的資源や設備などの医療環境の現状を踏まえ，患者の価値観や意向に合わせて治療方法やケア方法を決定することといえる．

科学的検証に基づくエビデンスには**表5-9**のようなレベルがあるといわれている．現在では，世界的にレベルの高いエビデンスを集約したデータベースが多く存在する．コクランライブラリー*[13)]やMindsガイドラインセンター*[14)]はその代表的なものである．

|2| EBPを活用して看護実践の質を向上させる取り組み

「ICN 看護師の倫理綱領」の「3 専門職と看護師」では，「看護師と看護学研究者は，エビデンスを用いた実践の裏付けとなる，研究に基づく最新の専門知識の拡大に努める」とある．

用語解説*

コクランライブラリー

Cochrane Library．コクラン共同計画が編纂している治療と予防に関するデータベース集．医療従事者をはじめ，教育者，学生などEBMに関心をもつ者が利用できる．日本の多くの大学や病院も法人契約を結んで利用している．

用語解説*

Mindsガイドラインセンター

日本医療機能評価機構が運営する，診療ガイドラインと関連情報を提供する医療情報サービス．Cochrane Libraryに収載されているものの和訳も一部掲載されている．

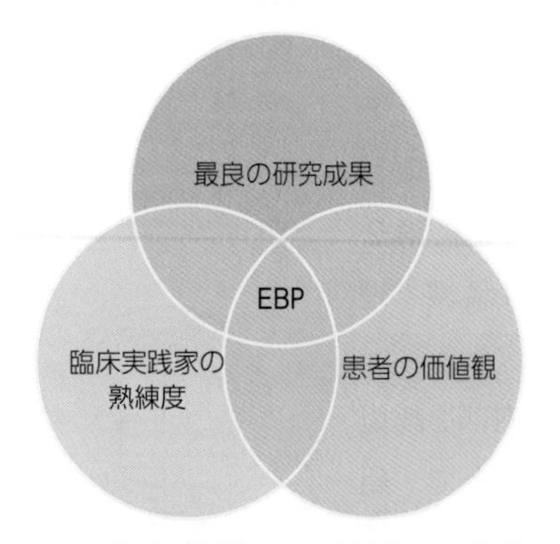

図5-9 エビデンスに基づいた実践（EBP）の要素

表5-9 エビデンスレベル

Ⅰa	複数のランダム化比較試験のメタ分析による
Ⅰb	少なくとも一つのランダム化比較試験による
Ⅱa	少なくとも一つの非ランダム化比較試験による
Ⅱb	少なくとも一つのほかの準実験的研究による
Ⅲ	コホート研究や症例対照研究，横断研究などの分析疫学的研究による
Ⅳ	症例報告やケース・シリーズなどの記述研究による

患者の体位変換を2時間おきに行う根拠は何かを例にして考えてみよう．

長年この行為は当たり前のこととしてとらえられてきたが，このエビデンスレベルはそれほど高いものではなかった．最近の研究では，体圧分散マットレスの使用とスモールチェンジ（簡単な体圧変化によって外力を緩和すること）を実施すれば，4時間おきの体位変換で褥瘡予防が可能であるというエビデンスも生まれている[15]．

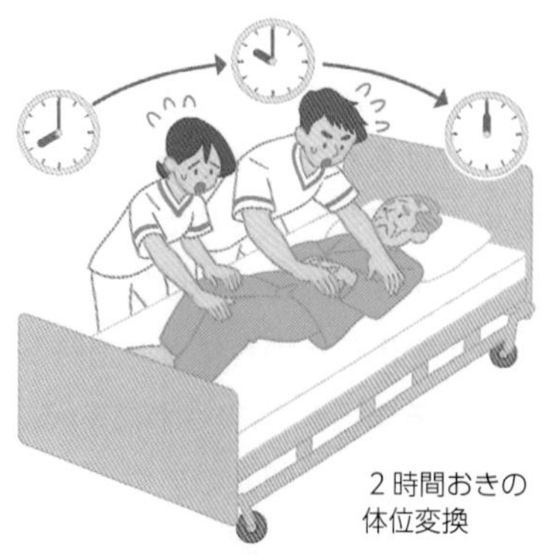
2時間おきの体位変換

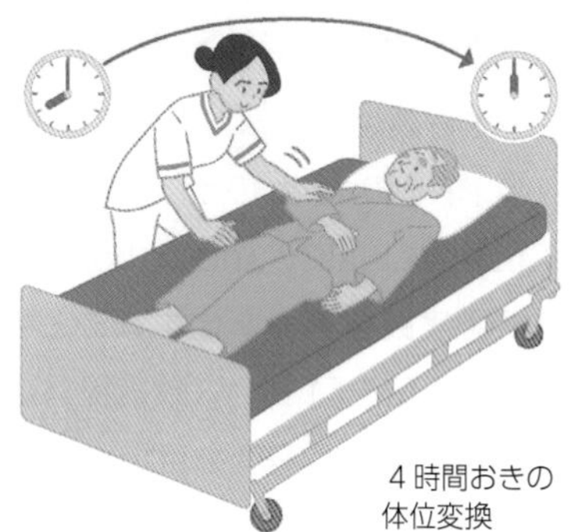
4時間おきの体位変換

このように，看護実践の中で，何がエビデンスとして立証されているのかを探求したり，「このやり方をこう変えたら，結果はどうなるのか？」とエビデンスを自ら検討するために研究として取り組む姿勢は専門職として大切である．そして，そのような継続的な努力が看護の質向上につながるのである．

2 米国におけるNDNQI®の開発と活用

NDNQI®（National Database of Nursing Quality Indicators）[16]とは，米国で唯一の看護情報データベースである．全米を対象とした看護単位レベルでの看護ケア情報を構造，過程，結果指標をもとに評価した情報を提供している．2015年には全米で2,000以上の施設がこのデータベース作成に協力・参加している．看護の質の測定，看護師の職務満足向上や労働環境の改善，スタッフ配置の評価とペイフォアパフォーマンスの方針に基づいた保険支払い制度とリンクが図られているなど，さまざまな用途で活用されている．その指標はnursing sensitive indicatorsと呼ばれ，13の指標が示されている[17]．

ペイフォアパフォーマンス

P4Pとも呼ばれ，医療機関が良質で効率的な医療サービスを提供した場合に高い診療報酬が支払われる，民間医療保険会社が先導する制度をいう．P4Pが注目されるようになった背景には，2001年に米国医学研究所（Institute of Medicine）が米国の医療の課題に対し，すべてのヘルスケアサービス提供組織は，安全性，有効性，患者中心志向，適時性，効率性，公正性の達成を目指し，その達成度を広く公開すべきと提唱したことが大きい．クリニカルインディケーターやNDNQI®などを用いて，最低限の基準値をクリアしているか，また，その改善の度合いがどうかを測るなどして，病院の格付けを実施している．それにより評価の良いところには支払いインセンティブを付与したり，悪いところにはペナルティーを課すなどを行う．

3 在宅サービスのアウトカム評価ツールの開発

米国において在宅サービスのアウトカムとプロセス評価のツールとして，OASIS（The Outcome Assessment Information Set）が1995年に開発された（最新バージョンは**OASIS-C**）．公的保険でカバーされる在宅訪問看護を担う機関には，この審査が義務付けられている．2015年にはハイリスク因子に関する指標も作成された．

在宅から入院あるいは施設入所などケアサービスの形態が変化した場合にも，追跡してアウトカムの経緯がわかるように工夫されている．OASISで作成された情報は利用者個人のアウトカム評価だけでなく，在宅サービス提供機関のアウトカムレポートの作成や質改善にも活用される．

表5-10　DiNQLの評価指標と項目数

病院・病棟情報	43	労働状況	30
看護職情報	21	患者情報	13
褥　瘡	13	感　染	11
転倒・転落	8	医療安全	10
精神病床	11	産科病棟	10

＊2017年度から精神病床，および産科病棟に関する評価指標が追加された．

4 DiNQL（ディンクル）

日本看護協会では，2012（平成24）年からの重点事業として，労働と看護の質向上のためのデータベース事業（Database for improvement of Nursing Quality and Labor：**DiNQL**）に取り組んでいる．事業の目的は，①看護実践をデータ化することで看護管理者のマネジメントを支援し，看護実践の強化を図る，②政策提言のためのエビデンスとしてデータを有効活用し，看護政策の実現を目指すことにある[18]．ドナベディアンの評価の質の視点（構造・過程・結果）が用いられ，**表5-10**に示す10のカテゴリー，170項目で構成されている．

DiNQLは，看護職が健康で安心して働き続けられる環境整備と看護の質向上に向けた，看護管理者のPDCAサイクルを支援するしくみである．2012年から2014（平成26）年まで評価指標のカテゴリー整理や運用面での課題解決を行い，2015（平成27）年から本格実施されている．

4 質改善の方法

質を向上する取り組みは，個々の看護師でも実施できるが，組織全体で取り組むことで，その効果が増大する．組織で取り組む質改善の考え方と具体的な方法について述べる．

医療・看護の質改善の基本は，組織的，体系的に問題点を同定し，改善策を立案・施行し，有効性を評価し，さらに高い目標達成を追求することである[19]．さまざまな改善方法が開発されているが，３章でマネジメントサイクルとして紹介したPDCAサイクルは，質改善の重要なツールでもある．

➡ PDCAサイクルについては，３章２節p.83参照．

PDCAサイクルを用いた質改善の方法を以下に示す．

❶Plan　問題状況に気付くことから始まる．質評価指標を用いたデータ収集や現場での観察などによって医療・看護の現状を把握し，あるべき姿と比較し問題を特定する．そして，業務フロー図や特性要因図（フィッシュボーン）などの分析ツール，統計手法などを用いてなぜその問題が生じているのか原因を分析する．次に改善目標を設定し改善策を立案する．改善目標の設定にはベンチマークを用い，改善策の立案においては診療ガイドライ

ン，ケアガイドラインなどで示されたエビデンスレベルの高い方法を採用し，エビデンス・ベースド・プラクティス（EBP）を実現する．その際に，実践現場での実現可能性や職員が理解でき，心理的に受け入れることができるかを，関係者間で十分検討することが必要である．

❷**Do**　改善策を小規模に試行する．そして，その効果を質指標で測定する．

❸**Check**　測定した質指標によって改善策の効果を評価する．

❹**Act**　予測した通りの効果であれば，試行した改善策を標準的な業務手順とし，より大きな規模での実施へと拡大する．質指標の測定を継続し，改善策の効果をモニタリングする．改善策の効果が予測と異なった場合は，その原因を究明する．そして別の改善策への変更や，現場での実行を困難にしていることを解決できる方法に修正し，再びPlan，Do，Check，Actを繰り返す．

事　例

Plan：整形外科病棟の看護師Aさんは，術後に尿路感染を併発する患者が多いと感じていた（問題への気付き）．そこで，過去１か月の診療記録を調べてみたところ，この病棟での術後患者の尿路感染発症率は30％で，ほかの施設と比較して非常に高いことがわかった（現状の把握）．尿路感染の予防法について文献検索をすると，「カテーテル関連尿路感染（CAUTI）の予防のためのCDCガイドライン2009」を見つけることができた．そこには，尿路感染の発生はカテーテル留置期間の長さと関連するという研究知見があり，尿道カテーテルは急性の尿閉や膀胱排尿障害などの適切な場合に限り挿入し，手術患者についてはできるだけ早く抜去（24時間以内が好ましい）することが推奨されていた（あるべき姿）．Aさんが術後患者の尿道カテーテルの留置状況について調べてみると，留置期間は平均7.5日で，医師から抜去の指示があるまで漫然と挿入されたままという現実がわかった（現状の把握）．

これらのことから，Aさんは病棟の医療・看護の質の問題として，尿道カテーテル留置の必要性について看護師による日々のアセスメントが行われないことにより長期間の留置が行われており，そのことが尿路感染の原因になっていると特定した（問題と原因の特定）．Aさんは，この問題を病棟会で看護師長および病棟看護師と共有し（関係者を巻き込む），関心をもった複数の看護師でチームをつくり質改善に取り組むことにした（プロジェクトチームの編成）．インターネットでほかの病院の尿道留置カテーテルの使用率，尿路感染率の発生率を調べ，ベンチマークとして改善目標を定めた（質改善の目標設定）．そして，術後患者の尿道留置カテーテルを24時間以内に抜去するための具体的な方法を考えた．カテーテル留置の必要性を判断するためのチェックシートを作成し，医師に確認してもらい看護師の判断で抜去できる許可を得た（関係者を巻き込む）．カテーテル留置が電子カルテ上に入力されると，抜去の入力が行われるまで，必要性アセスメントの注意喚起が表示される方法を考え，病棟会で合意を得，医療情報システム室に協力を依頼した（実現可能で受け入れられる具体的な改善策，関係者を巻き込む）．

Do：プロジェクトに理解を示しているB医師の担当患者から改善策を実施した（小規模での試行）．プロセスの評価指標として尿道カテーテルの留置期間，アウトカムの評価指標として尿路感染症の発症率を定め，患者ごとのデータを収集していった（質指標の測定）．

Check：収集した質評価指標のデータを取り組み開始から１カ月後に集計し，分析した（改善策の効果を評価）．その結果，留置期間と尿路感染発生率ともに変化がなかった．その原因を突き止めるために看護師に話を聞いたところ，カテーテル留置の必要性のアセスメントに自信がもてず，抜去を先延ばしにしてしまっていることがわかった（予測と異なる結果の場合の原因究明）．

Act：A看護師たちプロジェクトチームは，看護師のアセスメント力を高めるために研修会を行った．また，判断に自信がないときにはプロジェクトチームメンバーが相談に乗れる体制をつくった（改善策の修正）．そして再び修正した改善策で取り組んだところ，２カ月目からは留置期間，尿路感染発生率ともに低下した．そこで，この方法を標準化し，ほかの医師の担当患者にも広げていった（有効な改善策の標準化）．６カ月目には，尿道カテーテルの留置期間が平均2.5日，尿路感染発症率は８％となり，質改善の目標をほぼ達成することができた．

コラム　ナイチンゲールの「医療の質改善」

医療の質改善を行ったことで有名な歴史的人物は，ナイチンゲールである．

1854年，クリミア戦争の最前線スクタリにある兵站病院に，ナイチンゲールが30数名の看護師たちと到着したとき，英国人兵士の死亡率は42.3%であった．ナイチンゲールは不衛生な環境と疾病との関連を認識しており，本国政府を動かし，当時一般的だった，戦地に同行していた兵士の妻や商売を行う民間人を活用して，病院内に溢れかえっている汚物，下水，動物の死骸などを取り除き，衛生的な療養環境を整えていった．こうした活動によって，約６カ月後には死亡率を2.2%にまで低下させることに成功した[20]．

ナイチンゲールの行ったことは，不衛生な病院環境がもたらす疾病をなくすという医療の質改善である．その方法は次のように整理することができる．①医療の実態を「死亡率」というアウトカム指標でとらえたこと，②そのアウトカムをもたらす医療プロセスの問題を科学の知識によって特定したこと，③問題の改善に権限をもつ関係者を巻き込んだこと，そして④改善活動の効果を，「死亡率」という質指標で評価し示したことである．

コラム　組織における質改善活動のための理論①　目標管理

米国の経営学者ドラッカー（Drucker, P. F.）は組織活動を効果的に進めるための「目標による管理（management by objectives：MBO）」を提唱した．目標管理においては，組織や集団が目指す目標に沿って，個々の看護師が自ら目標を設定し，その目標達成に向けて主体的にPDCAを回す（**図**）．個々の目標は管理者と共有され，達成・測定可能なものでなければならない．管理者と個々の看護師は定期的に面接し，目標の進捗状況を確認する．

目標管理の目的は，自組織の看護の質向上とともに，看護師個々の成長を促進することである．個々の看護師は，自身で主体的に設定した目標に向かい，自らで計画を立て，実施・評価を行う．管理者は個々の看護師が目標を達成できるよう，相談に乗ったり，情報を提供する．

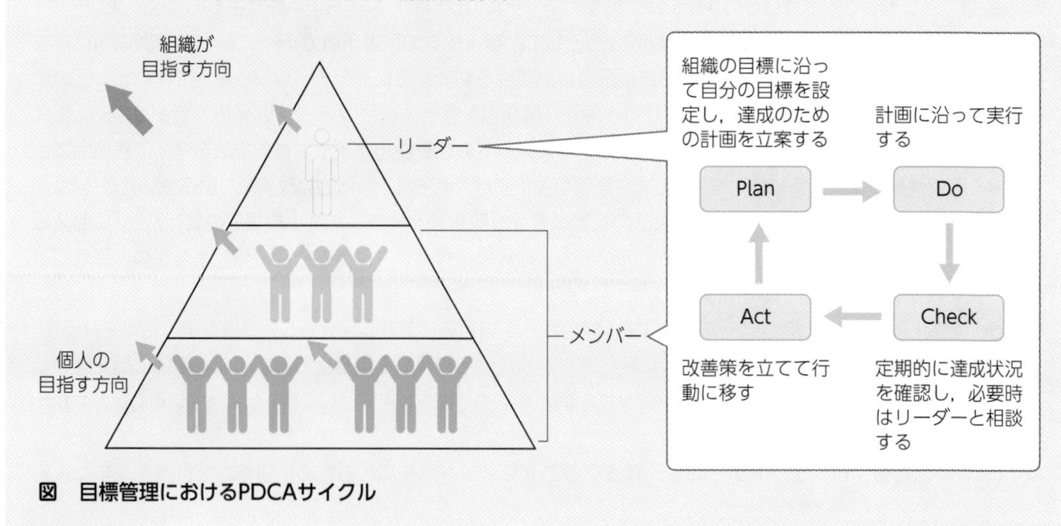

図　目標管理におけるPDCAサイクル

事 例

目標管理の例

今年ICU病棟に入職したAさんは，クリティカルケア看護を希望していたので，とてもやる気に満ちている．ICUの今年度の目標は，「感染防止の徹底」と「点滴ライン関連事故の発生を減らすこと」である．さて，Aさんはどんな個人目標を立てたらよいだろうか？

Aさんは基礎教育を修了したばかりの新人で，ICUで行われる処置や特殊な医療機器の扱いの経験がない．1年後の自分がどのように成長していることが組織に貢献することにつながるのかを，まず考えてみよう．

人工呼吸器や人工心肺，シリンジポンプといった患者の命に直結する重要な医療機器の取り扱いをマスターできている，採血や検体採取といった診療の補助業務をマスターできている，喀痰吸引や疼痛緩和など患者の苦痛を軽減するための技術を身に付けている──そういった一つひとつが，自分が達成すべき目標となるだろう．それらを習得するに当たり，感染防止や事故防止を考慮した方法も身に付けていくことが組織の目指す方向との一致につながるのである．そして，目標設定から実行，評価，さらに新しい目標に向かってPDCAサイクルを回していくことが継続的な質の向上につながっていく．

コラム　**組織における質改善活動のための理論②　SWOT分析**

組織が目標を設定するに当たり，どの方向へ舵取りをすべきなのかを考えるために，情報を整理して分析することは重要である．その方法の一つとしてSWOT分析がある．SWOTは，S：strength（強み），W：weakness（弱み），O：opportunity（機会），T：threat（脅威）の頭文字をとっている．

強みと弱みとは，組織内部環境について自分の組織の優れている点や強化できている点を示す．例えば，職員の有給休暇の消化率が高いということは，職員のワーク・ライフ・バランスに配慮できていることを示し，職員には魅力的であるため強みといえる．逆であれば弱みになるといえよう．

機会と脅威とは，組織外部環境にあたる社会環境や制度・政策の変化や自然災害などが，自組織にとって発展のための追い風になるものが機会，向かい風になるものが脅威である．例えば，消費税の増税は医療機関にとっては脅威となる．なぜなら，医療材料や医療機器購入などの支出の際には消費税を支払うが，収益となる診療料には消費税は課されない．医療サービスには多くの医療材料，機器を使用するため，財務バランスに多大な影響を与えるためである．こうした内部・外部環境分析を経て，組織が向かうべき方向性を決定する．その方向性は四つのパターンがあり，これを図式化したものをクロスSWOTという（**図**）．

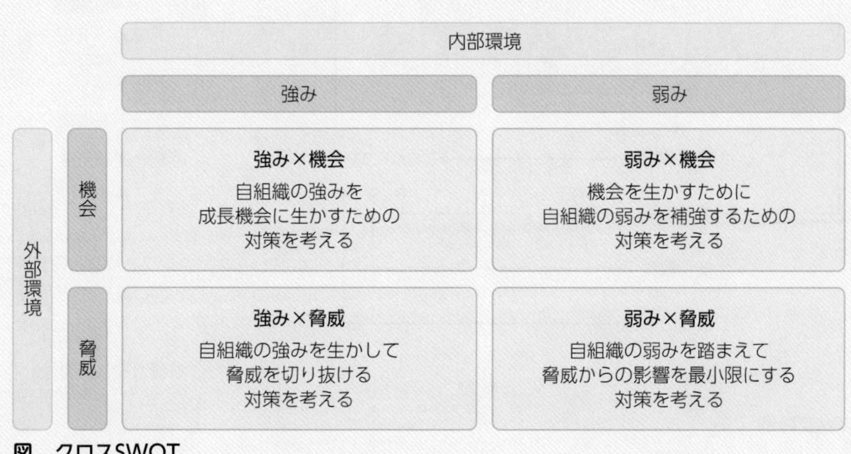

図　クロスSWOT

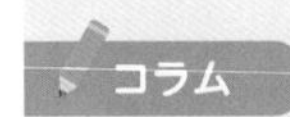

組織における質改善活動のための理論③　バランス・スコア・カード

クロスSWOTで組織の方向性が決まったら，それを「どのように実現するか」を可視化したものがバランス・スコア・カード（Balanced Score Card：BSC）で，1992年にキャプラン（Caplan, R.）とノートン（Norton, D.）によって提唱された考え方である．①財務の視点，②顧客の視点，③内部プロセスの視点，④学習と成長の視点で目標を考えることで多面的な組織成長を促進することができる．

①財務の視点　財政的に成長するために，どのように行動すべきか．

②顧客の視点　目標を達成するために顧客（患者や家族，地域住民）のためにどのように行動すべきか．

③内部プロセスの視点　顧客を満足させるためにどのようにしくみをつくるべきか．

④学習と成長の視点　目標実現のために変化・改善する能力をどのように育て，維持するべきか．

それぞれの視点でなすべきことには関連がある．その関連を関係者で討論しながら確認し合い，図（方略マップ）にまとめていく．この確認作業を共同で実施することで，参加者それぞれがなすべきことや，目指すべきことが明確になる．以下にその関連性を示した例を挙げる（**図**）．

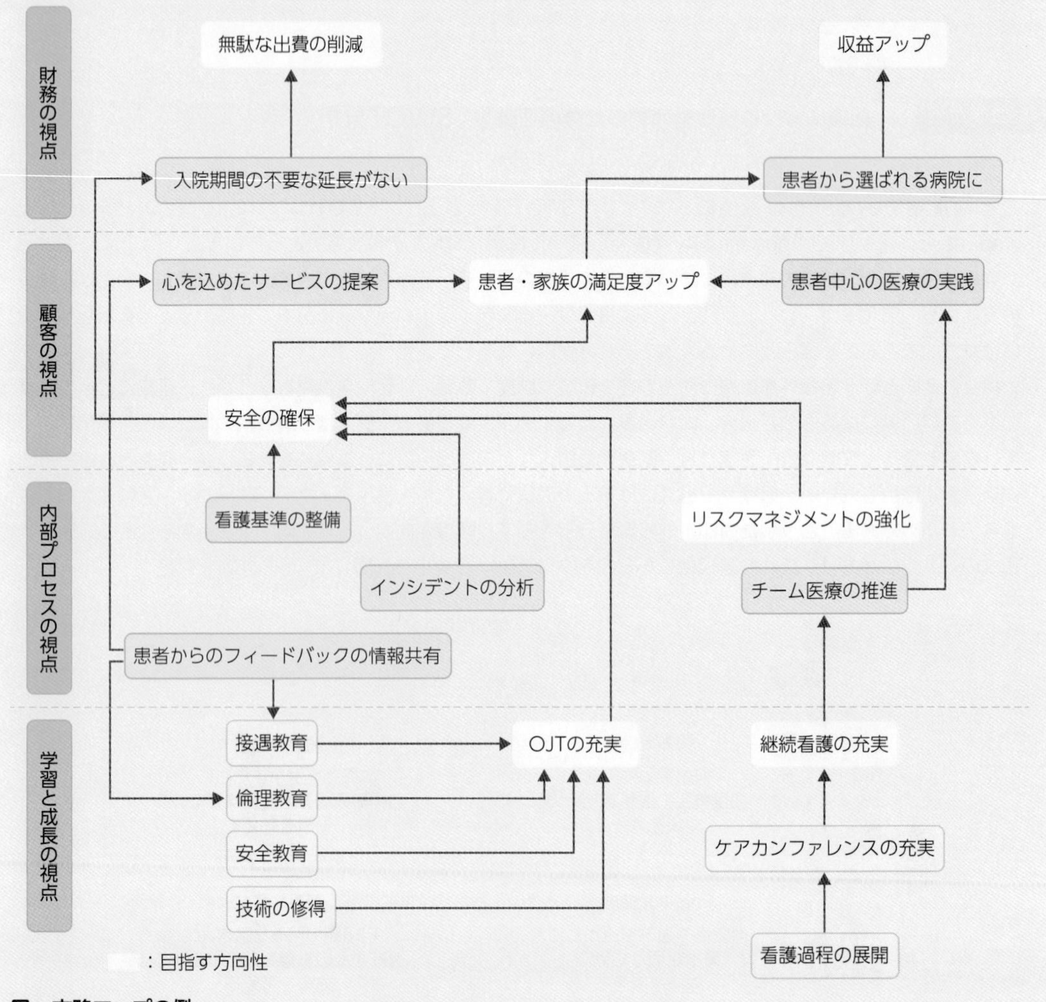

図　方略マップの例

■ 引用・参考文献

1) 日本看護協会．看護業務基準 2021年改訂版．2021. https://www.nurse.or.jp/nursing/home/publication/pdf/gyomu/kijyun.pdf,（参照2023-11-25）.
2) Donabedian, A. “Quality of care：problems of measurement.II.”. Some issues in evaluating the quality of nursing care. American Journal of Public Health. 1969, 59（10）, p.1833-1836.
3) 飯田修平編著．病院早わかり読本．第５版，医学書院，2015.
4) 米国医療の質委員会/医学研究所．人は誰でも間違える：より安全な医療システムを目指して．L. コーンほか編．医学ジャーナリスト協会訳．日本評論社，2000.
5) 日本医療マネジメント学会監．臨床指標の実際：医療の質をはかるために．じほう，2005.
6) 日本病院会．QIプロジェクト2022．2022. https://www.hospital.or.jp/qip/,（参照2023-11-25）.
7) 厚生労働省．チーム医療の推進について．2010. http://www.mhlw.go.jp/shingi/2010/03/dl/s0319-9a.pdf,（参照2023-11-25）.
8) 三好麻以ほか．医療評価の現状と課題：日米の比較を通して．川崎医療福祉学会誌．2010, 20（１）, p.281-296.
9) Care Quality Commission. Guidance for providers. 2022. https://www.cqc.org.uk/guidance,（参照2023-11-25）.
10) 西田和弘ほか．医療・福祉サービスにおける第三者評価システムの比較検討：サービス受給者の権利擁護の観点から．鹿児島大学法学論集．2002, 36（２）, p.58.
11) 日本医療機能評価機構．“次期病院機能評価 機能種別版評価項目（3rdG:Ver.3.0）”．病院機能評価事業．2022.
12) Melnyk, B. M. & Fineout-Overholt E. Evidence-Baced Practice in Nursing &Healthcare：A Guide to Best Practice. 2nd edition, Wolters Kluwer, 2011.
13) Cochrane Library. 2022. http://www.cochranelibrary.com/,（参照2023-11-25）.
14) Mindsガイドラインライブラリ．2022. https://minds.jcqhc.or.jp/,（参照2023-11-25）.
15) 中島房代ほか．体位変換の時間を２時間以上とした症例の検討．日本褥瘡学会誌．2003, 5（1-1）, p.37-41.
16) Montalvo, I. The National Database of Nursing Quality Indicators®（NDNQI®）. The Online Journal of Issues in Nursing. 2007, 12（３）. http://www.nursingworld.org/MainMenuCategories/ANAMarketplace/ANAPeriodicals/OJIN/TableofContents/Volume122007/No3Sept07/NursingQualityIndicators.html,（参照2023-11-25）.
17) JCAHO. National Database of Nursing Quality Indicators（NDNQI）. 2010. https://nursingandndnqi.weebly.com/ndnqi-indicators.html,（参照2023-11-25）.
18) 日本看護協会．労働と看護の質向上のためのデータベース（DiNQL）事業．2022. https://www.nurse.or.jp/nursing/practice/database/,（参照2023-11-25）.
19) 小松康宏ほか．医療の質改善の概念と手法—PDCA, six sigmaなど．日本内科学会雑誌．2016, 105（12）, p.2353-2357.
20) 小玉香津子．ナイチンゲール．清水書院，1999, p.139-164,（人と思想）.

重要用語

構造	臨床指標	OASIS-C
過程	マネジドケア	DiNQL
結果	病院機能評価事業	目標管理
EBM	エビデンスに基づいた実践	SWOT分析
情報の非対称性	EBP	バランス・スコア・カード
クリニカルインディケーター	NDNQI®	BSC

4 組織変革の方法

看護提供の現場は多くの人が関わり，状況は変動し複雑であり，毎日の業務調整を必要とし，日々安定的に一定の質のサービスを提供することが求められている．しかし同時に，不確実な将来としての中長期的な先を読み，組織が内外の変化に適応できるように変革していくことが必要である．

これは，管理者だけが行うことではなく，患者のニーズを目の当たりにし，それに応えようとする看護師一人ひとりが，その必要性を感じたならば，ボトムアップで提案していくことも必要である．

1 組織変革とは

管理者やリーダーが，職場になんらかの変化をもたらす必要性のもと**組織変革**を行う場合，**構造の変革**，**技術の変革**，**人材の変革**に大別される．構造の変革は文字通り組織構造についての要素を変えることであり，権力関係，協力体制，職務内容・職務権限などが対象となる．分権化，権限移譲を進めると，メンバーは権限をもち，自ら職務プロセスを改善しやすくなる．技術の変革とは，職務の手順，手法の変更であり，変更には教育や研修が必要となる．人材の変革とは，メンバーの態度，期待，意識，行動を変えることである．

近年では，病床機能分化，コロナ禍，デジタル化，働き方改革などの流れの中で否応なく業務の変更を迫られる場面が増えたり，変化する環境の中で柔軟に組織を変化させていく必要性が高まっている．管理者のリーダーシップのみならず，全員参加で危機を乗り越えたり，ボトムアップで組織をより良いものにしていくために何をするか，どのように動くかが重要となってきている．

2 組織変革はいつ，誰が行うのか

組織変革を必要とするときとは，どのような状況だろうか．

1 変革が必要となるときとその要因

一つは否応なく変わらなければいけないとき，つまり，なんらかの要求や危機が顕在化している，制度が変わった，合併する，再編する，事業を変えるなどの状況がある．もう一つは，潜在する要求や危機を想定して，あるいは将来を見据えて変わっていくことを決定したときである．前者の場合は，計画を十分に練る時間がないことが多い．後者では時間はあるかもしれないが，将来起こり得ることは不確実であり，要求や危機感が共有しにくく，変化を受け入れられにくい．

ナドラー（Nadler, D. A.）は，変革を四つのタイプで示した．連続的に起こる**漸進的**なもの，不連続に起こる**革新的**なもの，予測し準備して動き始めることができる**予応的**なもの，急な，あるいは深刻な事態に直面し行う**即応的**なものがある．

漸進的なものは，計画に沿って調整し，メンバーはそれに適応していくことになる．革新的なものでも，予応的な，つまりあらかじめ対応できる場合は迫り来る問題や危機を共有し，方向性を再設定し周知する必要がある．組織がダメージを受けているような深刻な事態では，大きな変更が必要となる．

変革の外的要因は，競合するほかのサービス提供者の存在，保健医療制度の施策の変更や診療報酬改定など外部環境の変化，地域の人口構造や疾病構造，診療に関わる技術の変化，新興感染症の拡大など多くある．最近では，少子超高齢社会を背景に生産年齢人口の減少に対応するために，デジタル化や働き方改革が進められている．内的要因としては，組織の運営・経営に関すること，病院の統廃合，業務改善・労働環境改善の必要性などがある．

2 誰が変革を行うのか

多くの変革はトップリーダーによって意思決定され，管理者主導で推進されることが多い．

組織変革は，それを計画し推進する者が不可欠であるため，そのプロセスを責任をもって進める者が必要で，その人物は**変革推進者**と呼ばれる[1)]．

一方，臨床現場の最前線にいる者だからこそ，患者・利用者のニーズの変化や環境の変化の微細な予兆を知ることもできる．よって，変革はトップダウンで行われる場合のみならず，**ボトムアップ**で行われることもある．

医療の現場で，チームや部署単位で継続的に改善活動に取り組み，成果を上げていることも多い．特に，専門性の高い栄養サポートチーム（NST）のように横断的な活動を行うチームでは，コアとなるメンバーとして栄養士や摂食嚥下障害看護認定看護師などがいるが，活動のしかたは各施設でさまざまである．チームとして，その施設の患者像から栄養面でのハイリスク患者の状態を特定し，NSTが対象とする患者，定例的な会議やラウンドの方法を決めていく．このように，専門性の高いチームが自らより良い成果に向けて裁量をもち活動を活性化することで，改善・変革が可能となる．

ここに参加する看護師は，病棟の代表として年単位で交代するかもしれないが，その役割を果たすために，病棟内のすべての患者の栄養状態を把握するしくみを病棟内で構築し，気になる事例の情報を自ら収集し，NSTの活動の方向性を理解し，病棟へ周知していく．このような活動を次の担当者へきちんと引き継ぐ，引き継がれたことに過不足があれば修正するなど，その役割の中で創造的・生産的に果たすことが，改善活動の積み重ねとして成果へつながっていく．

plus α

カイゼン活動

作業や業務のやり方を変え，より効率的にし，質の維持・向上を目指す職場での活動のこと．5S（整理，整頓，清掃，清潔，しつけ）やQC（quality control）サークル活動などが医療現場でも取り入れられている．

3 変革のプロセスと抵抗へのマネジメント

組織を変革しようとするとき，個人や組織による抵抗はつきものである．抵抗は行動にある程度の安定と予測可能性をもたらすものであり，変化にはある程度の支援が必要である．よって，変革を成功させるためには，プロセスを踏み，変革をやり切ることが重要である．

組織の変革プロセスの代表的な理論を挙げ，抵抗へのマネジメントについて述べる．

1 レヴィンの変革プロセス

社会心理学者のレヴィン（Levin, K.）は変革には「解凍」「移動」「再凍結」の三つのプロセスが必要であるとしている（表5-11）．このプロセスをやり遂げるには，強いリーダーシップが必要である．病院などのように多くの人や専門職が協働する場で

表5-11 レヴィンの変革プロセス

解 凍	新たな変化の必要性を組織に理解させ，変化へ向けた準備をさせる．
移 動	変化のための具体的な方策を実施し，新たな行動基準や考え方を組織の構成員に学習させる．
再凍結	新しく導入した変化を定着させる．

は，効率的かつ安全にサービスを提供するために，ルールやしくみが複雑に決められている．このような場合には「解凍」が困難であり，最終段階の「再凍結」に注意を怠ると，以前の均衡状態に逆戻りする可能性が高い．

2 コッターの８段階

コッター（Kotter, J. P.）は変革的リーダーシップの重要性を述べており，組織における中長期的なビジョン達成に向けた視点とアクションに焦点を当てている．また，過去の変革事例の分析から，変革には「落とし穴」があり，これを乗り越える八つのプロセスが有効であるとしている（図5-10）．

まず，レヴィン同様に①変革の必要性に対する認識を高めつつ，②変革の推進者となるチームを築く．権限のある人だけでなく，関係する部署やステークホルダー（利害関係者）も巻き込む．次に③ビジョンと戦略を明確にして，④十分に周知徹底していくが，このプロセスでは⑤一人ひとりのメンバーが変革についてのビジョンと戦略を理解し，自発的に関われるように，組織構造や行動様式を修正していくことも必要となる．⑥変革の成果を可視化することは重要であり，⑦短期的成果を糧としてさらに変革を推進し，⑧これを組織文化として定着させる．

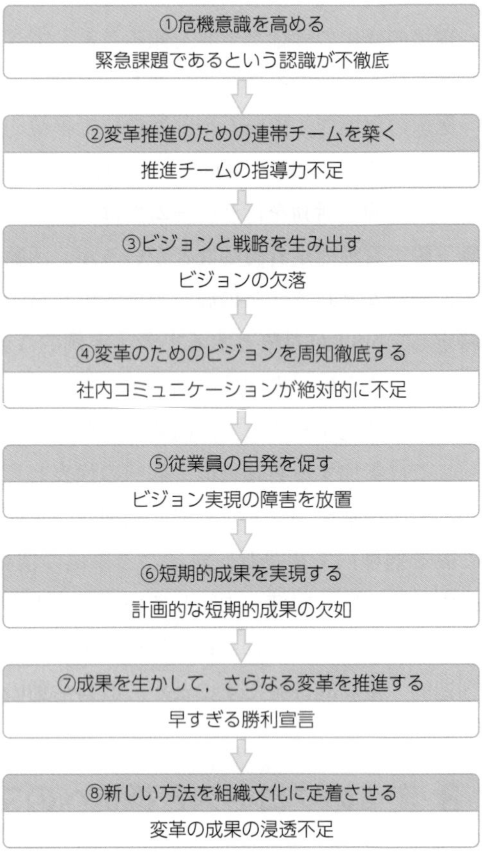

図5-10 コッターの変革の八つのプロセスと落とし穴

3 変革への抵抗とマネジメント

ロビンス（Robbins, S. P.）は，変革への抵抗には個人レベルのものと組織レベルのものがあるとしている[2)]（表5-12）．その抵抗の根源は不安，習慣，持っているものを失う恐怖心である．

病棟の業務を変更するレベルにおいても，必要性

表5-12 変革への抵抗

個人が変革に抵抗する理由	組織が変革に抵抗する理由
• 習慣によるもの • 安全が脅かされるという感覚によるもの • 経済的理由：変革により収入が減るのではいかという心配によるもの • 未知に対する不安：不明確なものに対して抱く嫌悪感や恐れによるもの • 選択的情報処理：認知を通して形成された世界を守ろうと，変化によってもたらされるかもしれない潜在的な利益を無視する	• 構造的慣性（組織には安定を生む内在的なメカニズムがある）によるもの • 変革の限られた焦点：組織の一部だけを変化させても無に帰すことがある • グループの慣性（グループの規範が拘束力となる）によるもの • 専門性への脅威：変化によって専門性が不要になるかもしれないことへの恐れ • 既存の権力関係に対する脅威：自組織の権力が低下するかもしれないことへの恐れ • 既存の資源配分が変化することに対する恐れ

があり変更しようとしたルールが，気付いたら元に戻ってしまっていたということがある．変革を推進するに当たり，どの抵抗が，どの段階で生じる可能性があるか，それを防ぐため，あるいは生じた際にそれを調整・解決する方策などを考えておく必要がある．一人ひとりのメンバーも，業務やシステムの変更が日々の業務の変化，それによる患者・利用者に与える影響などを考え，その変革・変化がうまくいくように建設的に意見を述べ，主体的に関わっていくことで，変革に寄与する．

変革に対する抵抗への対処としては，以下のようなものがあり，前述したような生じ得る抵抗，あるいは，生じている抵抗や葛藤に適切に対処しなければならない．いずれの方法も，適切に用いなければ逆効果になったり，時間がかかったりする．また，変革推進者とメンバーとの間の信頼・信用がなければ効果がない場合もある[4]．

- 説明と対話：抵抗の原因が誤解や情報不足の場合
- 参加への呼び掛け：抵抗者が変革に役立つ知識をもっている，あるいは，そういう立場にいるとき
- 円滑化への支援：抵抗者が恐怖心や不安を抱いている場合
- 交渉：抵抗者が影響力の強いグループの場合
- 抵抗者の取り込み：影響力の強いグループの同意が必要な場合
- 強制：影響力の強いグループの同意が必要な場合

変革はそれが組織にとって必要なときには，しっかりやり切ることが重要である．さまざまな葛藤を肯定的にとらえ，対話や価値観の問い直しの機会とし

コラム

マネジメントとリーダーシップの違い

コッターは「リーダーシップ論」の中で，複雑な環境にうまく対処するのがマネジメントの役割で，変革を成し遂げる力量がリーダーシップと述べている．共に，課題の特定，課題達成を可能にする人的ネットワークの構築，実際に課題を達成させるという共通の仕事があるが，具体的手法に違いがある[3]（**表**）．

Manageは，直面している事柄や事態をうまく扱う，切り盛りする，なんとかするという意味をもち，managementは，取り扱い，管理，経営などと表現できる．組織においては，ビジョン達成に向けた中・長期的なPDCAの繰り返しの中でフォロワーを維持・発展させていくマネジメントと，フォロワーの意識に変化を促し心を一つにするリーダーシップの両方が，車の両輪のように必要である．

表　マネジメントとリーダーシップ

共通する仕事	仕事の具体的手法	
	マネジメント	リーダーシップ
課題の特定	計画の立案と予算策定	針路の設定
課題達成を可能にする 人的ネットワークの構築	組織化と人材配置	心の統合 エンパワメント
課題の達成	コントロールと問題解決	動機付けと啓発

て積極的に対応していくためにも，**コンフリクトマネジメント***の考え方と対応方法を知っておくことが大切である．

また，変革時には職員やメンバーにストレスがかかっている．そのため，変革を成功させるためにも，ほかのストレスを軽減し，そこに注力できるよう，中長期的な視点をもち主導することが求められるだろう．

> 用語解説*
> **コンフリクトマネジメント**
> コンフリクトとは対立や葛藤のことであり，個人内，対人的に，グループ間などさまざまな場面で生じる．コンフリクトマネジメントは，その葛藤や対立の解決を通して，組織やチームの成長を促進したり成果を高めることができるという前提に対応すること．

4 しなやかな組織変革，自ら進化するチーム

社会情勢の変化，人口動態の変化などに伴い，医療提供体制が変化し，また，今般のコロナ禍のように不測の事態が生じている．これらの状況に柔軟に対応できる組織づくりが求められている．そのためには，管理者のみならず，すべてのメンバーが創造性をもって思考し，より生産的で質の高い看護提供へ向けて，日々の業務にそのアイデアを落とし込んで実行していく必要がある．

1990年ごろより，このような現場の課題形成と主体的な活動を推進するような組織開発*のアプローチとして，対話を重視したり，問題解決思考ではなくメンバーが自ら目標設定していくような，より柔軟な考え方や手法が重要視されている．

> 用語解説*
> **組織開発**
> 組織をより良くするための試みは，組織変革（organization change）と呼ばれている．組織変革の中でも，組織開発（organization development：OD）と呼ばれる理論や手法の体系が存在している[5]．組織変革とは，"環境の変化を感じ取り，意図的に生成された反応"といわれている．組織開発は，その組織の変化への反応・対応を管理するために用いられ，組織の外部環境の変化への適合を促進する[6]．

そのような流れの中で，組織の強み・真価を発見し，可能性を拡大するプロセスとして生まれたのがAI（appreciative inquiry）である．以下の四つのDサイクルを組織に導入することで，ビジョン創生，組織変革，リーダーシップ開発をしていく[7]．

❶**Discovery（発見）**　個人と組織の本当の強みや価値を発見する
❷**Dream（理想）**　変革に向けて，組織の最高の可能性を自由に想像する
❸**Design（設計）**　達成したい状態を共有し，記述する
❹**Destiny（実行）**　達成に向けて，持続的に取り組む

未来志向の対話を通して，チームや組織全体の共通理解と良好な人間関係を築くのに効果的なWorld Caféなども，ワークショップなどの場で体験することが増えた．

また，ティール組織[8]のように，そもそもそのような活動がしやすい組織をつくっている場合もある．

➡ ティール組織については，4章1節p.101参照．

看護の現場は，専門職である看護師がそれぞれの主体性・自律性を発揮し，現場発信の改善行動をとりやすい場であるといえる．看護管理者やリーダーが，常に詳細なマネジメントをしなくとも，一人ひとりがチームや組織の目的に向かって進化し自走するしくみを設計し支援することが可能となるだろう．

コラム

World Café

ワールド・カフェは，1995年に米国でブラウン（Brown, J.）とアイザックス（Isaacs, D.）により始められた．単なるグループワークのスタイルにとどまらず，カフェで語らうような雰囲気でテーマに沿って話し合うことで，主体的に参加し，互いの考えを尊重し合い，表面的な情報交換では得られることのできない，共有・一体感を得ることができる一つの手法である．1時間程度から可能で，人数は少数から1,000人程度でも行うことができる．

少人数グループで未来の事業や将来像について考え，語ったり，互いの意見や考えを尊重し対話を深めていく．模造紙などに自由に字や絵を描き，グループを渡り歩くことで，自分たちのグループでの考えを他花受粉*していく．最後に全体共有の時間を設けることで，集合的な発見を収穫し，共有することができる．関係性の構築や改善にも効果があることが多い．

用語解説*
他花受粉
ワールド・カフェのプロセスで独自に用いられる言葉．各テーブルに1人だけホストを残し，ほかのメンバーは旅人として別のテーブルに移動し，各々のテーブルで対話の内容を共有する．

引用・参考文献

1) スティーブン・P・ロビンスほか．"変革とイノベーションのマネジメント"．マネジメント入門：グローバル経営のための理論と実践．髙木晴夫監訳．ダイヤモンド社，2014，p.257.
2) スティーブン・P・ロビンス．組織行動のマネジメント：入門から実践へ．髙木晴夫訳．第4版，ダイヤモンド社，2000，p.386-420.
3) ジョン・P・コッター．リーダーシップ論：いま何をすべきか．黒田由貴子訳．ダイヤモンド社，1999，p.47-66.
4) 前掲書1），p.264-265.
5) 中村和彦．"Ⅱ-15 組織開発"．経営行動科学ハンドブック．経営行動科学学会編．中央経済社，2011，p.184-190.
6) Karl E. et al. Organizational change and development. Annual Review of Psychology. 1999, 50, p.361-386.
7) ダイアナ・ホイットニーほか．ポジティブ・チェンジ：主体性と組織力を高めるAI．ヒューマンバリュー訳．ヒューマンバリュー，2006.
8) フレデリック・ラルー．ティール組織：マネジメントの常識を覆す次世代型組織の出現．鈴木立哉訳．英治出版，2018.

重要用語

組織変革	漸進的	変革推進者
構造の変革	革新的	ボトムアップ
技術の変革	予応的	コンフリクトマネジメント
人材の変革	即応的	ティール組織

6 看護と経営

学習目標

- 看護活動における経営的視点をもとう.
- 看護活動に関連する主要な経済・経営用語，理論を理解しよう.
- 診療報酬制度と看護活動がどのように算定されているのかを理解しよう.
- 医療経済の特殊性を知ろう.
- ダイバーシティの観点から女性が大多数を占める労働市場である看護について知ろう.
- 看護活動が経営に与える影響を理解しよう.
- 経営活動に関する看護管理者の意思決定を知ろう.

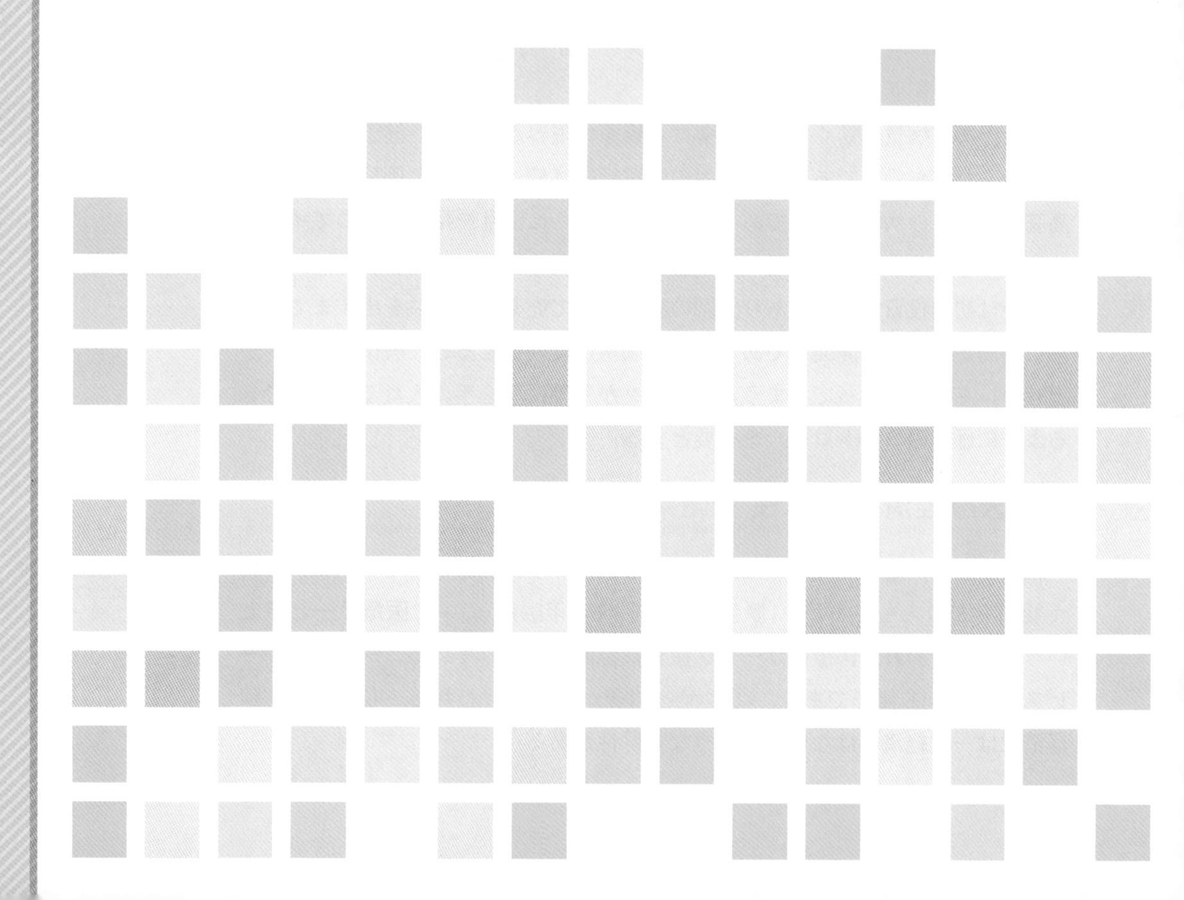

本章では，医療の経済的な特殊性と病院などの組織や経済・経営に関することを軸に，看護活動が関わる経済効果や看護管理の役割も含め明らかにしていきたい．

1 看護と経済

1 経済学とは

「経済学」と聞くと金もうけの学問と言う人がいる．これは大きな間違いである．経済学は限られた資源の効率的な配分や利益の公平な分配を追究する学問である．身近な例を挙げると，３万円の予算でおしゃれなワンピースとかわいい靴が欲しいと店頭に立ったとき，生地の質やデザイン，着ていく場所，使用回数などを考え，自分にとって一番納得のいく組み合わせで手持ち金の配分を考え，商品を選択するだろう．このように単に「これは損か？ 得か？」ではなく，限られた資源（資金や時間）をどのように配分してモノやサービスを購入すれば，自分にとって一番高い満足を得られるか，といった観点から人の行動を考える学問が経済学なのである．

2 医療の公共性

「病院は利益を出していいのか」「病院は儲けていいのか」「病院は儲かる商売か」．日本では，病院の活動や看護行為を金銭で語ることは忌み嫌われていた時代がある．看護師は白衣の天使のイメージから，奉仕者としての役割を期待されてきた側面があった．

また，ある病気に効くとされる薬にも資源の限界があるが，健康を取り戻すためであれば高価格であっても市民の購買行動は続く．すると価格はますます高騰する．この病が感染症であった場合は，さらに混乱を招く．かつてインフルエンザ予防ワクチンが不足し，医療現場に混乱を招いたことがある．医薬品の開発は初期投資が膨大であり，国の認可を得て売薬して利益を出すまでに非常に時間がかかる．開発費である投資を価格に反映させると一般市民には手が出せない高い薬となってしまうため，人々が平等に薬を手に入れることができるように価格のコントロールを必要とする．

3 医療経済の特殊性

経済学では，購入するモノを**財**や**サービス**という．医療はサービス業かという疑問をもつ人もいるが，『厚生白書（平成７年版）』の中で**医療サービス**という言葉が使われ，医療はサービス産業に位置付けられている．一般的にサービス業とは，①無形であり，②生産と消費が同時に行われる．しかし，医療経済には一般経済にはない次のような特殊性がある．

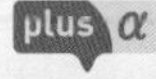

財とサービス

経済学では，人間の欲求や欲望を満たすものを財とサービスという．洋服や家具，機械など形あるもの（有形物）を財といい，医療や教育など形のないもの（無形物）をサービスという．

コラム

健康障害の経済に及ぼす影響

生産性を高め，国が豊かになるには国民の健康は不可欠である．日本は1961（昭和36）年に他国に類を見ない国民皆保険制度を導入し，衛生環境の改善などによって死亡率が減少した結果，人口が増え，その後の労働人口の増加が戦後の経済成長を支えたといわれている．

国は健康増進対策や予防・健康管理の推進のため，毎年1,400億円余りの予算を計上し，重症化予防や健康づくりに取り組んでいる．このことからも，国民すべてが健康的な生活を送ることの重要性を推し測ることができる．

1 情報の非対称性

消費者は財やサービスを購入しようとする場合，そのモノについての価格や性能，形状，利用頻度などの情報を加味した上で意思決定し，購入行動へ移る．

しかし，医療サービスは「demand（要求するもの）」ではなく「need（必要なもの）」である．また，医療については医師と患者が同じ情報をもち得ているとはいえない．売り手（供給側）である医師は医療という専門知識を多く保有し，買い手（需要側）である患者はその知識と効果を得るには限界がある（**情報の非対称性**）．仮に医師の説明があったとしても，専門性が高く，説明に要する時間も限られており，その医療サービスでどのくらいの満足を得られるのか十分に理解しないまま意思決定をせざるを得ない場面も多い．

顧客である患者が医師から説明を受け，その情報をもとに自分にとって最善と思われる医療を選択するために，医師には患者への説明と同意（**インフォームドコンセント**）を行うことが課されている．

plus α

国内総生産（GDP）

なんらかのモノを使って新しいモノを生み出すと元のモノより価値は高くなる．新しく生み出された価値を付加価値という．国内総生産とは，一定期間内に国内で生み出された付加価値の総額のことをいう．その国の経済活動の状況を表す経済指標として使われる．単純な総和を名目GDPといい，物価変動を除いたものを実質GDPという．

➡ インフォームドコンセントについては，４章６節p.148も参照．

2 不確実性

一般的に，消費者は自分が購入する財やサービスで得られる効用や満足について推し量ることができる．しかし，医療サービスは売り手と買い手の双方に不確実性が存在する．医療行為そのものが侵襲的で危険な行為であり，加えて年齢・性別，生活歴などの個体差，健康レベルの差異などがあり，同じ医療サービスを提供しても同じ結果を得られるとは限らない．最善の治療を選択したはずであったが，期待した結果が得られない場合も少なくない．医療は医師にとっても，患者にとっても，必ずしも満足を得られる結果が待っているとは限らない，**不確実な財・サービス**であることを認識する必要がある．

➡ 看護サービスについては，４章３節p.115参照．

3 公共性と公定価格

経済学の父といわれるアダム・スミス（Adam Smith）は，モノの価格はそのモノの需要と供給のバランスで決定すると唱えた．世界大恐慌後のインフレと大量の失業者に対し，ケインズ（Keynes, J. M.）は利子率の調整や公共事業の拡大，保険の導入など，経済の舵取りに政府が積極的に介入する必要性を説いた．それから50年余りを経て，医療活動に対する国の指導力と経済の密接な関係が言われ始め，医療が経済学，経営学の対象として考えられるようになった．国民は個人として家計を有し，健康を維持し，企業等に労働力を提供し，賃金を得て国に納税する．企業も経済活動を通して収益の中から税金を納める．国は公共事業や公的サービスを提供する．これを**経済の三主体**という（図6-1）．

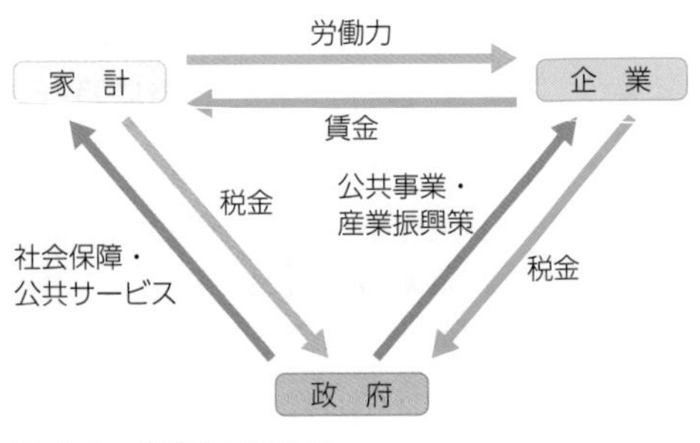

図6-1　経済の三主体

感染症などが蔓延すると労働力が下がり，その結果，政府の収入は減少する．医療資源は国民にとって必要不可欠なものであり，市場原理に沿った分配は富める者が占有する事態に陥る．政府が治療費や薬価を決定する（公定価格）ことで医療資源の公平な分配が可能となる．

市場経済は競争市場でもある．同じ職業種の新規参入は価格競争を引き起こし，生き残るためにはより良い商品や新商品の開発などで新たな市場を開拓しなければならない．

しかし，医療は公共性が高いため，医療職者の免許制度，地域ごとに決められた許可病床数の制限，診療報酬による価格の設定，病院広告の制限など，自由競争に規制がかかっている．また，すべての国民はいずれかの**医療保険**に加入することになっていて，薬代や入院費，手術代，医療材料費など，医療行為の対価は**診療報酬**で決定される．

2016（平成28）年度の診療報酬改定では，**かかりつけ医**と**かかりつけ薬剤師**が連携をとり，患者の服薬状況を一元管理し，患者からの服薬相談に24時間対応できる体制をとることとされた．かかりつけ薬剤師のいる薬局はかかりつけ薬剤師指導料や，かかりつけ薬剤師包括管理料の診療報酬を得る．少子化は働き手の減少による税収の減少と高齢者の増加による医療費の増大を引き起こし，国の一般会計予算の３分の１を占める社会保障費を圧迫する（2023年度）[3]．そのため不適切な多剤・重複投薬を減らし，後発医薬品（**ジェネリック医薬品**）の使用を促進して医療費の削減を図ろうとしている．

このように国は，人口動態や疾病構造，社会保障費の予算などの社会情勢に合わせ，診療報酬の算定方法を細かく定めている．医療サービスの価格は国が定める**公定価格**といえる．

plus α

市場経済と計画経済

財の買い手と売り手が接触し合い，その需要と供給の関係を通じて価格が決定される場[1]のことを経済学では市場（しじょう）といい，市場を通じて財やサービスの取り引きが自由に行われる経済活動のことを市場経済という．反対に，政府が資源配分や価格，賃金を決める経済を計画経済という．

アダム・スミスとケインズ

共にイギリスの経済学者．アダム・スミスは『国富論』（1776年）を出版し，モノは需要があれば供給量が増すが供給過多になるとモノの価格は下落する．価格が下がると生産者は供給量を調整する．このようにモノの価格は需要と供給によって自動的に市場で決定されると説いた．

一方，ケインズは世界大恐慌（1929年）において，失業と不況を打開するためには市場の貨幣量の調整と金融機関の利子率を調整する必要があることを説き，政府の経済への積極的な介入を必要とすることを助言した．『雇用・利子および貨幣の一般理論』（1936年）以後，マクロ経済学で財政政策，金融政策へと展開される．

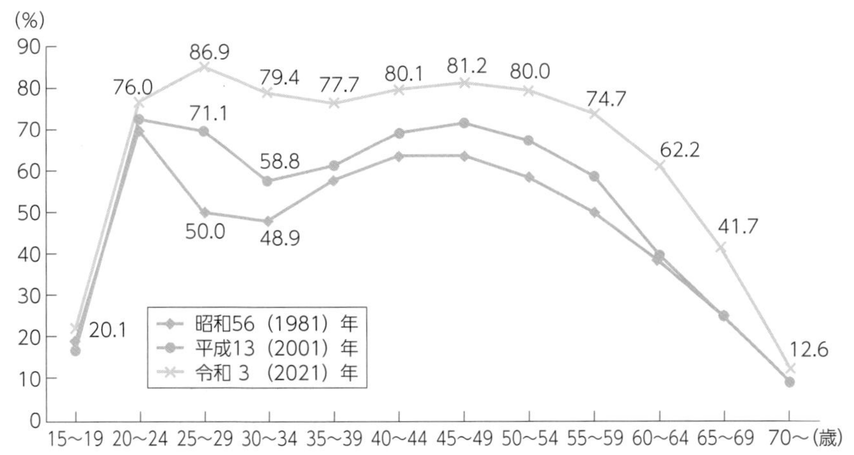

※総務省「労働力調査（基本集計）」より作成.
※労働力率は,「労働力人口（就業者＋完全失業者）」／「15歳以上人口」×100.
内閣府男女共同参画局. 女性の年齢階級別労働力率の推移：就業をめぐる状況. より一部改変. https://www.gender.go.jp/about_danjo/whitepaper/r04/zentai/pdf/r04_genjo.pdf,（参照2023-11-25）.

図6-2　女性の年齢階級別労働力率の推移

4 経済から見た日本の医療制度の特徴

日本の医療にはいくつかの特徴がある. 医療は価格競争ができないことは先に述べたが, 現在の日本では, 患者は好きな病院を自ら選び, 自由に診察を受けることができる（①**フリーアクセス**）. 病院は24時間, 365日営業（②**年中無休**）し, たとえ支払いが困難であろうと思われる患者に対しても, 本人から要望があった場合は診療に応じなければならない（③**応召義務***）. 地域に開業可能な許可病床があり, 施設基準を満たせば誰にでも開業できる④**自由開業制**である.

一方, 広告等の規制や公定価格があり, 医療サービスは時を選ばない**緊急性**があること, 患者の受療行動には物理的制限があり**地域性**があること, 代わりのもので**補完される財がない**こと, 専門性の高い職種で構成され, 他業種に比べて支出に占める**人件費比率が高い**などの特徴がある. 加えて, 提供する医療サービスは**個別性**が高く, **侵襲性**があり, 必ず**リスク**が伴うこともほかの業種にみられない特徴といえるだろう.

また, 2018（平成30）年度の日本看護協会統計集によると看護職就労者の97%は女性であり, 女性労働市場であるといわれている. 女性労働市場は, ライフイベントに左右されやすく, 特に結婚, 出産, 育児を迎える年代の労働者数が減る. 図6-2はそれを年齢階級別にグラフ化したもので, 令和 3（2021）年の調査では25～39歳に女性労働人口が減少し, その後, 回復していることがわかる. この折れ線グラフがM字の形になるためM字カーブといわれているが, 近年, 結婚・出産後も働き続ける女性が増えてきてM字のくぼみが浅くなってきている.

用語解説*

応召義務

1948（昭和23）年に公布された医師法第19条では, 応酬義務について「診療に従事する医師は, 診療治療の求があつた場合には, 正当な事由がなければ, これを拒んではならない」と定めている. しかし, 近年の医療提供体制の変化により, 2019（令和元）年12月に応召義務は国に対する公法上の義務であり, 患者に対する私法上の義務ではないと追記された.

引用・参考文献

1) 福岡正夫．ゼミナール経済学入門．日本経済新聞，1989，p.56.
2) 厚生労働省．令和3（2021）年度 国民医療費の概況．https://www.mhlw.go.jp/toukei/saikin/hw/k-iryohi/21/，（参照2023-11-25）．
3) 財務省．"令和５年度一般会計歳出・歳入の構成"．2022．https://www.mof.go.jp/tax_policy/summary/condition/002.pdf，（参照2023-11-25）．

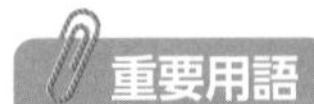

重要用語

財	診療報酬	自由開業制
サービス	かかりつけ医	緊急性
医療サービス	かかりつけ薬剤師	地域性
情報の非対称性	ジェネリック医薬品	補完される財がない
インフォームドコンセント	公定価格	人件費率が高い
不確実な財・サービス	フリーアクセス	個別性
経済の三主体	年中無休	侵襲性
医療保険	応召義務	リスク

2 看護活動と経営

病院は組織であり，病院理念は企業理念に当たる．病院理念を軸に看護部理念もつくられる．組織の社会的使命は事業内容によってさまざまであるが，共通しているのは存続することである．目的をもって組織されているのであるから，目的が達成されるまで存続する義務がある．

事業を展開するためには，活動する資金，老朽化した設備を更新するための投資資金などの資金が必要である．そのためには利益を上げ，健全な経営と内部留保は不可欠であり，看護師一人ひとりが医療制度や診療報酬制度のあらましを理解し，患者を惹きつける魅力ある病院づくり，安全で安心な医療が受けられ，患者が自分自身や家族に医療が必要なときはこの病院を選ぼうと思えるような組織づくりに参画する意識をもつことが重要である．

1 組織の経営戦略の決定

看護サービスが提供される医療・介護等の組織の設立目的は，地域住民への医療・介護の提供であり，安全と医療の質を担保するのはもちろんのこと，**継続性**がなければならない．仮に病院が倒産した場合，入院中であったり外来通院している人々は適切な医療を受けることができなくなる．特に山間部や地方の中核病院が倒産などで廃業した場合，一番近い病院が50km以上遠方であるといった状況にもなりかねず，通院の足が確保できない人にとってはまさに命に関わる問題である．

健全な病院経営は，医療提供を継続するという社会的使命を果たす上で非常に重要なことである．病院理念や基本方針に基づき，中長期目標や中期経営計画，年度ごとの運営重点課題や年度目標を設定し，目標管理手法などを用いて

plus α

病院の倒産

病院の使命は①最善の医療を提供する②患者の信頼性の創造③医療提供の継続にある．しかし，病院の経営も医業収益よりも借入金が上回れば倒産の危機は免れない．帝国データバンクの調査によると，2017年から2021年の５年間で170件の医療機関が倒産している．債務過剰に陥った医療機関はほかの医療法人の合併や買収（M&A）が行われ，地域住民の医療サービスを確保している．

目標の達成に尽力する．長い間，日本の病院は**出来高払い方式**による診療報酬を受けてきたが，高齢化や長期の入院，過剰診療による医療費の増加が懸念されてきた．超少子高齢社会にあっては医療費を削減することは国の喫緊の課題であり，欧米と比して人口に対する急性期病床数が多いため，急性期病床数を減らす政策などがとられている．**DPC制度**の入院期間による診療報酬の低減もその一環であり，診断から入院加療を必要とする場合，入院時に退院計画も患者に提示する「退院支援加算」なども創設されている．公定価格で決められている診療報酬の中でいかに収入を得るのか．病院は一般企業と同様に，社会的使命を果たすため，経営のかじ取りが重要となっている．

➡ 出来高払い方式，DPC制度については，10章2節p.296参照．

看護職が経営責任者になることのできる保健医療機関の代表に，**訪問看護ステーション**と**助産所**がある．

訪問看護ステーションは，**介護保険制度**のしくみにおいて提供した看護サービス（商品）に報酬が支払われる．加えて**訪問看護療養費**は**医療保険**から，自立支援医療や特定医療労災保険における**訪問看護費**は**公費負担医療制度**からなど，複数の制度が関わっている．

➡ 介護保険制度については，10章2節p.297参照．

助産師には1948（昭和23）年に医療法で助産所の開業権が与えられ，助産所の経営に携わることができる．助産に関する一部の医療行為も認められている．少子化に加え出産年齢の上昇により，病院での出産を希望する妊婦も多く，管理者の高齢化などの理由もあり閉所する助産所も増えているが，いずれにせよ，開設者，管理者として経営の質，サービスの質が求められている．

医療機関における経営戦略は，制度・政策で決められている診療報酬，介護報酬の中から，提供したサービスに値する報酬，例えば，専門看護師や認定看護師を配置することや地域の小規模病院と感染管理の連携や支援をすることで**診療報酬の加算**を得ることができる．専門看護師や認定看護師制度はキャリアアップの観点から論じられることが多いが，政府はそれぞれの領域で専門性の高い看護師を含む多職種のチームによる質の高い医療サービスを提供している医療機関には，加算という診療報酬で応えている．

また，安全で質の高い医療サービスの提供と医療サービスを維持継続する上には，設備投資や医療機器，施設の改築などは必須であり，これらも一定の利益を出さなければ達成することはできない．したがって，看護職員も自分たちの提供しているケアがどのように経営と結び付いているのかを知り，理解する意義は大きい．

2 医療・介護の質と情報公開

人々は消費者として医療という商品（病気を治す，健康を取り戻す，安楽になるなど）を購入するが，前述した通り，医療経済には情報の非対称性や不確実性が伴う．消費者は購入しようと思っている商品の事前の情報をもたないまま，多くは緊急的に提示されるままの商品を購入することになる．これは経済学的には売り手と買い手の関係性が非常に特殊な状況といえる．では，消費者である患者は何を基準に病院や治療法を選べばいいのだろうか．

現在の多くの病院はホームページで病院理念や入院環境のみならず，外来患者数や手術件数，在院日数，ジェネリック医薬品の使用率，医療安全・感染対策の状況，認定看護師・専門看護師の有無，患者満足度調査の結果など，多くの情報を公開している．患者や家族はそれらの情報をもとに自分が受診したい病院の選択ができるようになった．また，病院機能評価をはじめとする公開されている外部評価を参考にすることもできる．

昔は病院という箱の中に入り（入院），外へ出てくる（死亡退院も含め）まで，その箱の中で何が行われているのか，外部からうかがい知ることはできなかった（ブラックボックス）．『厚生白書（平成７年版）』では，『医療－「質」「情報」「選択」そして「納得」』をテーマとして，医療サービス提供のあり方を提示している．また，アメニティーやホスピタリティーという言葉を使い，入院中の療養環境や療養生活の改善，医療情報の開示，インフォームドコンセント（説明と同意），そして入院中の療養環境や療養生活の改善の要となる看護職員のフォローアップ・トレーニングが重要であると記している．患者，家族が病院を選択するときのファクターに，看護の質も加わっていることを認識する必要がある．

3 経営指標と看護管理

会社や組織の使命は，その理念や目的を達成するために存続し続けることにある．そのためには収益を出し，次年度に持ち越す蓄え（内部留保）を必要とすることは先に述べた．本章の最初に「病院は儲けていいのか」の問い掛けをした．建物を建て，医療機器を購入し，医療材料や薬剤を仕入れ，人を雇い入れるプロセスはまさに経営そのものであろう．その組織に所属する職員は医師も含めて従業員であり，組織の利益のために働くことは至極当然なことである．

組織の一員である看護師はもちろん，看護管理者は日常において俯瞰的な視点から組織経営を眺める習慣をもつ必要がある．例えば病院の経営状態を判断する際の指標には，**表6-1**のようなものがある．看護管理者は経営陣の一員であり，その一端を担う者として経営に対する責任を負う．看護師配置数による入院基本料の収益は，病院経営に大きな影響を与えている．

しかし，入院基本料は看護師の配置人数の要件を満たせばよいものではなく，看護師の平均夜勤時間数や患者の**重症度，医療・看護必要度**などの細かな要件があり，どの入院基本料を選択するのかは人件費と絡め，病院の経営戦略とつなげて選択することが重要である．また，認定看護師の活動，薬剤師の病棟配置，専門的知識と指導力をもった看護師の

plus α

入院基本料の比較

看護職員配置10：１の急性期一般入院料２と急性期一般入院料６では，重症度，医療・看護必要度の入院患者割合が28％から18％に減るが，基本点数（１日につき）は1,619点から1,382点に減額される．病床数500床の病院で病床稼働率を90％とした場合，月3,300万円の差異が出る．

A　急性期一般入院料２
→1,619点×10円＝16,190円
B　急性期一般入院料６
→1,382点×10円＝13,820円
C　稼働病床数（病床数×稼働率）
→500床×0.9＝450床
収入の差：（A－B）×C×31日＝33,061,500円
（2023年12月１日現在）

表6-1　病院の経営状態を判断する指標の例

- 客単価（患者１人１日当たりの外来収益あるいは入院収益）
- 入院ベッドの利用状況（病床稼働率）
- 入院患者の入院期間の平均（在院日数）
- 職員１人の稼ぎ（職員１人当たりの医業収益）
- 他病院からの評判（紹介率・逆紹介率）　など

参加など，チーム医療と効果的な治療を行っている病院には診療報酬の加算もある．これらは病院の収入に直結するため，看護管理者は今後の社会情勢と医療制度改革の動向も見据え，看護職員のキャリア形成や人事・労務管理について中長期的な計画を立て，実現していく能力が求められている．

看護職員の職場環境や教育・研修環境，労働条件は看護師の定着率の向上につながり，ひいては看護・医療の質の向上へとつながる．超高齢社会で看護の担い手となる若年者が，看護を一生の仕事として働き続けられる環境を提供することは，看護管理者の責務である．そして，看護職員は病院の職員の半数を占めている．医療経済の特殊性を理解し，患者・家族のみならず，そこで働く看護師にも「選ばれる病院」とはどのような病院であるのか．「看護部が変われば病院は変わる」[1)] といわれている．看護職員の病院経営に及ぼす影響は小さくない．

plus α

選ばれる病院

病院の収入は診療報酬によって価格統一されている．しかし，患者がどの病院で治療を受けるのかは患者自身が選べるフリーアクセスである．俗に言う集客力のある患者に選ばれる病院でなければ収益を得ることはできない．

コラム

重症度，医療・看護必要度

入院基本料は看護師が受け持つ患者数によって決められているが，入院患者に占める重症患者の割合を客観的に測るツールである．重症度の根拠や看護の質を担保するため，診療報酬改定において評価基準や項目が見直されてきた．現在は評価票には特定集中治療室用，一般病棟用，回復期リハビリテーション病棟用など病院機能により５種類があり，患者に必要な医療行為項目や看護実践項目，認知症の程度，手術の種類などを点数化している．

引用・参考文献

1) トップマネジメント研究会．看護部が変われば病院は変わる！：創造的看護管理への挑戦．日本看護協会出版会，1998．
2) 河口洋行．医療の経済学：経済学の視点で日本の医療政策を考える．第４版，日本評論社，2020．
3) 木村憲洋，医療現場を支援する委員会編著．だれでもわかる！ 医療現場のための病院経営のしくみ．改訂２版，日本医療企画，2014．
4) 橋本英樹ほか編．医療経済学講義．東京大学出版会，2011．
5) 東京大学医療政策人材養成講座編．医療政策入門 医療を動かすための13講．医学書院，2009．
6) 日本訪問看護財団監修．新版 訪問看護ステーション開設・運営・評価マニュアル．第４版，日本看護協会出版会，2021．
7) 全国訪問看護事業協会編．ここから始める訪問看護ステーションの開設・運営ガイドブック．メディカ出版，2021．

重要用語

経営
継続性
出来高払い方式
DPC制度
訪問看護ステーション
助産所
介護保険制度
訪問看護診療費
医療保険
訪問看護費
公費負担医療制度
診療報酬の加算
重症度
医療・看護必要度

7 業務のマネジメント

学習目標

- 看護業務の特性と計画策定の重要性を理解しよう．
- 組織として看護サービスを提供する上で必要となる知識と行動について理解しよう．
- チームメンバーとの情報共有の方法を理解しよう．
- 報告・連絡・相談を効果的に行う方法を理解しよう．
- 多重課題の遂行においての留意点を理解でき，優先順位の決定のための思考方法を理解しよう．
- 業務遂行上の情報管理の必要性と要点を理解しよう．

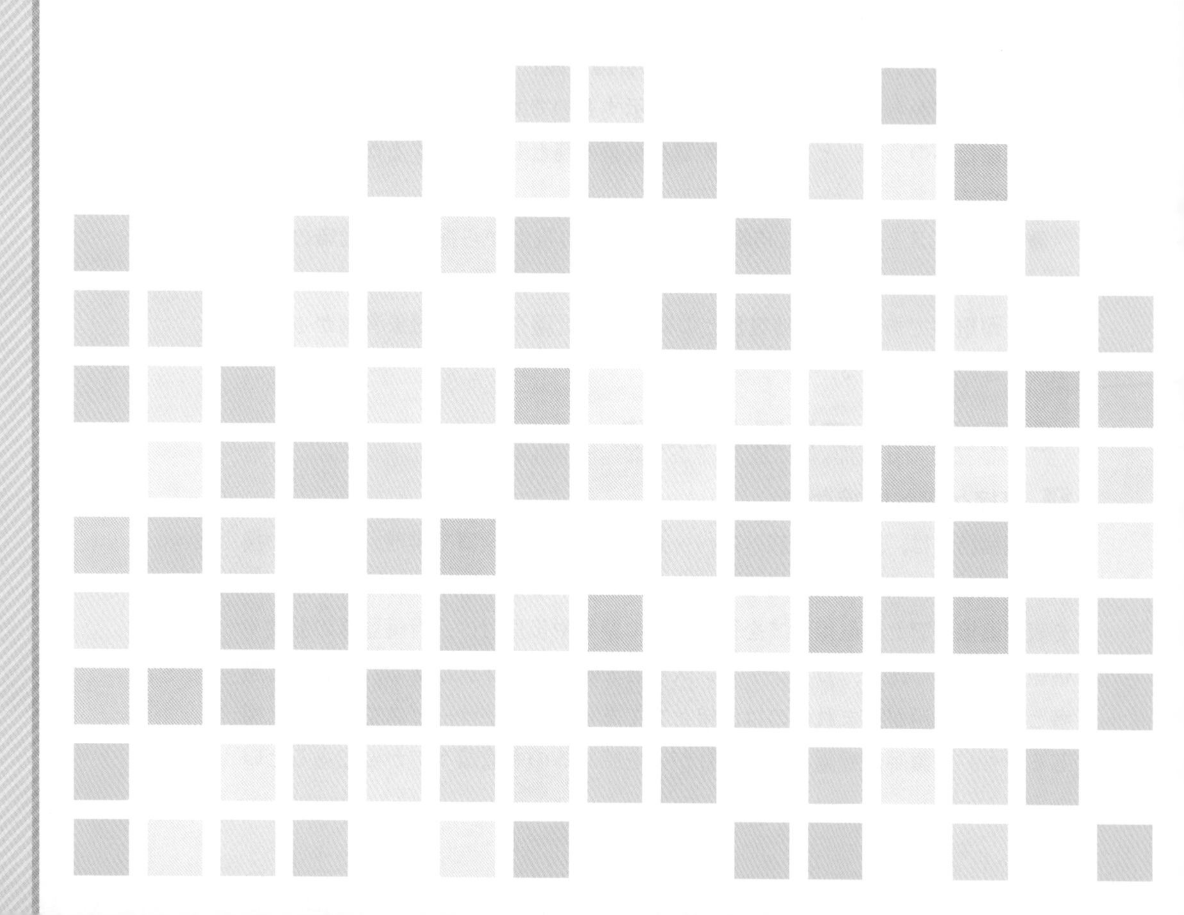

1 業務計画の立案とプロセスマネジメント

1 業務とは

看護における「業務」[1)] の概念を理解しておくことは重要である．まず「看護ケア」「看護実践」「看護業務」「看護サービス」の違いを明らかにすることから始めたい．

看護ケアとは，「主に看護職の行為を本質的にとらえようとするときに用いられる，看護の専門的サービスのエッセンスあるいは看護業務や看護実践の中核的部分を表すもの」と位置付けられている[1)]．結果として相手にとっての癒やしや安心，安全，安楽，成長，回復，意欲の向上につながる一連のプロセスを指すが，看護ケアの本質もここにあるといえる．

看護実践とは，「看護職が対象に働きかける行為」のことである[1)]．古くから看護は「実学（実践に基づく学問）」といわれ，看護における学術性は「看護実践にどのように寄与・貢献するか」が問われ，実践知を蓄積・育むための研究が奨励されてきた．EBP（evidence based practice，根拠に基づいた実践）で得られた知見を実践に活用することで，自分の知識や経験の範囲を超えて，最善の看護を提供することにつながる．看護師によって判断基準や方法が違い，どれを選択したらよいのか迷う場合，EBPの考え方は実践の判断の指針として役立つ．

➡ EBPについては，５章３節p.190参照．

看護業務とは，「看護の提供者が主体で『何を』『どのように』すべきかを提示すること」をいう[1)]．「看護ケア」や「看護実践」と比較すると，「看護」を管理的な視点からとらえた様式や方法を示すものであるとされている．さまざまな医療行為のうち，どこまでの範疇を看護業務として網羅するかは，歴史的に変遷がある．

看護サービスとは，「主に市場または経営学の視点から捉えた看護職の行為をいい，サービスの受け手である顧客（患者やその家族）をいかに満足させ得るか」が重要である[1)]．看護業務との違いは，看護を受ける対象者側が主体であるときに用いられる．

2 患者へのケアに関する業務

1 直接ケアと間接ケア

看護業務には，患者・家族へのベッドサイドケア（食事や排泄，移動への援助，呼吸管理，安全対策，疼痛管理や服薬管理，保健指導，精神的ケアなど）を表す**直接ケア**と，直接ケアを行うための準備や後片付け，看護記録の記載や情報収集，申し送り，カンファレンスなどを表す**間接ケア**がある．看護師と患者との相互作用が生まれるのは直接ケアであり，患者がサービスを受けたと感じるのも，看護師が看護としてやりがいを感じるのも直接ケアが要であるといえるだろう．さまざまな業務調整や業務改善は間接ケアの時間を短縮し，直接ケアの時間を多く確保することを目指すものが多い．

2 チームリーダーへの報告・連絡・相談

看護師は自分に与えられた役割（受け持ち患者のケアや業務）をただ黙々とこなすだけではなく，看護サービス全体を一人の看護師として役割分担しているという自覚をもつことが必要である．言い換えれば，自分が分担している仕事の進捗状況は，チーム成員全体の仕事の進捗状況に影響を与える．担当した患者の容体の変化や訴えについてなんらかの対応が必要と判断したときや，業務の進捗が遅れているときは，そのことを勤務帯のリーダーに報告しておく必要がある．そうすることで勤務帯リーダーはその日の入院患者の全体像や，どのスタッフの業務が滞っているかを把握できるため，調整行動をとることが容易になる．緊急時の場合は速やかな報告が必要だが，急がない場合も日勤であれば少なくとも昼休憩の前と，午後の引き継ぎ前の２回は報告するのが適切であろう．また，報告は「何もなければしなくてよい」ではなく，「順調に進行している」ことを伝えることも大切である．

3 休憩時の調整

休憩は基本的に交代でとるようにし，スタッフステーションに必ず看護師が常在し，患者への対応ができるようにする．休憩の順番は，それぞれの業務の予定で調整しながら決める．その際に，休憩に入っている看護師の業務は残っている看護師が代行するため，休憩に入る前には残る看護師に対し必ず申し送りを行う．休憩から戻ってきたときも必ず休憩中の患者の様子や行われたケアについて申し送りを受ける．

3 組織運営に関する業務

看護師は看護業務だけではなく，組織の円滑な運営や質の向上のために行う組織活動に関する業務も行う．それは，法律で義務付けられているものもあれば，組織の方針に基づいて決められているものもある．

1 看護単位内の組織運営

病棟や手術室など，各看護単位はそれぞれの**ミッション***をもち，目標を設定して組織運営されている．そのための話し合い（病棟会，詰所会，チーム会など）が定期的に開催されている．組織が進もうとしている方向や取り入れようとしていることに対し，組織の一員として情報提供や意見を述べていくことが求められる．そのほか，組織運営に関わることとして，物品の整頓や点検，質管理指標に関する情報整理や，円滑な業務遂行や法令遵守のために分担された役割の遂行，たとえば当番制になっているさまざまな点検業務（例：救急カートの点検や薬剤点検）などもこれに含まれる．

2 施設内の組織運営

ヘルスケア提供施設には看護職だけでなく，さまざまな職種が従事してい

用語解説*
ミッション
組織が生み出す社会的価値のことをいい，事業や活動を通じて社会に発信していくもの．ミッションを明文化したものをミッションステートメントという．一例として，日本赤十字社のミッションステートメントは，「わたしたちは，苦しんでいる人を救いたいという思いを結集し，いかなる状況下でも，人間のいのちと健康，尊厳を守ります」である．

る．したがって，看護単位内の組織運営と違い，施設内の組織運営に関する話し合いのメンバーは多くの職種から構成される．「委員会」のように，組織の中に常設されているものもあれば，「ワーキンググループ」や「プロジェクトチーム」のように組織変革のための期限付きの集まりもある．感染や褥瘡（じょくそう）のリンクナースとして職場の代表者としての役割をもつ場合もある．参加者は看護職あるいは職場の代表としての意見を求められるため，日ごろから情報収集に努めるとともに，集まりの場で話し合われたことを参加していない者にわかりやすく伝えることを心掛けるようにしたい．

4 業務計画の立案

1 一日の業務の計画

一人の看護師は決められた勤務時間で仕事に従事する．各看護師はその時間を効率的に使って業務を遂行することが求められる．その時間の使い方は個々に委ねられているため，タイムマネジメントは欠かせないものとなってくる．

例えば，ある日の日勤において６人の受け持ち患者がおり，そのうちの１人が朝10時に心臓カテーテル検査，13時には別患者のケースカンファレンスが予定されているとしよう．心臓カテーテル検査は放射線科で実施し，医師や診療放射線技師もその時間に合わせて準備している．患者への治療は他職種と共同で行われるため，時間厳守で行われるよう計画を調整する必要がある．検査を安全に行うため，定刻通りに前投薬を投与しておかなくてはならない．また，13時のカンファレンスに受け持ち看護師として，今現在の状況をチーム成員に的確に伝えられるよう患者の関心事について情報収集をしておく必要があるだろう．１日の中で自分がすべきことを俯瞰（全体を一通り高い視点で眺めてみること）し，時間を意識して進めなければならないことは何かをつかんで，それに費やす大まかな時間を直接ケア，間接ケアを併せて推定し，業務計画を立てる必要がある．タイムスケジュールができたら，業務終了ごとにチェックを行い，遂行状況を確認し漏れのないようにする．

2 患者の経過に焦点を当てた業務の計画

患者はそれぞれ目的をもって入院してきている．入院目的に合わせ退院時目標を設定し，その目標が達成できるよう，日々の目標を決めてその日に行う看護業務を計画する．その日の業務だけが滞りなく終了すればいいのではなく，患者が今後どのような経過をたどるのかを想像しながらその日の計画を立てる必要がある．

例えば，手術が入院２日目に予定されていれば，入院１日目には，看護師は患者が入院生活についての規則を理解することと，術前準備が滞りなく完了できるよう働き掛けなくてはならない．手術に対する不安や疑問がないかどうか，手術中家族は誰が待機するのか，といった精神的・社会的な側面に関する情報収集も欠かせない．術後の安静保持や食事制限，可動制限についても説明が必要である．近年では，こうした術前ケアに当たる業務は入院前に外来で行われることも多くなっている．

術後には予定通りの心身の回復が図られるように合併症予防のための輸液や創傷の処置，リハビリテーションなどが行われる．その後退院を視野に入れて，自宅で過ごす時の留意点や仕事復帰のめどなどについて，具体的に退院後の生活に向けた準備のための業務を計画する．

近年は，クリニカルパスのように，入院から退院まで標準的に実施するヘルスケアサービスが一覧になっているものがあり，この経過を参考に，個々の患者の入院経過に合わせた当日の業務計画を立てる目安として用いることができる．

3 一日の日課表

部署では，一日の中で「何をいつするか」を決めている場合が多い．例えば，検温を何時に行うか，患者の起床・就寝時刻を何時にするか，それぞれの勤務帯で割り振りしている業務（点滴の交換や水分出納の締め等）などである．職員の休憩時間やカンファレンスの開始時間などもこれに含まれる．

4 シフトの計画

24時間365日継続した看護サービスを提供するため，看護単位の管理者はスタッフ全員の月ごとのシフト表（勤務命令書）を作成する．各シフトの構成を休日や週日など業務の多寡や看護師の熟練度のバランスに考慮しながら，１人当たりの夜勤回数の制限，連続勤務日制限といった労働安全に関する法令を守り，予定されている会議や教育研修，個々の勤務希望に配慮しながら作成する．

5 プロセスマネジメント

一日の業務計画も，個々の患者に対する業務計画も，シフト計画も最初に立案した通りに流れるとは限らない．なんらかのトラブルが発生したり，緊急入院など付加的に業務が追加されることもしばしばある．そして，それらは先んじて実行しなくてはならない業務であることが多い．そういった時には臨機応変に対応できる力が求められ，計画を組み立て直したり，頼める仕事は他者に依頼するなどして，滞りない業務遂行を心掛ける必要がある．同様にすべて自分一人で解決しようとせず，リーダーに相談しながら進めることも大切である．

引用・参考文献

1) 日本看護協会．看護にかかわる主要な用語の解説：概念的定義・歴史的変遷・社会的文脈．2007，p.9-17，https://www.nurse.or.jp/nursing/home/publication/pdf/guideline/yougokaisetu.pdf，（参照2023-11-25）．

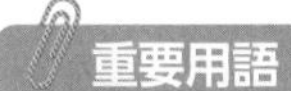

看護ケア
看護実践
看護業務
看護サービス
直接ケア
関接ケア
ミッション

2 チームメンバーとの情報共有と協力

看護業務を遂行していく中で，チーム内でのフォーマルな情報共有には，申し送りやカンファレンス，看護記録がある．このほか，チームメンバー間での報告・連絡・相談も情報共有には欠かせないものである．

1 申し送り

申し送りは，交代制勤務の勤務交代時や手術・検査時などに，患者のケアに関する情報を伝達するために行われる．申し送りの内容は，患者の状態や予定されている検査・治療，患者の思いや希望など，看護や治療の継続に必要な情報である．また申し送りでは，単に情報を伝達するだけでなく，メンバー間での情報確認や相談を通して，看護問題の明確化や看護計画の立案・修正が行われている．

コンテンツが視聴できます（p.2参照）

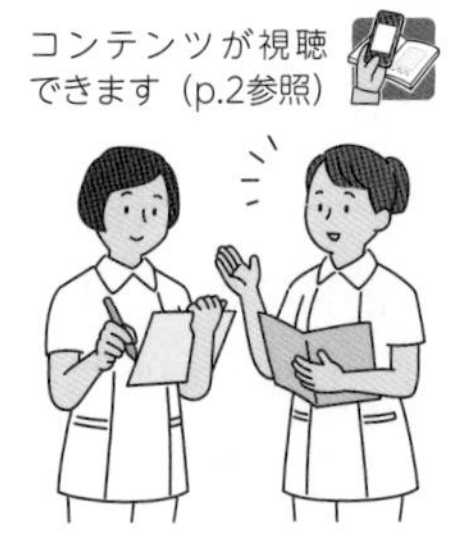

●申し送り〈動画〉

しかし，こうした申し送りでは，共有する情報の取捨選択が看護師の能力に左右されて，正確性や適切性に欠け，必要な情報が引き継がれないことでインシデントにつながったり，要点が押さえられていないと時間が長くかかり，看護業務の効率性を低下させたりすることが指摘されている．そのため，看護記録の充実，クリニカルパスや申し送り用のシートの活用，ナースステーションではなくベッドサイドでの申し送りなど，申し送りの工夫や短縮を検討し，より効率的な申し送りにつながるような業務改善が行われている．

申し送りでは限られた時間に必要な情報を漏れなく伝える必要がある．勤務交代時の申し送りでは，状態が安定している患者情報や看護記録に記入している情報をあえて伝える必要はない．例えば，患者の病状変化や，検査や治療の変更，インシデント・アクシデントなどのトラブル，患者の意向や精神状態，家族の要望などを伝える．病棟から手術・検査室への申し送りでは，手術・検査目的や部位，主な症状・治療，ラインやチューブ類の状況，当日のバイタルサイン，手術・検査に影響を及ぼす情報（絶食などの指示，既往歴，アレルギー，感染症，内服薬と休薬など），患者の精神状態などを伝える．いずれも次の担当者が安全に継続したケアを行うために不可欠な情報を絞り込む．こうした情報を効率的に申し送るには，事前に申し送る内容の要点をメモやワークシートなどにまとめておき，時系列ではなく結論から伝えたり，聞き手が聞き取りやすいようにはっきりと伝えたりするとよい．

2 カンファレンス

カンファレンスとは，会議や協議を意味しており，患者のケアについて医療チームで話し合うことであり，医療現場における情報共有と意思決定に必要不可欠なものである．

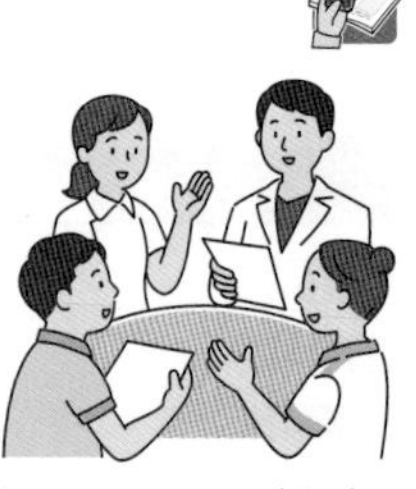

●カンファレンス〈動画〉

カンファレンスの目的は，①メンバー間の意見交換により情報の共有化を図りつつ，②多面的なアセスメントや意見交換による対象理解の深化と有益な支援方法を検討し，③信頼関係を構築しながらチームを成長させることである[1)].

カンファレンスは多職種チームによるものだけでなく，看護部門の部署単位内の看護チームによるものも日常的に行われている．この中でも入院患者を対象としたカンファレンスの種類には，①入院中の治療方針や退院に向けた方向性を検討する入院時カンファレンス，②療養上の問題となっているケアについて検討する褥瘡カンファレンスや栄養カンファレンス，呼吸ケアカンファレンス，緩和ケアカンファレンス，リスクカンファレンス，倫理カンファレンスなど，③退院調整カンファレンスなどがある．これらのカンファレンスには，診療報酬を算定する上で，多職種によるチームでの実践を義務付けられるものもある．

カンファレンスは，業務中の限られた時間に行われる．話し合う議題の目的達成につながるような有意義なカンファレンスにするには，開始時間と終了時間を守り，メンバーが積極的に意見交換することが必要であり，司会者および参加者には次のような役割がある．

1 司会者の役割

カンファレンスでの司会者の役割には，①カンファレンスの目的を明確にする，②参加者の自由な意見交換を促進する，③情報を整理し，意思決定を導くことが挙げられる．参加者の意見交換は，参加者の感情や価値観，偏見，地位や背景からの影響，相互関係などの要素が入り込み，複雑化する[2)]ため，リーダーシップやコミュニケーション技術が必要になる．

看護師は交代制勤務をしているため，業務中に行われるカンファレンスに全員が参加することは困難である．したがってカンファレンスの情報は必ず記録し，参加できなかったメンバーにも共有することが必要となる．

2 参加者の役割

カンファレンスの参加者の役割には，①積極的に意見を述べる，②ほかの参加者の意見を尊重する，③決定事項にコミットすることが挙げられる．意見を述べる際には，内容のポイントを絞り，根拠と結論を併せてまとめると，簡潔に伝えることができる．ほかの参加者が意見する際は，傾聴し，自分とは異なる意見に対しても否定するのではなく，どこに同意できるか，何を検討すべきかを考える．またその際，感情的にならないようにする．カンファレンスの決定事項には積極的に関与し，チームで統一した行動をとる．

3 安心して発言できる場の創造：心理的安全性

カンファレンスで積極的な意見交換ができるためには，考えや感情について気兼ねなく発言できる雰囲気が必要になる．これを**心理的安全性**という[3)]．心理的安全性が不足している環境では次の四つの不安が生じ，チームのパフォーマンスや生産性に影響を及ぼす．

- 無知だと思われる不安
- 無能だと思われる不安
- 邪魔をしていると思われる不安
- ネガティブだと思われる不安

このような不安により，情報共有や意思決定に影響が及ぶと，カンファレンスの目的達成が阻害される．チームメンバーの誰しもがこうした不安を抱かないような雰囲気づくりは，カンファレンスの司会者，参加者ともに意識することが重要である．

3 看護記録

看護記録とは，あらゆる場で看護実践を行うすべての看護職の看護実践の一連の過程を記録したものである[4)]．看護記録の目的は，①看護実践を証明する，②看護実践の継続性と一貫性を担保する，③看護実践の評価および質の向上を図ることであり[5)]，あらゆる患者情報を看護チームメンバーだけでなく，多職種と共有するツールである．看護記録の様式には，基礎情報（データベース），看護計画，経過記録，要約（サマリー）などがある（**表7-1**）[5)]．経過記録にはフローシート（経過一覧表）も含まれる．看護記録にはPOS（problem oriented system：問題志向型）方式によるSOAP形式，フォーカスチャーティング方式，経時記録方式がある．

看護記録を記載する際は，次の内容に留意する．

①事実を正確に記載し，憶測や感想は書かない．
②記載した日時と記載者の署名を明確にし，責任の所在をはっきりさせる．
③わかりやすい言葉や表現で記録する．
④記載内容の訂正時は，訂正した内容，日時，記載者がわかるようにし，訂正前の記載が読み取れるようにする．
⑤施設内の記載基準に従い，適切な用語・略語を用いる．

また，看護記録は診療に関する記録として法的に規定されており，法的証拠となったり，診療報酬算定の根拠となるため，記載時は正確性の確保と責任の明確化が必要になる．

看護師の業務量調査では，時間外勤務の大きな要因に看護記録が挙がっており，効率的な看護記録の作成は看護師の労働環境を左右する．現在ではほとんどの医療施設で電子カルテが導入され，看護師はノートパソコンなど可動性のあるデバイスを使用できる場合が多い．効率的に看護記録を作成するためには，ベッドサイドにデバイス

表7-1　看護記録の様式

基礎情報（データベース）	看護を必要とする人の病歴や現在の治療，使用薬剤，アレルギー，さらに身体的，精神的，社会的，スピリチュアルな側面の情報等を記載したもの．
看護計画	看護を必要とする人の健康問題と期待する成果，期待する成果を得るための個別的な看護実践の計画を記載したもの．
経過記録	看護を必要とする人の意向や訴え，健康問題，治療・処置，看護実践等の経過を記載したもの．
要約（サマリー）	看護を必要とする人の健康問題の経過，情報を要約したもの．

日本看護協会．看護記録に関する指針．2018，p.5．より一部改変．

を持参し，タイムリーに記録を書くとよい．

記録内容では，特定の状態や症状を経時的に観察する場合はフローシートに項目を設定し，スケールなどで簡潔に記載する．フローシートに記入できない内容を経過記録に記入すると，記録時間の短縮につながる．また近年では，電子カルテの音声入力やバイタルサインの測定値を電子カルテに転送できる機器が開発されている．こうしたシステムの導入により誤入力や転記ミスがなくなり，看護記録の入力作業時間の短縮にもつながる．今後もICTの発展と活用により，さらなる記録の効率化が期待される．

4 報告・連絡・相談

報告・連絡・相談（ほう・れん・そう）もまた，チームでの情報共有と連携に不可欠である．

報告とは，業務の経過や進捗状況，業務の結果などを知らせることである．病院では勤務帯の規定された時間，例えば昼休憩に入る前や夜勤者への申し送り前にメンバー看護師がリーダー看護師へ報告するなどの日課で決まっている定時の報告と，患者の状態に変化があった場合などに緊急で行う報告がある．

連絡とは，業務に関連する情報や自分のスケジュールを伝えることで，特に業務中の変化を知らせることを指す．例えば関係者の都合でカンファレンスの時間を変更する場合に参加者へ連絡することや，遅刻や欠勤時に上司へ連絡することが挙げられる．

相談とは，業務において質問や不明点，トラブルが発生したときに，その内容を伝えて助言を求めることである．

報告・連絡・相談をする際は，その内容の緊急度や重要度に合わせてタイミングを判断することが重要である．例えば，患者のバイタルサイン測定時に血圧の計測値が正常範囲を超えていた場合，その値がこれまでの経過の中で変化がなければ，急いで報告する必要はなく定時の報告でよいが，これまでの値と異なる場合は急いで報告する必要がある．その報告の内容次第では，検査の追加や治療内容の変更につながる場合がある．

報告・連絡・相談のタイミングの判断は，経験年数の少ない看護師にとっては難しい．そのため，報告・連絡・相談を受ける側の対応として，部署内で報告・連絡・相談のタイミングをルール化したり，先輩や上司から報告・連絡・相談を促したり，些細な内容でも耳を傾けるようにする姿勢が必要である．報告・連絡・相談を行う側は，要点をまとめたり，報告忘れの防止にメモを活用するなどの工夫が必要である．また，相手にわかりやすく伝える方法を標準化したSBAR（エスバー）（Situation-Background-Assessment-Recommendation）というツール（表7-2）を活用するとよい．

表7-2　SBARの要素と内容

要　素	内　容	例
はじめに	報告・連絡の主旨	A病棟の菊池です．患者の呼吸状態悪化の報告と相談です．
S（situation）：状況	患者に起こっていること	51号室の鈴木さんが呼吸困難を訴え，SpO_2が92％に低下しています．
B（background）：背景	患者の背景と臨床経過	鈴木さんは80歳女性で，右人工膝関節置換術４日目で，食事中に時々むせていました．体温は37.5℃，軽度の喘鳴と肺雑音が認められます．呼吸数は22回，血圧・脈拍は正常です．
A（assessment）：判断	問題に対する自分の考え	誤嚥性肺炎を起こしていると考えられます．
R（recommendation）：提案	問題に対する自分の提案	診察をお願いできませんでしょうか．

引用・参考文献

1) 篠田道子編．チームの連携力を高める カンファレンスの進め方．第２版，日本看護協会出版会，2015，p.7.
2) 川島みどりほか．看護カンファレンス．第３版，医学書院，2008，p.86.
3) エイミー・C・エドモンドソン．チームが機能するとはどういうことか：「学習力」と「実行力」を高めるアプローチ．野津智子訳．英治出版，2012，p.153，158.
4) 日本看護協会．看護記録に関する指針．2018，p.2，https://www.nurse.or.jp/nursing/home/publication/pdf/guideline/nursing_record.pdf，（参照2023-11-25）.
5) 前掲書４），p.5.

重要用語

申し送り　看護記録　相談
カンファレンス　報告　SBAR
心理的安全性　連絡

3 多重課題における対処

多重課題とは，二つ以上の作業が同時に発生することであり，こうした状況では優先度を判断して対応することが求められる．臨床現場では，複数の患者を受け持ち，複数の看護業務を同時進行で行わなければならないため，常に多重課題を抱えながら業務を行うことになる．こうした状況は，新人看護師のリアリティショックの原因にもなっている．

1 多重課題が生じる状況と対処

看護業務には，業務の開始時に予定が決まっているものと，患者の状態の変化に伴い予定が変更するものや，新たな業務が発生するものがある．

1 事前に調整できる多重課題

複数の患者を受け持つと，患者ごとの検査や処置，手術などの予定や，バイタルサインの測定や清拭などの看護ケアの時間が重複する場合がある．例えば，患者Aの時間指定の点滴薬投与と，患者Bの心臓エコーの検査が同じ時間で予定されているような状況である．このような業務の予定は事前に決まっているため，どの時間帯に業務の重複があり，どのような調整が必要かを業務開始時に判断することができる．

|1| 一日の業務内容の可視化

受け持ち患者ごとに，時系列で予定されている業務を書き出し，それぞれの業務にかかる所要時間を予測する．こうすることで，どの時間帯にどの業務が重複しているのかを可視化できる．

|2| 重複している業務の優先度の判断と業務計画の立案

時間が重複している業務は，優先度を判断する．最も優先すべき業務は，患者の生命維持に関わる業務であり，その次に優先されるのは患者の病状の変化につながる可能性のある業務である．それ以外の業務については，治療への影響や時間厳守の程度，受け持ち患者の身体的・精神的状態，ほかのチームメンバーの業務の状況などをもとに総合的に判断する．

例えば，４人の受け持ち患者の中で，10時の検温の時間帯に，患者Aと患者Cに時間指定の点滴薬投与の指示と，患者Bに心臓エコー検査の予定があり，車椅子で検査室へ移送しなければならない予定になっているとする．

この場合，申し送りやベッドサイドで観察した情報をもとに，患者の状態をアセスメントして業務の優先度を判断し，多重課題への対応を考え，業務計画を立てる．早めの検温を必要とする患者がいる場合は，患者Bの検査室移送前に検温を行う，あるいは患者４人の状態が落ち着いている場合は，患者Bの移送後に時間指定の点滴のある患者AとCから検温を行う，さらにはチームメンバーの業務の状況を確認し，患者Bの検査室移送を依頼するなどの対応を調整することができる（図7-1）．

2 予期できない業務の発生により生じる多重課題

予定されている業務を行っている途中で，すぐに対応しなければならない業務が発生する場合がある．例えば，ほかの業務中にナースコールやアラームが鳴り，それへの対応を迫られる，患者の状態の変化により検査や治療が変更になる，あるいは追加になるような状況である．このように予期できない業務が

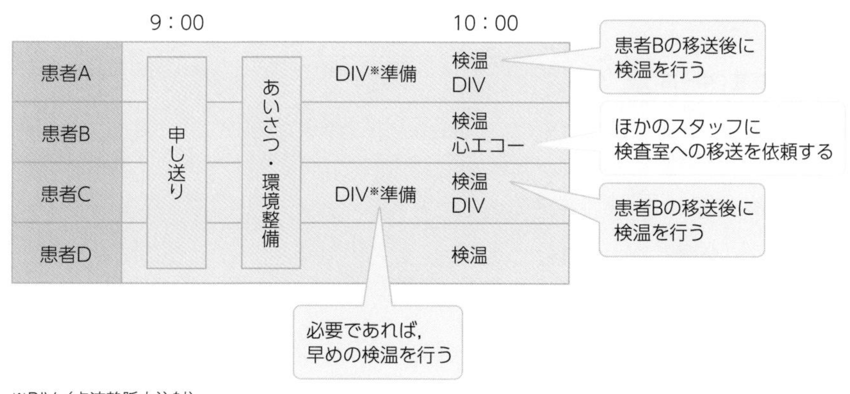

※DIV（点滴静脈内注射）

図7-1 多重課題発生時の業務計画の例

発生した場合は，優先度を瞬時に判断し，臨機応変に対応することが求められる．また，こうした状況ではそれまで行っていた作業が中断され，時間が切迫することにより焦りが生じ，ヒューマンエラーを起こしやすい．作業の中断や焦りはインシデントやアクシデントの要因になることを意識し，それを防止する対応と落ち着いた行動が求められる．

1 突発的に生じた業務の優先度の判断

突発的に生じた業務の優先度は，患者の生命と安全の重要度と緊急度で判断する（図7-2）．例えば，患者の状態が急変した時の対応は生命の危機につながるため，重要度と緊急度が高く，最も優先度は高くなる．また，患者の転倒・転落の危険性への対応や，治療に必要なチューブやカテーテルのトラブルも患者の安全を守る上で優先度は高い．

一方，生命には直接影響はないが，患者のニーズが優先される場合もある．例えば，排泄介助が必要な患者からの排泄のナースコールは，患者にとって非常に切迫した訴えであるため，迅速な対応が必要になる．このような状況では，チームメンバーの協力を仰いだり，患者の排泄パターンを把握したりすることにより，事前に対応することで多重課題の発生そのものを回避できるとよい．

2 作業中断時の対応

予期できない業務が発生した場合，それまで行っていた作業を中断することがある．作業の中断はインシデントやアクシデント発生の要因になるため，注意を要する．特に報告が多いのは，点滴準備作業での薬剤の点滴ボトルへの注入忘れや，ツインバッグの開通忘れなどのエラーである．作業中断のリスクを踏まえた上で，中断そのものをなくすようなメンバー間の協力体制を整えることや，作業プロセスをメモに残すことなどの安全を考慮した対応が必要になる．

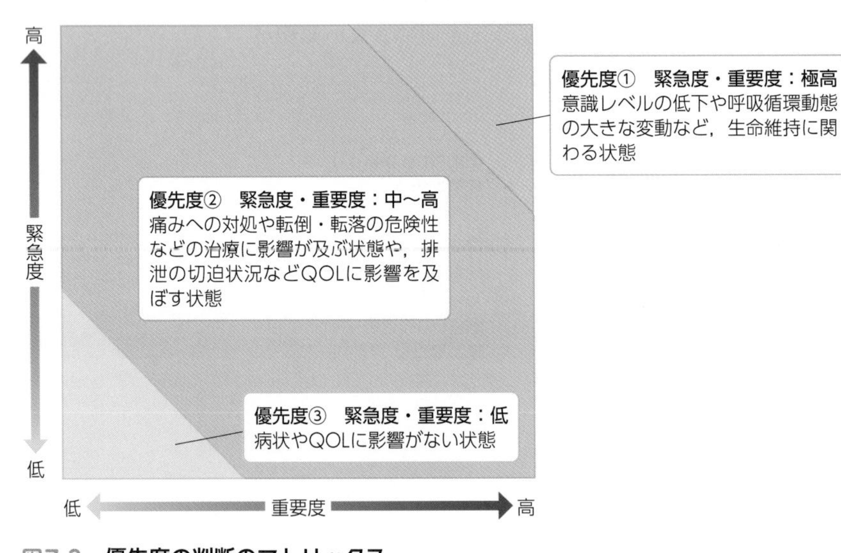

図7-2　優先度の判断のマトリックス

|3| 患者・家族への配慮

予期できない業務の割り込みにより，当初予定していた業務の時間の変更が必要になる．看護師のスケジュールが変更されるということは，患者・家族の一日のスケジュールにも影響を及ぼす．それによって患者・家族の要望にすぐに応えることができなくなる場合もあるので，患者・家族への配慮も忘れないようにしたい．

|4| セルフモニタリングと他者への協力要請

予期できない業務の優先度の判断や対応は，専門知識や技術を要し，複雑性が伴う．自らの知識で判断ができない場合には速やかに相談を行い，自らの技術力で対応できない場合にはチームメンバーに協力を要請する．すべての対応を一人で行うには限界があるため，自分の業務量と看護実践能力を見極める**セルフモニタリング**と，それに基づいた判断が必要になる．一方，看護管理者やリーダー看護師は看護師個々の能力を踏まえた業務分担によって，個人に過剰な業務負荷がかからないようにする必要がある．

2 多重課題での対応力の向上

厚生労働省の「新人看護職員研修ガイドライン」[1]では，「看護基礎教育では学習することが困難な，医療チームの中で複数の患者を受け持ち，多重課題を抱えながら，看護を安全に提供するための臨床実践能力を強化することに主眼を置くことが重要」と示されており，多くの医療機関では，新人看護師の多重課題への対応力の向上を目指した研修が行われている．

1 シミュレーション教育

シミュレーション教育は，実際の臨床場面を模擬的に再現した学習環境の中で，学習者が自らの体験を通して，知識・技術・態度を学習する教育方法である．現実に遭遇しそうな場面からなるシナリオをもとにして，机上でのペーパーシミュレーションや模擬病室で高機能なシミュレーターモデルを用いたり，看護師役と患者役を設定したりするロールプレイが行われている．近年ではVR（virtual reality）技術を用いた仮想空間での演習も開発されている．

シミュレーション教育は，学習者が経験したことから学ぶ「**経験学習モデル**」を基盤にしている．コルブ（Kolb, D. A.）の提唱した経験学習モデル[2]は，学習者が何かを経験し（具体的経験），それを振り返り（内省的観察），ほかの状況でも応用できる教訓を引き出し（抽象的概念化），その教訓を次の状況に生かす（能動的実践）プロセスからなる（図7-3）．多重課題での対応力を向上していくためには，シナリオ経験後のデブリーフィングにおいてシミュレーション中の行動，思考，感情を振り返り，自らの知識と技術の統合や，新たな学習課題を確認し合う内省的観察から抽象的概念化を促進していくことが重要になる．

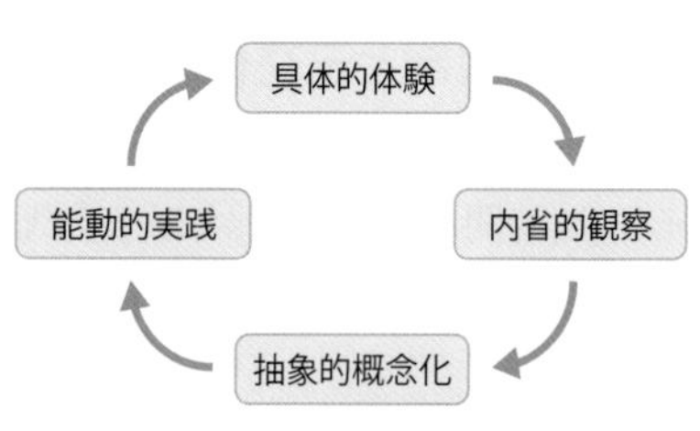

図7-3　コルブの経験学習モデル

2 日々の業務の中での振り返り

経験学習モデルの考え方は，研修の機会だけでなく，日常の業務の振り返りにも活用できる．１日の業務を通してうまくいかなかった場面だけでなく，うまくいった場面も具体的に思い起こし，なぜそうなったのかを評価・分析し，自らの目標や課題を見いだせるような振り返りを行う．このようなプロセスを**リフレクション**といい，多重課題への対応力の向上に限らず，専門職としての成長につながる．

引用・参考文献

1) 厚生労働省．新人看護職員研修ガイドライン．改訂版，2014，p.3．https://www.mhlw.go.jp/stf/shingi/0000037502.html，（参照2023-11-25）．

2) Kolb, D. A. Experiential Learning：Experience as the Source of Learning and Development. Prentice Hall, 1984.

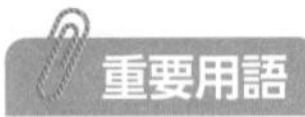

多重課題
シミュレーション教育
リフレクション
セルフモニタリング
経験学習モデル

4 夜間における業務マネジメント

1 夜勤業務の特徴

夜間における看護のゴールは，４章２節でも示したように，患者が快適な睡眠を得られ，活力のみなぎった状態で朝を迎えることができることである（➡p.109 表4-3参照）．しかし，患者によっては夜になると不安で眠れなくなったり，同室者がいる状況で眠ることにストレスを感じたり，快適に感じる温度設定が違ったりと，さまざまな事態が発生する．また，消灯後には視界が悪くなるため，転倒や転落，点滴やドレーンのライントラブル（チューブが抜けたり，外れてしまう）なども起こりやすく，かつ発見が遅れる危険がある．夜勤帯は時間が長く，日勤帯では看護師１人当たりの患者の受け持ち数が６～８人程度であるが，夜勤では，患者数に対する看護師の数が少ないため12～18人程度であり，上記のような夜勤業務の特徴を理解して協働しながら業務を行う必要がある．

1 二交代制と三交代制

24時間365日の看護ニーズに応えるため，看護師は交代制勤務を行っている．24時間を二つに分ける二交代制（日勤・夜勤）と三つに分ける三交代制（日勤・準夜勤・深夜勤）があるが，変則的なものも存在する．

表7-3　夜勤業務の流れの例とポイント

時　間	業務の流れ	業務上のポイント
16：00	申し送り・情報収集，夜勤者間の情報共有	勤務開始時にメンバー同士で互いの患者の状況（特に重症者）について情報を共有しておくことが望ましい
17：00	患者ラウンド，夕方投与予定の薬剤調製	
18：00	食事配膳・介助と下膳，配薬と服薬管理（食前の血糖検査やインスリン注射），交代で夕食休憩	
19：00	明日の検査説明，検温，夕方の処置の実施	
20：00	寝る前のケア（排泄介助や洗顔介助，口腔ケア）	
21：00	就前薬の配薬と確認，消灯	就寝前に患者状態（特に夜間帯に不眠やせん妄，転倒リスクのある患者）をメンバー間で共有しておくことが望ましい
22：00	明日の予定と指示の確認と準備	
23：00	巡回，看護記録，交代で仮眠（２時間程度）をとる	仮眠をとる場合は，自分の受け持ち患者の状況を報告し，残るメンバーに業務を代行してもらう．
0：00	管理日誌の作成，水分バランス出納のチェック	０時～０時，６時～６時などさまざま
1：00	巡回，夜間看護管理者に報告	巡視のときは，患者の睡眠を妨害しないように状態確認を行う
2：00	翌日の投薬準備	
3：00	巡回	
4：00	看護記録の確認	記録はできるだけ実施時，実施直後に行うことが望ましい
5：00	巡回	
6：00	患者ラウンド，モーニングケア，体重測定，検体採取（採血・採尿），排泄介助	朝の業務は短時間に密集しているので，声を掛け合いながら，漏れのないように行う．緊急を要する場合は速やかに報告し，協力しながら業務を行う
7：00		
8：00	食事配膳・介助と下膳，配薬と服薬管理（食前の血糖検査やインスリン注射），日勤への引き継ぎ，管理日誌の記載	夜間帯に異常事態が発生していれば，速やかに管理者に報告する

2 夜勤業務の流れ

夜勤における主な業務を表7-3で示す．夜間は患者が良眠できることが第一優先である（表7-4）．

3 夜勤リーダーの役割

夜勤帯は管理者が不在であるため，リーダーが夜間帯での意思決定者であり，経験年数の浅い看護師が判断に困ったときの相談役でもある．例えば，緊急入院の受け入れや患者の容体の変化に伴うベッド移動（転室），当直医や夜勤師長への報告に関する意思決定である．そのほか，病棟で管理する薬品庫（麻薬，劇薬を含む）の管理や，災害時の指揮を担う．

表7-4　頻回の巡回が必要な患者（例）

患者の状態	特に注意すべき対応
•人工呼吸器を装着している，あるいは排痰・喘鳴が著明である	適宜喀痰吸引を実施し，窒息を起こさせない，人工呼吸器の回路の外れや機器の異常がないか確認する．
•24時間持続点滴を実施している（輸液シリンジポンプ使用者も含む）	寝返り等で点滴ラインの閉鎖や伸展がないか，ラインの外れがないか，指示通りの輸液が行われているかを確認する．
•転倒やせん妄リスクがある	異常がないか，安心して寝ているか確認する．
•不眠・疼痛がある	眠れているか確認する．
•ドレーンが挿入されている（胸部ドレーンも含む）	ドレーンの抜けがないか，排液に異常がないか確認する．

コラム

夜勤中の仮眠の有効性

二交代制の場合，勤務時間は16時間に及ぶ．その間，夜勤者は２時間ずつの仮眠をとることが推奨されている．その利点を以下に挙げる．

- 1　**明け方の眠気解消**　早朝帯（４～６時）は医療事故が発生しやすい時間帯ともいわれ，夜通し覚醒している状態では，この時間に疲労が蓄積しやすい．短時間の仮眠であっても夜間の深い睡眠効果が得られるため疲労回復効果があり，集中力の低下を防ぐことができる．
- 2　**アンカースリープ効果**　必要な睡眠時間を決まった時間（コアタイム）に少しとり，足りない睡眠時間を仮眠や昼寝で補うことをアンカー（錨）スリープという．夜勤における仮眠はこのコアタイムに睡眠をとることにつながるため，有効である．
- 3　**生活時間の有効活用**　仮眠をとることで，夜勤明けやその後の休日に疲労が残りにくく，活動的な生活を送りやすくなる．
- 4　**長期的な健康障害の防止**　夜間に長期間人工照明に照らされることにより，抗酸化作用や抗腫瘍作用をもつメラトニンの分泌が抑制され，がんを発症しやすいといわれている．仮眠をとることでメラトニンの分泌を促進することができる．

日本看護協会．“夜勤中の仮眠を取ろう～医療安全の確保とあなた自身の健康のために～”．ヘルシーワークプレイス（健康で安全な職場）．2021．https://www.nurse.or.jp/nursing/shuroanzen/safety/healthy_work_place/column/16.html，（参照2023-11-25）．

5　業務遂行上の情報管理

本節では，デジタル情報に関する管理と，法令に基づく患者や職員の個人情報全般の管理について述べる．

1　デジタル情報：SNSの普及

SNS（social networking service）とは，人と人とのつながりを促進・支援するコミュニティー型のウェブサイトもしくはネットワークサービスのことで，スマートフォンやパソコンを使い，インターネットを介して無料で入手できるアプリケーションである．具体的には，TwitterやFacebook，LINE，YouTube，Instagram，TikTokなどがある．2020年時点での国内インターネットユーザーは9,960万人であり，そのうちSNS利用者は約８割といわれている[1)]．活用に当たっては，個人の肖像権やプライバシー保護について十分理解した上でなくてはならない．具体的には，有名人の受診についてインターネット上に書き込みをしたり，業務に関係のない医療情報にアクセスし情報を得てSNSを使って拡散するといった行為は，法令違反であり反倫理的な行為であることを気に留めておかねばならない．1990年代後半から2015年ごろにかけて生まれた世代はZ世代と呼ばれ，物心がついたときから当たり前のように情報のデジタル化が存在していたため，デジタルネイティブ世代とも呼ばれる．彼らはこうした新しい手段を生活の中で活用する先駆者的存在であり，世代間ギャップも進んでいるため，統一した情報倫理観の普及が困難であり，課題でもあるといわれている[2)]．

2 SNSに関連するさまざまなモラルハザード

モラルハザードとは，倫理観の欠如した状態のことをいう．以下に主な例について示す．看護師は業務の特質上，患者やその家族に関する身体上，社会上の個人情報を入手しやすい立場にある．諸井らは，これまでの医療従事者，医療関係の学生が関わったモラルハザードについてまとめている[2)]（**表7-5**）．

3 ネットリテラシー，SNSリテラシー

リテラシーとは本来読み書きをする能力をいうが，**ネットリテラシー**とはインターネットを正しく利用するための能力をいう．自分が流した情報が，自分の知らないうちに拡散し，取り消した後でもインターネット上に情報が残ってしまうデジタルタトゥーという言葉もある．悪ふざけが他人を傷つけることや著作権や肖像権の侵害につながることもある．SNSに投稿するときは慎重な行動を心掛け，職務上知り得た患者に関する情報は絶対に他人に漏らすことのないよう強く自戒するとともに，職員への啓発が重要である．2003年に制定された個人情報保護法では，個人情報取扱事業者（病院のように，組織として個人情報を取り扱う事業を行っている施設や機関）は組織としてどのようにプ

表7-5　医療関係事例に基づいたソーシャルメディア利用上のモラルハザード区分

区　分	問題行動
医学・医療情報の取り扱い （不必要な情報収集）	• 診療目的外に患者の診療録を閲覧する． • 診療目的外に患者の身体や受療状況を撮影・録音する． • 臨床実習・研修先の施設（病院・診療所・在宅等）で了承なく撮影・録音する．
守秘義務・プライバシーの保護	• 患者情報（氏名・住所など）や診療内容をインターネット上に書き込む． • 診療に関する情報（検査結果や画像など）をインターネット上にアップロードする． • 有名人・芸能人の受診をインターネット上に書き込む．
プロフェッショナリズム （倫理観の欠如や悪ふざけ）	• 患者の病気や障害者の不具合さをインターネット上で笑いの対象とする． • 自らが接した患者への不満や中傷をインターネット上に書き込む． • 授業で扱う人体標本や実験動物を撮影し，インターネット上にアップロードする． • スマートフォンなどのITツールやデバイスを使って試験問題を不正に入手・解答する．

諸井陽子，小林元，菅原亜紀子，石川和信．モラルハザード事例調査に基づく医療系学生と医療人のためのソーシャルメディア利用チェックリストの開発．医学教育．2020，51（4），p.401～404．より一部改変．

7

業務のマネジメント

ライバシーを守ろうとしていくのかを示したプライバシーポリシー等の公表や，安全管理・責任体制の確保，従業者への啓発が義務付けられている．

4 情報管理についての法的根拠

表7-5に示したような，患者に関する情報や職員の個人情報，経営に関する機密情報の不適切な流出は，憲法における基本的人権の侵害，保健師助産師看護師法における守秘義務違反に抵触するほか，企業や個人が損害を被った場合や名誉棄損がある場合は民法上の損害賠償の対象にもなり得る．過去の医療関係の問題事例に対しては，発覚した場合，学生にしろ職業人にしろ，懲戒解雇，停職，停学，自主退学，内定辞退などの罰則や措置がなされたこともあった[3)]．

表7-6は，個人情報管理に関する規定について言及した法律の抜粋である．

5 電子カルテの操作に対する配慮

患者情報を**電子カルテ**としてデジタル媒体で管理する施設も増えてきた．患者のベッドサイドまでカルテカートを押しながら行き，検温や処置をする姿も多く見受けられる．患者の個人情報を開きっぱなしにしたり，カートを廊下や病室に放置したりすることは，特定の患者情報が患者個人の意思に関係なく他者に漏洩する危険をはらんでいるので避けなくてはならない．

表7-6　個人情報保護に関する法令

法令	条文
保健師助産師看護師法第42条の2	保健師，看護師又は准看護師は，正当な理由がなく，その業務上知り得た人の秘密を漏らしてはならない．保健師，看護師又は准看護師でなくなつた後においても，同様とする．
保健師助産師看護師法第44条の4	第42条の2の規定に違反して，業務上知り得た人の秘密を漏らした者は，6月以下の懲役又は10万円以下の罰金に処する．
刑法第134条	医師，薬剤師，医薬品販売業者，助産師，弁護士，弁護人，公証人又はこれらの職にあった者が，正当な理由がないのに，その業務上取り扱ったことについて知り得た人の秘密を漏らしたときは，6月以下の懲役又は10万円以下の罰金に処する．
個人情報保護法 第17条	個人情報取扱事業者は，個人情報を取り扱うに当たっては，その利用の目的をできる限り特定しなければならない．
個人情報保護法 第18条	個人情報取扱事業者は，あらかじめ本人の同意を得ないで，前条の規定により特定された利用目的の達成に必要な範囲を超えて，個人情報を取り扱ってはならない．
個人情報保護法 第21条	個人情報取扱事業者は，個人情報を取得した場合は，あらかじめその利用目的を公表している場合を除き，速やかに，その利用目的を，本人に通知し，又は公表しなければならない．
個人情報保護法 第27条	個人情報取扱事業者は，次に掲げる場合を除くほか，あらかじめ本人の同意を得ないで，個人データを第三者に提供してはならない． 1 法令に基づく場合 2 人の生命，身体又は財産の保護のために必要がある場合であって，本人の同意を得ることが困難であるとき． 3 公衆衛生の向上又は児童の健全な育成の推進のために特に必要がある場合であって，本人の同意を得ることが困難であるとき．

6 個人情報に対する配慮

近年では，外来で患者の名前を使わず受付番号で呼び出したり，病室表示に名札を設置しない病院も増えてきた．これらはいずれも患者の個人情報を保護する目的で行われている．患者のフルネームや病名が記載された文書はむやみに持ち歩かない，不必要なコピーをとらない，必ず氏名は匿名にする，電話口での病状説明はしないといったように，漏洩防止への配慮をするほか，個人情報に病院外の者がアクセスする場合，例えば外部評価機関が立ち入りをしてカルテ閲覧をするような場合には，患者に立ち入りがあることを伝えるなどの配慮が必要である．

7 看護研究に対する倫理的配慮

看護のたゆまぬ発展のため，臨床における看護研究は大いに推奨される．看護研究には患者や家族からの協力は欠かせないが，協力を得るに当たり，**倫理的配慮**は十分に行わなければならない．具体的には，①研究の目的や協力内容，②与える利益と不利益，③個人情報保護のための対策，④協力の可否と撤回の任意性，⑤文書による同意，⑥研究の公開方法，⑦質問相談窓口について明確にし，説明をする必要がある．

コラム 看護学生は免許をもっていないにもかかわらず，患者情報にアクセスしたり看護行為を行えるのはなぜか

看護職の免許を有しない看護学生による臨地実習中の看護行為は，法的には，①患者の同意，②目的の正当性，③手段の相当性が証明されれば，無資格行為，民法上の不法行為，刑法上の犯罪行為についての違法性が阻却（そきゃく）（退けられること）される．ただし，④法益侵害性が当該目的から見て相対的に小さいこと，⑤当該目的から見てそのような行為に必要性が高いこと（必要性）が認められなければならないが，正当な看護教育目的でなされたものであり，また，手段の相当性が確保されていれば，これらの要件は満たされるものと考えられるとある[4]．つまり，患者の同意があり，かつその行為が患者にとって益するものであり，そのやり方の安全性が確保されている場合であれば，違法性がなくなる（違法性阻却）ことを示している．

手段の相当性とは，①侵襲が相対的に小さいこと，②資格者の監督の下に実施されていること，③学生の技術水準が確保されていること，④教育計画の下に実施されていること（教育評価方法が整備されていること），⑤医療過誤対応の体制が確立されていることが条件となる．

法益侵害性とは，法令を守ることによって得られる利益が守られない程度がどのくらいなのかを表す言葉である．例えば，看護師免許をもたない看護学生が看護行為を行うとした際の法益侵害性でいえば，末梢持続点滴が挿入されている患者の寝衣交換という行為はそれほど法益侵害性は高くないといえるが，シリンジポンプを使った薬物管理という行為は患者への侵襲が大きく法益侵害性が高いとみなされる．このように，法益侵害性の高さを考慮して看護学生に許可を与える看護行為は制限される．

本節で説明している患者の個人情報管理は，学生のうちから身に付けておかなければならないことであり，看護プロセスの思考を学習するために，限定された患者の診療情報の収集把握は重要であり，電子カルテへのアクセスが認められている．

引用・参考文献

1) ICT総研．2020年度 SNS利用動向に関する調査．2020. https://ictr.co.jp/report/20200729.html/,（参照2023-11-25).
2) 諸井陽子，小林元，菅原亜紀子，石川和信．モラルハザード事例調査に基づく医療系学生と医療人のためのソーシャルメディア利用チェックリストの開発．医学教育．2020, 51（4），p.401-404.
3) 児島悠史．“知っておきたい，医療従事者のSNSリテラシー”．m3.com．2021．https://pharmacist.m3.com/column/special_feature/2171,（参照2023-11-25).
4) 厚生労働省医政局看護課．看護基礎教育における技術教育のあり方に関する検討会報告書．2003. https://www.mhlw.go.jp/shingi/2003/03/s0317-4.html,（参照2023-11-25).

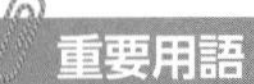

重要用語

SNS	ネットリテラシー	倫理的配慮
モラルハザード	電子カルテ	

8 セルフマネジメント

学習目標

- 看護職自身の健康も大切であることを理解しよう.
- ヘルスリテラシーを高める方法を知ろう.
- こころの健康を保つ方法を知ろう.
- からだの健康を保つ方法を知ろう.
- 時間管理の方法を知ろう.

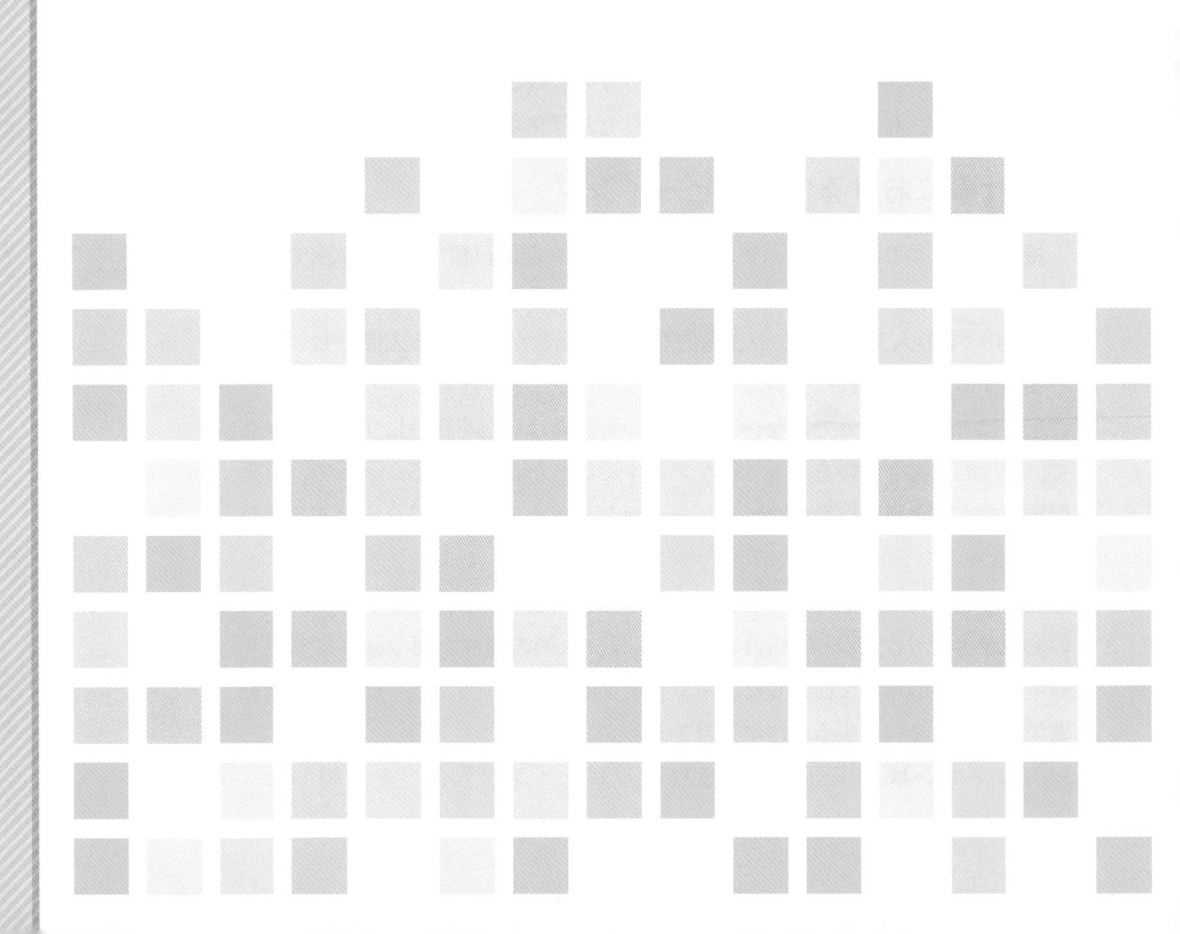

1 健康的な働き方

1 看護職自身の健康も大切である

健康とは，「病気でないとか，弱っていないということではなく，肉体的にも，精神的にも，そして社会的にも，すべてが満たされた状態」にあるとWHO憲章で述べられている[1]．看護職は，それらのことを考慮しながら患者に対して日々のケアを行っている．しかし，自分自身についてそれらのことを考慮できているであろうか．

看護職の中には，「患者さん第一」と考えるあまりに，自分自身をケアすることに，どこか罪悪感や後ろめたさをもつ人がいるかもしれない．確かにかつて看護職は，自分の身を顧みず自己犠牲もいとわず，患者に献身することが美徳とされる風潮があった．

しかし看護職も一人の人間であり，生活がある．自己犠牲には限界があり，それが離職の原因の一つとなっている．看護職が自己を犠牲にすることなく，自分の命や生活を守りながら看護を行うことが必要である．

また，人をケアするためには，まずケアを提供する人自身が健康で幸せであることが必要である．自分が満たされて初めて対象者に目を向けることができ，質の高いケアを提供できるようになるであろう．よって，ケアを提供する看護職が，自分自身を労わりケアすることは，決して自分勝手なことではなく，プロフェッショナルとしての姿勢である．アスリートがけがをしないように日ごろトレーニングをして自己管理を行うのと同じで，パフォーマンスを高めるためには，看護職も自己管理，つまり**セルフマネジメント**が必要である．

2 仕事におけるウェルビーイング

➡ SDGsについては，1章3節p.31参照．

持続可能でより良い社会の実現を目指す世界共通の目標であるSDGsでは，「あらゆる年齢のすべての人々の健康的な生活を確保し，福祉を促進する」こと，「すべての人々の完全かつ生産的な雇用と働きがいのある人間らしい雇用を促進する」ことを述べている[2]．

それは看護職も例外ではない．すべての看護職は自己を犠牲にするのではなく，健康的に働きがいをもって，ケアをすることが必要である．よって，看護職自身ももっと自分自身のウェルビーイングを高めることに目を向けることが望ましい．

従来の医学・心理学では，患者の病的な点や問題点に着目していたが，米国の心理学者セリグマン（Seligman, M.）は，人間の優れた面や強みに着目するポジティブ心理学を提唱した．ポジティブ心理学は，何が人・組織・地域を繁栄に導くかを科学する心理学分野である．

セリグマンは，PERMAというウェルビーイング理論[3]を提唱した．

PEARMのPはpositive emotion（**ポジティブ感情**），Eはengagement（**エンゲージメント**），Rはrelationship（**リレーションシップ，つながり**），Mはmeaning（**意味**），Aはaccomplishment（**達成**）であり，ウェルビーイングはこの五つの要素で構成されている．

1 ポジティブ感情（positive emotion）

ポジティブ感情とは，喜び，誇り，満足，興味と愛情などの感情を総称したもの[4]である．ネガティブ感情のように何かが起こったときに即対応を必要とするというものではなく，今が続いてほしいと願う状態である．ポジティブ感情は，幸せや主観的ウェルビーイングと強く関連[5]しており，長生きと有意に相関している[6]という研究結果もみられる．ポジティブ感情に関する理論は，後述のポジティブ感情の拡張-形成理論があり，ポジティブ感情の経験によって，精神の働きを広げ，視野を拡大し創造性が喚起され，資源が継続的に形成される[7]といわれている．よって，モチベーションを上げたり，創造的なケアを行う職場づくりにおいては，ポジティブ感情は必要である．

➡ ネガティブ感情については，p.245参照．

➡ 拡張-形成理論については，p.247参照．

2 エンゲージメント（engagement）

看護職が生き生きとやりがいをもって仕事をするために重要な概念として，ワークエンゲージメントがある．シャウフェリ（Schaufeli, W.B.）らはワークエンゲージメントを「仕事に関連するポジティブで充実した心理状態であり，活力，熱意，没頭によって特徴づけられる．エンゲージメントは，特定の対象，出来事，個人，行動などに向けられた一時的な状態ではなく，仕事に向けられた持続的かつ全般的な感情と認知である」[8,9]と述べている．

看護師のワークエンゲージメントについての文献レビュー[10]では，ワークエンゲージメントの向上は，看護師の身体症状・うつ症状の軽減に限らず，組織の効率性やケアの質の向上にも寄与することが明らかにされている．ワークエンゲージメントは，SDGsにおける働きがいに関連する項目である．

3 リレーションシップ，つながり（relationship）

人間として生まれたからには，必ず誰かの手を借りて成長しており，誰かとつながることによって孤独を回避でき，誰かと協力することによって，一人ではできないことも実現できる．誰かと社会的につながることは，人間としての最も基本的な側面の一つである．

社会的サポートは，うつ病や精神症状の減少，身体的健康の改善，死亡リスクの低下，より健康的な行動，その他のポジティブな結果に結び付いている[11,12]といわれている．

チーム医療を行う今日，人と人とのつながりや連携が，安全な医療を行う上で大切になってくる．また，つながることで感謝や尊敬などのポジティブ感情を喚起させ，仕事をする上でのウェルビーイングへの影響も大きい．

4 意味（meaning）

第二次世界大戦の際の強制収容所の体験を記した『夜と霧』を出版したフラ

ンクル（Frankl, V. E.）は，人生には意味が存在するということを示し，人間が意味を見いだす能力を身に付けるということは最も重要な課題である[13]と述べた．『人間対人間の看護』を著したトラベルビー（Travelbee, J.）は，フランクルの影響を受け，「看護とは，対人関係のプロセスであり，それによって専門実務看護師は，病気や苦難の体験を予防したり，あるいはそれに立ち向かうように，そして必要な時にはいつでも，それらの体験の中に意味を見つけ出すように，個人や家族，あるいは地域社会を援助する」[14]と述べた．

人生の意味と幸福感や楽観主義，ウェルビーイングとは正の関連があり，抑うつや不安，自殺念慮，ワーカホリックなどとは負の関連がある[15]ことが明らかになっている．

看護をする意味を見いだすことができれば，ウェルビーイングを向上させ，SDGsにおける働きがいにつながると思われる．自分がなぜ看護という仕事を選んだのか，新人の時どんな気持ちであったか，失敗したときにどのように立ち直ってきたのか，それは今どんなことに生かされているのかなどを思い出して，自分にとって看護とはどんな意味があるのか日記に書き留めておくのも一つの方法である．

5 達成（accomplishment）

何かを成し遂げること，目標を達成することによって，人は**自己効力感**をもつことができる．例えば，国家試験の前には誰でも多少の不安があるだろう．しかし「私はこの試験に合格することができる」という見通しを立てられるからこそ，努力できる．この見通しを自己効力感（self efficacy）という[16]．ある行動を起こす前にその個人が感じる「遂行可能感」，自分自身がやりたいと思っていたことの実現可能性に関する知識，あるいは，自分にはこのようなことがここまでできるのだという考えのことである．自己効力に気付くということは，予測される状況を管理するのに必要な行動を計画したり，実行したりする能力に関わってくるとバンデューラ（Bandura, A.）は述べている[17]．身近な例では，患者の看護目標を現実的に達成可能なものであると見通すことが自己効力感であれば，患者の看護目標を達成したときにうれしく思うことが達成感であり，モチベーションの向上やウェルビーイングにつながる．

3 自己を導く方法

「看護職の倫理綱領」に示されているように，自己を研鑽し続けるという持続可能性を考えるならば，モチベーションをマネジメントし，自らを導いていく必要がある．モチベーションを高めるには，ポジティブ感情を高めるとともに，以下のような手法や考え方を知っておくことも有効である．

➡「看護職の倫理綱領」については，5章1節p.161参照

➡ 看護師の継続教育の必要性については，9章4節p.274参照．

1 セルフリーダーシップ

セルフリーダーシップは，自らが目指す未来に向けて自らをリードすることである．リーダーシップは，他者に対して発揮するものと考えられているが，

自分の目標を明確にして，その達成に向けて自分を導くこともリーダーシップの発揮といえる．その手段の一つに，コーチングがある．

2 コーチング

コーチングとは，対話を重ねることを通して，コーチングを受ける人が目標達成に必要な技術や知識，考え方をもち，行動することを支援する過程である[18]．代表的な支援は「質問する」ことである．コーチが教えるというのではなく，あくまでも「質問」に対してコーチングを受ける人が答えていく過程で，自分のなりたい姿，目的，目標を明確にし，その解決に必要なことも「質問」に答えていく過程で，その人が自分で見いだしていくように導くものである．

自ら自分に問い掛け，自分で答えながら，自分のなりたい姿，目的，目標を明確にし，その解決策を考えていくことを**セルフコーチング**という．

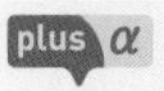

コーチングとティーチング

コーチングはコーチングを受ける人が「自分の力で解決」することをサポートするものである．そのための手段が「質問をすること」である．私たちは他者にアドバイスしたり教えたりしがちであるが，教えることはコーチングではなく，ティーチングである．

3 自己承認

意欲は，達成感はもちろんのこと，「承認」を得られたときに高まるといわれている．「承認」はコーチングを受ける人の自己成長に対する認知を促進する技術として，コーチングの中で重要な柱となる．

セルフコーチングによって**自己承認**をする際は，自分の考える自分の強みをリストアップしたり，人に指摘してもらった強みを思い出して，自分のできるところを認めて自己効力感を形成していく．自己効力感が高まることで，自分のやりたいことは何か，どうすればそれが実現できるかを計画的に考えることができる．自分のなりたい姿，自分のやってみたいこと，自分の好きなもの，楽しかった思い出などをファイリングして，「ポジティブポートフォリオ」を作ってみるのもよい．日々見返すことで，ポジティブ感情を高めたり，ネガティブな気持ちを軽減したりできる．

コラム

自分をより深く知る

看護が患者と看護職の相互作用によって展開されていくとき，当然のことながら，看護師自身のあり方が患者に影響を与える．したがって，看護師は自分自身のことをよく知っておく必要がある．

リフレクション

リフレクション（reflection）とは，自分の経験を振り返ることによって，その経験に意味や価値を見いだすことである．振り返りとは，単なる反省ではなく，その経験を生かして問題解決に取り組んだり，未来に向けての方向性を考えることである．自分を振り返ることは，自分一人ではなかなか難しい場合もある．そのときは，他者から適切に質問と承認を受けながら，気づきと学びを得られるとよい．自分で行う場合は「なぜそう思うのか」「それはどんな意味があるのか」と自分自身に問いかけ，考え，自らを導いていく．

マインドセット

マインドセット（mindset）とは，考え方，思考態度のことである．ドゥエック（Dweck, C.）によれば，マインドセットは２種類あり，それは自分の能力は固定的で変わらないという信念（fixed mindset）と，人間の基本的資質は努力次第で伸ばすことができるという信念（growth mindset）である[19]．fixed mindsetの人は，「失敗せずにできるだろうか，賢そうに見えるだろうか」といつもびくびくしており，growth mindsetの人は，「努力すればできる，方法を変えればできる」と信じ，失敗を恐れず努力を重ねている．したがって，growth mindsetの人はレジリエンス（➡p.246参照）の力も高いと思われる．

引用・参考文献

1) 日本WHO協会．健康の定義．https://japan-who.or.jp/about/who-what/identification-health/，（参照2023-11-25）．
2) 外務省．持続可能な開発目標（SDGs）と日本の取組．https://www.mofa.go.jp/mofaj/gaiko/oda/sdgs/pdf/SDGs_pamphlet.pdf，（参照2023-11-25）．
3) Seligman, M. Flourish：A Visionary New Understanding of Happiness and Well-being. New York：Free Press, 2011.
4) 島井哲志．"看護実践に活かす概念：ポジティブ感情"．看護のためのポジティブ心理学．秋山美紀ほか編．医学書院，2021，p.36-43.
5) Diener, E. et al. Happiness is the frequency, not the intensity, of positive versus negative affect. In F. Strack, M. Argyle. & N. Schwarz（Eds.），Subjective well-being：An interdisciplinary perspective. Pergamon Press，1991，p.119-139.
6) Snowdon, D. Aging with GRACE. Bantam Books, 2002.
7) バーバラ・フレドリクソン．ポジティブな人だけがうまくいく３：１の法則．植木理恵監，高橋由紀子訳．日本実業出版社，2010，p.45-50.
8) Schaufeli, W.B. et al. The measurement of engagement and burnout：A two sample confirmative analytic approach. Journal of Happiness Studies. 2002，(3) p.71-92.
9) 島津明人．"看護実践に活かす概念：エンゲイジメント"．前掲書４），p.147-152.
10) 阪井万裕ほか．看護師のワーク・エンゲイジメントに関する文献レビュー．日本看護科学会誌．2012，32（４），p.71-78.
11) Tay, L. et.al. Social Relations, Health Behaviors, and Health Outcomes：A Survey and Synthesis. Applied Psychology: Health and Well-Being. 2012，５（１），p.28-78. http://dx.doi.org/10.1111/aphw.12000，（参照2023-11-25）．
12) Taylor, S. E. Social Support：A Review. Friedman, H.S. Oxford University Press，2011，p.189-214. http://dx.doi.org/10.1093/oxfordhb/9780195342819.013.0009，（参照2023-11-25）．
13) ヴィクトール.E.フランクル．絶望から希望を導くために：ロゴセラピーの思想と実践．広岡義之訳．青土社，2015，p.11.
14) Travelbee, J. トラベルビー 人間対人間の看護．長谷川浩ほか訳．医学書院，1974，p.3.
15) 浦田悠ほか．"看護実践に活かす概念：意味"．前掲書４），p.239-246.
16) 坂野雄二ほか編著．セルフ・エフィカシーの臨床心理学．北大路書房，2002，p.4.
17) アルバート・バンデューラ．激動社会の中の自己効力．本明寛ほか監訳．金子書房，1997，p.3.
18) コーチ・エィ．この１冊ですべてわかる コーチングの基本．鈴木義幸監．日本実業出版社，2009，p.13.
19) キャロル・S・ドゥエック．「やれぱできる！」の研究：能力を開花させるマインドセットの力．今西康子訳．草思社，2008，p.16-17.

重要用語

健康
セルフマネジメント
ウェルビーイング
ポジティブ感情
エンゲージメント
ワークエンゲージメント
リレーションシップ
つながり
意味
達成
セルフリーダーシップ
コーチング
セルフコーチング
自己承認
リフレクション
マインドセット

2 ヘルスリテラシー

1 ヘルスリテラシーと日本人

ヘルスリテラシーとは，健康情報を入手・理解・評価・活用する力である．評価とは，信頼性や自分にどう当てはまるかの判断であり，活用とは意思決定，すなわち二つ以上の選択肢から一つを選ぶことである[1]（図8-1）．例えば，新型コロナウイルス感染症（coronavirus disease 2019：COVID-19）のワクチンについての信頼できる情報を集めて，自分に適したものを選べる力である．

図8-1　ヘルスリテラシーのプロセス

世界中でヘルスリテラシーの測定が進み，国内外の健康格差の要因となっていたため，誰もがもつべき力であり権利とされている．これは，市民や患者のヘルスリテラシーの向上の支援が求められる看護職や看護学生自身にも必要な力である．

日本でも調査が行われ，欧州やアジアと比べてヘルスリテラシーが低く，健康情報を理解まではできても，評価および意思決定が難しい傾向があると指摘されている[2]．この背景には，日本では情報に基づく意思決定が根付いていない可能性が挙げられる．日本では，新聞・雑誌やテレビなどのマスメディアへの信頼が７割と高いが，欧米では１～４割と低い[3]．対照的に，インターネットは，マスメディアの情報の元となるデータや論文などのオリジナルの情報（一次情報）が得やすいにもかかわらず，ほかの国に比べて信頼が低い[4]．日本人は自分で意思決定するよりも，正しい選択肢や答えを求めているように見える．欧米では，子どものころから建設的に議論して意思決定する習慣を学ぶのに対して，日本の文部科学省の学習指導要領では，これまでは理解が中心で，最近ようやく課題解決のための思考力や判断力が前面に出たばかりである．

国際比較によると，日本人は意思決定についての自尊感情が低く，意思決定を回避し，衝動的に決める傾向にあるとされている[5]．意思決定できるかどうかは，選択の自由があるかどうかの影響を受けるが，「世界価値観調査」における人生の選択の自由度では，日本の平均点は90の国・地域の中で88番目である[3]．こうした不利な環境を変える力を身に付けることを意味する**エンパワメント**は，ヘルスリテラシーでも強調されている．

2 情報を評価する力

ではまず，情報の評価ができる力とはどのようなものだろうか．それは，情報の信頼性を評価基準を用いて確認できる力である．特にソーシャルメディアの時代になり，デマやフェイクニュースといった虚偽や誤解を招くような情報を含めた情報が氾濫する中で，客観的な事実を見極めて，健康のために適切な

表8-1 情報評価の五つのポイント「か・ち・も・な・い」

か	書いたのは誰か ＝権威性（専門性）	著者や情報提供者の身元・資格や専門分野における高度な知識や研究能力が明確であるか
ち	違う情報と比べたか ＝範囲（関連性）	情報が知りたいことをどの程度カバーしているか，範囲は広いか，専門的か，ほかの情報との違いは何か
も	元ネタ（根拠）は何か ＝正確性（信頼性）	情報が信頼できるか，情報源が明確か，十分な証拠が含まれているか
な	何のための情報か ＝客観性（目的）	情報に偏りがないか，なぜ情報を提供するのか，広告や商業目的のために偏っていないか
い	いつの情報か ＝最新性	情報源の正確さは，情報が作成された時期や更新頻度に依存するため，情報が最新であるか

行動を選ぶために必要である．

国際的な基準として，五つのポイントがある（表8-1）．頭文字が「か・ち・も・な・い」であり，「情報は五つを確認しないと“価値もない”」と覚えることができる[6]．

3 情報に基づいて意思決定できる力

次に，情報に基づいて意思決定できる力とはどのようなものだろうか．

人が思い考えたり，判断したり，意思決定したりする方法は，主に二つある．一つは直感的な意思決定であり，勘や感情を中心とした素早い方法である．もう一つは合理的な意思決定であり，選べる選択肢がすべてそろっているか確認し，各選択肢の長所と短所を知り，自分にとって何が重要かはっきりさせる方法である．

日常的には直感的に決めることが多いが，そこにはさまざまな落とし穴がある．その一つに，人には自分に都合の良い情報ばかり集めて，自分の主張や思い込みを強化する傾向がある（**確証バイアス**）．例えば，自分の肥満を支持するため「非常時のためにエネルギーを蓄えている」などの肯定的な情報を集めて，疾病リスクの情報は避けるなどである．さらに，人には行動を起こせばベストの結果をもたらす可能性が高くても，行動するかどうかの意思決定から逃避する傾向がある（**現状維持バイアス・不作為バイアス**）．

そのため，特に大事なことを決めるときは，選択肢を見落とさず，選ぶ理由が目的に合っており，誰が見ても納得できる合理的な意思決定が望ましいとされている．これは厳しい競争のあるビジネスの世界でも，患者の意思決定を尊重する患者中心の医療でも共通している．

選択肢，**長所**，**短所**，**価値観**の四つが大事な要素になり，これらを一覧表（表8-2）[7] にして見える化すれば，家族・友人あるいは専門家と共有することができる．選択肢を英語のoption（オプション）に言い換えれば，四つの頭文字が「お・ち・た・か」になり，納得したことを「胸（腹，腑）に落ちた」と言うため，「胸に“お・ち・た・か”」と覚えられる（表8-3）[6]．価値観

表8-2　意思決定の四つの要素の一覧表

選択肢	長　所	価値観* (重要度)	短　所	価値観* (重要度)
選択肢 1	・ ・	☆☆☆☆☆ ☆☆☆☆☆	・ ・	☆☆☆☆☆ ☆☆☆☆☆
選択肢 2	・ ・	☆☆☆☆☆ ☆☆☆☆☆	・ ・	☆☆☆☆☆ ☆☆☆☆☆
選択肢 3	・ ・	☆☆☆☆☆ ☆☆☆☆☆	・ ・	☆☆☆☆☆ ☆☆☆☆☆

＊　☆０：まったく重要でない～☆５：大変重要で記入する
有森直子．オタワ個人意思決定ガイド．の表より一部改変．

表8-3　情報に基づく意思決定のためのプロセス「胸に“お・ち・た・か”」

お	選択肢 （オプション）	選べる選択肢がすべてそろっているか確認する
ち	長所	各選択肢の長所を知る
た	短所	各選択肢の短所を知る
か	価値観	各選択肢の長所と短所を比較して，自分にとって何が重要かはっきりさせる

(values）とは，長所と短所という価値（value）の重要度に優先順位を付けることである．

4 意思決定で自分らしさをつくる

ここで大切なことは，何を選んだかという結果よりも，どのように選ぶかというプロセスへの注目である．選んだ結果に不満があれば，誰もが多少は後悔するが，選択肢を知らなかったり，選んだ選択肢の短所を過小評価していたりして，決め方で後悔すると二重の後悔につながる．

情報に基づく意思決定は，自分が何を一番大事にするかという価値観が問われる行為である．それは自分らしさをつくっていくプロセスでもある．人生においてさまざまな岐路に立った時に，自分に合った意思決定を積み重ねて，その人らしい人生を歩むことは健康の大事な柱である．

引用・参考文献

1) 中山和弘．これからのヘルスリテラシー　健康を決める力．講談社，2022.
2) Nakayama, K. et al. Comprehensive health literacy in Japan is lower than in Europe：A validated Japanese-language assessment of health literacy. BMC Public Health. 2015, 15 (505).
3) Haerpfer, C. et al. World Values Survey：Round Seven - Country-Pooled Datafile. 2022. https://www.worldvaluessurvey.org,（参照2023-11-25）.
4) CIGI-Ipsos. CIGI-Ipsos Global Survey on Internet Security and Trust. 2019. https://www.cigionline.org/cigi-ipsos-global-survey-internet-security-and-trust/,（参照2023-11-25）.
5) Mann, L. et al. Cross-cultural differences in self-reported decision-making style and confidence. Int. J. Psychol. 1998, 33, p.325-335.
6) ヘルスリテラシー 健康を決める力. https://www.youtube.com/@healthliteracy-skills,（参照2023-11-25）.
7) 有森直子．オタワ個人意思決定ガイド．https://www.clg.niigata-u.ac.jp/~arimori/kaken/?page_id=99,（参照2023-11-25）.

重要用語

ヘルスリテラシー　　現状維持バイアス　　長所
エンパワメント　　不作為バイアス　　短所
確証バイアス　　選択肢　　価値観

3 メンタルヘルス

新型コロナウイルス感染症の感染拡大前から，**バーンアウト**（燃え尽き）への対策は，看護職の仕事継続にとって重要な課題となっていた．しかし米国の調査[1)]では，新型コロナウイルス感染症感染拡大後では，看護師の62％が感染拡大前よりも，より悲しみやうつ状態を感じていると報告されている．

➡ バーンアウトについては，９章３節p.268参照.

どんなに知識やスキルを身に付けたとしても，看護職自身が燃え尽きてしまっては，本末転倒である．１節「健康的な働き方」でも述べたが，看護職自身が心身ともに健康であることが必要である．

ここではストレス，感情労働，共感疲労について説明し，それからネガティブ感情に対処すること，レジリエンス，ポジティブ感情を高めること，セルフ・コンパッションについて述べていく．

1 困難な状況への対応

1 ストレスとは

看護職には，生命に関わる仕事であることへの精神的緊張や，交代・深夜勤務による心身の疲労，医療の高度化などによる環境の変化など，ストレスを引き起こす刺激となるものが多い．

このストレスを引き起こす刺激となるものを，**ストレッサー**という．ストレッサーによって生じる精神的・身体的反応を**ストレス反応**と呼ぶ．ストレッサーと人間のストレス反応との関係を示したものが**ストレスモデル**である．ストレスモデルでは，ラザルス（Lazarus, R. S.）とフォルクマン（Folkman, S.）の**ストレスの認知的評価と対処モデル**が知られている（図8-2）．このモデルは，ストレスの評価と対処（**コーピング***）に焦点を当てているのが特徴で，起こった出来事についての受け取り方が人によってそれぞれ異なることに着目している．

plus α
ストレスの認知的評価
ラザルスとフォルクマンのストレスの認知的評価と対処モデルでは，一次的評価と二次的評価があり，一次的評価は自分にとってストレスかどうかを評価し，二次的評価では，そのストレスに対処できるかどうかや，どう対処するのがよいかを評価・判断する．

用語解説 *
コーピング（ストレスへの対処）
コーピングとは，ストレスと感じたことへ意図的に対処することである．コーピングには，問題解決に直接，積極的に働きかける問題焦点型対処と，問題に直接働きかけるのではなく，気晴らし，先延ばしをして精神的負担を軽減しようとする情動焦点型対処がある[2)]．

厚生労働省が2006（平成18）年に定めた「労働者の心の健康の保持増進のための指針」（**メンタルヘルス指針**）では，労働者が，「ストレスやメンタルヘルスに対する正しい理解」「ストレスへの気付き」「ストレスへの対処」などの**セルフケア**を行えるように支援することが必要であるとしている．

➡ メンタルヘルス指針については，４章４節p.137参照.

2 感情労働とは

ホックシールド（Hochschild, A. R.）は，職務上期待される表情や身体的表現に合わせるために，自らの感情を管理することを課せられるものを**感情労働**（emotional labor）と定義した[3)]．スミス（Smith, P.）は，看護師には感情的要素が職務として求められていることから，感情労働の概念を看護に適用した[4)]．また，武井は「感情の問題をくだらないと感じ

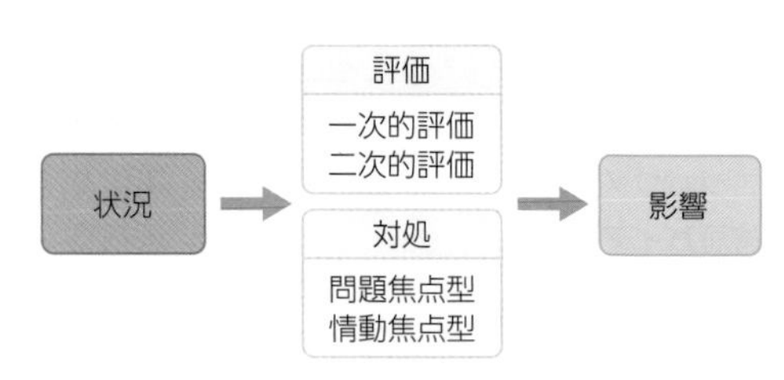

図8-2　ストレスの認知的評価と対処モデル

ることから問題にしなければならない．それは看護師が人間として大切にされていないということでもある．看護師が人間として大事にされなければ，患者を人間として大事にすることはできない」[5] と述べている．

患者に対して質の高いケアを行うためには，看護職自身が自分の感情の動きに丁寧に注意を向け，大切にし，セルフマネジメントしていくことが必要である．

3 共感疲労とは

相手の苦しみや悲しみを，自分のものとしてとらえすぎてしまい，自分自身が，精神的に，ときには身体的にも消耗してしまうことを**共感疲労**（compassion fatigue）という．代理的トラウマ，二次的外傷性ストレスともいわれる．過度に良心的，完璧主義的な人が共感疲労に陥りやすい．また，職業的な特性から，医療・看護や福祉分野で働く人，警官，消防士などにも多くみられる．バーンアウトの一種として特徴付けられることもあれば，バーンアウトが共感疲労を生み出し，増強させるともいわれている．

4 ネガティブ感情に対処する

学校や仕事で失敗すると，「また失敗してしまった」「自分は看護師に向いていない」「私なんかいないほうが，みんなに迷惑をかけない」などと一人で考え，ネガティブな感情がどんどん湧き上がって，深みにはまっていくことがある．これをネガティブスパイラルという．この状態を放置すると，ネガティブな考えが次々に広がり，ネガティブな考えから抜け出せず，ついには抑うつ的になったり，バーンアウトにつながる可能性がある．ネガティブ感情への対処方法として，次のようなものがある．

1 行動活性化を図る

ネガティブな考えが頭の中を占拠し始めたときは，じっとしていないで何か行動を起こしたり，身体を動かすようにするとよい．掃除をしたり，立ち上がってストレッチをしたり，歩くだけでもよい．時間的に余裕があれば，スポーツを楽しむとリフレッシュできる．また，好きな音楽を聴いたり，自分の気持ちを頭だけで考えるのではなく，文字に起こしてみるのもよい．このように楽しみや達成感を感じられる活動を行うことを**行動活性化**＊[6] という．

2 リラックスできる方法を探す

● 自分が一番落ち着く方法を思い出してみる

気持ちを落ち着かせて，楽しかったこと，そのとき興味のあったことについて思い出してみる．お気に入りの持ち物，よい思い出につながる物，家族や友人の写真など，見ていて心安らぐ物を手元に置いて眺める．心安らぐ香りなどもよい．

● 呼吸を整える

姿勢を正し，呼吸を整える．空気が鼻腔を通るのを感じながら，自分の吸う息，吐く息に集中してみる．ほかのことを考えていることに気付いたら，また呼吸に意識を戻し，「いま，この時」に意識を集中する．注意を払うことで，

用語解説＊

行動活性化

認知行動療法においては，認知のゆがみを修正するだけではなく，体験していくことで誤った理解を修正していくという行動へのアプローチも行う．１週間の行動をモニタリングしてみて，日常活動記録表をつける．そして，楽しい行動と楽しくない行動の評価を行い，楽しい行動の数を増やして，楽しくない行動を減らしていく．このように，楽しみ・達成感を感じられるような活動を増やしていくことを行動活性化という．

表8-4　自動思考記録表（七つのコラム）

状　況	気持ちが動揺したりつらくなった時の状況を具体的に記入する．
気　分	その時の気分を一つの言葉で表す．悲しい，楽しい，など．
自動思考	その時，頭の中に浮かんだこと，心の中の声を記入する．
根　拠	頭に浮かんだこと（自動思考）を支持するような事実を記入する．
反　証	頭に浮かんだこと（自動思考）を支持しないような事実を探して記入する．
適応的思考	根拠と反証をもとに視野を広げたバランスの良い考え方を示す．
今の気分	考え方を変えてみて気分はどう変わったかを記入する．

大野裕．認知療法・認知行動療法治療者用マニュアルガイド．星和書店，2010，p.69～78．を改変して筆者作成．

今この瞬間に存在する現実に対し，より大きな気付き，明晰さ，受容が育まれる．このように，今の瞬間に判断を加えることなく注意を向けた状態を**マインドフルネス**（mindfulness）という[7)]．

|3| 認知再構成法を行う

ネガティブ感情を起こした「状況」を振り返り，自分の「思い込み」や「考え方のクセ」がないかを探っていく．同じ状況に置かれても感情的な反応は人によって異なるからである．このような感情の振り返りを行う際に，認知再構成法[6)]が活用できる．

あるつらい状況に直面した時のことを思い起こし，「その時，自分はどういうことを考えていたのだろう」と自分に問い掛けて，認知再構成法で用いる自動思考記録表（七つのコラム）（**表8-4**）に書き出してみる．

例えば，「仲の良い友人（Aさん）からメールの返事が来ない」という状況に対して，「どうせ自分は嫌われている」と思うこころの癖（**スキーマ***）がある人は「私のことを嫌いになったんだ」と考えてしまい（**自動思考***），「そういえば昔，別の友人（Bさん）からメールの返事がなくて疎遠になったことがあった」（**根拠**）ことを思い出し，また今回もそうなのだと落ち込みがちである．しかし，この方法で自分の気持ちや考え方を丁寧に振り返ることで，以前，友人（Aさん）がこの時期は忙しいと言っていたことを思い出し，「きっと今は忙しいのかもしれない」と別のとらえ方もあることを理解し，以前に体験したBさんの場合とは違うのだと状況をとらえることができれば，不安が軽減されるだろう．

このように，認知再構成法では，認知のゆがみや自動思考に働き掛けて気持ちを楽にすることができる．

5 レジリエンス

レジリエンス（resilience）は，日本語では「逆境力」「回復力」「復元力」ともいわれる．米国心理学会では，レジリエンスを「逆境やトラウマ等，大きなストレスの原因に直面した時に，適応するプロセス」と定義している．「心が折れない力」と表現される場合もあるが，それだけではなく，困難に陥った

plus α

マインドフルネスに基づくストレス低減法

Mindfulness-based Stress Reduction．ジョン・カバット・ジン（Jon, K. Z.）が1980年代に旧来の仏教の瞑想修行から抽出したものである．自分のこころの中で何が起こっているかを，判断を加えずに十分に認識すること，こころを解放して決めつけない態度で「今，ここ」に集中することであるが，ストレス，不安，体の痛みの軽減に対してエビデンスがある．

用語解説 *

スキーマ

人がもっている「思い込み」や「考え方の癖」といったその人特有の考え，行動，感じ方のパターンをいう．それは個人がこれまでの体験から形づくってきた人生観や人間観，価値観を反映しているといわれる．

用語解説 *

自動思考

ある状況で，その時々の場面の影響を受けて，自然にそして自動的に湧き起こってくる個人的な思考やイメージ，記憶をいう．自動思考はスキーマによって左右される．

ときに，そこから「立ち上がる力」「回復する力」のことである．ボニウェル（Boniwell, I.）は，レジリエンスには，“I have”“I am” “I can” “I like”の四つの側面があり，筋肉のように鍛えることができる（レジリエンスマッスル*）と述べている[8]．

また，ポジティブ感情は，レジリエンスとも相関があるといわれている．レジリエンスを高めるには，ネガティブ感情にうまく対処し，ポジティブ感情を高めるようにするとよい．

用語解説*
レジリエンスマッスル
ボニウェルが考案したSPARK RESILIENCEプログラムの中で述べられている．発達心理学者のグロットバーグ（Grotberg, E.）が分類したレジリエンスの構成要素を基にしており，下記の四つからなる．
I have（私には…がいます）：自分の人的資源を見直すこと．
I am（私は…です）：自分の強みを知ること．
I can（私は…ができます）：自己効力感を育てること．
I like（私は…が好きです）：好きなものを思い出し，ポジティブ感情を高めること．

6 ポジティブ感情を高める

1 ポジティブ感情の拡張-形成理論

ポジティブ感情に関する理論で代表的なのは，フレドリクソン（Fredrickson, B. L.）による拡張-形成理論（broaden-and-build theory）[9,10]である．これは四つの段階のプロセスで説明される．ポジティブ感情を経験すると，思考・行動の範囲を広げる「拡張」効果があり，この拡張の結果として，個人の資源（身体的，知的，社会的なもの）が継続的に「形成」され，それが，らせん的な人の成長と変化をもたらし，ウェルビーイング（心身の健康，充足感）を高めるというものである（図8-3）．

2 ポジティブ感情の作用

ポジティブ感情は，私たちの思考と行動のレパートリーを拡張し，ネガティブ感情を軽減することができる．視野が広がると，直面する問題に対処できるばかりではなく，逆境にあっても解決策を複数考えつくことができるようになる．そして，一層ポジティブ感情が強まっていく．

スタッフ一人ひとりがポジティブ感情を育てていくことで，働く環境は思いやりと調和に満ちたものになり，創造性が発揮され，患者へのケアの質も向上する．

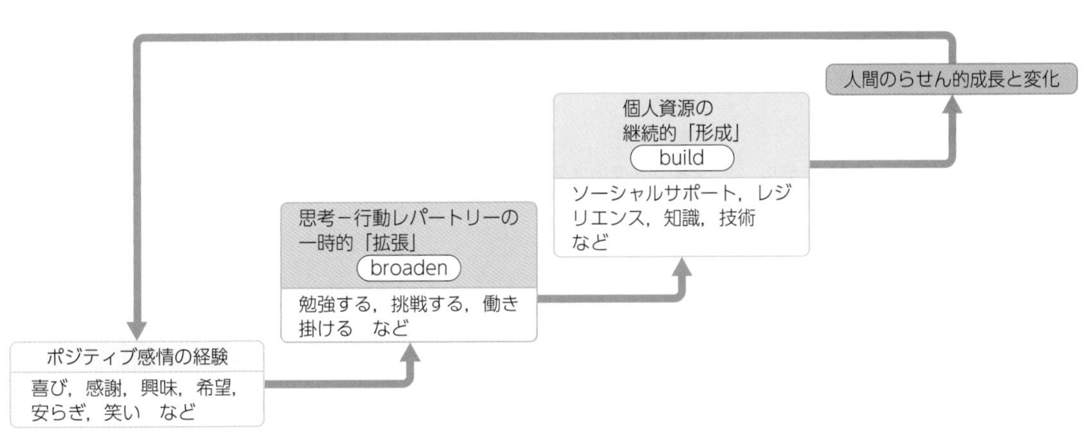

ポジティブな感情を経験すると，精神の働きを広げ，考えが柔軟になり視野が広がる．創造性も広がり，新しい知識や技術を得て，課題に取り組める．自分だけではなく他人にも目がいき，周囲とも一体感をもつことができる．人や仕事に積極的に働き掛け，困難を乗り越え，成長していく．それがらせん状に発展していく．

図8-3　ポジティブ感情の拡張-形成理論

7 セルフ・コンパッション

自分の大切な友人に向けるような思いやりを，自分自身にもつことを**セルフ・コンパッション**（self-compassion）という．ネフ（Neff, K.）によって提唱され，①自分に対する優しさ，②共通の人間性（他者とつながっている感覚），③マインドフルネスの三つの要素からなる．ナルシシズム，自己憐憫とは異なり，自己批判をせず，あるがままの自分を受け入れることである．ネフは，セルフ・コンパッションを「心のバッテリーを充電する方法のひとつ」と述べている[11]．セルフ・コンパッションが満たされていれば，患者をケアしても疲れ果てることなく，さらに患者に思いやりをもってケアできる．

セルフ・コンパッションを培うためには，人をケアする看護職にとっては，慈悲の瞑想が効果的である．慈悲の瞑想とは，自分がお世話になった人や大好きな人などの無事，幸せ，健康，安らかであることを祈る瞑想である．

引用・参考文献

1) The National Institute for Health Care Management (NIHCM) Foundation. "The Pandemic's Impact on Registered Nurses". https://nihcm.org/publications/the-pandemics-impact-on-registered-nurses,（参照2023-11-25）.
2) 島井哲志ほか編．健康心理学・入門：健康なこころ・身体・社会づくり．有斐閣，2009，p.76-77.
3) A.R.ホックシールド．管理される心：感情が商品になるとき．石川准ほか訳．世界思想社，2000，p.7.
4) パム・スミス．感情労働としての看護．武井麻子ほか監訳．ゆみる出版，2000，p.10.
5) 武井麻子．感情と看護：人とのかかわりを職業とすることの意味．医学書院，2001，p.28,（シリーズ ケアをひらく）.
6) 大野裕．認知療法・認知行動療法治療者用マニュアルガイド．星和書店，2010，p.11-12, 55, 70-79.
7) ジョン・カバットジン．マインドフルネスを始めたいあなたへ．田中麻里監訳．星和書店，2012.
8) Boniwell, I. et al. SPARK RESILIENCE. ポジティブサイコロジースクール．2013.
9) Fredrickson, B. L. "Positive emotions". Handbook of Positive Psychology. Snyder, C. R.,et al. Oxford University Press，2002，p.13-24.
10) 大竹恵子．"ポジティブ感情の機能と社会的行動"．ポジティブ心理学：21世紀の心理学の可能性．島井哲志編．ナカニシヤ出版，2006，p.88.
11) クリスティーン・ネフ．セルフ・コンパッション：あるがままの自分を受け入れる．石村郁夫ほか訳．金剛出版，2014，p.49, 187-188.

重要用語

バーンアウト
ストレッサー
ストレス反応
セルフマネジメント
ストレスモデル
ストレスの認知的評価と対処モデル
コーピング
メンタルヘルス指針
セルフケア
感情労働
共感疲労
行動活性化
マインドフルネス
認知再構成法
スキーマ
自動思考
根拠
レジリエンス
ポジティブ感情
セルフ・コンパッション

4 からだの健康を保つ

看護職の就労環境には，筋骨格系の障害につながる身体介助，病原体や化学物質への曝露，交代制勤務など，からだの健康を脅かすさまざまな要因が存在している．安全に看護ケアを届けるためには，看護職自身の健康を守り，健康的に働き続けられるセルフマネジメントと環境整備が重要である．

1 筋骨格系の健康

過去の研究では，看護職は腰や肩，首の痛みの有病率が高いことが報告されている．**腰痛**は，複数の研究で看護職の半数以上が経験すること，一度発症すると再発しやすく，移乗・移動介助時に出現しやすいことが知られている[1)]．こうした筋骨格系の健康被害は，業務制限や職場異動，休業などの就労上の問題につながるだけでなく，場合によっては日常生活への影響や入院，治療が必要になる[1)]．今後ますます高齢者が増加し，身体介助や介護が必要となる対象者が増えることが予想されるため，日常の看護業務において，筋骨格系の健康被害を予防することが重要である．

筋骨格系の障害は，対象者の移乗・移動介助時，特に頻繁に体重の重い対象者の介助をすることで出現しやすい．日常的な介助において筋骨格系の障害を予防するためには，ボディーメカニクスを適切に理解し，無理のないからだの動きで介助することが重要である．また，体重の重い対象者の移乗・移動介助をする際は２名で行ったり，補助器具を使用したりするなど，からだの負担が少ない介助方法を選択すべきである．

介助動作のほかにも，職務ストレスや仕事への高い要求，低いソーシャルサポートなど，職務社会的要因が筋骨格系の障害と関連することも報告されている[2)]．こうした職務社会的要因は，不定愁訴や慢性的な疲労感につながり，からだの健康にも影響する．からだの健康を守るためには，看護職個人ができる予防方法だけでなく，心身ともに働きやすい職場づくりを部署全体で取り組むことが重要である．

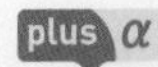

移動・移乗介助時のからだへの負担

看護師の患者移動・移乗介助動作に着目した過去の研究では，ベッドから椅子，椅子からベッドの移乗時に，看護師の腰椎のROM（関節可動域）が最大屈曲に達し，特に負担が大きい動作であることが報告されている[3)]．

2 疲労感（慢性疲労）

からだの特定の部位の痛みや不調ではなく，全身の**倦怠感**や**疲労感**は，ストレス反応の初期反応であり，からだが発している危険信号（サイン）である．通常，仕事後の疲労は，睡眠などの十分な休息によって回復するが，慢性的な疲労感は，休息しても回復しないという特徴がある．このサインをそのままにしておくと，生活の質（quality of life）が低下するだけでなく，筋骨格系の障害や疾病につながる恐れがある[4)]．また，複数の研究で，看護職の疲労感は看護職自身の健康状態だけでなく，看護ケアの質や患者安全に影響することが知られている[5, 6)]．したがって，看護職自身の健康のほか，患者安全の観点からも，疲労感の予防や対処は大切である．

疲労感から回復するには，**十分な休息**が非常に重要である．個人でできる対処方法として，疲労感を覚えた際は，過度な飲酒や食事，身体活動を控え，リラックスした状態でからだを休めることが大切である．特に，私たちのからだは，睡眠中に痛んだからだを修復したり，疲れた脳を休めているため，夜更かしをせず，質の高い睡眠をとることも重要である．また，疲労を蓄積しないための予防方法として，自分の勤務計画表を確認し，休日は十分取れているか，勤務間のインターバルは短くないかなどをチェックし，休息を取れるよう予定を空けておいたり，必要時には勤務変更を依頼するなど，事前に対処することも大切である．

疲労感を引き起こす仕事上の要因は，超過勤務を含む長い勤務時間，交代制勤務，短すぎる勤務間インターバル，仕事への高い要求であると明らかにされている[7, 8]が，このような要因への対処は，個人の努力だけでは限界がある．職員全員が健康的に働けるよう，看護管理者を中心に，偏りのない勤務計画や，超過勤務の情報共有，多忙なときはサポートし合う関係性づくりなど，部署や施設全体で対策を検討することも必要である．

plus α

看護職の夜勤・交代制勤務に関するガイドライン

日本看護協会は，勤務時間や夜勤回数，勤務間インターバルなどのポイントをまとめた「看護職の夜勤・交代制勤務に関するガイドライン」を公表し，適切な勤務計画策定のための11基準について考え方等を提示している．

3 サーカディアンリズム

看護職の多くが経験する交代制勤務は，毎日同じ時間帯に睡眠をとることができず，睡眠の質が低下し，**サーカディアンリズム***を乱しやすい[9]．一般的にサーカディアンリズムに大きく関わる体温やメラトニン，コルチゾールなどは時間依存性が高く，身体の活動・覚醒状況よりも，夜間に体温が低下したり分泌が促進したりする．したがって，実際の睡眠とからだのリズムを調和させることで，効率的・効果的な疲労回復につながる．

用語解説 *

サーカディアンリズム

私たちの睡眠・覚醒のリズムは，体温などの自律神経系，内分泌ホルモン系，免疫・代謝系などと同様に体内時計によって約１日に調整されている．このような約１日周期のリズムのことをサーカディアンリズムと呼ぶ．

サーカディアンリズムの乱れを予防するためには，夜勤中や夜勤後の過ごし方が重要である．夜勤中に少しでも仮眠をとることで，本来とるべき睡眠の一部を代替し，サーカディアンリズムの調整を促進する[10]．夜勤メンバーが協力し合い業務を調整し，互いに仮眠をとるための時間を確保することが大切である．夜勤後に眠気がある場合は，長時間の睡眠は避け，２時間程度の昼寝にとどめ，午後は光を浴び，可能な限り活動することで，夜間にしっかりとした睡眠をとることができ，体内のリズムを整えることができる[11]．夜勤後の深い睡眠や飲酒は，夜間に眠ることが難しくなったり眠りが浅くなったりし，リズムの乱れにつながるため避けるべきである．

看護職はからだの健康を脅かすさまざまな要因にさらされている．看護職のからだの健康を保ち，安全に看護を提供するためには，個人でできる予防・対処に加え，部署や施設全体で取り組む必要がある．

引用・参考文献

1) Bejia, I. et al. Prevalence and factors associated to low back pain among hospital staff. Joint, Bone, Spine: Revue Du Rhumatisme. 2005, 72（3）, p.254-259.
2) Bernal, D. et al. Work-related psychosocial risk factors and musculoskeletal disorders in hospital nurses and nursing aides：a systematic review and meta-analysis. International Journal of Nursing Studies. 2015, 52（2）, p.635-648.
3) Vieira, E. et al. Safety analysis of patient transfers and handling tasks. Quality & Safety in Health Care. 2009, 18（５）, p.380-384. https://doi.org/10.1136/qshc.2006.022178,（参照2023-11-25）.
4) Techera, U. et al. Causes and Consequences of Occupational Fatigue：Meta-Analysis and Systems Model. Journal of Occupational and Environmental Medicine/American College of Occupational and

Environmental Medicine. 2016, 58 (10), p.961-973.
5) Rogers, A. E. Study shows 12-hour shifts increase errors. Healthcare Benchmarks and Quality Improvement. 2004, 11 (9), p.105-106.
6) Xie, W. et al. Prevalence and factors of compassion fatigue among Chinese psychiatric nurses : A cross-sectional study. Medicine. 2020, 99 (29), e21083.
7) Gifkins, J. et al. Fatigue and recovery in shiftworking nurses : A scoping literature review. International Journal of Nursing Studies. 2020, 112, 103710.
8) Min, A. et al. Work schedule characteristics and fatigue among rotating shift nurses in hospital setting : An integrative review. Journal of Nursing Management. 2019, 27 (5), p.884-895.
9) Chung, M. H. et al. Recovery after three-shift work: relation to sleep-related cardiac neuronal regulation in nurses. Industrial Health. 2012, 50 (1), p.24-30.
10) Takeyama, H. et al. The nighttime nap strategies for improving night shift work in workplace. Industrial Health. 2005, 43 (1), p.24-29.
11) National Institute for Occupational Health. Plain Language About Shiftwork. 1997. http://www.cdc.gov/niosh/docs/97-145/, (参照2023-11-25).

重要用語

腰痛
倦怠感
疲労感
十分な休息
サーカディアンリズム

5 時間の管理

1 時間の管理の必要性

時間はすべての人に平等に分配されている．時間そのものをコントロールすることは誰にもできないが，時間をどのように使うかは自ら管理することができる．つまり，限られた時間を有効に活用できるかどうかは自身の時間管理にかかっている．自身の時間を管理し，時間の使い方をコントロールできているという感覚をもつことは，ストレスの低減や職務満足などの精神的健康に良い影響をもたらすことにもつながる[1]．

表8-5 時間管理の例

短期スパン	• タイムログを記録して時間を可視化する • 短期的な目標を設定し，達成のための手順や行動，時間を見積もる • 申し送りや会議などの時間を守る • 報告・連絡・相談は要点を絞る
中期スパン	• 数年先に実現したい仕事上・生活上の目標や希望を明確化する • 目標実現のために必要な行動を考える
長期スパン	• ライフステージに応じた働き方を計画する

時間の管理は，日々の生活のスケジューリングといった短期スパン，数年単位の中期スパン，自身の人生という長期スパンなどの時間枠に分けて考えることができる（表8-5）．

2 看護職にとっての時間管理

看護職は限られた勤務時間の中で日常業務を行い，緊急時の対応を行わなければならない．勤務時間外においては，看護職の多くは，交代制勤務をしながら休養したり余暇の時間を確保することが求められる．さらに，自身の能力を開発，維持・向上させることは看護職が専門職としての社会的責務を果たす上で非常に重要であり，そのための学習の時間を確保することも必要である．

看護職一人ひとりが，日々の時間管理，キャリア計画のような中期スパンの時間管理，職業人生といった長期スパンの時間管理を自律的に行い，**ワーク・**

ライフ・バランス*を実現させることは，患者の健康と安全を守ることにもつながる[2)]．適切な時間管理は看護職としての職業生活を充実させ，人生をより一層実りあるものとする．

1 日々の時間管理

勤務中の時間管理では，タイムログを記録して時間を可視化し，何にどのくらいの時間を使っているのかを把握することが大切である[3)]．その上で，目標を設定し，目標達成のための具体的な手順や行動，それぞれの行動に必要な時間を見積もる[3)]．行動に優先順位を付ける際には，行動を「必ずしなければいけないこと」「できるだけやったほうがよいこと」「時間があればやること」に分類し，それぞれの行動について，「重要性」と「緊急性」を評価する[3)]という方法がある．

また，自身の時間を大切にすることと同様に，他者の時間を尊重することも重要である．看護職は仕事の中で患者やその家族，ほかの看護職，他職種，他施設や地域の人々など非常に多くの人々と関わる．そのため，申し送りや会議などの時間を守る，報告・連絡・相談は要点を絞って行うなど，他者の貴重な時間を奪うことがないよう配慮して時間管理を行う．

勤務時間外の私的な時間の管理でも，先に述べたような方法を活用することができる．加えて，十分な休養をとったり，家族・友人と過ごす時間，余暇を楽しむ時間などを確保することが望ましい．交代制勤務をしている場合には，夜勤をしていること，昼間休息をとる必要があることなどを家族や友人などの身近な人に理解してもらっておくとよい[4)]．

2 中期スパンでの時間管理

中期的な時間管理として，数年先に実現したい仕事上・生活上の目標や希望を考えておくことが重要である．これらの目標や希望を明確にしておくことで，それらの実現に向けて時間の有効な使い方を計画することが可能となる．例えば，上司や先輩に相談して助言をもらう，活用可能な支援制度の情報収集を行う，希望に応じた就業先を探す，働き方を見直す，といった行動を起こせることが考えられる．

3 長期スパンでの時間管理

人生100年時代といわれるようになり，人生そのものも，看護職としての職業人生も，今後ますます長いものになることが予想される．時間管理を人生という広い時間枠でとらえ，ライフステージに応じた働き方を計画することは，本人にとってはもちろん，社会にとっても看護職の持続的な人材確保という観点から有益である．

キャリア発達研究者のドナルド・スーパー（Donald, E. S.）によると，人生はそれぞれのライフステージごとに発達課題が存在し，担う役割も多様に変化する[5)]．そのため，人生のうちで仕事と私生活それぞれに費やす時間やエネルギーのバランスは流動的に変化する．看護職としてどのような働き方が可能

用語解説 *

ワーク・ライフ・バランス

個人それぞれのバランスで，仕事と生活の両立を無理なく実現できる状態のこと．仕事と生活を調和させることで，両者間に好ましい相乗効果を高めようという考え方やその取り組みを指す[2)]．「仕事とそれ以外のどちらを重視するか」という選択ではなく，生活を充実させるために，仕事の時短スキルを身に付け，生活と仕事を調和させ，どちらにおいても良い効果を得られる循環を生み出すこと[6)]を重視する考え方．

plus α

計画的偶発性理論

時間を管理する上で，目標を設定し計画を立てることは大切だが，看護の仕事も人生もすべて計画通りに進むことは多くない．心理学者のクランボルツ（Krumboltz, J. D.）が提唱した計画的偶発性理論では，想定外の出来事に直面した際にキャリア上の成長機会とすることができる行動特性として，好奇心，持続性，楽観性，柔軟性，冒険心の五つがあると説明されている[6,7)]．綿密な時間管理や計画にとらわれすぎず，柔軟で積極的な姿勢をもっておくことが大切である．

であるのかを知っておき，状況に応じて働き方を柔軟に選択できるように備えておくことが重要である．

引用・参考文献

1) Claessens, B. J. C. et al. A review of the time management literature. Personnel Review. 2007, 36 (2), p.255-276.
2) 日本看護協会．看護職のワーク・ライフ・バランス推進ガイドブック：多様な勤務形態による働き方の変革を目指して．2016.
3) Sullivan, E.J. Effective leadership and management in nursing. 9th ed, Pearson, 2017, 432p.
4) 日本看護協会．看護職の夜勤・交代制勤務に関するガイドライン．2013, https://www.nurse.or.jp/nursing/home/publication/pdf/guideline/yakin_guideline.pdf,（参照2023-11-25）.
5) 渡辺三枝子．新版キャリアの心理学：キャリア支援への発達的アプローチ．第 2 版，ナカニシヤ出版，2018.
6) 濱田安岐子．看護師のためのキャリアデザインBOOK：働き方を考えるためのデザインワークブック．つちや書店，2018.
7) J.D.クランボルツほか．その幸運は偶然ではないんです！：夢の仕事をつかむ心の練習問題．花田光世ほか訳．ダイヤモンド社，2005.

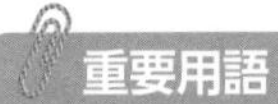

時間の管理　　ワーク・ライフ・バランス

9 看護専門職とキャリア

学習目標

- 社会人になるということはどういうことかを理解しよう．
- 看護教育の体系を理解しよう．
- 生涯学習を継続していく上で，利用可能な教育資源を知ろう．
- 看護職のキャリアについて知ろう．
- 看護専門職としてキャリアを重ね成長し続けるために必要なことを考えよう．

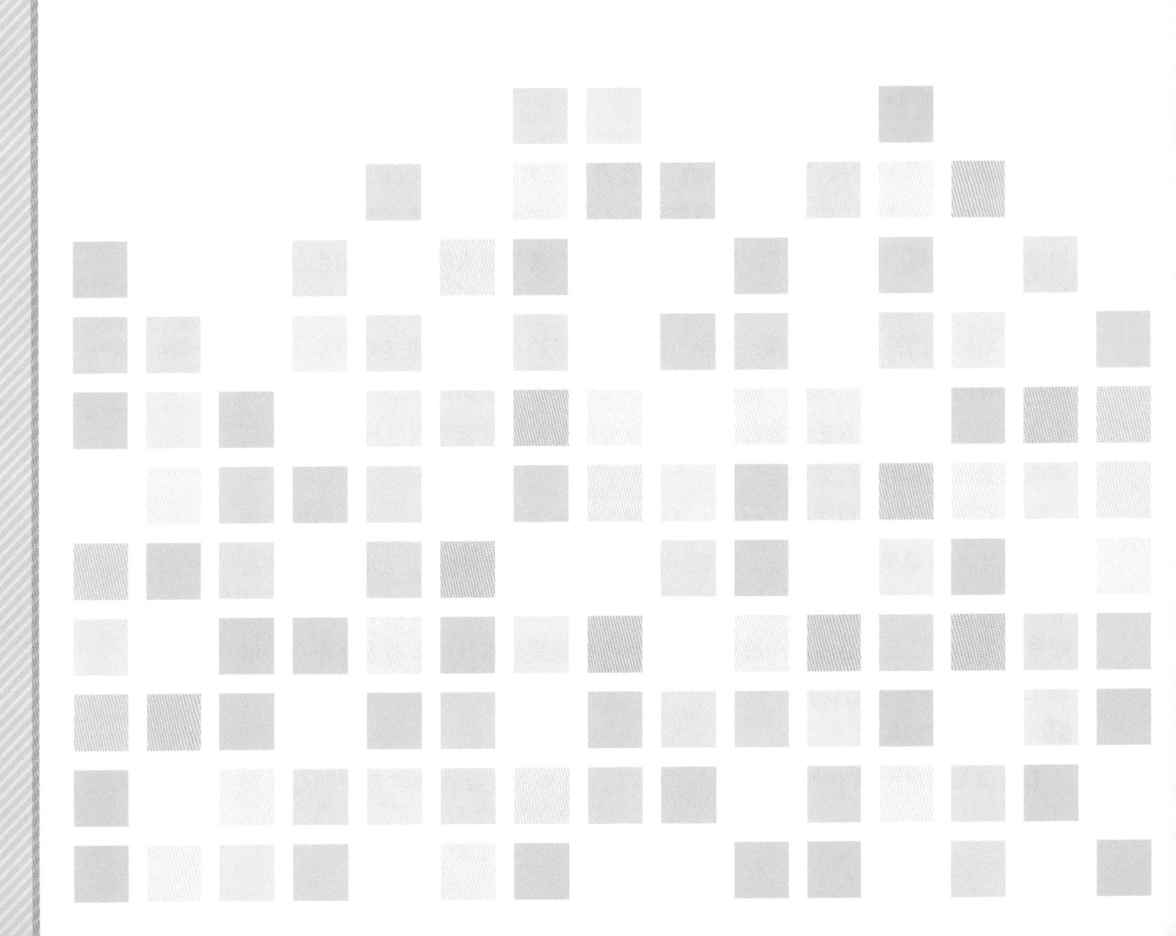

1 専門職とは

1 信頼される職業としての看護

看護職は，開発途上国や内戦が続く国を含め，世界中に存在する職業である．米国のギャラップ社の調査*で，看護師は多種多様な専門職の中でも最も信頼できる職業として毎年第１位を獲得している．多くの子どもたちが看護師になりたいと夢を描き，社会人になってから改めて看護の道に進む人もいる．なぜ，このように看護職は人々の信頼を得ているのだろうか．

用語解説 *
ギャラップ調査
ギャラップ（Gallup）社は，世論調査とコンサルティングを行う米国の会社で，世論調査はギャラップ調査として高い信頼を得ている．看護師は1999年から「Honesty/Ethics in Professions」の調査リストに加えられ，2001年の同時多発テロ事件後の調査で消防士が第１位になった年を除き，毎年１位となっている[1]．

看護が職業として確立したのは19世紀に入ってからで，ナイチンゲール（Nightingale, F.）の功績によるところが大きい．元来，人々の暮らしの営みや宗教的活動として行われてきた病人，子ども，あるいは高齢者へのケアに含まれる原理と方法とを見いだし，職業人としての訓練を行ったのである．それ以来，看護職は，常に人々の権利を守り，潜在力を発揮できるように環境を整え勇気付け，病気の体験を乗り越え，あるいは病気とともに生きていけるよう，知識と技術をもって援助してきた．看護職は，戦争や自然災害などで社会が混乱に陥っているときも，常に人々と共にあり，一方で，科学技術の進歩や社会の変化に対応し，実践活動を支える理論を発展させ，職業集団としての専門性や倫理性を高めてきた．看護職が人々の信頼を得ている背景には，看護職が「専門職」であると社会に認められるために，看護職自らが積み重ねてきた努力がある．

2 専門職とは

専門職は，英語では“profession*”と表現され，職業“occupation”とは区別される．すべての専門職は職業であるが，すべての職業が専門職ではない．中平[2]は専門職について，社会的に重要，つまり個人的利益を超えた公共性の極めて高い職業であり，物ではなく人（霊魂，生命，肉体，人格など）を扱うために専門性の高い学識と技能，倫理性が求められると述べている．歴史的に，専門職は医師，法曹，聖職者を指していたが，次第にほかの仕事の領域を含むようになり，人を対象とするばかりではなく，経営や科学技術を対象にする職業にも適用されている[3]．

用語解説 *
professionと professional
professionは特定の職業集団，professionalはある職業の従事者である個人を指す．

日本看護協会は，専門職について「知識と愛他主義を前提として，特別の権威を有する職業集団」[4]としている．ここでの「特別の権威」とは，「確かな学問体系に基づく高度な知識・技術を修めていること，それが国家試験等で確認されていること，さらに一般社会の人々への職業的奉仕による人々からの信頼に由来する」[4]と記している．

1 専門職の基準

ある職業が専門職であるか否かについて，さまざまな社会学者が関心を寄

表9-1　フレクスナーによる「専門職の基準」

1	基本的に知力を用いる活動であり，個人の高い責任が伴う．
2	学習することができ，研究によって開発され精錬される知識体系を基盤にしている．
3	理論的であることに加えて，実践的である．
4	高度に専門化された教育課程を通して，教授することができる．
5	強い同業者組織をもち，成熟した集団意識をもつ．
6	利他主義（他者を助けたいという願望）によって動機付けられ，公共の利益のために応えようとする実践者をもつ．

Black, Beth Perry. "Chapter3 Nursing's Pathway to Professionalism". Professional Nursing：Concepts & Challenges. 8th ed. ELSEVIER, 2016, p.53-54. より筆者訳.

表9-2　勝原による「専門職の基準に含まれる本質」

1	独自の専門的知識・技術に基づく仕事に従事する職業であること．
2	これらの知識や技術は長期の教育訓練でなければ獲得できないものであること．
3	その実践の基盤となる専門的知識体系と教育体系を有していること．
4	社会の安寧と公共の利益を目指したサービスと貢献であること．
5	サービスの提供にあたっては，プロフェッショナルとしての倫理的規範に従うこと．
6	職務活動において自律性を有すること．
7	サービスを提供するための能力，倫理的規範，自律性を維持するための専門職組織と倫理規定が存在すること．
8	専門性・倫理性を保証する免許や認定の制度を備えていること．
9	これらの領域には独占的権限が伴うこと．

せ，専門職の基準について調査が行われてきた．フレクスナー*（Flexner, A.）が1915年に示した専門職の基準は，その後のさまざまな職業の専門的地位を決定する際の指標として広く用いられ，看護を含むいくつかの学問領域での専門的教育に大きな影響を与えてきた（表9-1）[5]．非専門職から専門職への地位を獲得していくことは，その職業にとって，社会の信頼を得て社会的地位を獲得し，一般の人々や専門職ではない職業に対して権威や優位性をもち，社会への影響力をもつということを意味する．

専門職の基準は研究者によって多様であるが，勝原はその本質を９項目にまとめている（表9-2）[6]．勝原の示した本質は，さらに大きく**専門性**，**公共性**，**自律性**の三つに整理することができよう．専門性には，①知識・技術の高度さ，②独自性・独占性の二つの局面が含まれ，表9-2の１，２，３，８，９の項目が分類される．また公共性は４，自律性には５，６，７が分類されるだろう．

用語解説*
フレクスナーレポート
フレクスナーがカーネギー財団の依頼で行った医学教育の調査報告書（1910年）．これに基づき，米国の医学教育は専門性を志向する変革が進められた．

3 看護は専門職か

看護職は専門職だろうか．これまで議論の焦点となってきたのは，独自の学問領域の全容が明らかになりにくかったこと，ほかの専門に従属せず自律の体質をもつという要件について，医業（医学）との関係で懸念があったことである[7]．加えて，日本の看護職は専門教育の期間が医師や薬剤師などと比べて短く，専門学校の一部など高等教育以外の教育機関で教育されてきたことが，専門性における課題として指摘されてきた．つまり専門職の本質とされる「専門性」と「自律性」の点で疑問を呈されていたのである．

しかし，2023（令和５）年には高等教育機関である看護系大学は299校となり，専門学校などをすべて含んだ看護師学校養成所の約４分の１を占めるようになった[8]．大学院の数も増え，博士の学位をもった看護職が育っている．看護学研究が行われ，学術団体での議論を通して看護学の独自の知識体系がつくられ，経験的で徒弟的に行われていた実践や教育が，科学的根拠に基づくものに変わりつつある．このように専門職として求められる「専門性」の課題が確実に解決されてきている．

また，日本看護協会や国際看護師協会（ICN）のような職業組織を主体的に形成し，自ら行動の規範となる**倫理綱領***や**看護業務基準***を作成して自己統制するとともに，人々の健康や安寧に関わる問題について看護職の立場から社会に発信し続けている．

一方で，課題も残されている．仕事上の自律性の面では，本来，保健師助産師看護師法に「療養上の世話」と「診療の補助」の二つが看護師の独占業務として明記されている．この二つの業務は，看護師が看護師免許を有する自身の責任において，自律的に判断し実施すべきものである．しかし，多くの実践場面では，判断を医師に委ね指示を受けている実態がある．

また，准看護師の問題もある．中学卒業が専門教育に入るための最低基準となっている点，医師，歯科医師，看護師の指示の下で業務を行えるとされている点で，専門職の基準からは外れてしまう．

用語解説*
倫理綱領
看護職の国際的な倫理綱領は，1953年に初めて国際看護師協会（ICN）で採択された．日本では，日本看護協会が1988年に「看護師の倫理規定」を作成し，その後，ICNでの国際的な倫理綱領の改訂に伴い，2003年に「看護者の倫理綱領」，2021年には「看護職の倫理綱領」として改訂・改題した．

用語解説*
看護業務基準
日本看護協会は，看護職の責務を示すために，保健師助産師看護師法で規定されたすべての看護職に共通の看護実践の要求レベルを示すものとして，1995年に「看護業務基準」を作成した．その後，時代の要請に応えるよう2006年，2016年に改訂を行ってきた．3回目の改訂となる2021年改訂版は，地域で暮らす人々を中心にとらえる視点，看護職に期待される役割の拡大が反映されている．

4 未来につなげる看護専門職

少子高齢社会が進展していく日本では，病院での「治す」ことを目的とした医療から，人々の暮らしの場で「治し支える」医療に転換する改革が進行中である．看護職は医療と生活の両面から人々を援助できる唯一の医療職であり，これからの社会で重要な役割を果たすことが期待されている．また，2020年から数年にわたり続く新型コロナウイルス感染症（coronavirus disease 2019：COVID-19）の世界的大流行では，あらゆる医療と暮らしの場で看護職が使命感をもち，看護の専門的知識と技術を駆使して，医師らとともに奮闘している．

看護職がこれから先も人々から尊敬され信頼されて，人々のために貢献し続けていくためには，看護職の一人ひとりが専門職として行動しなければならない．そのためには，倫理的感受性を養い，日本看護協会の示す「看護職の倫理綱領」と科学的根拠に基づく判断を行って，自信と勇気をもって他職種と関わり実践すること，自らの職業に誇りをもって専門職集団に所属し，社会的活動を行うとともに，常に学び続けることである．160万人を超える保健師，助産師，看護師の一人ひとりの看護専門職としての行動にかかっている．

➡「看護職の倫理綱領」については，5章1節p.161参照．

引用・参考文献

1) Gallup. Honesty/Ethics in Professions. http://www.gallup.com/poll/1654/honesty-ethics-professions.aspx,（参照2023-11-25）.
2) 中平健吉．看護専門職：その法的基盤と職業倫理．日本看護協会出版会，1990，p.151-154.
3) 竹内洋．専門職の社会学：専門職の概念．ソシオロジ．1971，16（3），p.45-66.
4) 日本看護協会．“看護に関わる主要な用語の解説：概念的定義・歴史的変遷・社会的文脈”．看護に活かす 基準・指針・ガイドライン集 2016．日本看護協会出版会，2016，p.46.
5) Black, Beth Perry. “Nursing's Pathway to

Professionalism". Professional Nursing：Concepts &Challenges. 8th ed. ELSEVIER, 2016, p.52-65.
6) 勝原裕美子. "専門職業人とキャリア". 看護における人的資源活用論（2016年度刷）. 第２版, 日本看護協会出版会, 2016, p.6,（看護管理学習テキスト）.
7) 小玉香津子. "専門職看護". 看護学事典. 日本看護協会出版会, 2003, p.404-405.
8) 日本看護系大学協議会. 2023年度会員校（大学一覧）. 2022. http://www.janpu.or.jp/campaign/file/ulist.pdf,（参照2023-11-25）.

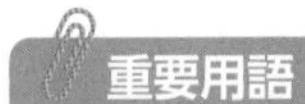

重要用語

専門職	公共性	倫理綱領
専門性	自律性	看護業務基準

2 社会人になること

1 社会人とは

1 社会人の定義

社会人とはどのような人を指すのだろうか. 広義には「社会の一員としての個人」[1]「社会を構成している一人の人間」[2], を指し, この意味で用いる場合は, 学生や主婦, 子どもや高齢者も社会人に含まれる. 一方で,「実社会で活動する人」[1] という定義もある. この場合は, 社会の中で活動し, なんらかの役割を担う人が「社会人」であり, 一般的に子どもは含まれないが, アルバイトを含めてなんらかの仕事に従事していたり, ボランティアを含めて地域でなんらかの活動に参加していれば「社会人」となる. より狭義には,「学校や家庭などの保護から自立して, 実社会で生活する人」[2] と定義されており, 活動の対価として報酬を得て, すなわち働いて, 自立して生活している人を指す.「学生」と対比して「社会人」というときは, この意味で用いていると考えられる.

2 何のために働くか

働くことの報酬とは何だろうか. ドラッカー（Drucker, P. F.）は有名な３人の石切り職人の寓話を紹介している[3]. 山で石を切り出している男に「あなたは何のためにこの仕事をしているのか」と尋ねたところ, 最初の男は「これで暮らしを立てているのさ」と答えた. 二番目の男は槌を打つ手を休めず「国中でいちばん上手な石切りの仕事をしているのさ」と答えた. そして, 三番目の男はその目を輝かせ夢見心地で空を見上げながら「大寺院を造っているのさ」と答えた[3]. この３人の男の「仕事におけるエンゲージメント」, すなわち, 個人と仕事, あるいは個人と職場との結び付きの強さ[4] に着目してみよう（図9-1）.

一番目の男は, 給与という対価を得るために働いており, 石切りという仕事自体への結び付きは弱いといえる. ほかに給与の良い仕事があれば転職するかもしれない. 二番目の男は, 声を掛けられても手を休めないほど石切りという仕事に熱中しており，石切りの技術に自信と誇りをもっている．このように，仕事から活力を得て生き生きとしており，仕事に誇りとやりがいを感じ，仕事に熱心に取り組んでいる状態を「**ワークエンゲージメント**」と呼ぶ[5]．しかし，二番目の男に石切り以外の仕事を命じたらどう反応するだろうか．ワークエンゲージメントでは，組織で働くことや，同僚たちや他部門との関係性への考慮が不十分だという指摘がある[4]．

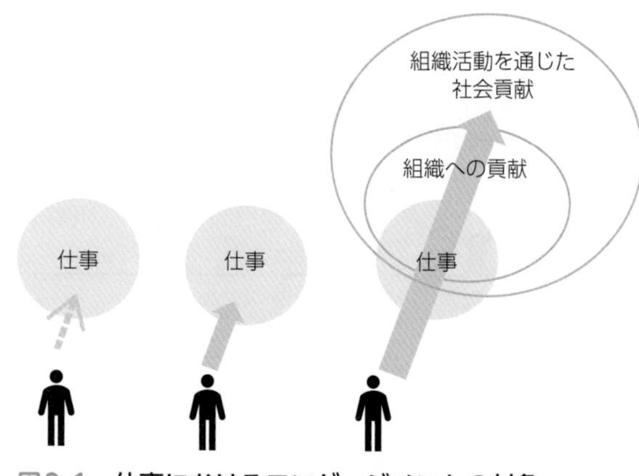

図9-1　仕事におけるエンゲージメントの対象

三番目の男は，仕事自体よりも，仕事を通じて大寺院を造るという組織の目的を達成することに喜びを見いだしている．目を輝かせたのは，そのことが，人々に祈りの場を提供できるなど，社会に価値をもたらすことを感じていたからだろう．つまり，今の自分の仕事が組織の目的達成につながり，社会貢献につながることを感じながら働いている．看護職の多くは，保健医療施設や教育施設など公益性の高い組織で働く．自分の仕事が組織の使命や目的につながっており，社会に価値があると感じられることは看護職の働く源泉になるだろう[4]．

➡ ワークエンゲージメントについては，p.237，267参照．

2 人生100年時代の働き方と生き抜く力

1 社会人基礎力

学校教育で「基礎学力」を，看護養成校で「専門知識」を身に付けたとしても，それだけでは社会人として活躍できない．2006（平成18）年に経済産業省は，職場や地域社会で多様な人々と仕事をしていくためには，基礎学力や専門知識を活用する力が必要だとして，「**社会人基礎力**」として提唱した[6]．社会人基礎力は，「一歩前に踏み出し，失敗しても粘り強く取り組む力（**アクション**）」，「疑問を持ち，考え抜く力（**シンキング**）」，「多様な人々とともに，目標に向けて協力する力（**チームワーク**）」の三つの能力，12の能力要素で構成される（図9-2）．これらの能力は看護職として働く上でも不可欠であり，看護基礎教育や継続教育で育成に取り組んでいる[7]．

2 人生100年時代の社会人基礎力

人生100年時代となり，職業人生が長くなる一方で，科学技術の進歩やグローバル化の加速によって，一度習得した知識・スキルだけで活躍を続けることは困難になった[6]．働くことと学ぶことの一体化，すなわち「大人の学び」が必要になった[6]．このことを受けて，これまで以上に長くなる組織や社会との関わりの中で，ライフステージの各段階で活躍し続けるための力として，2018（平成30）年に「人生100年時代の社会人基礎力」が提唱された．人生100年時代の社会人基礎力では，「社会人基礎力」の三つの能力・12の能力要素の重要性が増していることを前提に，それらの能力を発揮するためには，「何を学ぶか（学び）」「どのように学ぶか（統合）」「学んだ後に，どう活躍するか（目的）」の3点を意識し，リフレクション（振り返り）しながら，これら3点のバランスを図ることの重要性が示された（図9-3）[6]．そして，これらの好循環を生み出すには，「個人一人ひとりが『自らのキャリアはどうありたいか，如何に自己実現したいか』を意識し，納得のいくキャリアを築くため

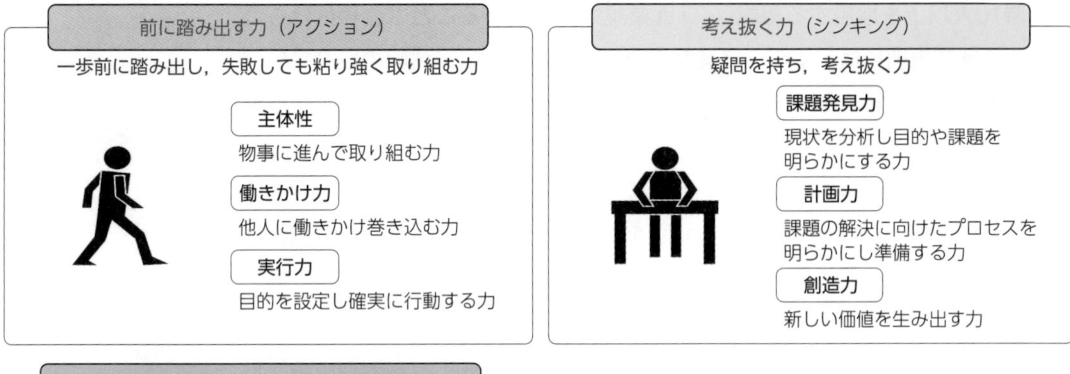

前に踏み出す力（アクション）
一歩前に踏み出し，失敗しても粘り強く取り組む力
主体性
物事に進んで取り組む力
働きかけ力
他人に働きかけ巻き込む力
実行力
目的を設定し確実に行動する力
考え抜く力（シンキング）
疑問を持ち，考え抜く力
課題発見力
現状を分析し目的や課題を明らかにする力
計画力
課題の解決に向けたプロセスを明らかにし準備する力
創造力
新しい価値を生み出す力

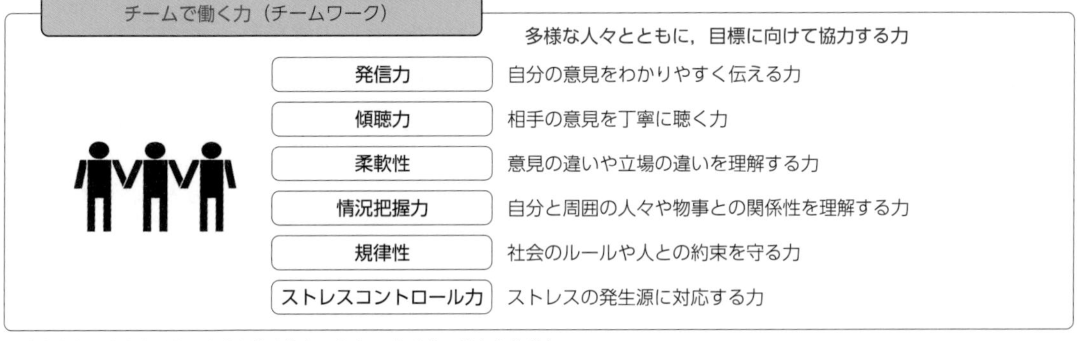

経済産業省経済産業政策局産業人材政策室．人生100年時代の社会人基礎力．

図9-2　社会人基礎力（三つの能力・12の能力要素）

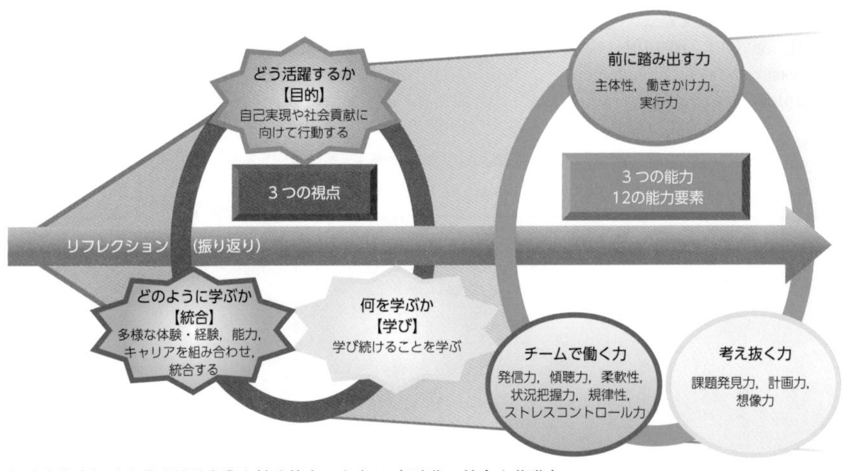

経済産業省経済産業政策局産業人材政策室．人生100年時代の社会人基礎力．

図9-3　人生100年時代の社会人基礎力

の行動をとっていくこと，すなわち『キャリア・オーナーシップ』を持つことが重要」だと指摘している[6]．

3 働くことをめぐる法律

看護職は医療福祉施設や教育研究機関など，なんらかの組織に就職する場合，就職先組織と労働契約（働くこと・雇うことの約束）を結ぶ．この契約によって，雇用側は給与の支払いを含めて労働契約で定めた条件を守る義務が生じる．同時に個人側にも，雇用側の指示に従って誠実に働く義務を負う．

常時10人以上を雇用する組織は，「就業規則」を定めることも義務付けられている．就業規則には，始業・終業時刻や休憩時間，休日・休暇の取り扱い，賃金や退職の取り決めが含まれ，労働者の意見を聴いて作成・変更するよう定められている．

労働者は雇用側組織に比べて弱い立場になりやすいため，労働者を保護するための法律が多く存在している．これらをまとめて**労働法**と呼ぶが，労働法は適宜改正され，労働契約や就業規則にも反映されることになっている．労働契約は労働者に書面で交付され，就業規則は労働者がいつでも閲覧できるようにすることが定められている．なんらかの組織で働くときは，労働契約に基づいて働いていることを理解し，契約内容や就業規則をよく読んで，互いの義務と権利を理解する必要がある．働く上での困りごとは，上司や相談窓口に相談すれば，利用できる制度が見つかることも多い．また，皆がより良い条件，より良い規則の下で働けるよう，就業規則に関心をもち，見直しに積極的に参画することも大切である．

plus α

労働者を守るための法律の例

性別による差別の禁止：男女雇用機会均等法
出産や育児，介護による不利益な扱いの禁止：育児・介護休業法
ハラスメント防止：男女雇用機会均等法，育児・介護休業法，労働施策総合推進法30条の２・30条の３
退職する自由：労働基準法15条・137条，民法627条・628条
不当な解雇の禁止：労働契約法16条・17条，労働基準法19条・20条，労働組合法７条，男女雇用機会均等法６条・９条・11条，育児・介護休業法10条・16条・18条・20条・23条・25条

plus α

労働三法

数多くある労働法の中でも，労働基準法，労働組合法，労働関係調整法の三つを労働三法という．立場の弱い労働者を守り，雇用側と対等に交渉する権利を保障する．

引用・参考文献

1) 新村出編．広辞苑．第６版，岩波書店，2018．
2) 松村明編．大辞林．第２版，三省堂，1995．
3) P. F. ドラッカー．［エッセンシャル版］マネジメント：基本と原則．上田惇生編訳．ダイヤモンド社，2001．
4) 髙橋好江ほか．仕事におけるエンゲージメントの概念整理と今後の方向性：組織で働く看護職の特性を踏まえて．日本医療・病院管理学会誌．2021，58（４），p.96-104．
5) Schaufeli, W.B. et al. The Measurement of Engagement and Burnout：A Two Sample Confirmatory Factor Analytic Approach. Journal of Happiness Studies. 2002, 3（1），p.71-92.
6) 経済産業省中小企業庁．我が国産業における人材力強化に向けた研究会（人材力研究会）報告書．2018．https://www.chusho.meti.go.jp/koukai/kenkyukai/jinzaikyoka/2018/180314jinzaikyokakondankai.pdf，（参照2023-11-25）．
7) 箕浦とき子ほか編．看護職としての社会人基礎力の育て方：専門性の発揮を支える３つの能力・12の能力要素．第２版，日本看護協会出版会，2018．

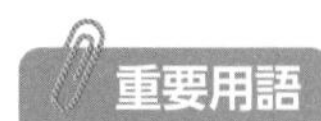

社会人
ワークエンゲージメント
社会人基礎力
アクション
シンキング
チームワーク
労働法

3 看護専門職としてのキャリア

1 看護専門職のキャリア

1 キャリアとキャリア発達

キャリアとは，仕事に就き，働き始めて以降の連続する経験の積み重ねをいう．この積み重ねには，二つの意味がある．一つは就職や転職を通し，今までどんな仕事に就いてきたかといった，履歴書に記載される職業上の経歴であり，もう一つは，仕事での経験を通して形成される，仕事に対する態度や考え方である．つまり，どんな職業に就き，どんな経験をしてきたのか，また仕事にどのように取り組み，経験から何を学び，考えてきたかといった積み重ねのすべてがキャリアといえる．

しかし，人が仕事をしていく上で，家庭や社会的な環境を切り離して考えることはできない．そのため，仕事に関わる経験に加え，仕事以外のその人の人生経験の積み重ねをも含めて，広くキャリアととらえる場合もある．

また，キャリアとは過去と現在についてのみのことではなく，将来をも含んだものといえる．自身のキャリアを考える機会には，人生全体の中で，仕事や働くということをとらえることが大切である．

個々人が自ら経験を積み重ね，仕事をする職業人として，知識や技能だけでなく精神的にも成長していくことを**キャリア発達**という．

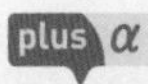

キャリアと役割

スーパー（Super, D.E.）は，キャリアに職業とその他の人生におけるさまざまな役割の視点を含めている．人は，人生の各時期において，子どもや学生，職業人，親，市民など，いくつもの役割をもつ．役割に対するとらえ方は，年齢や環境，また役割同士の組み合わせや関係性によって変わってくる．キャリアは短期的ではなく，長期的にとらえることが大切である．

2 キャリアデザイン

看護職は，保健師，助産師，看護師，養護教諭など，さまざまな資格で活躍している．働く場所は病院や診療所だけでなく，市役所・区役所などの行政機関，企業などと多様であり，その組織の機能や特性，勤務形態，特定の資格を生かして働けるかどうかなどの視点から，自分が将来なりたい姿，向かいたい方向性を見据え，どこで経験を積んでいくことが最適なのかを考えて，働く場を選択することが重要である．

また，特定の領域で，より専門性の高い活動をすることを目指して，認定看護師や専門看護師の教育課程で学ぶという道もある．このように，自らが主体的に自分のキャリアを計画し，組み立てていくことを**キャリアデザイン**と呼ぶ．仕事の経験を積む中で新たな未来像が生まれることもあれば，仕事以外の役割での経験を通して仕事との向き合い方が変わることもある．キャリアデザインは一度決めたら変更できないものではなく，自らのキャリア発達に伴って設計し直していくものといえる．

コンテンツが視聴できます（p.2参照）

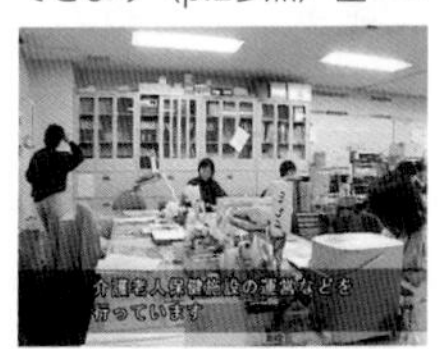

●福祉現場で働く看護職〈動画〉

3 キャリア開発

キャリアを重ねる過程で，多くの者は組織に所属し，雇用する・雇用されるなどといった組織との関わりをもつことになる．組織は必要な人材を募集し，選抜し，雇用する．そして，雇用した人を配置し，仕事の機会をつくる．また，組織として求める能力の向上や個人の成長を考え，配置転換などによる新たな経験や，研修などによる学習の機会を提供する．一方，個人は，自分の能力や希望に合った組織を選び，応募し，雇用される．そして，配置された部署で経験や学びを積み重ね成長する．このように，組織と個人の関わり合いを通し，組織が求める人材の育成と個人のキャリア目標の両方が実現できるよう，キャリアを形成していくことを**キャリア開発**という．

看護学生も，卒業後に取得できる資格ややりたいこと，望む働き方を考え，就職活動をしているだろう．例えば，希望する病院の募集要項を見て，病院や看護部の理念や方針，給与や勤務形態，また応募資格があるかなどを確認する．応募し，採用試験を受け，内定を得る．就職し，配置が決まり働き始める．病院や配属された部署において，日々の業務の中でのトレーニングや指導・研修といった学習の機会を通して仕事に必要な知識や技術を獲得し，成長していく．成長すると，新たな役割や昇進の機会ができる．その人個人が抱く看護職としての未来像（理想の姿），仕事との向き合い方，キャリアデザインと照らし合わせて，病院は仕事や学習の機会を考え，個人はその機会を生かそうとする．

このように，組織の中で個人のキャリアが形成されており，そのプロセスでは組織と個人は深く関わっており，相互作用があることがわかる．組織から機会が与えられるのを受動的に待つのではなく，自ら主体的にキャリアをデザインし，自らのキャリア開発に積極的に関わることが必要である．

2 キャリア発達のプロセス

キャリアを積み重ねていくプロセスでは，仕事に対してさまざまな感情が生じたり，仕事や生活の変化を経験したりするだろう．その経験やその時々の感情一つひとつが，仕事やキャリアと向き合う機会となる．ここでは起こり得る心理的状態や自身の変化について解説する．

1 リアリティショック

就職が決まった看護学生は，自分のキャリアを考え，説明会や資料などで得た情報から，その組織で働く自分の姿をイメージしたり，その環境で看護職として仕事をすることに期待を膨らませながら，入職の日を迎えることだろう．

しかし，仕事を始めると予期していなかったさまざまなことに直面し，思い描いていた状況と，実際に働き始めてから経験する現実にギャップを感じ，「思っていたものと違う」「こんなはずではなかった」といった気持ちになることがある．このように理想と現実，期待と実際などの間にギャップを感じ，衝撃（ショック）を受けることを**リアリティショック**という．職業を問わず，誰にでも起こり得る通常の反応である．

就職前に，あらかじめ職場の具体的イメージができていると，リアリティショックは起こりにくいといわれている．看護職の場合，学生のときに仕事に必要な基本的な技術を学び，また実習などで，病院で働く看護職の姿を具体的に知ることができるため，一見リアリティショックは起こりにくいように思われるが，そうではない．実際に働いてみると，もっている知識だけでは思うように行動できない，複数の患者を受け持つことで混乱する，忙しさから自分の思う看護が提供できない，忙しそうな先輩に声を掛けられず，相談や報告ができないなど，思い描いていた状況と現実は異なることが多い．

一方で，リアリティショックは新しい知識や技術を獲得したり，仕事のコツを学ぶ機会となる可能性がある．臨床に出て気付いたギャップについて，書籍やマニュアルを確認し，必要な知識や技術を学んだり，同僚や先輩，上司に困っていることを相談し，情報を得ることもリアリティショックを乗り越えるのに有効である．困難な状況をよく理解し，学習したり，相談したりしながら新しい力を得る機会にすることが大切である．また，自身の仕事との関わり方を見直すきっかけにもなるため，仕事をどのようにとらえているかを自分自身に問う機会にするのもよい．

2 自己イメージとキャリアアンカー

仕事における**自己イメージ**は，仕事をする中で生まれる．シャイン（Schein, E.H.）は自己イメージを，自分自身が自覚する①才能と能力（自分は何が得意か，自分の強みは何か），②動機と欲求（何を望むか，目標は何か），③態度と価値（誇りをもって取り組んでいるか，自分は何に意味や価値を感じるか）からなるとしている（図9-4）．自己イメージは，仕事を始めてすぐに明確になるものではなく，長い経験の中で形成され，発達していく．

形成された自己イメージは，やがて**キャリアアンカー**として機能するようになる．アンカー（anchor）とは船が流されないように海底に沈めておく錨（いかり）のことで，キャリアアンカーとは，キャリアを選択するときに，自分の内面で動くことのないよりどころとなり，迷ったり悩んだりしたときに引き戻される場所といえる．

シャインは，キャリアアンカーを八つに分類した（図9-5）．特定の専門分野での仕事を追求する人，経営的な能力を重視する人，起業家的創造性を目指す人，仕事とプライベートのバランスを重視する人などがある．看護においても，より専門性の高い看護を学び能力を発揮する人と，看護管理者として能力を発揮する人がいることから，自分のキャリアアンカーを知ることは，仕事をする上で自分の大切にしたいことが明確になり，仕事との向き合い方がわかるようになる．

このように，キャリアアンカーは個人によって異なるものであり，良い，悪いはない．社会人と

才能と能力
どんな才能・能力があるか，何が得意か・強みか
動機と欲求
何を望み，どんなことをしたいと思っているか，目標は何か
態度と価値
仕事に誇りをもって取り組んでいるか，自分の価値と今の仕事は合っているか

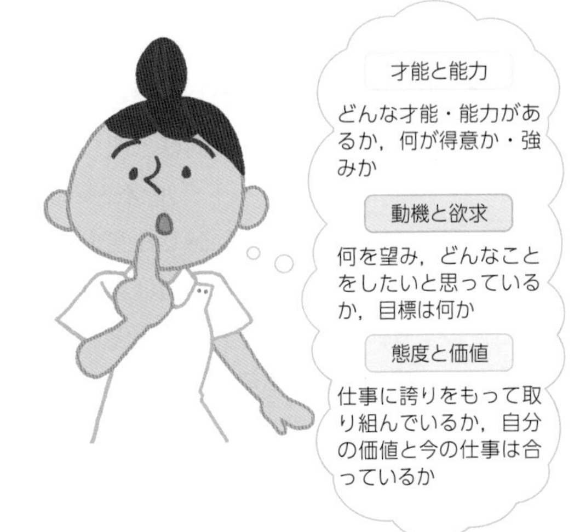

図9-4 仕事における自己イメージの要素

専門・職能別	全般管理	自律・独立	保障・安定
特定の専門能力を発揮することに喜びと満足を得る	経営や管理に関心と価値を置き経営者を目指す	自分のやり方やペースに重きを置き独立志向がある	安全で確実な状態に重きを置き大きな変化を望まない

起業家的創造性	奉仕・社会貢献	純粋な挑戦	生活様式
新しい事業を起こしたり組織を立ち上げたりすることに関心が強い	世の中を良くしたいという価値観を最重要視する	特定の仕事にこだわらず困難にチャレンジすること自体をテーマとする	仕事とプライベートのバランスを最重要視する

図9-5　キャリアアンカーの八つのパターン

して優れているかを判断するものでもない．より基底にあるものは一つであっても，個人を特徴付けるアンカーは一つとは限らないともいわれる．自分と仕事の関係を振り返り，自分自身が大切に思うことは何かを知っておくとよい．

3 トランジション

人は生きていく中で，多かれ少なかれ**トランジション**（移り変わり，過渡期または転機・転換点）を経験する．就職，結婚，出産，転居，転職，身近な人の死など，さまざまなことがトランジションとなり得る．看護職の職業生活で考えると，就職，部署異動，後輩ができるなどがある．また看護師長などの上司が代わったり，自分自身が主任や師長へ昇任することもトランジションである．その内容が自分にとって，望ましくても，望ましくなくても，本人がその出来事をトランジションととらえることで転機となる．

シュロスバーグ（Schlossberg, N. K.）は，「予期していた転機」，「予期していなかった転機」だけでなく，「予期していた転機が起こらなかった転機」もトランジションであるとした．その転機をよく見定め，受け止めるプロセスを通して，乗り越えることができると説明している．

また，ブリッジズ（Bridges, W.）はトランジションには「終わり」「ニュートラルゾーン」「新たな始まり」といったプロセスがあると述べている．転機によって，以前の状況に「終わり」がくると，つらさや悲しさを感じることがある．また「新たな始まり」に向け，新しいことへの不安や恐れを感じることがある．その間には「ニュートラルゾーン（中立期）」がある．これは，活動できず一見生産的でないように感じる空虚で混沌とした時を示す．中立期は，古いことを整理し，新しいことに向け自分と向き合い，自己を再構成する時間となる．つまり，何もしていない無駄な時間ではなく，「終わり」から「新たな始まり」に移るための不可欠な過程といえる．

plus α

スポーツ選手のトランジション

スポーツ選手は，それまでの人生の多くの時間をそのスポーツのために情熱をもって過ごしてきたはずである．そのため，「選手引退」により生活の大きな変化に衝撃を受けたり，選手でなくなった自分に無力感を感じたりすることがある．多くの場合，選手として活躍できる期間は限られており，長い人生の一部である．引退後の人生（セカンドキャリア）を力強く生きるために，現役時代から，「選手としての自分以外の自分」や「今までの経験や能力を今後の人生でどう生かせるか」を考えることが大切とされている．

1 ライフイベントとトランジション

『令和２年版 厚生労働白書』[8] によると，男性雇用者世帯のうち共働き世帯は66.2％である．「令和４年就業構造基本調査」[9] では，15～64歳の女性のうち仕事をもつ者の割合は72.8％で，前回調査（平成29年）では68.5％であったことと比べ，すべての年齢階級で上昇した．また育児をしている者のうち働いている者の割合は，男性は99.0%，女性は73.4%であり，育児をしている女性のうち働いている者の割合もまた，前回調査と比べて45歳以上を除くすべての年齢階級で上昇している．2018～2022年に出産・育児を理由に前職を離職した者は69.6万人であり，前職を離職したすべての者の3.5%を占める．

2021（令和３）年の「第16回出生動向基本調査」[10]によると，第１子の妊娠がわかったときに就業していた女性の69.5%が出産後も就業を継続しており，約３割が第１子出産に伴い離職している．

また，「令和４年就業構造基本調査」[9]によると，介護をしている者のうち仕事をもつ者は，男性は67.0%，女性は52.7%である．女性は30歳未満を除くすべての年齢階級で前回調査に比べ上昇した．過去１年間に介護・看護のために前職を離職した人は10.6万人で，前職を離職したすべての者の1.9%である．出産・育児および介護のためにいったん離職したものの，調査時点ですでに再就職している者もいる．

このように，ライフステージやライフイベントの中で，離職，転職などキャリアのトランジションが生じることがわかる．トランジションのあり方は多様であり，社会の変化や職場環境によっても変わる可能性がある．

4 ワーク・ライフ・バランス

「仕事と生活の調和」を意味する**ワーク・ライフ・バランス**という言葉をよく耳にするようになった．日本看護協会によると，ワーク・ライフ・バランスは「個人それぞれのバランスで，仕事と生活の両立を無理なく実現できる状態」とされている．内閣府は仕事と生活の調和が実現した社会の姿を，「国民一人ひとりがやりがいや充実感を感じながら働き，仕事上の責任を果たすとともに，家庭や地域生活などにおいても，子育て期，中高年期といった人生の各段階に応じて多様な生き方が選択・実現できる社会」としている．

仕事と生活の良いバランスは，人によって異なる．また，同じ人でも人生の時期によって異なることがある．仕事を頑張りたい，仕事の時間を充実させたいと思う時期は，仕事の比重が大きくなることもあれば，その逆もある．バランスとは仕事と生活が均等であるということではなく，その人にとって無理なく両立できる釣り合いのとれた状態をいう．病院や企業などの組織も，個々の職員が仕事と生活の調和を取りやすくするさまざまな取り組みを行っている．所属する組織でどのような資源を活用できるかを知ることもよい．人生の中で自分にとっての良いバランスを，自分自身がその時々で考え選択していくことが大切である．

plus α

ワーク・ライフ・バランスの企業事例

「ノー残業デー」や「マイホリデー制度」などとして，定時に退社する日を設定したり，年度初めなどにあらかじめ休暇を取る日を自分で設定できる制度を設けたりすることで，効率的な仕事と充実した個人の生活を促している企業もある．子育て・介護と仕事の両立に向けた取り組みには「テレワーク」の導入もある．そのほか，会社が社員の家族や生活を，社員の家族が会社や仕事を互いに理解し合うための取り組みとして，会社が社員の家族を職場に招く「ファミリーデー」を開催するところもある．

➡ ワーク・ライフ・バランスについては，４章４節p.131も参照．

5 ワークエンゲージメントとバーンアウト

仕事と個人のポジティブな関わりを示す言葉に，**ワークエンゲージメント**（work engagement）がある．ワークエンゲージメントとは，「仕事に関連するポジティブで充実した心理状態」とされ，ワークエンゲージメントが高い人は「仕事に誇り（やりがい）を感じ，熱心に取り組み，仕事から活力を得て活き活きとしている状態」[12] であるといえる．ワークエンゲージメントが高いと，職務満足が高く，積極的に仕事に取り組むことが知られている．

ワークエンゲージメントとは対照的に，積極的な活動ができず，仕事への態度や認知も否定的な状態を**バーンアウト**（燃え尽き）という．仕事にやりがいを感じ使命感や理想をもって一生懸命働く中で，自分では気付かないうちに消耗してしまったり，疲労感や無気力感を強く感じ，前向きに取り組めなくなることを示す．バーンアウトの要因には過重労働や役割に伴うストレスなどが挙げられている．

ワークエンゲージメントを高める要素として，上司や同僚からのサポートがある．職場でのサポートに自分からアクセスし，活用することも必要である．

plus α

ワーカホリック

仕事に熱心な人をワーカホリックと表現することがある．一生懸命仕事に力を注ぐ点ではワークエンゲージメントと似ているようにみえる．しかし，ワーカホリック（-holic＝中毒）という言葉からもわかる通り，仕事に依存・埋没する状態であり，エンゲージメントとは異なる．

3 専門職として生涯成長し，学び続ける

1 職場での成長

松尾は，職場における人の成長には「能力的成長」と「精神的成長」があると述べている[14]．能力的成長とは，仕事，業務を遂行する能力の成長，つまり，仕事に必要な知識やスキルを獲得していくことをいい，精神的成長とは，仕事に対する考え方や思いの成長のことをいう．例えば，「認められたい」というような自分中心の思いから，仕事での経験を重ねるうちに，顧客や同僚，社会の役に立ちたいという他者への思いが生まれ，育っていくことなどがこれにあたる．

看護職を目指す人々は，学生のころから「患者（他者）のために」という思いをもっているかもしれないが，経験を重ねる中で，その思いがより具体的になったり，患者をよく理解した上で，真に相手のためになることは何かを考えられるようになることが精神的成長につながる．また，同僚や後輩のことを考えたり，病院全体や社会のための仕事が積極的にできるようになることも，精神的成長といえる．

plus α

成長の機会

日々の生活での経験一つひとつが成長の機会となる．経験を成長につなげるには，前向きに取り組むこと，自分の行動やその時に感じたことを振り返ることが大事である．仕事の場面では，上司や先輩，同僚からの客観的な意見や，自分とは違う視点からの振り返りも大切である．周囲の人と積極的に関わりながら成長できるとよい．

2 経験から学ぶ

成人が学習し成長するために，仕事での経験は重要である．コルブ（Kolb, D. A.）[16] の経験学習理論では，「具体的経験」を「省察（振り返り）」し，「概念化（教訓を獲得）」して「試行（新しい状況で実際に試す）」するサイクルを繰り返すことによって，人は経験から学ぶと説明している．つまり，仕事の場は成長の場であり，日々の仕事一つひとつが学習や成長の機会といえる．職場で経験学習のサイクルを主体的につくることが大切である．

3 学び続ける

保健師助産師看護師法では，看護職は「免許を受けた後も，臨床研修その他の研修を受け，その資質の向上を図るように努めなければならない」こと，また，看護師等の人材確保の促進に関する法律では，「保健医療の重要な担い手

としての自覚の下に，高度化し，かつ，多様化する国民の保健医療サービスへの需要に対応し，研修を受ける等自ら進んでその能力の開発及び向上を図る」よう努めることが規定されており，看護職には継続的に学び，自ら能力を高める責務がある．

さらに，「看護職の倫理綱領」[17]の前文には，「人々は，人間としての尊厳を保持し，健康で幸福であることを願っている．看護は，このような人間の普遍的なニーズに応え，人々の生涯にわたり健康な生活の実現に貢献することを使命としている」とある．条文として，「看護職は，常に，個人の責任として継続学習による能力の開発・維持・向上に努める」「看護職は，研究や実践を通して，専門的知識・技術の創造と開発に努め，看護学の発展に寄与する」ことが記載されている．「ICN 看護師の倫理綱領」[18]にも，「看護師は，自身の倫理的な看護実践に関して，また，継続的な専門職開発と生涯学習によるコンピテンスの維持に関して，それらを行う責任とその説明責任を有する」「看護師と看護学研究者は，エビデンスを用いた実践の裏付けとなる，研究に基づく最新の専門知識の拡大に努める」とある．

社会は日々変化し，医療もまた日々進化している．グローバル化もますます進むだろう．それに伴い，新しい知識や技術が必要になったり，古い知識の見直しが必要になったり，多様な価値観に触れる機会が増えることが考えられる．看護職として，さまざまな人の健康な生活の実現に貢献するためには，能力的にも精神的にも成長し続けることが必要であり，学び続けることが不可欠といえる．職場での学習機会も活用しながら，専門的職業人として，「自ら学ぶ」ことが重要である．

学びは，教科書や本から得られるものもあれば，経験から得られるものもある．学びにより人は豊富な知識や高い技術，また深い考え方をもつようになる．継続的な学びによって蓄積した知識や技術，思考力を基盤に仕事を行うことは，患者とその家族に適した良いケアの提供にもつながる．良いケアを通じた人と人の相互作用は，さらに仕事の充実感や意欲につながるだろう．

4 看護師のキャリアの例

ここでは，看護職として多様なキャリア発達を実現した例を見てみよう．

事例

専門領域を深めるために認定看護師を目指したAさん

大学病院に就職し，内分泌代謝内科に配属された．3年後，消化器外科病棟に異動となったが，消化器外科病棟でも糖尿病の知識が活用できる機会が多いことから，糖尿病患者への看護に関心をもち，積極的に院内外の勉強会や講習会に参加するようになった．異動から2年後，結婚，引越しを機に大学病院を退職し，通勤可能な市中病院に再就職した．内科混合病棟に勤務する中で，大学病院で培った糖尿病の知識を患

plus α

看護師の能力向上の責務

看護師等の人材確保の促進に関する法律では，看護師の責務として，「保健医療の重要な担い手としての自覚の下に，高度化し，かつ，多様化する国民の保健医療サービスへの需要に対応し，研修を受ける等自ら進んでその能力の開発及び向上を図るとともに，自信と誇りを持ってこれを看護業務に発揮するよう努めなければならない」と明記されている．

者ケアに生かせることを実感し，より知識を深めたいと考えるようになった．Aさん自身の希望と，上司の勧めもあり，認定看護師になることを決意．その１年後，糖尿病看護認定看護師教育課程に応募した．休職制度を利用し，教育課程を修了，認定審査を受け糖尿病看護認定看護師となった．

現在，専門的な知識・技術を生かした日々の看護ケアに加え，病院の中で組織横断的に働く糖尿病ケアチームでの活動，糖尿病教室の運営に携わっている．

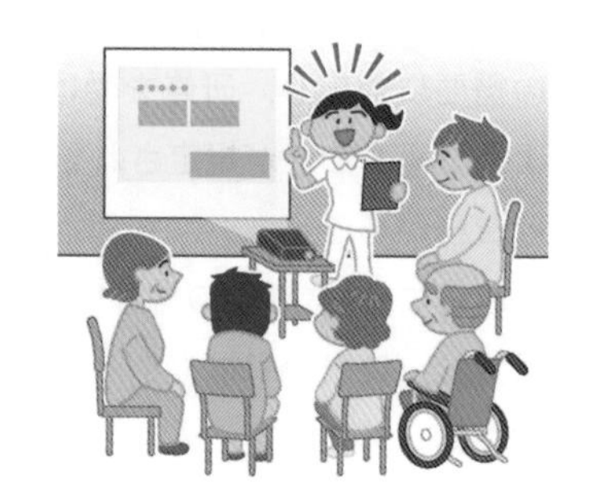

事例

課題を明確にしてステップアップするBさん

公立病院に就職し，一般外科病棟３年，頭頸部外科病棟４年を経て，循環器病棟に異動となったBさん．今までの病棟経験に加え，循環器病棟で繰り返し入退院する患者との関わりを通し，退院支援や外来看護の重要性を強く感じるようになっていた．そんな折，病棟での退院調整係となり，退院調整に関わる知識やケアを積極的に伝える役割を担うようになる．結婚後，出産・育児による休業を経て，短時間勤務で職場復帰．復帰後は循環器内科を含む外来に異動となったが，外来で退院後の患者と関わる中で，退院支援についての課題が明確となった．

現在，Bさんは患者支援室に異動し，退院調整に携わる看護師として勤務している．

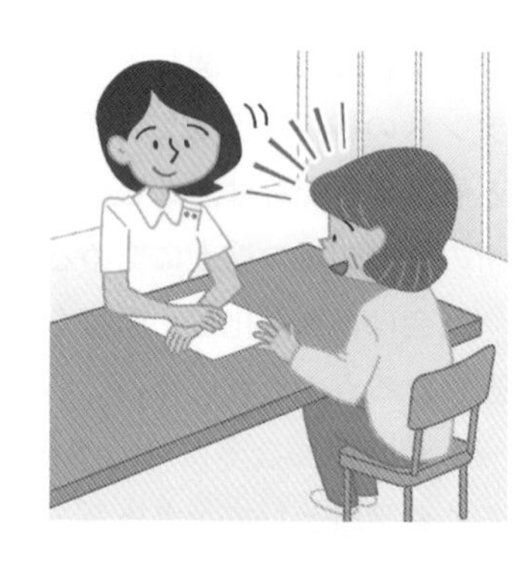

事例

訪問看護ステーションを起業したCさん

総合病院の内科病棟に就職したCさんは，３年後，学生時代から関心があった訪問看護師になるため病院を退職し，訪問看護ステーションに再就職．経験を積みながら，３年後にはケアマネジャーの資格を取得した．訪問看護を通し，医療的なケアが必要であったり，つらい症状がある利用者でも，適切なプランを作成しケアが提供されれば，自宅でその人らしく生活できることを感じていた．その後，自分が理想とするケアを目指し，訪問看護ステーションを立ち上げた．

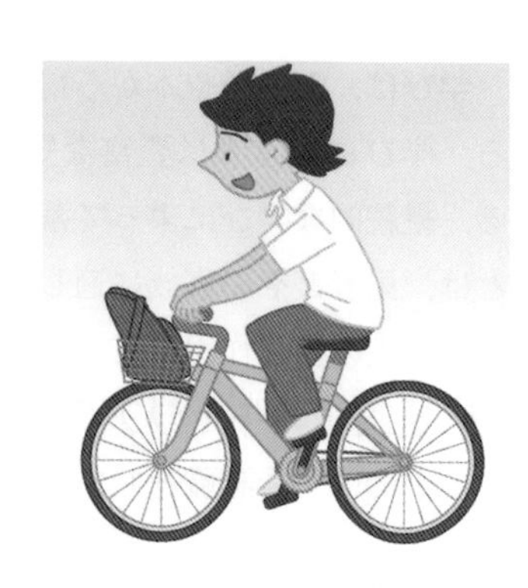

事例

臨床経験を経て大学院で学び直し，看護教員になったDさん

総合病院に就職し，外科系病棟で５年間勤務した後，内科病棟に異動となった．高齢者に対する急性期医療に関心をもったDさんは，さらに３年後，このテーマについて研究するため大学院に入学した．大学院では研究のほか，看護学生への実習指導にも関わる機会があり，教える楽しさも感じていた．修士課程修了後，研究と看護教育に携わりたいと思い，大学教員として就職した．

現在は，主に看護技術の演習や病院での臨床実習を担当し，学生指導に当たっている．また，修士課程での研究をもとに，新たな研究にも取り組んでいる．

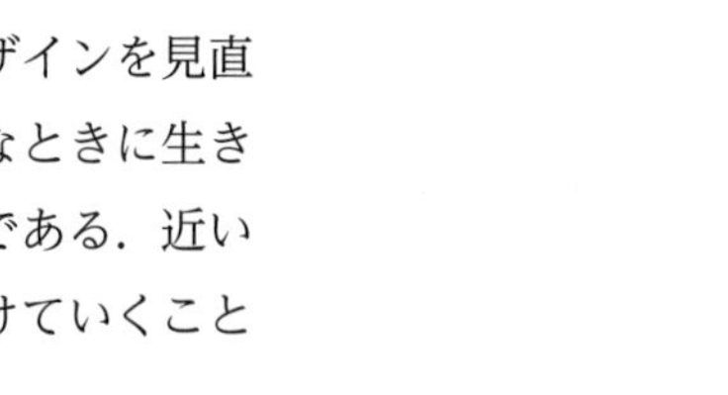

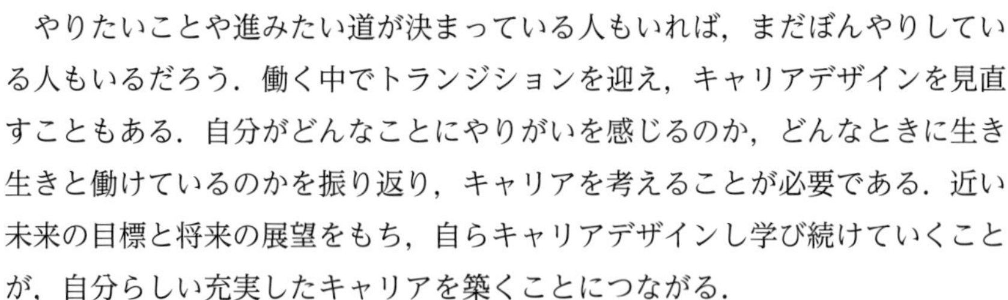

これらの例に見られるように，同じ国家資格を取得して働く場合にも，さまざまな職業選択や働き方があることがわかる．自ら能動的に求めれば，学ぶ資源や機会は多彩にある．

やりたいことや進みたい道が決まっている人もいれば，まだぼんやりしている人もいるだろう．働く中でトランジションを迎え，キャリアデザインを見直すこともある．自分がどんなことにやりがいを感じるのか，どんなときに生き生きと働けているのかを振り返り，キャリアを考えることが必要である．近い未来の目標と将来の展望をもち，自らキャリアデザインし学び続けていくことが，自分らしい充実したキャリアを築くことにつながる．

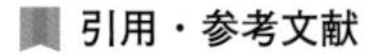

引用・参考文献

1) 金井壽宏ほか．組織行動の考え方：ひとを活かし組織力を高める９つのキーコンセプト．東洋経済新報社，2004，p.246.
2) 中原淳．職場学習論：仕事の学びを科学する．東京大学出版会，2010，188p.
3) 松尾睦．職場が生きる人が育つ「経営学習」入門．ダイヤモンド社，2011，220p.
4) エドガー・H．シャイン．キャリア・アンカー：自分の本当の価値を発見しよう．金井壽宏訳．白桃書房，2003，105p.
5) エドガー・H．シャイン．キャリア・ダイナミクス：キャリアとは，生涯を通しての人間の生き方・表現である．二村敏子ほか訳．白桃書房，1991，327p.
6) ウィリアム・ブリッジズ．トランジション：人生の転機を活かすために．倉光修ほか訳．パンローリング，2014，278p.
7) 田中ウルヴェ京．キャリアトランジション：スポーツ選手のセカンドキャリア教育．日本労働研究雑誌．2005，4（537），p.67-69.
8) 厚生労働省．“女性のライフコースの変化と男女の働き方”．令和２年版 厚生労働白書：令和時代の社会保障と働き方を考える．2020．https://www.mhlw.go.jp/content/000735866.pdf，（参照2023-11-25）．
9) 総務省統計局．令和４年就業構造基本調査．2023．https://www.stat.go.jp/data/shugyou/2022/index.html，（参照2023-11-25）．
10) 国立社会保障・人口問題研究所．現代日本の結婚と出産：第16回出生動向基本調査（独身者調査ならびに夫婦調査）報告書．2023．https://www.ipss.go.jp/ps-doukou/j/doukou16/JNFS16_ReportALL.pdf，（参照2023-11-25）．
11) 日本看護協会．看護職のワーク・ライフ・バランス推進ガイドブック：多様な勤務形態による働き方の変革を目指して．2016．https://www.nurse.or.jp/nursing/shuroanzen/wlb/guide/pdf/wlbguide.pdf，（参照2023-11-25）．
12) アーノルド・バッカーほか編．ワーク・エンゲイジメント：基本理論と研究のためのハンドブック．島津明人監訳．星和書店，2014，401p.
13) 島津明人．ワーク・エンゲイジメントに注目した自助と互助．総合病院精神医学．2010，22（１），p.20-26.
14) 前掲書3)，p.32.
15) Donald E.Super. A life-span, life-space approach to career development, Journal of Vocational Behavior. 1980, 16, p.282-298.
16) Kolb, D. A. Experiential Learning：Experience as the Source of Learning and Development. Prentice Hall, 1984, p.21-22.
17) 日本看護協会．看護職の倫理綱領．2021．https://www.nurse.or.jp/home/publication/pdf/rinri/code_of_ethics.pdf，（参照2023-11-25）．
18) 国際看護師協会．ICN 看護師の倫理綱領（2021年版）．日本看護協会訳．2021．https://www.nurse.or.jp/nursing/home/publication/pdf/rinri/icncodejapanese.pdf?ver=2022，（参照2023-11-25）．

重要用語

キャリア
キャリア発達
キャリアデザイン
キャリア開発
リアリティショック
自己イメージ
キャリアアンカー
トランジション
ワーク・ライフ・バランス
ワークエンゲージメント
バーンアウト

4 看護職の生涯学習

ここでは看護職の生涯学習について，看護師国家試験受験資格を得るまでの看護基礎教育，就業してからの継続教育に分けて解説する．

1 看護基礎教育

1 日本の看護基礎教育体系

看護師国家試験の受験資格を得るまでの**看護基礎教育**は，高校卒業後，看護系大学，看護短期大学や看護師養成所などの看護師学校養成所３年課程で受けることができる．また，中学卒業後，准看護師養成所や高校衛生看護科を卒業し，准看護師免許を取得してから２年間，看護師養成所・看護短期大学・看護高校専攻科で学ぶ道や，中学卒業後，５年一貫の看護師養成課程校に通う道もある（図9-6）．

plus α
免許の登録
看護師国家試験に合格すると，看護師は厚生労働大臣に，准看護師は都道府県知事に，それぞれ申請し，免許の登録を行う．

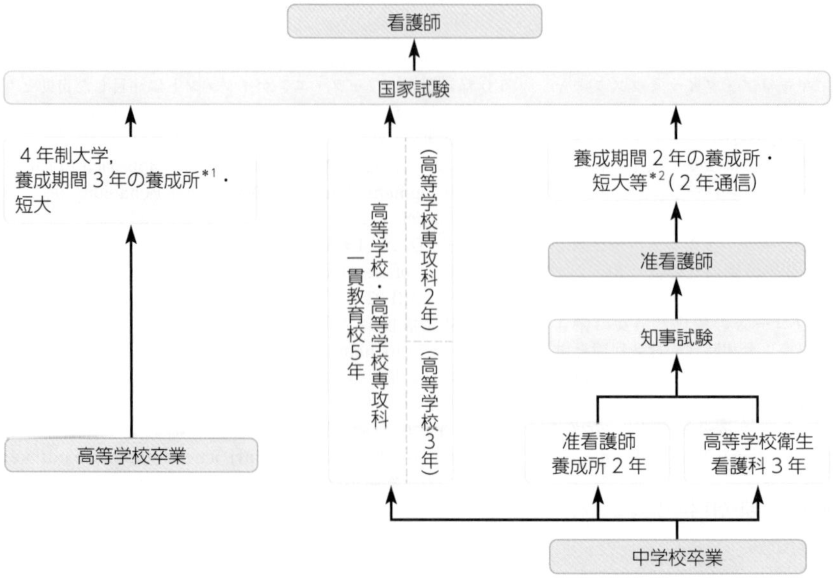

看護師
国家試験
４年制大学，養成期間３年の養成所*1・短大
高等学校卒業
高等学校・高等学校専攻科一貫教育校５年
（高等学校専攻科２年）
（高等学校３年）
養成期間２年の養成所・短大等*2（２年通信）
准看護師
知事試験
准看護師養成所２年
高等学校衛生看護科３年
中学校卒業

＊1　修業年限４年の養成所もあり
＊2　入学資格　１）３年以上の業務経験を有する准看護師　２）高等学校を卒業している准看護師
３）２年通信は７年以上の業務経験を有する准看護師
日本看護協会出版会．令和２年看護関係統計資料集．2021，p.30より一部改変．

図9-6　看護教育制度の形態

2021（令和３）年現在，看護師養成の８割程度を大学を含めた看護師学校養成所３年課程が担っている．

医師や薬剤師になろうとする者が国家試験受験資格を得るためには，高校卒業後，大学の医学部・薬学部で学ぶことが必要であるのに比べると，看護基礎教育はさまざまな教育機関で提供され，多様な経路が用意されていることがわかる．

2 日本の看護基礎教育の変遷

現在の日本の看護基礎教育制度の基盤は，第二次世界大戦後，GHQ（連合国軍総司令部）の指導によってつくられた．そして平成の時代に入るまで，看護基礎教育を主に担ってきたのは３年課程の専門・専修学校や，短期大学であった．医療の高度化や社会の高齢化とともに，より高い教養と専門的知識をもつ看護師の育成への期待が高まり，大学での育成が加速した．1989（平成元）年に12校であった看護系大学の数は，１年に10校のペースで増加し，2022（令和４）年度には295校となっている．一方，准看護師課程は減少傾向にある（図9-7）．

3 外国の看護基礎教育

看護基礎教育が行われる教育機関やその期間は国によって異なる．また，日本にはないが，免許を取得した後の更新制度がある国もある（表9-3）．

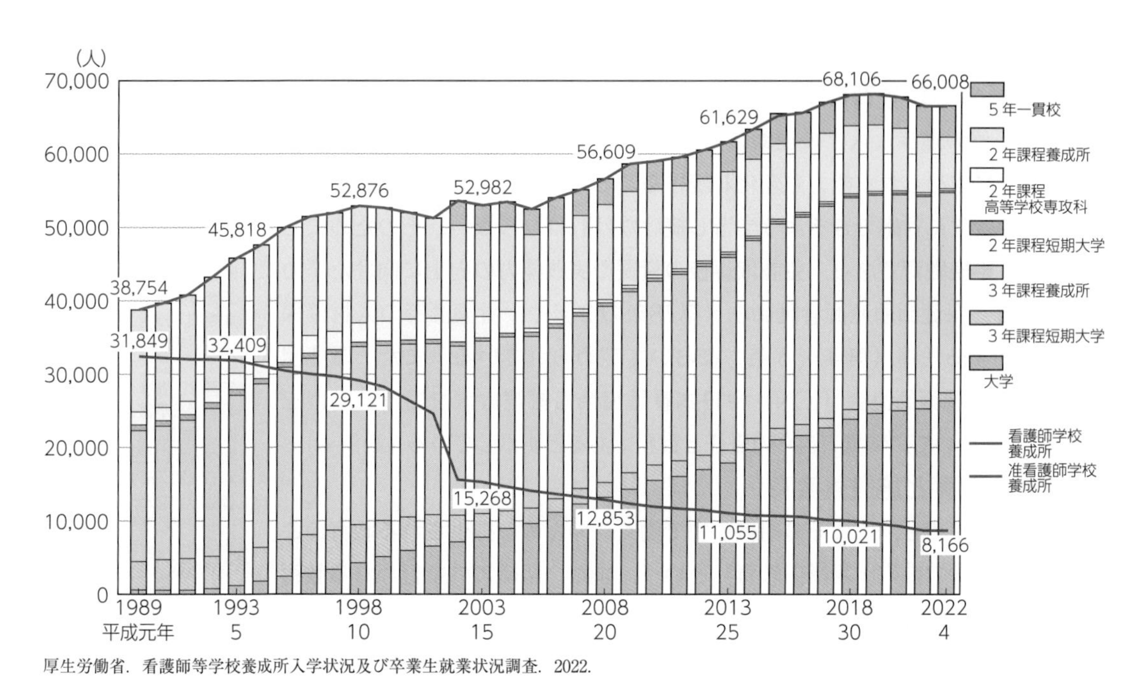

厚生労働省．看護師等学校養成所入学状況及び卒業生就業状況調査．2022.

図9-7 看護師および准看護師学校養成所の１学年定員の推移

表9-3　世界の看護基礎教育

	入学資格	基礎教育機関（教育期間）	資格のタイプ（資格試験）	更新制度
日　本	〈看護師〉 12年間の教育 （高等学校・高等学校専攻科一貫教育校の入学資格は中学校卒業）	●高等学校・高等学校専攻科一貫教育校（５年） ●看護師学校養成所（３年） ●看護短期大学（３年） ●大学（４年）	国家（あり）	なし
	〈准看護師〉 ９年間の教育	●准看護師養成所（２年） ●高等学校衛生看護科（３年）	都道府県ごと（あり）	
米　国	〈看護師〉 12年間の教育	●看護専門学校（３年） ●Community College（２～３年） ●大学（４年） ●大学（Accelerated Program）（11～18カ月）	RN 州ごと（あり）	あり（１～４年，州によって異なる）
	〈准看護師〉 12年間の教育	●専門学校またはCommunity College（１～1.5年）	LPN/LVN 州ごと（あり）	
英　国*	12年間の教育または大学入学レベルの修了証書	大学 （３年以上/4,600時間以上）	国家（なし）	あり（３年ごと）
韓　国*	12年間の教育	大学（４年）	国家（あり）	なし
フィリピン*	13年間の教育	大学（４年）	国家（あり）	あり（３年ごと）

准看護師資格は，英国ではイングランドのみ一部存在し，韓国とフィリピンはない．

日本看護協会．看護師の教育規制より改変．https://www.nurse.or.jp/nursing/international/working/pdf/kango.pdf，（参照2022-08-03）．
各項目の注釈については，出典元の表を参照のこと．

2 継続教育

1 看護師の継続教育の必要性

科学や医療の進歩，人々の健康に対する考え方や社会のニーズの変化に伴い，看護師に求められる能力も変化し続けることから，看護師は基礎教育修了後も，その変化に対応できるよう学習し続けなければならない．そのために必要なのが，**継続教育**である．免許取得後の資質や実践能力の向上に向けた努力の必要性は，保健師助産師看護師法（第28条の２）や，看護師等の人材確保の促進に関する法律（第４～６条）において定められている．また，職能団体である国際看護師協会（ICN）や日本看護協会も継続教育を受け，学習を続けることについて，看護者自らの責任と責務であると明示している（**表9-4**）．

2 施設内教育と施設外教育

継続教育の中でも，主にその組織の中で働く人のために提供される教育のことを**施設内教育**（院内・組織内教育）という．また，組織の外で行われる教育を**施設外教育**（院外・組織外教育）という．施設内教育の利点は，その組織で働くために必要な技術や知識を，そこで働く人たちに具体的に直接教えることができる点である．しかし，施設内だけで職員が必要とする教育の機会をすべ

plus α

継続教育の定義

日本看護協会「継続教育の基準ver.2」（2012）によると，看護における継続教育とは，看護の専門職として，常に最善のケアを提供するために必要な知識，技術，態度の向上を促すための学習を支援する活動である．継続学習は，看護基礎教育での学習を基盤とし，体系的に計画された学習や個々人が自立的に積み重ねる学習，研究活動を通じた学習など，さまざまな形態をとる学習を支援するように計画されるものである．

➡ 保健師助産師看護師法，看護師等の人材確保の促進に関する法律については，10章１節p.289，293参照．

表9-4　継続教育の必要性に関する記述

ICN 看護師の倫理綱領 (2021)[7]	2.1　看護師は，自身の倫理的な看護実践に関して，また，継続的な専門職開発と生涯学習によるコンピテンスの維持に関して，それらを行う責任とその説明責任を有する．
日本看護協会 看護職の倫理綱領 (2021)[8]	8．看護職は，常に，個人の責任として継続学習による能力の開発・維持・向上に努める． 看護職には，科学や医療の進歩ならびに社会的価値の変化にともない多様化する人々の健康上のニーズに対応していくために，高い教養とともに高度な専門的能力が求められる．高度な専門的能力をもち，より質の高い看護を提供するために，免許を受けた後も自ら進んでさまざまな機会を活用し，能力の開発・維持・向上に努めることは，看護職自らの責任ならびに責務である（抜粋）．

施設内教育	施設内教育	施設外教育
OJT 働くその場で学ぶ	Off-JT 働く場から離れて学ぶ	
プリセプターシップ*など	新入職員集合研修，院内研修会など	各種研修会，学会など

図9-8　OJT・Off-JTと施設内外教育

て提供することは困難である．施設外にも教育機関や学会等，最新の知見や専門的な教育を受けられる場や機会が多く存在している．看護職には施設内外の教育を組み合わせて，生涯学習を継続していくことが求められる．

3 OJTとOff-JT

施設内教育の中でも，実際に仕事をしながら，先輩や上司，同僚などからその場で，その業務を行うために必要な知識や技術を学ぶ方法を，**OJT**（オージェーティー）（on the job training）という．例えば新人看護師は，配属先の病棟で先輩の指導を受け，働きながら学んでおり，OJTを受けていることになる．また，働くその場所とは別のところで学ぶ方法を**Off-JT**（オフジェーティー）（off the job training）といい，これには施設内教育のほか，施設外教育も含まれる（図9-8）．

4 新人看護職員研修制度

近年，看護基礎教育課程を卒業したばかりの新人看護師には，すぐに医療の現場で働けるだけの実践力が伴っていないことが指摘され，医療の質や安全を確保する上での課題となっている．未熟な状態で看護師として働くことは，新人看護師にとっても不安が大きい．そこで，提供する医療の質や安全を確保するとともに，免許取得後の看護師が確実に実践力を獲得し続けられることを目指して，**保健師助産師看護師法**と**看護師等の人材確保の促進に関する法律**が改正され，2010（平成22）年４月から新人看護職員の卒後臨床研修が努力義務化された．

これまで新人看護師に対する教育は，各医療機関等によって独自に行われていたが，努力義務化に伴い，厚生労働省は「**新人看護職員研修ガイドライン**」を作成し，新人看護師が働くすべての場所で，ガイドラインを基盤とした新人

用語解説*

プリセプターシップ

新人の看護師（プリセプティー）に対し，先輩の看護師（プリセプター）が１対１で指導・助言・相談を行う教育制度．新人の看護師が早期に看護業務に適応し，臨床での実践力を伸ばすことができるよう，マンツーマン形式で教育を行う．リアリティショックの軽減にもつながるといわれている．

plus α

新人看護職員研修制度の理念

改訂版の「新人看護職員研修ガイドライン」では，基本的な考え方として理念を次のように示している．
①看護は人間の生命に深く関わる職業であり，患者の生命，人格及び人権を尊重することを基本とし，生涯にわたって研鑽（けんさん）されるべきものである．新人看護職員研修は，看護実践の基礎を形成するものとして，重要な意義を有する．
②新人看護職員を支えるためには，周囲のスタッフだけではなく，全職員が新人看護職員に関心を持ち，皆で育てるという組織文化の醸成（じょうせい）が重要である．この新人看護職員研修ガイドラインでは，新人看護職員を支援し，周りの全職員が共に支え合い，成長することを目指す．

看護職員研修が実施される体制の整備を進めた．本ガイドラインは，医療現場の状況や看護基礎教育内容の変化等に対応するため，2014（平成26）年に改訂されている．

5 継続教育と資格等の認定・研修制度

医療の高度化・専門化，社会の人々の医療に対するニーズの高まりによって，看護師は，複雑かつ高度な知識や技術を有することが期待されてきた．このような背景から，看護師が専門分野について学ぶ教育課程や，学んだことを認定する制度が構築されている．

1 専門看護師/認定看護師/認定看護管理者制度

日本で代表的な看護師の資格認定制度に，日本看護協会による専門看護師，認定看護師，認定看護管理者制度がある（図9-9）．

専門看護師制度は1994（平成６）年に発足した．**専門看護師**（Certified Nurse Specialist：**CNS**）とは，複雑で解決困難な看護問題をもつ個人，家族および集団に対して水準の高い看護ケアを効率良く提供するための，特定の専門看護分野の知識・技術を深めた看護師のことである．看護系大学院修士課程で所定の単位を修め，審査に合格することによって認定される．主に卓越した実践，コンサルテーション（相談），コーディネーションの実施（調整），倫理的課題の調整，ケアの質の向上のための教育的役割の遂行，研究活動といった六つの役割を果たすことが期待されている．

認定看護師制度は1995（平成７）年に発足した．**認定看護師**（Certified Nurse：**CN**）とは，特定の看護分野において，熟練した看護技術と知識を用いて水準の高い看護を実践できる看護師のことであり，所定の教育機関で６カ月

専門看護師（CNS） 3,155人（2022年12月時点）

役 割

1. 個人，家族および集団に対して卓越した看護を実践する（**実践**）
2. 看護者を含むケア提供者に対しコンサルテーションを行う（**相談**）
3. 必要なケアが円滑に行われるために，保健医療福祉に携わる人々の間のコーディネーションを行う（**調整**）
4. 個人，家族および集団の権利を守るために，倫理的な問題や葛藤の解決を図る（**倫理調整**）
5. 看護者に対しケアを向上させるため教育的役割を果たす（**教育**）
6. 専門知識および技術の向上ならびに開発をはかるために実践の場における研究活動を行う（**研究**）

分 野	認定までの流れ
がん看護 精神看護 地域看護 老人看護 小児看護 母性看護 慢性疾患看護 急性・重症患者看護 感染症看護 家族支援 在宅看護 遺伝看護 災害看護	■日本国の看護師の免許を有すること ↓ ①看護系大学院修士課程修了者で日本看護系大学協議会が定める専門看護師教育課程基準の所定の単位（総計26単位または38単位）を取得していること ②実務研修が通算５年以上あり，うち３年以上は専門看護分野の実務研修であること ↓ ■認定審査（書類審査・筆記試験） ↓ ■専門看護師認定証交付・登録 ↓ ■５年ごとに更新（看護実践の実績，研修実績，研究業績等書類審査）

図9-9 **専門看護師，認定看護師，認定看護管理者の役割と認定までの流れ**

認定看護師（CN） A課程 20,710人，B課程 2,550人（2022年12月時点）[10]

役　割		
1．個人，家族および集団に対して，高い臨床推論力と病態判断力に基づき，熟練した看護技術および知識を用いて水準の高い看護を実践する（**実践**） 2．看護実践を通して看護職に対し指導を行う（**指導**） 3．看護職に対しコンサルテーションを行う（**相談**）		
現行の認定看護分野 （21分野：2026年度をもって教育終了）	新たな認定看護分野 （19分野：2020年度から教育開始）	認定までの流れ
救急看護 皮膚・排泄ケア 集中ケア 緩和ケア がん化学療法看護 がん性疼痛看護 訪問看護 感染管理 糖尿病看護 不妊症看護 新生児集中ケア 透析看護 手術看護 乳がん看護 摂食・嚥下障害看護 小児救急看護 認知症看護 脳卒中リハビリテーション看護 がん放射線療法看護 慢性呼吸器疾患看護 慢性心不全看護	感染管理 がん放射線療法看護 がん薬物療法看護 緩和ケア クリティカルケア 呼吸器疾患看護 在宅ケア 手術看護 小児プライマリケア 新生児集中ケア 心不全看護 腎不全看護 生殖看護 摂食嚥下障害看護 糖尿病看護 乳がん看護 認知症看護 脳卒中看護 皮膚・排泄ケア	■日本国の看護師の免許を有すること ↓ ■看護師免許取得後，実務経験が通算５年以上あること（うち３年以上は認定看護分野の実務研修） ↓ ●認定看護師教育機関（A課程：特定行為研修を組み込んでいない認定看護師教育機関，2026年度で教育を終了） ６カ月以上１年以内，600時間以上 ●認定看護師教育機関（B課程：特定行為研修を組み込んでいる認定看護師教育機関，2020年度から教育を開始） １年以内，800時間程度，特定行為研修区分別科目を１～３区分程度含む，この期間とは別に特定行為区分別科目における実習の時間が追加される ↓ ■認定審査（A課程修了者への認定審査は2029年度に終了） ↓ ■認定看護師認定証交付・登録 ↓ ■５年ごとに更新（看護実践と自己研鑽の実績について書類審査）

認定看護管理者（CNA） 5,001人（2022年12月時点）

役　割	認定までの流れ
認定看護管理者は，多様なヘルスケアニーズをもつ個人，家族および地域住民に対して，質の高い組織的看護サービスを提供することにより，保健医療福祉に貢献する．	■日本国の看護師の免許を有すること ↓ ■看護師免許取得後，実務経験が通算５年以上あること ↓ ■下記のいずれかの要件を満たすこと 要件１：認定看護管理者教育課程サードレベルを修了している者 要件２：看護系大学院において看護管理を専攻し修士号を取得している者で，修士課程修了後の実務経験が３年以上ある者 要件３：師長以上の職位で管理経験が３年以上ある者で，看護系大学院において看護管理を専攻し修士号を取得している者 要件４：師長以上の職位で管理経験が３年以上ある者で，大学院において管理に関連する学問領域の修士号を取得している者 ↓ ■認定審査（書類審査および筆記試験） ↓ ■認定看護管理者認定証交付・登録 ↓ ■５年ごとに更新（看護管理実践の実績と自己研鑽の実績等）

図9-9　専門看護師，認定看護師，認定看護管理者の役割と認定までの流れ（続き）

以上の課程を修了したのち，審査に合格することによって認定される．主に，熟練した看護技術を用いた看護の実践，実践を通じた看護職者への指導，コンサルテーションの実施（相談）という三つの役割を果たすことが期待されている．

また，1998（平成10）年には，認定看護管理者制度が発足した．**認定看護管理者**（Certified Nurse Administrator：**CNA**）とは，管理者として優れた資質をもち，創造的に組織を発展させることができる能力を有すると認められた者のことである．所定の教育課程の修了，あるいは大学院で看護管理学等を修めたのち，審査に合格することによって認定される．

|2| 社会のニーズに応じた看護職の研修・認定制度

社会のニーズによって，看護師に必要な実践力も変化する．日本看護協会による資格認定制度のほかに，**特定行為に係る看護師の研修制度**や，学会等の認定制度など，その内容に応じた資格を認定するしくみはさまざまに存在している．また，病院から地域へと，医療を提供する場所が変化しつつある今日，人々が暮らす地域で自立した日常生活を送ることを支援する，介護支援専門員（ケアマネジャー）*の資格をもつ看護師の役割も重要である．

海外に目を向けると，診断や投薬などの治療を一定レベルで行うことが認められている**ナースプラクティショナー（NP）***など，より高度な実践力をもつ看護師が認定されて，活躍している．

6 キャリア開発ラダー，クリニカルラダー

ラダー（ladder）とは，「はしご」を意味する．キャリア開発とは仕事の内容を複雑性や難易度等によって複数の段階に分け，それぞれの段階に必要な知識や技術，能力等を明確に示したものである．ラダーの内容を参考にすることによって，新人から中堅，ベテランへというキャリア発達の過程を，はしごを上るようにたどることができることから，キャリア開発の過程を支援するしくみであるといわれている．また，看護師の看護実践能力に焦点を当てた能力開発・評価システムを**クリニカルラダー**という．

日本看護協会は，所属する医療機関や施設にかかわらず全国レベルで共通して活用可能なクリニカルラダーの開発を行っており，2015年には「助産実践能力習熟段階（クリニカルラダー）」が，2016年には「看護師のクリニカルラダー（日本看護協会版）」が公表された．

7 看護におけるリカレント教育

リカレント（recurrent）とは，反復する，回帰するという意味である．**リカレント教育**とは，一度学校教育を終えて社会に出てからも，必要に応じて教育機関と職場を行ったり来たり，反復して学ぶ教育システムのことをいう．

一般的に，教育を受ける機会は，人生やキャリアの早期に集中しているが，社会の変化に対応するためには，学ぶことと働くことを生涯にわたって繰り返すことが必要である．看護においても，看護師として働く中で課題が見つかったとき，教育機関に戻って解決策を探索し，学修した成果を生かして再び現場で働くといった，学習と実践の反復がケアの質の向上につながる．

日本では，４年制の看護系大学の増加とともに，大学院看護学研究科（修士課程・博士課程）の数も増加している．また，インターネット等の普及により，遠隔地でも学ぶことができる機会が増加している．もちろん，海外でも学ぶ機会はたくさんある．看護師はこうした機会を生かし，主体的に学習と就業を継続していくことができる．

➡ 特定行為に係る看護師の研修制度については，10章３節p.309参照．

用語解説*

介護支援専門員（ケアマネジャー）

介護サービスの計画作成や事業者との調整を行う．2000（平成12）年の介護保険法の施行によってできた資格である．看護師を含めた，医療・保健・福祉分野の法定資格を有している者や，生活相談員などの相談援助業務に携わる者が，５年以上の実務経験を経た上で，実務研修受講試験に合格し，実務研修の課程を修了することで取得できる．資格の更新制度（５年ごと）がある．

用語解説*

ナースプラクティショナー（NP）

1965年に米国で誕生し，英国，カナダ，オーストラリア，ニュージーランド，フランス，韓国などでも制度化されている．日本では諸外国のように制度化されてはいないが，自律して働く実践力のある高度実践看護師を養成する大学院修士課程がある．

plus α

国内の看護系大学院数

日本の大学数は2023（令和５）年時点で810校である．日本看護系大学協議会によると，2023（令和５）年９月時点で会員校は，大学299校（課程数）で，修士課程を設置している大学が208校，博士後期課程を設置している大学は115校である．

引用・参考文献

1) 看護行政研究会編．看護六法令和３年版．新日本法規出版，2021.
2) 厚生労働省．新人看護職員研修ガイドライン【改訂版】．2014. https://www.mhlw.go.jp/file/06-Seisakujouhou-10800000-Iseikyoku/0000049466_1.pdf,（参照2023-11-25）.
3) 厚生労働省．介護支援専門員（ケアマネジャー）．https://www.mhlw.go.jp/file/06-Seisakujouhou-12300000-Roukenkyoku/0000114687.pdf,（参照2023-11-25）.
4) 厚生労働省．特定行為に係る看護師の研修制度．https://www.mhlw.go.jp/stf/seisakunitsuite/bunya/0000077077.html,（参照2023-11-25）.
5) 日本看護協会．継続教育の基準ver.2．2012.
6) 日本看護協会．看護師のクリニカルラダー（日本看護協会版）．https://www.nurse.or.jp/nursing/training/plan.html,（参照2023-11-25）.
7) 国際看護師協会．ICN 看護師の倫理綱領（2021年版）．日本看護協会訳．2021. https://www.nurse.or.jp/nursing/home/publication/pdf/rinri/icncodejapanese.pdf?ver=2022,（参照2023-11-25）.
8) 日本看護協会．看護職の倫理綱領．2021. https://www.nurse.or.jp/home/publication/pdf/rinri/code_of_ethics.pdf,（参照2023-11-25）.
9) 日本看護協会．資格認定制度　専門看護師・認定看護師・認定看護管理者．https://www.nurse.or.jp/nursing/qualification/,（参照2023-11-25）.
10) 日本看護協会．認定看護師（Certified Nurse）とは．https://www.nurse.or.jp/nursing/qualification/vision/cn/index.html,（参照2023-11-25）.
11) 野村陽子．看護制度と政策．法政大学出版局，2015.
12) 太田加世編．看護管理ファーストブックNursing Management First Book：これから看護管理者になる人へ．学研メディカル秀潤社，2015, p.112-114, 120, 130-131.
13) 藤内美保ほか．大学院修士課程における診療看護師（NP）養成教育と法制化．看護研究．2015, 48（5），p.410-417.

重要用語

看護基礎教育
継続教育
施設内教育
施設外教育
OJT
Off-JT
新人看護職員研修制度
新人看護職員研修ガイドライン
専門看護師（CNS）
認定看護師（CN）
認定看護管理者（CNA）
特定行為に係る看護師の研修制度
ナースプラクティショナー（NP）
クリニカルラダー
リカレント教育

5 看護管理に必要な能力

1 看護管理と看護管理者

日本看護協会は，看護実践の場が多様化する中で，働く場や年代・キャリアにかかわらず，看護職すべてに共通する看護の核となる部分を明確に示すことを目的に「看護業務基準」を作成した．2021年改訂版[1]では，「看護実践の組織化の基準」も定められ，その一つ目（2-1）に，「継続的かつ一貫性のある看護を提供するためには，組織化された看護職の集団が必要」であり，看護実践を提供する組織として理念を明示する必要性が述べられている．続く項目（2-2）に，看護実践の組織化と運営は「最適な看護を判断できる能力を備え，看護実践に精通した看護職で，かつ，看護管理に関する知識，技能をもつ看護職の管理者」が行うことを求めている．看護実践の組織化の基準では，継続的かつ一貫性のある看護を提供するために，「良質な看護を提供するための環境整備（2-3）」，「看護実践に必要な資源管理（2-4）」，「看護実践の評価と質保証（2-5）」，「看護実践向上のための教育的環境の提供（2-6）」が必要であることも示されている．これらを適切に行うために，看護実践能力と同時に看護管理の知識と技能を有する者が看護組織を管理することが求められる.

一方で，日本看護協会は看護管理者の定義も定めており，「看護の対象者のニーズと看護職の知識・技術が合致するよう計画し，財政的・物質的・人的資源を組織化し，目標に向けて看護職を導き，目標の達成度を評価することを役割とする者の総称」としている[2)]．この定義でも，看護管理者は看護の対象者のニーズの把握と，そのニーズに応えるために必要な看護知識・技術を理解していること，すなわち看護実践能力を有している必要はあるが，それだけでなく，目標を定めて，看護職の教育や資源の組織化，リーダーシップによって取り組みを進める力が必要であることが示されている.

このように，看護管理は，看護職を管理するという意味ではなく，継続的かつ一貫性がある良質な看護を提供するために，さまざまな資源を組織化し活用することが役割であり，看護職の能力を開発し効果的に発揮することを支援するものである.

2 管理者に必要な能力（カッツの理論）

カッツ（Katz, R. L.）は，管理者一般に求められる能力として，「テクニカルスキル」「ヒューマンスキル」「コンセプチュアルスキル」の三つの能力を挙げ，立場によって相対的な重要性が異なることを示した（図9-10）[3)]．この三つの能力は看護管理においても必要である.

1 テクニカルスキル（業務遂行能力）

テクニカルスキルとは，専門的知識や技術，アセスメント能力，手順の熟知など，業務を適切に遂行する力のことで，スタッフに近い立場にある場合に，より重要であるとされる[3)]．例えば，チームリーダーやその日の業務リーダーとして役割を果たすためには，各患者に適切なケアが提供されているか目配りして把握し，必要時スタッフに指導したり助言したりする力や，ミスが起きたときは原因を分析し，再発防止のために業務手順を修正する力が求められる.

2 ヒューマンスキル（対人関係能力）

ヒューマンスキルとは，グループの一員として効果的に働いたり，チームの中に協力的な関係をつくり出したりする力である[3)]．ヒューマンスキルが優れていると，承認し合う雰囲気や安心できる雰囲気をつくることができる．その雰囲気の中で，部下や後輩が力を発揮し成長することを促すことができ，一人ひとりのニーズや動機を理解して個別に効果的に働き掛けることもできる[3)]．ヒューマンスキルは，誰かが一時的に発揮すればよい

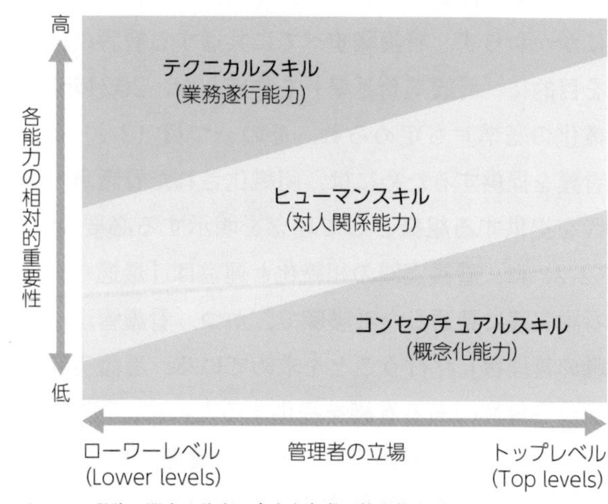

カッツの理論に関する論文の内容を参考に筆者作成.

図9-10 カッツの理論「効果的な管理者のスキル」

というものではない．すべての立場の者が日々の活動の中で発揮し続ける必要がある[3]．

3 コンセプチュアルスキル（概念化能力）

コンセプチュアルスキルとは，組織を全体として見る力のことで，組織のさまざまな機能が互いにどのような関係にあるか，どこを変えると全体が変わるか，一つひとつの仕事が地域や社会，政策や経済的な力とどのように関連するかを見いだす力である[3]．組織に何が起きているかをひもとき，何を取り組むべき課題に設定するか，どの方向に進むかを決める力であり，看護組織の責任者など，より責任のある立場やリーダーシップをとる立場にある場合に重要な能力とされる．

3 看護管理者に必要な能力

1 病院看護管理者のマネジメントラダー

日本看護協会は，病院の看護管理者が地域を視野に入れて，変化する国民ニーズに対応し続ける看護管理を行うためには，「組織管理能力」「質管理能力」「人材育成能力」「危機管理能力」「政策立案能力」「創造する能力」の六つの力が必要だと示した（表9-5）[4]．これらの看護管理者に必要な能力は直ちに獲得することは難しく，看護職が看護実践能力を段階的に獲得するように，計画的かつ段階的に獲得する必要がある．

マネジメントラダーとして，主任（レベルⅠ），看護師長（レベルⅡ），副看護部長（レベルⅢ），看護部長（レベルⅣ）の各レベルで獲得すべき能力の目標が示されており[4]，役職がないスタッフ看護職の段階から，レベルⅠを目標に看護管理を学び始めることが望まれる．

2 看護管理者のコンピテンシー

看護管理能力についてもう少し詳しく知るには，看護管理者のコンピテンシーが参考になる．**コンピテンシー**（competency）は「能力」や「適性」を

表9-5 日本看護協会「病院看護管理者のマネジメントラダー」の六つの能力とその定義

能　力	定　義
組織管理能力	組織の方針を実現するために資源を活用し，看護組織をつくる力
質管理能力	患者の生命と生活，尊厳を尊重し，看護の質を組織として保証する力
人材育成能力	将来を見据えて看護人材を組織的に育成，支援する力
危機管理能力	予測されるリスクを回避し，安全を確保するとともに，危機的状況に陥った際に影響を最小限に抑える力
政策立案能力	看護の質向上のために制度・政策を活用及び立案する力
創造する能力	幅広い視野から組織の方向性を見出し，これまでにない新たなものを創り出そうと挑戦する力

日本看護協会．“6つの能力について”．病院看護管理者のマネジメントラダー 日本看護協会版．2019，p.6．より転載．

A病院[6]

達成とアクション
- 達成重視
- イニシアチブ
- 情報探究

支援と人的サービス
- 対人関係理解
- 顧客サービス重視

インパクトと影響力
- インパクトと影響力

マネジメント能力
- ほかの人たちの開発
- 指揮命令―自己表現力と地位に伴うパワーの活用
- チームワークと協調
- チームリーダーシップ

認知力
- 分析的思考
- 概念化思考

個人の効果性
- セルフ・コントロール
- 自己確信
- 柔軟性
- 組織へのコミットメント

B病院[7]

**個人の特性
－管理者として備えるべき特性**
- 信念の維持
- 正確な自己評価
- 感情の自己認識
- セルフ・コントロール
- 内省力
- 自己研鑽・学習力

**思考力
－ビジョンを描く力**
- 専門性の発揮
- 情報志向
- 分析的思考
- 概念化

**企画実行力
－企画し実行する力**
- 達成志向
- 顧客志向
- 改革力
- 質保証
- コンプライアンス

**影響力
－人を巻き込む力**
- 対人感受性
- 対人影響力
- ネットワーク構築力
- 組織感覚力

**チーム影響力
－チームをまとめ動かす力**
- 組織へのコミットメント
- リーダーシップ
- 指導・強制力
- 育成力
- チームワーク
- トラブル対応

図9-11　看護管理者の評価制度に取り入れられているコンピテンシーモデルの例

意味する英語だが，ビジネスや教育では，表面的な知識やスキルではなく，根源的な特性を意味する．加藤は，日米のコンピテンシーに関する文献をレビューし，コンピテンシーを「行動によって見極められる（知覚される），動機，自己効力感，思考，スキル，知識などを含む総合的な能力の概念であり，高業績につながると予測されるもの」と定義した[5]．そして，各施設で高業績者の行動を分析し，高業績につながると予測される行動をモデル化したもの，すなわちコンピテンシーのセットがコンピテンシーモデルであり，各施設ではコンピテンシーモデルを基準に人事処遇や人材育成を行う[5]．

2000年代以降，看護管理者のコンピテンシーについて，国内外で研究が進められている．見いだされたコンピテンシーには共通するものも多いが，国によって看護管理者の業務や責任の範囲が異なるため，コンピテンシーの構成は多少異なる．日本でも，いくつかの病院が自施設の看護管理者のコンピテンシーモデルを開発し，評価制度に導入した例が報告されている[6,7]（**図9-11**）．

コンピテンシーモデルが示されることで，看護管理者に求められる能力を理解することができ，自らの看護管理実践をリフレクションしながら，能力開発に取り組むことができる．

コラム　リーダーシップの発揮

「リーダーシップ」はこれから進む方向性を指し示し，人を鼓舞することであり，「マネジメント」は指し示された方向性に向けて，人を含む資源・資産を効果的に活用して成果を挙げることである．コヴィー（Covey, S. R.）は「成功の梯子を効率的にうまく登れるようにするのがマネジメントであり，梯子が正しい壁に掛かっているかどうかを判断するのがリーダーシップである」と例えた[8]．患者と直接接する看護師は，今の方向性が正しいのかを最初に肌で感じられる立場にいる．マネジメントだけでなく，リーダーシップの発揮も忘れてはならない．

引用・参考文献

1) 日本看護協会．看護業務基準 2021年改訂版．2021．https://www.nurse.or.jp/nursing/home/publication/pdf/gyomu/kijyun.pdf，（参照2023-12-12）．
2) 日本看護協会．看護にかかわる主要な用語の解説：概念的定義・歴史的変遷・社会的文脈．2007．https://www.nurse.or.jp/nursing/home/publication/pdf/guideline/yougokaisetu.pdf，（参照2023-11-25）．
3) Katz, R. L. Skills of an Effective Administrator. Harvard Business Review. 1974, 52（5），p.90-102.
4) 日本看護協会．病院看護管理者のマネジメントラダー 日本看護協会版．2019．https://www.nurse.or.jp/nursing/home/publication/pdf/guideline/nm_managementladder.pdf，（参照2023-11-25）．
5) 加藤恭子．日米におけるコンピテンシー概念の生成と混乱．日本大学経済学部産業経営研究所 産業経営プロジェクト報告書．2011，34（2），p.1-23.
6) 虎の門病院看護部編．看護管理者のコンピテンシー・モデル：開発から運用まで．医学書院，2013.
7) 武村雪絵編．看護管理に活かすコンピテンシー：成果につながる「看護管理力」の開発．メヂカルフレンド社，2014.
8) スティーブン・R・コヴィー．完訳 7つの習慣：人格主義の回復．フランクリン・コヴィー・ジャパン訳．キングベアー出版，2013，p.123.

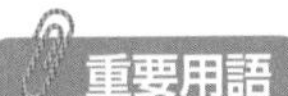

重要用語

テクニカルスキル
ヒューマンスキル
コンセプチュアルスキル
マネジメントラダー
コンピテンシー

10 看護現場に影響を与える制度と法律

学習目標

- 看護活動の根拠となる法律とその内容を，看護師の仕事内容と関連付けて理解しよう．
- 医療制度とそのしくみについて理解しよう．
- 看護に関わる政策・制度について，仕事内容と関連付けて理解しよう．
- 看護に関わる制度がどのようにつくられるのかを理解しよう．
- 政策に関与している組織や団体とその働きを知ろう．

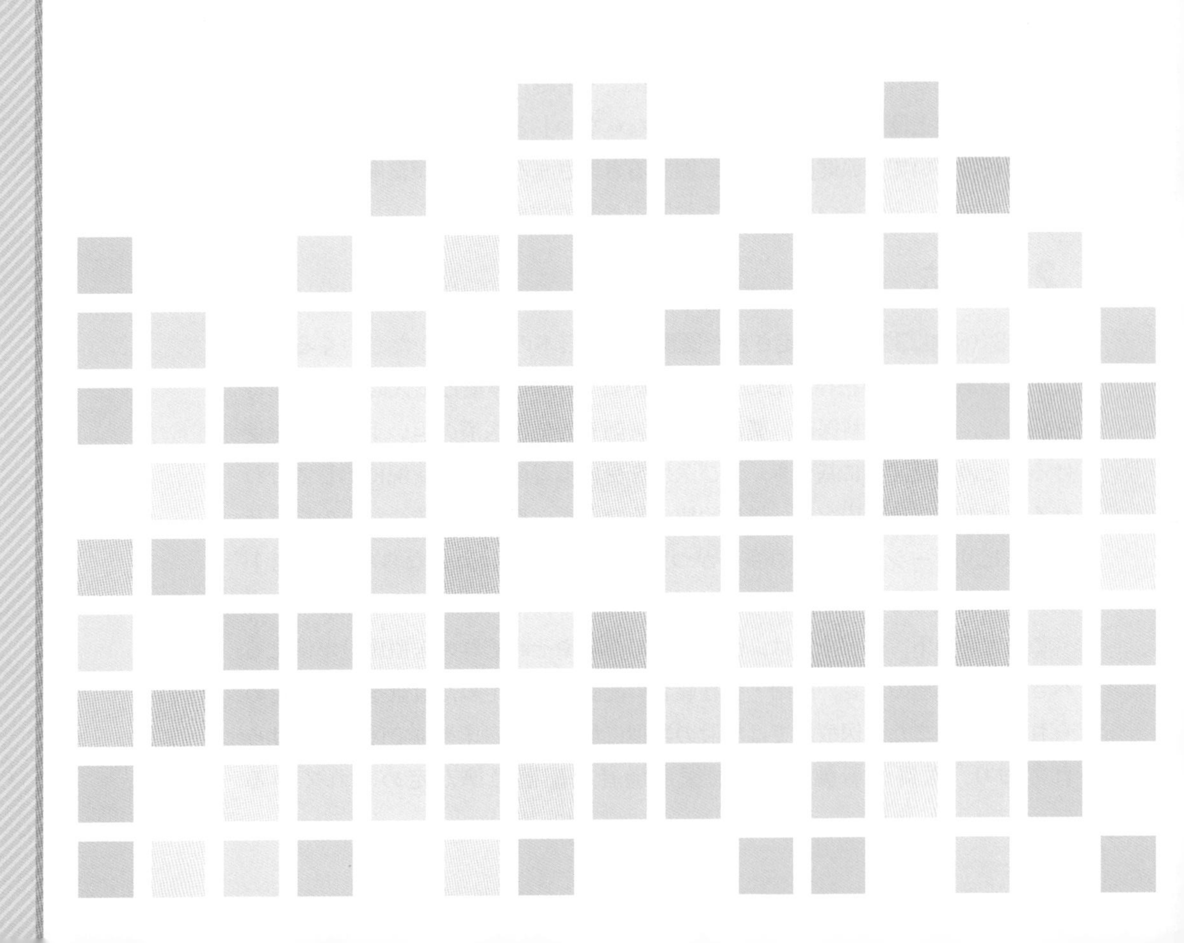

1 看護マネジメントに関係する主な法律

この節では，看護活動や看護管理の根拠となる法律等とその内容を解説し，保健師，助産師，看護師，准看護師（以下，看護職）の仕事の内容とどのように関連するのか，そして，法改正による看護実践の変化について述べる．

1 日本国憲法

日本の医療は，国がその提供体制や医療職者の資格などを決め，国の責任の下に行われている．この法的根拠とされているのが，1947（昭和22）年に施行された**日本国憲法**の第13条，および第25条である．

日本国憲法

第13条　すべて国民は，個人として尊重される．生命，自由及び幸福追求に対する国民の権利については，公共の福祉に反しない限り，立法その他の国政の上で，最大の尊重を必要とする．

第25条　すべて国民は，健康で文化的な最低限度の生活を営む権利を有する．

2　国は，すべての生活部面について，社会福祉，社会保障及び公衆衛生の向上及び増進に努めなければならない．

憲法第13条により**個人の権利の尊重**が定められ，第25条によっていわゆる**生存権**が規定されている[1)]．そして，「国は，（中略）社会福祉，社会保障及び公衆衛生の向上及び増進に努めなければならない」と定められたことにより，国の責任において，保健医療福祉に関するさまざまなしくみが整備されるようになってきた．その一つが，次項で説明する医療法である．

2 医療法

1948（昭和23）年に制定された**医療法**は，日本の医療をかたちづくる重要な法律である．この法律において，「医療は，生命の尊重と個人の尊厳の保持を旨とし，医師，歯科医師，薬剤師，看護師その他の医療の担い手と医療を受ける者との信頼関係に基づき，及び医療を受ける者の心身の状況に応じて行われるとともに，その内容は，単に治療のみならず，疾病の予防のための措置及びリハビリテーションを含む良質かつ適切なものでなければならない」（第１条の２）と定義されている．

この定義の下，医療法では，医療機関の種類やそれぞれの医療施設が備えるべき設備や部屋の広さ，医師・看護職者の配置などを定めた設置基準等が定められている．また，医療法では施設の類型に加えて，病床単位で区分が設けられており，医師や看護職者など医療職者の配置標準が定められている

表10-1　医療法における医療施設の類型と特徴（令和元年）

施　設	類　型	特　徴	施設数
病　院	一般病院	20床以上の病床を有する	8,300
	特定機能病院	高度の医療の提供等を行う	
	地域医療支援病院	地域医療を担うかかりつけ医の支援等を行う	
	臨床研究中核病院	臨床研究の実施の中核的な役割を担う	
	精神病院	精神病床のみを有する病院	
	結核病院	結核病床のみを有する病院	
診療所	有床診療所	１～19床の病床を有する	102,616
	無床診療所	病床をもたない	
助産所		助産師が業務を行う場．妊産褥婦の入所設備は９人以下	2,650* (341)

＊助産所数については，令和２年度衛生行政報告例の統計表による．カッコ内の数字は，総数のうち分娩を取り扱う施設数．

厚生労働省．令和元（2019）年医療施設（動態）調査・病院報告の概況．を参考に筆者作成．

（表10-1，表10-2）．

社会の変化に応じて医療のあり方も変化していく必要があるため，医療法はこれまでに何度も改正されている．地域医療計画*の策定，医療の機能分化や連携，医療における情報提供などが，医療法の改正によって推進されてきた．

2014（平成26）年に行われた第６次医療法改正の主な内容は，高齢者人口比が最も高まる2025年の医療需要に対応するため，病床機能報告制度の創設，都道府県ごとの地域医療構想（➡p.302参照）の策定，地域医療支援センターにおける医師の偏在解消と医師確保支援が盛り込まれた．この病床機能報告制度や地域医療構想は，当時の急性期医療に偏った病院機能を急性期から回復期，慢性期まで，患者が状態に見合った病床でより良質な医療サービスを受けられる体制をつくることを目的に創設された．なお，ここで用いられている「病床機能」は一般病床に関する区分で，以下の四つに分かれている．

- 高度急性期機能：急性期の患者に対し，状態の早期安定化に向けて，診療密度が特に高い医療を提供する機能
- 急性期機能：急性期の患者に対し，状態の早期安定化に向けて，医療を提供する機能
- 回復期機能：急性期を経過した患者への在宅復帰に向けた医療やリハビリテーションを提供する機能
- 慢性期機能：長期にわたり療養が必要な患者を入院させる機能

2016年度と2020年度を比較すると，高度急性期病床と急性期病床が減少し，回復期・慢性期病床が増加している（図10-1）．

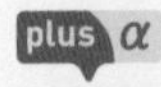

60年前の入院

1950（昭和25）年に完全看護，完全給食，1958（昭和33）年に基準寝具の制度が整備されるまでは，多くの病院では，寝具や食事は提供されておらず，入院するときは患者自身が布団や炊事道具を持ち込まねばならなかった[2]．看護師の仕事も医師の診療の補助が主体であり，患者の世話は付き添いの家族の仕事であった．医療の進歩だけでなく，病院のあり方もこの半世紀で大きく変化してきた．

用語解説＊

医療計画

各都道府県が，厚生労働大臣が定める基本方針に即して，かつ，地域の実情に応じて，医療提供体制の確保を図るために策定するもの．がん，脳卒中や救急医療など，国が対策を求める五つの疾患と五つの事業および在宅医療への対策や，医師・看護師等の確保対策，地域内で必要な病床数などが含まれる．なお，2024年度から始まる第八次医療計画では，五つの事業に新興感染症等への対応が加わり，５疾病・６事業となる．

表10-2　病床区分と人員配置標準

病床区分	定　義		人員配置標準		病床面積
一般病床	精神，結核，感染症，療養病床以外の病床		医師	16：1 *2	6.4m²/床以上 既設は4.3m²/床以上
			看護職員 *1	3：1	
			栄養士	1人以上 *3	
			薬剤師	70：1	
療養病床	精神，結核，感染症以外の病床で，主として長期にわたり療養を必要とする患者を入院させる病床		医師	48：1	6.4m²/床以上
			看護職員	4：1	
			看護補助者	4：1	
			薬剤師	150：1	
精神病床	精神疾患を有する者を入院させるための病床	1）大学病院等 *4	医師	16：1	6.4m²/床以上 既設は4.3m²/床以上
			看護職員	3：1	
			薬剤師	70：1	
		1）以外の病院	医師	48：1	
			看護職員	4：1	
			薬剤師	150：1	
感染症病床	感染症法に規定する一類感染症，二類感染症および新感染症の患者を入院させるための病床		医師	16：1	6.4m²/床以上 既設は4.3m²/床以上
			看護職員	3：1	
			薬剤師	70：1	
結核病床	結核の患者を入院させるための病床		医師	16：1	6.4m²/床以上 既設は4.3m²/床以上
			看護職員	4：1	
			薬剤師	70：1	
（参考）一般病院の外来			医師	40：1	
			看護職員	30：1	
			薬剤師	75：1	

＊1　看護職員とは看護師および准看護師を指す．
＊2「16：1」とは，患者16人に対し，医師1人が最低の配置数であることを意味する（ほかの標記も同様）．
＊3　病床数100以上の病院に適用される．
＊4　大学病院（特定機能病院および精神病床のみを有する病院を除く）のほか，内科，外科，産婦人科，眼科および耳鼻咽喉科を有する100床以上の病院（特定機能病院を除く）のこと．

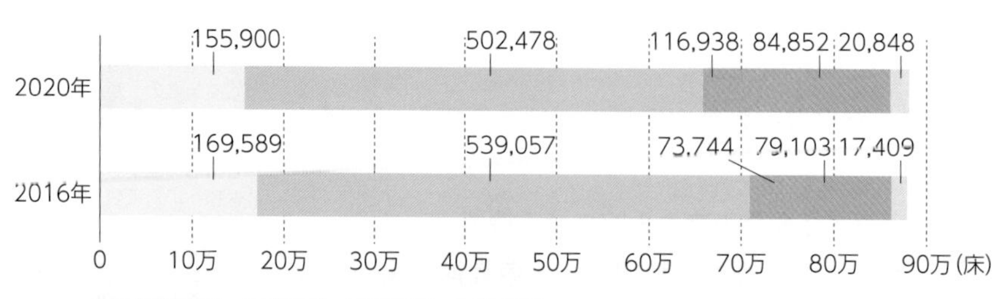

厚生労働省．令和2年度病床機能報告．より筆者作成

図10-1　病院の機能別病床数の比較

2020（令和２）年までに医療法は８回の改正が行われてきた．また，2021年度には新型コロナウイルス感染症（coronavirus disease 2019：COVID-19）対策や医師のワーク・ライフ・バランス改善などを目指して第９次の医療法改正が行われ，2022（令和４）年４月から施行された．主な改正点は，医師の働き方改革と医師養成課程における臨床実習前の共用試験*合格の制度化，診療放射線技師等の業務範囲の見直し，新興感染症等の感染拡大時における医療提供体制の確保に関する事項の医療計画への位置付けなどである．いずれも将来的に看護師養成や看護師の業務範囲の見直し等に影響を与え得る事柄であるため，動向に注目したい．

用語解説*

共用試験

大学における臨床実習開始前の学生の能力を全国共通の一定水準に確保することを目的として，医師，歯科医師，薬剤師を養成する大学で用いられている試験．技能や態度を評価するOSCE（objective structured clinical examination：客観的臨床能力試験）と知識を評価するCBT（computer-based testing）で構成される．

3 保健師助産師看護師法

保健師助産師看護師法（以下，**保助看法**）は，「保健師，助産師及び看護師の資質を向上し，もつて医療及び公衆衛生の普及向上を図ることを目的とする」（第１条）法律であり，保健師，助産師，看護師，そして准看護師（以下，看護職）の業務や免許取得要件，業務上の義務やそれに違反した場合の罰則などを定めている．

この法律は，1948（昭和23）年に制定された（制定当時の名称は保健婦助産婦看護婦法）．それ以前には，助産婦は産婆（さんば）規則〔1899（明治32）年施行〕，保健婦は保健婦規則〔1941（昭和16）年施行〕，看護婦は看護婦規則〔1915（大正４）年施行〕と，職種ごとに異なる規則があった．第二次世界大戦後，連合国軍総司令部（GHQ）主導の改革により，３職種を一つの資格に統合する方針が示されたが，すでに資格をもつ者の扱い等をめぐって，時期尚早であると社会の理解が得られず，法律のみ一本化することとなって成立した．

また当初，看護婦（当時）の資格は，高校卒業後３年以上の教育を受けて国家試験に合格することで取得できる「甲種看護婦」と，中学校卒業後２年以上の教育を受けて都道府県知事試験に合格して取得する「乙種看護婦」の２種に分かれていた．甲種看護婦は，女性の高校進学率が40％に満たなかった当時においては大変高い教育を必要とするものであり，専門職としての大きな発展が期待された[3]が，医療の進歩に伴う看護婦不足は年々深刻になり，甲種看護婦の養成数の少なさが問題となってきた．乙種看護婦は業務の範囲が制限されていたことから，看護需要に応えることが喫緊の課題となった．こうしたことから制度の見直しが行われ，1951（昭和26）年に法改正され，乙種看護婦廃止による看護婦資格の一本化と，准看護婦制度の新設により，現在の４資格の形となった．

plus α

医療法改正による業務範囲の見直しの概要

医師の働き方改革の一環として，2021年10月より以下の業務範囲の拡大が行われた．**診療放射線技師**，**臨床検査技師**は特定の検査時の静脈路の確保や検査薬品の投与，**臨床工学技士**は手術室内での静脈路の確保や輸液ポンプの操作・鏡視下手術時の内視鏡用ビデオカメラの操作等，そして**救急救命士**には医療機関搬送前に実施可能な救命措置を救急外来でも実施することが可能となった．

1 各職種の定義

看護職の定義は保助看法にて以下の通り定められている．

保健師：厚生労働大臣の免許を受けて，保健師の名称を用いて，保健指導に従事することを業とする者（第２条）

助産師：厚生労働大臣の免許を受けて，助産又は妊婦，じよく婦若しくは新生児の保健指導を行うことを業とする女子（第３条）

看護師：厚生労働大臣の免許を受けて，傷病者若しくはじよく婦に対する療養上の世話又は診療の補助を行うことを業とする者（第５条）

准看護師：都道府県知事の免許を受けて，医師，歯科医師又は看護師の指示を受けて，前条に規定することを行うことを業とする者（第６条）

保健師，助産師，看護師は厚生労働大臣の免許を受ける国家資格，准看護師は都道府県知事の免許を受ける公的資格であることや，准看護師は旧制度の乙種看護婦と異なり看護業務に制限がないこと，助産師は女子にしか認められない資格であることなどがここから読み取れる．

かつては女性であれば保健婦，助産婦，看護婦，准看護婦，男性であれば保健士，看護士，准看護士と，性に応じて異なる名称が用いられていたが，男女共同参画社会の推進と，専門職としてふさわしい資格名称にすることを目的に，2001（平成13）年の法改正により「保健師」「助産師」「看護師」「准看護師」と改められた．

2 業務

看護職の業務は，先に示した各職種の定義，および保助看法第37条に規定されている．業務と根拠条文を**表10-3**にまとめた．

なお，第37条の２は，地域における医療及び介護の総合的な確保を推進するための関係法律の整備等に関する法律の成立〔2014（平成26）年〕に伴い，**特定行為に係る看護師の研修制度**（➡p.309参照）が創設されたことによって，2015（平成27）年に新たに追加されたものである．

表10-3 保健師助産師看護師法の定める看護職の業務（一部抜粋）

職　種	業　務	根拠条文
保健師	保健師の名称を用いて，保健指導に従事する	第２条
助産師	助産，または妊婦，褥婦もしくは新生児の保健指導を行う	第３条
看護師	傷病者もしくは褥婦に対する療養上の世話または診療の補助を行う	第５条
准看護師	医師，歯科医師，または看護師の指示を受けて看護師の業務を行う	第６条
共　通	医師または歯科医師の指示以外は，診療機械の使用や医薬品の授与，医薬品について指示，その他医師または歯科医師が行うのでなければ衛生上危害を生ずる恐れのある行為をしてはならない．ただし，応急処置をする場合や，助産師がへその緒を切る，浣腸を行うなど助産師の業務に当然に付随する行為を行う場合を除く	第37条
	特定行為を手順書により行う看護師は，指定研修機関において，特定行為研修を受けなければならない	第37条の２

保助看法で示される看護師の業務規定は「療養上の世話又は診療の補助」と，かなり抽象度の高い内容であり，してはならないとされる「衛生上危害を生ずる恐れのある行為」も，医師や歯科医師の指示があれば行えることになっている．つまり，看護師の業務は裁量の範囲が広く，状況に応じて多様な業務ができる規定といえる．医療環境の変化や時代の要請に合わせ，医政局長通知などの行政命令によって法令の解釈を変更することで業務範囲が変化してきた．静脈注射などがその例である．

一方，**特定行為***は，従来，医師，歯科医師以外は行えない**絶対的医行為**と考えられてきた行為も含まれ，高度かつ専門的な知識や技能，判断力が必要とされる行為である．従来の**相対的医行為**である診療の補助の範囲を拡大した危険性の高い行為であるという性格上，業務範囲が省令で明確に規定されている(➡p.310 図10-11参照)．そして，行為の内容を変更するためには，医道審議会*の審議を経ることが定められている．

3 受験資格

看護職の国家試験（准看護師の場合は都道府県知事試験）受験資格は，保助看法第19条から第22条に定められている．ここでは，看護師の受験資格をみていく．

保健師助産師看護師法

第21条　看護師国家試験は，次の各号のいずれかに該当する者でなければ，これを受けることができない.

1　文部科学省令・厚生労働省令で定める基準に適合するものとして，文部科学大臣の指定した学校教育法（昭和22年法律第26号）に基づく大学（短期大学を除く．第４号において同じ.）において看護師になるのに必要な学科を修めて卒業した者

2　文部科学省令・厚生労働省令で定める基準に適合するものとして，文部科学大臣の指定した学校において３年以上看護師になるのに必要な学科を修めた者

3　文部科学省令・厚生労働省令で定める基準に適合するものとして，都道府県知事の指定した看護師養成所を卒業した者

4　免許を得た後３年以上業務に従事している准看護師又は学校教育法に基づく高等学校若しくは中等教育学校を卒業している准看護師で前３号に規定する大学，学校又は養成所において２年以上修業した者

5　外国の第５条に規定する業務に関する学校若しくは養成所を卒業し，又は外国において看護師免許に相当する免許を受けた者で，厚生労働大臣が第１号から第３号までに掲げる者と同等以上の知識及び技能を有すると認めたもの

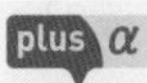

行政命令による業務の変化の例

看護師による静脈注射は，1951（昭和26）年に起きた誤薬注射による死亡事故を契機に「看護師の業務を超える」との解釈が厚生省（当時）より出され，大学病院等で看護師業務から静脈注射が除外された．一方，医師が不足している地域や施設では看護師による静脈注射は行われていた．2002（平成14）年に医療技術の進歩や看護教育水準の向上などの社会変化に対応した看護のあり方について検討が行われ，静脈注射は「診療の補助行為の範疇である」との解釈が厚生労働省の医政局長通知により示された．

用語解説*

特定行為

診療の補助行為のうち，実践的な理解力，思考力および判断力ならびに高度かつ専門的な知識および技能が特に必要とされる厚生労働省令で定める行為で，21区分38行為が定められている(➡p.311参照)．医師や歯科医師が作成した手順書に従って実施する．

用語解説*

医道審議会

厚生労働省設置法に基づき設置される審議会の一つ．委員は日本医師会会長，日本歯科医師会会長，学識経験者ら30人以内で構成される．保健師・助産師・看護師の行政処分を決定するときは，医道審議会の意見を聴くことが定められている．なお，その実質的な審議は，下部組織である医道審議会保健師助産師看護師分科会で行われる．

2009（平成21）年の改正により，第21条の第１項が追加された．それまで「文部科学大臣の指定した学校において３年以上看護師になるのに必要な学科を修めた者」の中に含まれてきた大学卒業者を独立させたものである．以前は，看護師の多くが３年課程の短大，養成所で養成されてきたが，大卒看護師が新人の３割を超える中，看護師養成が大学でも行われていることを社会に明示するための改正であった．

この後，2020（令和２）年には保健師，助産師，看護師，准看護師の教育課程の見直しが行われ，修得すべき単位数や時間数（准看護師）が増加するなどの変更があった．看護師養成課程は，従来の97単位から102単位となった．

plus α

保健師助産師看護師学校養成所指定規則

国家試験受験資格を定める条文の中で使われる「文部科学省令・厚生労働省令で定める基準」のことを保健師助産師看護師学校養成所指定規則といい，文部科学省と厚生労働省が共同で所管している．国家試験の受験資格を得るために必要な教育内容や教育機関の設置基準などを規定している．

4 その他の規定

|1| 免許登録要件

保健師と助産師は，それぞれの国家試験に合格するとともに，看護師国家試験に合格しなければ，免許は交付されない．また，心身の障害により業務を適正に行うことができないとして厚生労働省令で定める者や罰金以上の刑に処せられた者，業務に関し犯罪や不正を行った者や麻薬，大麻，あへんの中毒者は免許を交付されない場合がある（**欠格事由**）．

|2| 業務独占と名称独占

保助看法第30～32条により，医師，歯科医師および助産師と看護師，准看護師の免許取得者以外は，その業務に従事することを禁じられている（**業務独占**）．ただし，医療の発展とともに新たに制定された理学療法士及び作業療法士法などによって，その業務の一部が他の資格者に開放されている（**表10-4**）．

保健師については，保健業務自体は業務独占ではないが，**名称独占**が規定されており，有資格者以外が保健師という名称を用いて保健指導を行ってはならない．2006（平成18）年の法改正では，助産師，看護師，准看護師も名称独占となった．

|3| 守秘義務

かつて保助看法には**守秘義務**の規定がなかったが，医師をはじめ，他の医療職種のほとんどに守秘義務が規定されていることや，個人情報の保護が社会的課題となっていたことなどから，2001（平成13）年の法改正時に，保健師，看護師および准看護師に業務上知り得た人の秘密を，仕事をやめた後も含めて，漏らしてはならないという規定が盛り込まれた．なお，助産師は，すでに**刑法**において秘密漏示の罪が規定されていたため，保助看法の規定からは除外

表10-4　法律における看護職の業務と多職種との関係

保健師助産師看護師法
第30条　助産師でない者は，第３条に規定する業をしてはならない．ただし，医師法の規定に基づいて行う場合は，この限りでない．
第31条　看護師でない者は，第５条に規定する業をしてはならない．ただし，医師法又は歯科医師法の規定に基づいて行う場合は，この限りでない．
第32条　准看護師でない者は，第６条に規定する業をしてはならない．ただし，医師法又は歯科医師法の規定に基づいて行う場合は，この限りでない．
理学療法士及び作業療法士法
第15条　理学療法士又は作業療法士は，保健師助産師看護師法第31条第１項及び第32条の規定にかかわらず，診療の補助として理学療法又は作業療法を行なうことを業とすることができる．

されている．

4 罰則規定

看護職は，罰金以上の刑に処せられた者，業務に関し犯罪，または不正行為があった者，心身の障害により適正に業務を行うことができない者として厚生労働省令で定めるもの，麻薬，大麻，あへんの中毒者である場合，もしくは看護職としての品位を損する行為があったときは，戒告，３年以内の業務停止，免許取り消しのいずれかの処分ができると規定されている．業務停止の場合，かつては処分の期間が過ぎればそのまま復職できたが，2006（平成18）年の改正により，行政処分を受けた者に対する**再教育**が義務付けられた．なお，処分にあたっては，保健師，助産師，看護師に対する処分の場合は医道審議会の意見を聴かなくてはならないとされている．

plus α
看護職の法的責任
看護職の法的責任には，刑罰の対象となる刑事責任，他者に損害を与え，それを賠償する責任を負うこととなる民事責任，そして，免許の停止等免許の処分に関する行政責任の３種類がある．医師の不適切な指示に基づいて実施した行為によって医療事故が起こった場合でも，看護師の判断によって事故が防ぎ得たとして看護師も責任に問われる例もあり，看護職の法的責任は大きい．

4 看護師等の人材確保の促進に関する法律

1992（平成４）年に成立した**看護師等の人材確保の促進に関する法律**（以下，人材確保法）は，来る高齢社会の看護人材確保を第一義として成立した法律だが，その後の看護の発展に大きな役割を果たしている．それは，この法律が単に看護職の数を確保するだけでなく，高度な専門知識と技能を有する人材を確保し，国民の保健医療の向上に寄与することを目的としているためである．人材確保法では，看護師等の確保を促進するための措置に関する基本指針（**表10-5**）を定めるとともに，看護職は，専門職としての自覚をもち，自ら学び続けなければならないことが明記されている．

plus α
准看護師への行政処分
保助看法第15条２項より，准看護師に対する行政処分を行う場合には，都道府県知事は准看護師試験委員の意見を聴かなくてはならないとされている．

表10-5 看護師等の確保を促進するための措置に関する基本指針

1	看護師等の就業の動向に関する事項
2	看護師等の養成に関する事項
3	病院等に勤務する看護師等の処遇の改善に関する事項
4	研修等による看護師等の資質の向上に関する事項
5	看護師等の就業の促進に関する事項
6	その他看護師等の確保の促進に関する重要事項

看護師等の人材確保の促進に関する法律

（国及び地方公共団体の責務）

第４条 国は，看護師等の養成，研修等による資質の向上及び就業の促進並びに病院等に勤務する看護師等の処遇の改善その他看護師等の確保の促進のために必要な財政上及び金融上の措置その他の措置を講ずるよう努めなければならない．

２〜４（略）

（病院等の開設者等の責務）

第５条 病院等の開設者等は，病院等に勤務する看護師等が適切な処遇の下で，その専門知識と技能を向上させ，かつ，これを看護業務に十分に発揮できるよう，病院等に勤務する看護師等の処遇の改善，新たに業務に従事する看護師等に対する臨床研修その他の研修の実施，看護師等が自ら研修を受ける機会を確

plus α
基本指針の改訂
1992年の人材確保法成立時から，一度も内容に手が加えられてこなかった基本指針だが，看護師等の処遇改善や新興感染症発生時の対策などの課題に対応するため，2023（令和５）年10月に改訂が告示された．

保できるようにするために必要な配慮その他の措置を講ずるよう努めなければならない.

2 (略)

(看護師等の責務)

第６条 看護師等は，保健医療の重要な担い手としての自覚の下に，高度化し，かつ，多様化する国民の保健医療サービスへの需要に対応し，研修を受ける等自ら進んでその能力の開発及び向上を図るとともに，自信と誇りを持ってこれを看護業務に発揮するよう努めなければならない.

本法によって，国や地方公共団体が看護職の確保対策に財政上の措置を講じたことで，看護職を養成する国公立短期大学の４年制大学への移行が進み，さらに私立大学における養成数も増加している．また，大学院の設置も急速に拡大した．こうした大学の急増により，教員不足が深刻となっている．看護師養成機関の全入学定員に占める大学生の割合は，法成立時の1992年当時は２％に満たなかったが，2021（令和３）年現在では37.8％[4]にまで増加している.

また，資質の向上については，2009（平成21）年の改正により，新人看護職に対する卒後臨床研修等の実施が努力義務化された．これにより，卒後教育の体制が整っていない小規模病院等でも卒後研修が受けられるように国が支援したり，厚生労働省から新人看護職員研修ガイドラインが示されたことなどで，看護職の資質の継続的な向上を図る体制が強化されてきている.

➡ 新人看護職員研修制度については，９章４節p.275参照.

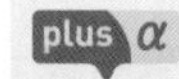

看護職の届出

看護職はこれまで，仕事に従事している者のみ２年ごとに氏名・住所・就業地等を都道府県知事に届け出る義務があった．そのため，離職後の有資格者については正確な数が把握できず，2018（平成30）年末には推計で79万人強の潜在看護職員がいたとされている[5]．なお，医師，歯科医師，薬剤師は，就業の有無にかかわらず届出義務がある.

就業の促進については，**都道府県ナースセンター**と，それを支援する**中央ナースセンター**が設置され，看護職への無料の職業紹介事業や就職していない潜在看護職の調査，研修事業などを行っている.

さらに，社会保障・税一体改革の一環で，2014（平成26）年に**地域における医療及び介護の総合的な確保を推進するための関係法律の整備等に関する法律**（医療介護総合確保推進法）が成立した．この法律に従い，2015（平成27）年に人材確保法も改正され，看護職が病院等を退職した場合などに，住所・氏名などを都道府県ナースセンターに届け出ることが努力義務化された.

引用・参考文献

1) 厚生労働省編．平成24年版厚生労働白書．2012.
2) 宮里邦子．古くて新しい問題：小児病棟における母親の付き添い問題．熊本大学医学部保健学科紀要，2005，1，p.1-6.
3) 大森文子．“新看護婦制度と准看護婦の誕生”．検証－戦後看護の50年．日本看護歴史学会編．メヂカルフレンド社，1998，p.113.
4) 文部科学省．看護師・准看護師養成施設・入学定員年次別推移一覧．https://www.mext.go.jp/component/a_menu/education/detail/__icsFiles/afieldfile/2019/02/22/1314031_03.pdf，(参照2023-11-25).
5) 小林美亜ほか．新たな看護職員の働き方等に対応した看護職員需給推計への影響要因とエビデンスの検証についての研究：厚生労働科学研究費補助金（地域医療基盤開発推進研究事業）「地域の実情に応じた医療提供体制の構築を推進するための政策研究」総括研究報告書（令和２年度)．2022．https://mhlw-grants.niph.go.jp/system/files/report_pdf/202022038A-sokatsu.pdf，(参照2023-11-25).
6) 井部俊子ほか監修．看護制度・政策論（2015年度刷)．第２版，日本看護協会出版会，2015.

重要用語

日本国憲法
個人の権利の尊重
生存権
医療法
地域医療計画
保健師助産師看護師法
特定行為に係る看護師の研修制度
絶対的医行為
相対的医行為
欠格事由
業務独占
名称独占
守秘義務
刑法
再教育
看護師等の人材確保の促進に関する法律
都道府県ナースセンター
中央ナースセンター
地域における医療及び介護の総合的な確保を推進するための関係法律の整備等に関する法律

2 看護に関わる医療・介護制度

1 医療保険制度の概要

1961（昭和36）年に国民健康保険法が改正され，農家および個人商店主のような自営業や職をもたない人などは一定額の保険料を市町村に支払う国民健康保険，会社や官公庁に所属する人は同業者でつくる健康保険などへの加入が義務化された．これにより国民はすべて健康保険に加入し，あわせて診療報酬制度が整備されたこともあり，日本全国どこでも同じ治療費で平等に医療を受けることができるようになった．

医療保険制度の概要を図10-2に示す．国民（被保険者）は該当する保険者へ保険料の支払いを行う（①）．被保険者は患者として病院等を受診し，支払い窓口で一部負担金を支払う（②）．病院は診療を行い診療費を，薬局は処方箋による薬価を（③），診療報酬明細書（**レセプト**）を保険者に提出し（④），保険者より支払いを受ける（⑤）．保険者はプールしている保険料だけでは賄いきれないため，国や地方自治体から公費助成（青矢印）を受けている．

病院・診療所は自治体や各健康保険組合に窓口負担以外の診療費をレセプトにより請求する．レセプトは患者（被保険者）への診療行為について，被保険者ごとに1カ月単位で作成した診療内容の明細書である．請求が適切かどうか指定機関で審査を行い，通常2～3カ月後に医療機関へ支払われる．

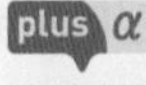

医療保険制度の保険者

健康保険の保険者とは，保険事業を運営する団体のことをいう．企業や同種同業の企業が集まった組合などで組織される組合管掌健康保険や共済組合などの健康保険組合と，それ以外の自営業や学生や定年退職などにより企業や会社に属さない人が対象となる市町村主体の国民健康保険といわれる全国健康保険協会の二つがある．

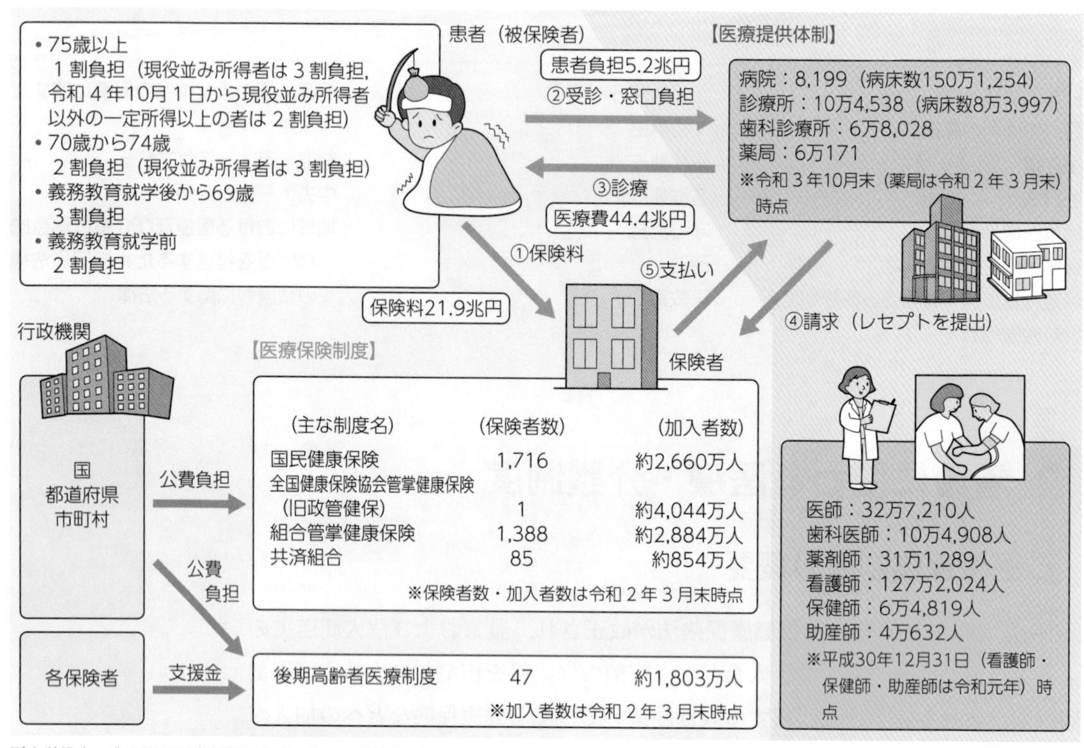

厚生労働省．我が国の医療制度の概要．より一部改変．https://www.mhlw.go.jp/content/12400000/000955356.png，（参照2023-11-25）．

図10-2　日本の医療保険制度の概要

2 診療報酬制度

1 診療報酬

診療報酬とは医療行為を行った病院・診療所が先に述べた保険者から受け取る対価であり，病院・診療所の収入源である．診療報酬は政府が価格を決定する公定価格であり，患者（被保険者）が窓口で支払う金額は，一部を除き診療報酬の30％（3割負担）である．診療報酬は1点=10円で点数化されており，受診料や薬代，注射・手術などの技術料，入院基本料，施設基準を満たしている場合に算定される医学管理加算などについて細かく点数が決められている．

診療報酬による病院の収入である，看護に関わる入院基本料は，基本的には患者何人に対し看護師が何人配置されているかによって点数が決定する．入院基本料にはほかにも，平均在院日数や，医療や看護の依存度の高い患者が総入院患者数の何割を占めているのかなどの施設基準が定められている．また，看護補助者を夜間配置している，緩和ケアを実施しているなど手厚い看護や医療を提供している場合は点数が加算されるしくみになっている．

2 出来高払いと診断群分類包括支払い（DPC/PDPS）

診療報酬の支払い方式には2種類ある．一つは提供した医療行為の一つひとつを積算して診療報酬を請求する**出来高払い**であり，もう一つは**診断群分類**

> **用語解説＊**
> **診断群別分類包括支払い制度（DPC/PDPS）**
> 急性期入院医療を対象にした入院期間中の傷病名，診療行為，入院基本料を包括して1日当たりの入院費を決め，手術や放射線療法にかかる費用は出来高として加算する方式であり，医療機関の機能や人員配置を加味し係数として加算される．過剰診療を防ぎ，入院期間の長さにより段階的に低減されるため，入院期間の短縮や入院単価を下げる効果もある．DPCを導入している医療機関のデータは一元管理され，病院間の診療のバラつきの是正や医療の質の評価等にも活用されている．

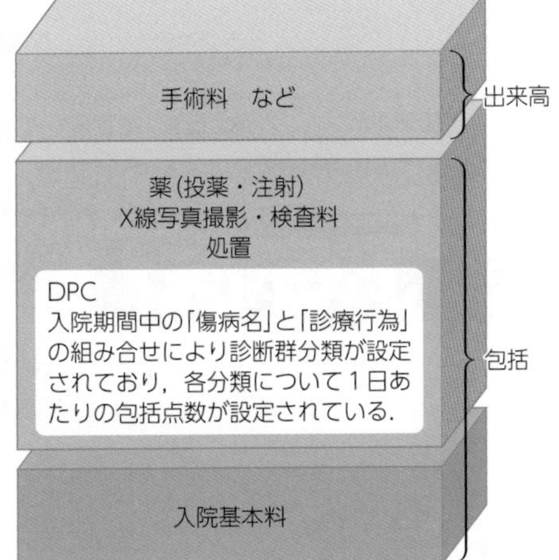

図10-3　出来高払い方式とDPC/PDPS

包括支払い制度＊（diagnosis procedure combination/per-diem payment system：DPC/PDPS）である（図10-3）．DPCを採用することが決められている病院もある．

3 高齢者の医療保険

1963（昭和38）年に老人福祉法が制定され，1972（昭和47）年の一部改正により，自己負担なしの全額公費負担で医療が受けられる「70歳以上の老人医療費無料化」が行われた．しかし，高齢者が複数の病院を受診する「はしご受診」や病院の待合室に高齢者が多く集まる「サロン化」，医療的依存度の低い「社会的入院」など**過剰診療**の事態が生じ，医療費の無駄遣いともいえる社会現象が起こった．

1982（昭和57）年に老人保健法により制定された高齢者の医療費は，一部自己負担とされたが，その一方で少子高齢化が進み国民健康保険財政を圧迫した．

2006（平成18）年には70歳以上も医療費の３割を負担，加えて入院患者の食費は自己負担となった．2008（平成20）年には，75歳以上の後期高齢者と一定の障害状態にあると認められた65歳以上75歳未満の人を対象とした後期高齢者医療制度が創設され，それまで保険者が全額負担していた医療費を，年齢層と後期高齢者の所得によって，医療費の１～３割を高齢者が自己負担するようになった．

4 介護保険制度と看護

2000（平成12）年４月から施行された**介護保険制度**は，介護保険料と税金

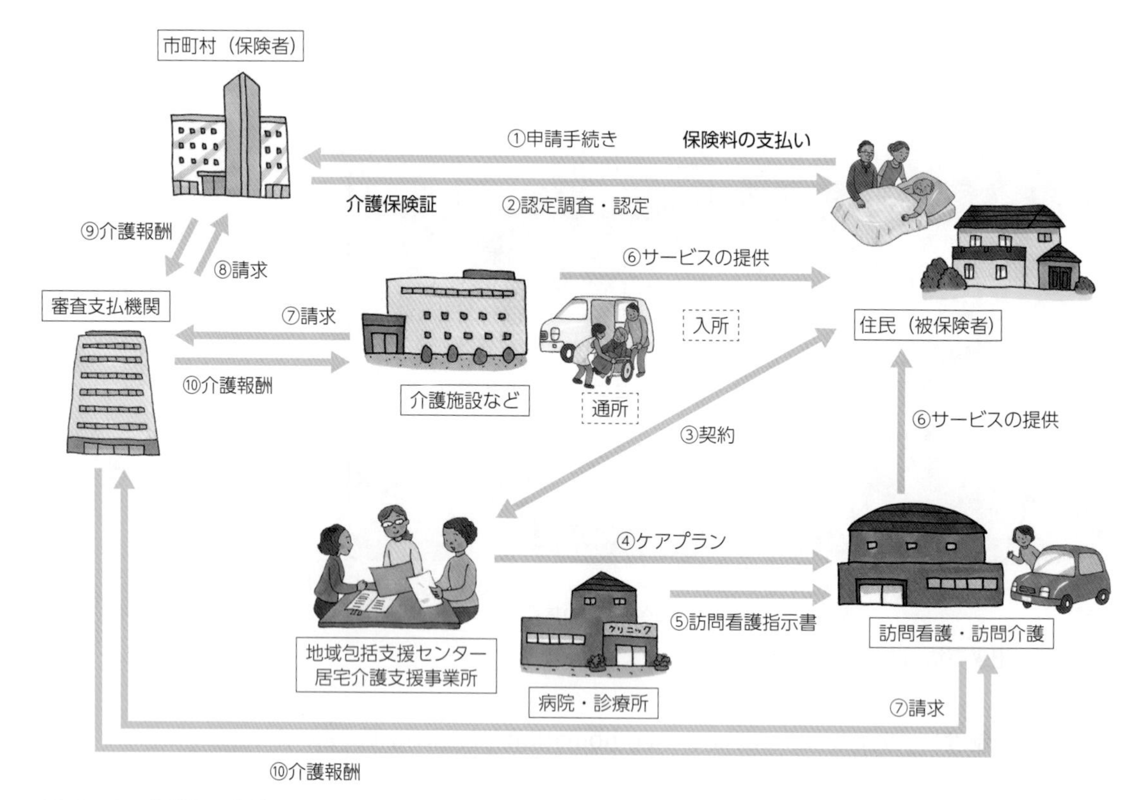

図10-4　介護保険制度の概要

で賄われている社会保険制度で，特別区を含む市町村が保険者である（図10-4）．地域により複数の市町村が共同で保険者となっている広域連合もある．人口構造や社会情勢に合わせて，３年に一度，制度の見直しがされる．

介護を必要とする人へ認定調査（要介護認定）を行い，介護度に合わせたサービスを提供する．訪問介護，訪問看護，通所介護，短期入所（ショートステイ）などの**居宅サービス**，認知症グループホームや小規模多機能型居宅介護，看護小規模多機能型居宅介護などの**地域密着型サービス**，介護福祉施設や介護保険施設などの**施設サービス**，**居宅介護支援**などの給付を行っている．訪問看護ステーションは保健師，助産師，看護師が開設者となれる事業である．社会構造の変化や社会ニーズに合わせ，10年前に比べて２倍以上の訪問看護ステーションが開設している[1]．

plus α

要介護認定

介護を要する人の居住する市町村へ介護保険被保険者証や主治医の意見書などを添えて申請する．コンピューターによって判定される一次判定，その結果と主治医意見書をもとに介護認定審査会で行われる二次判定がある．判定の結果により要支援，あるいは要介護の認定が行われ，保険証が発行される．１年ごとの更新を必要とする．要支援介護認定の一次判定のための調査は介護支援専門員（ケアマネジャー）が行う．

5 医療制度改革と医療計画

1 医療制度改革

日本は1980年代後半に高齢者の総人口に占める割合（高齢化率）が10％を超え，その後も高齢化は進んでいる．2023（令和5）年には29.1％が65歳以上となった．一般会計歳出に占める社会保障関係費の割合は32.3％であり，そのうち，医療給付は32.9％を占めている[2]．

政府は医療制度の改革を急務としており，社会情勢に合わせて２年ごとに診療報酬改定を行っている．2022（令和4）年の改定では，効率的・効果的で質の高い医療体制の構築と医療従事者の資源分配，制度の安定性・持続可能性の向上を目指すとしている．

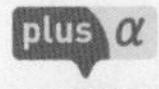

5事業から6事業へ

これまで５事業だったのが，2024（令和６）年度開始の第八次医療計画で「新興感染症等への対応」が追加されて６事業となる．

2 ５疾病・５事業および在宅医療に関する医療計画とその目的

2012（平成24）年の「社会保障・税一体改革大綱」に基づいて，がん，脳卒中，急性心筋梗塞，糖尿病の既存４疾病に精神疾患を加えた**５疾病**と，救急医療，災害時における医療，へき地の医療，周産期医療および小児医療の**５事業**ならびに**在宅医療**を柱として，**医療計画**の見直しがされた（➡p.287参照）．医療計画は都道府県レベルで医療圏を分け（二次医療圏という），人口や世帯構成などから求められる医療機能を明らかにして，医療の提供を効率的に行おうとするものである．地域の医療ニーズに応じて基準病床数*が決められ，病床数の増加に抑制をかけている．現在は急性期病床を縮小し，急性期治療後の回復期・慢性期の病床を増やすことと在宅医療の推進が重要課題となっている．また，薬局の医療機能的役割を拡大させ，医療従事者の確保対策も行っている．

➡ 社会保障・税一体改革については，p.301参照．

用語解説*

基準病床数

厚生労働省から出される予測される人口動態をもとにして，病床の種類ごとに二次医療圏内の病床数が決定される．それらは医療計画に盛り込まれ，病床の適正配置の促進と適切な入院医療の確保を目的に定められている．

引用・参考文献

1) 全国訪問看護事業協会．"令和５年度 訪問看護ステーション数 調査結果"．2023．https://www.zenhokan.or.jp/wp-content/uploads/r5-research.pdf，（参照2023-11-25）．
2) 財務省．"令和５年度社会保障関係予算"．令和５年度社会保障関係予算のポイント．2022．https://www.mof.go.jp/policy/budget/budger_workflow/budget/fy2023/seifuan2023/13.pdf，（参照2023-11-25）．

重要用語

レセプト	介護保険制度	５疾病
診療報酬	居宅サービス	５事業
出来高払い	地域密着型サービス	在宅医療
診断群分類包括支払い制度	施設サービス	医療計画
過剰診療	居宅介護支援	

3 保健医療福祉政策と最近の動向

国が抱える課題を解決し，どのような状態をつくり出すかという政府や政党が掲げるビジョンに対し，基本的な解決に向けた方針を**政策**という．政策には法律の制定や改正，制度の創設とともに，具体的な課題解決のために診療報酬の改定を行うなどといった多様な方法がある．新たな法律を制定する場合，法律案は，国会議員（議員立法）または内閣（閣法）がその作成者となる．閣法については各省庁によって学識経験者や関連業界・団体等の意見も参考にしながら作成され，保健・医療・福祉分野では厚生労働省で働く**看護系技官***が関

看護系技官

看護師と保健師または助産師免許を有し，医療に関する専門性と行政官としての専門性を生かして，省庁で活躍する「技術系行政官」のこと．

与することもある.

さらに，政策を具体的に実現していくためには，さまざまな**制度**，すなわち患者等の対象に対するしくみや決まりの創設や改善が求められる．これは政治家や省庁が決めるわけではない．通常は，関連分野の学識経験者や実務経験者等を構成委員とする審議会や検討会等における検討，公聴会の開催，パブリックコメント（意見公募）等の必要なプロセスを経て決定される.

政策・制度は，社会情勢や国民のニーズ等によって変化している.

1 政策・制度と看護サービス

看護サービスと政策・制度の関係をみてみる．看護職の身分と業務は保健師助産師看護師法で保障されている．さまざまな現場で看護職員が実際に提供しているサービスの多くは，「政策」「制度」を反映したものである．例えば，病院の看護職員の配置数，褥瘡（じょくそう）や緩和ケア等の看護技術の評価は，病院の収入，看護職員の給与に影響を与える．これらの配置数や技術の評価は，２年に１回行われる診療報酬の改定によって決められている．診療報酬の各項目の点数設定や算定条件等の具体的な内容については，中央社会保険医療協議会*の場で議論される．新たな看護技術や再評価が必要と考えられる看護技術について，有効性，安全性，技術的成熟度，既存の技術と比較した効率性等に関して，根拠を含め記載した提案書の提出が看護の立場で認められているのは，看護系学会等社会保険連合*である.

看護学生の学習や国家試験の内容等も同様に，政策，制度を反映している．関連分野の「政策」の動向に注目し，これから新たに創設または改善される「制度」の方向性を予測し，迅速かつ適切な対応策を講じることにより，組織をより良い方向に導くことが看護管理者には期待されている.

2 少子高齢化による制度改革の必要性

現在の社会保障制度*の基本的な枠組み（図10-5）が構築された1960年代から今日に至るまでに，制度の前提となる社会経済情勢は，少子高齢化や経済成長の停滞などによって大きく変化している．社会保障にかかる費用は年々増加し（図10-6），一方で生産年齢人口が減少しているため，その費用を賄う

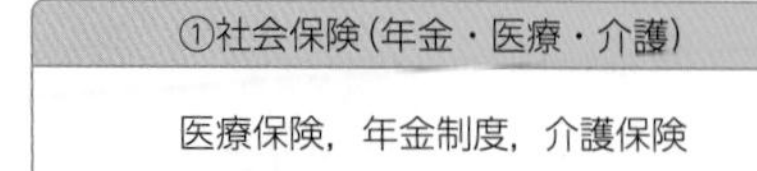

図10-5　社会保障制度の基本的な枠組み

用語解説*

中央社会保険医療協議会（中医協）

厚生労働大臣の諮問機関として，診療報酬の改定内容について議論を行う．構成委員として診療側から参画できるのは医師，歯科医師，薬剤師の代表のみで，必要に応じて置くことのできる専門委員には看護の代表として，日本看護協会から１名が選出され，看護の声を届けている.

用語解説*

看護系学会等社会保険連合（看保連）

エビデンスに基づいた看護に関する診療報酬および介護報酬等の評価・充実・適正化の促進を提言するために看護系学会の代表が所属する組織.

用語解説*

社会保障制度

国民の「安心」や生活の「安定」を支えるセーフティーネット．社会保険，社会福祉，公的扶助，保健医療・公衆衛生からなり，人々の生活を生涯にわたって支えるもの.

国民皆保険制度

国民全員の医療を公的医療保険で保障し，健康保険証１枚でどの医療機関でも低い（基本３割）負担額で受診することを可能とするしくみ.

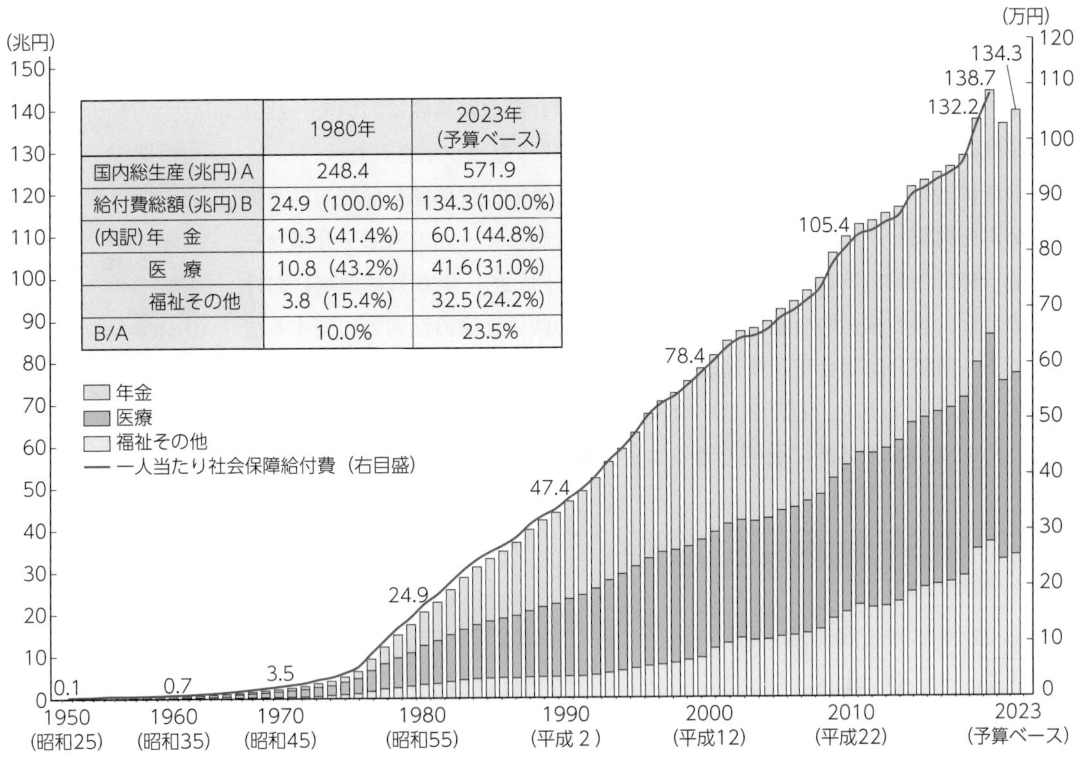

	1980年	2023年（予算ベース）
国内総生産（兆円）A	248.4	571.9
給付費総額（兆円）B	24.9（100.0%）	134.3（100.0%）
（内訳）年　金	10.3（41.4%）	60.1（44.8%）
医　療	10.8（43.2%）	41.6（31.0%）
福祉その他	3.8（15.4%）	32.5（24.2%）
B/A	10.0%	23.5%

注）図中数値は，1950，1960，1970，1980，1990，2000，2010，2020，2021，2023年度（予算ベース）の社会保障給付費（兆円）．
資料：国立社会保障・人口問題研究所「令和３年度社会保障費用統計」，2022・2023年度（予算ベース）は厚生労働省推計，2023年度の国内総生産は「令和５年度の経済見通しと経済財政運営の基本的態度（令和５年１月23日閣議決定）」

図10-6　社会保障給付費の推移

ことができない．安定した社会保障制度の維持が困難になることが危惧されている．

3 社会保障・税一体改革

社会保障費の増加，少子高齢化や税収の減少等といった社会経済情勢の変容に対して，**社会保障・税一体改革**は，社会保障の充実・安定化とそのための安定財源確保と財政健全化という二大目標を同時に実現し，誰もが安心して社会保障制度を利用できるようにするための改革とされている．これは，①子育て支援の充実や医療・介護サービス保障の強化等といった取り組みの方向性を示すこと，②確実に実行するための手段として新たな法律の制定や既存の法律の改正等を行うことにより，二大目標の達成を目指すものである（図10-7）．

これまで，社会保障改革の全体像や必要な財源を確保するための消費税を含む税制抜本改革の基本方針が示されるとともに，その具体化のための検討が進められ，以下のように法律が制定または改正されてきた．2012（平成24）年８月に議員立法により成立した**社会保障制度改革推進法**に基づき，有識者による社会保障制度改革国民会議が行われ，2013（平成25）年８月に報告書が公表された．その審議の結果等を踏まえて，同年12月に，持続可能な社会保障制度の確立を図るための改革の推進に関する法律（**社会保障制度改革プログラム法**）が成立した．その中で，医療制度および介護保険制度において，社会保障制度改革の実施すべき方策として表10-6のような点が示された．

この法に基づく措置として，質が高く効率的な医療提供体制や地域包括ケアシステムを構築し，高度急性期から在宅医療・介護まで一連の医療・介護サービスを一体的・総合的に確保するため，2014（平成26）年6月に地域における医療及び介護の総合的な確保を推進するための関係法律の整備等に関する法律（以下，**医療介護総合確保推進法**）が成立し，医療法，介護保険法等の関係法律の改正が行われた（図10-8）．地域の実情に応じた医療提供体制を実現するための施策を主体的に展開できるよう，都道府県を**地域医療構想**＊の策定

用語解説＊
地域医療構想
効率的で効果的な地域の医療提供体制を構築するために，都道府県が2次医療圏を原則としつつ，2025年における人口規模，基幹病院までのアクセス時間の変化等の要素を勘案して定めた構想区域と，その区域における医療機能（高度急性期，急性期，回復期，慢性期）別に推計した，2025年に必要な医療や病床数のほか，達成に向けた取り組みを定めたもの．

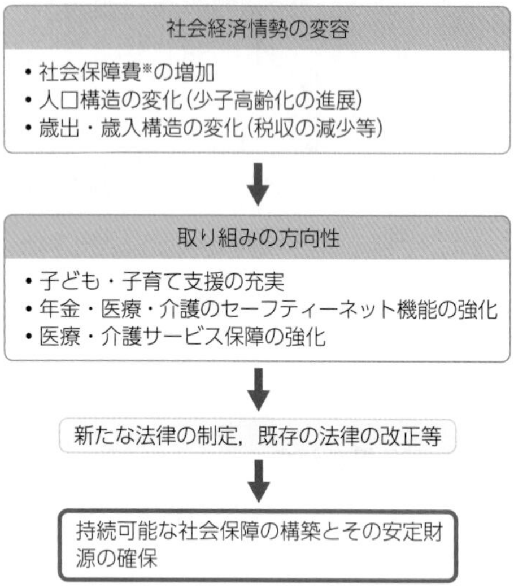

社会経済情勢の変容
- 社会保障費＊の増加
- 人口構造の変化（少子高齢化の進展）
- 歳出・歳入構造の変化（税収の減少等）

↓

取り組みの方向性
- 子ども・子育て支援の充実
- 年金・医療・介護のセーフティーネット機能の強化
- 医療・介護サービス保障の強化

↓

新たな法律の制定，既存の法律の改正等

↓

持続可能な社会保障の構築とその安定財源の確保

※年金，医療，介護，生活保護等

図10-7　社会保障・税一体改革の概要

表10-6　実施すべき社会保障制度改革の方策（社会保障制度改革プログラム法による）

医療制度	病床機能報告制度の創設・地域の医療提供体制の構想の策定等による病床機能の分化および連携 国保の保険者・運営等のあり方の改革 後期高齢者支援金の全面総報酬割 70～74歳の患者負担・高額療養費の見直し 難病対策　など
介護保険制度	地域包括ケアの推進 予防給付の見直し 低所得者の介護保険料の軽減　など

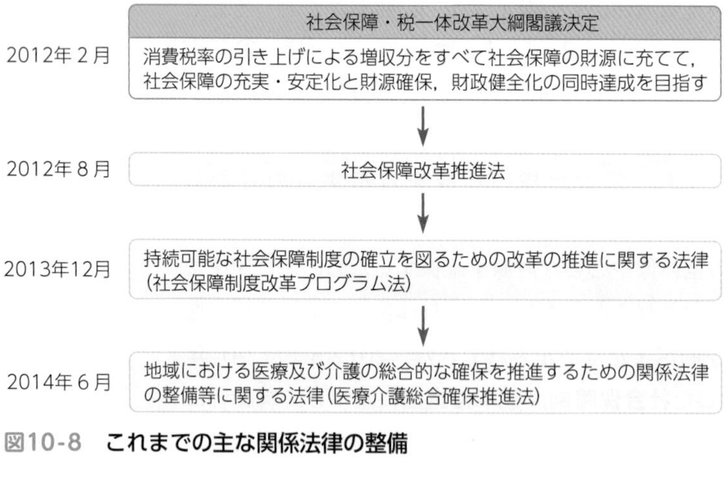

2012年2月　社会保障・税一体改革大綱閣議決定
消費税率の引き上げによる増収分をすべて社会保障の財源に充てて，社会保障の充実・安定化と財源確保，財政健全化の同時達成を目指す

↓

2012年8月　社会保障改革推進法

↓

2013年12月　持続可能な社会保障制度の確立を図るための改革の推進に関する法律（社会保障制度改革プログラム法）

↓

2014年6月　地域における医療及び介護の総合的な確保を推進するための関係法律の整備等に関する法律（医療介護総合確保推進法）

図10-8　これまでの主な関係法律の整備

表10-7　地域主体の保健医療政策の主な改革

	主な改革の内容
2015（平成27）年	マイナンバーの通知
2016（平成28）年	• マイナンバーカードの交付 • 行政機関等でのマイナンバーの利用開始
2017（平成29）年	マイナンバーを活用した国や地方公共団体間でのオンラインでの情報連携の本格運用の開始 ⇒年金，保健医療，介護保険，福祉等の各分野の手続き場面で情報連携による事務の効率化
2019（令和元）年	• 「医療保険制度の適正かつ効率的な運営を図るための健康保険法等の一部を改正する法律」の成立 • 医療情報化支援基金の創設 ⇒保健医療機関等のオンライン資格確認（患者がマイナンバーカードを認証端末にかざすことによる保険資格の有無の確認）や電子カルテの普及に係る初期導入経費を補助することによる医療分野のICT化の促進
2020（令和２）年	• レセプト情報・特定健診等情報データベース（NDB）と介護保険総合データベース（介護DB）の連結解析の実現 • マイナンバー制度を活用した乳幼児健診および妊婦健診情報のマイナポータルでの閲覧や市町村間での情報連携の開始
2021（令和３）年	「デジタル社会の形成を図るための関係法律の整備に関する法律」の成立 ⇒看護師等の国家資格に関する事務等におけるマイナンバーの利用および情報連携や国家資格証のデジタル化（４年以内に順次）

主体と位置付けた[4)]．

地域主体の保健医療政策の変革の一環として，社会保障制度や税制の公平性・透明性・効率性を高めるために，社会保障・税番号制度が導入され，表10-7のような改革が進んでいる．

4 医療政策・介護政策分野

少子高齢化問題やバブル崩壊による経済の長期低迷により財源が減り，限られた社会保障費の中で効率的かつ効果的に医療・介護を提供するための方策として，病床を機能分化し，医療機関が互いに連携すること，そして在宅医療を推進することが2012（平成24）年に方針として示された．政策を実現するためには，診療報酬や介護報酬*のような経済的誘導と制度創設による誘導の二つの方法がある．病床の機能分化・連携，在宅医療の推進等は，その両輪で進められている．

1 病床機能報告制度の創設

病床機能報告制度とは，医療機関が担っている医療機能（病棟単位），構造設備，人員配置，医療内容等について都道府県知事に報告するしくみで，2014（平成26）年度から始まった[5)]．医療介護総合確保推進法により改正された医療法（第30条の13）に基づく．

2 質が高く効率的な医療提供体制の構築

高齢者が急増する2025年に向けて医療・介護サービスの需要の増大・多様化に対応できるよう，効果的かつ効率的な医療提供体制の構築を実現するため

用語解説 *

介護報酬

事業者が利用者（要介護者または要支援者）に介護サービスを提供した場合に，その対価として事業者に支払われるサービス費用のこと．サービスごとに費用が設定されており，基本的なサービス提供に係る費用に加えて，各事業所のサービス提供体制や利用者の状況等に応じて加算・減算されるしくみになっている．

plus α

地域医療介護総合確保基金

各都道府県に配分された消費税増収分等を活用した財政支援制度．この基金は医療介護総合確保推進法に基づく都道府県計画の中で，課題解決に向けた特定の事業に使用できる．創設当初と比べると予算規模は大きくなっており，令和５年度には医療分は1,029億円（前年度同様），介護分は734億円（前年度より減額）であった．

には，病床機能の分化および連携を推進する必要がある．医療介護総合確保推進法の成立を受け，各都道府県では，国が示したガイドラインに沿って，地域医療構想として2025年の医療需要と病床の必要量の推計，それを実現するための施策を策定し，医療計画に盛り込むこととなった．

2016年度末には，全都道府県で策定が完了したため，公立・公的医療機関等は地域の民間医療機関では担うことのできない医療機能に重点化する方向で見直し，これを達成するための再編統合の集中的な議論を各都道府県に要請した．しかし，2018年度末時点で具体的対応方針の策定に関する実質的な議論が行われていないことへの懸念が示されたため，2020（令和２）年１月に国が診療実績を分析した上で，都道府県を通じ，公立・公的医療機関などに具体的対応方針の再検証等を要請した．

また，2021（令和３）年の医療法改正により，病床機能の再編や統合で生じ得る雇用等の全額負担や，複数医療機関の再編・統合に関する計画（再編計画）を厚生労働大臣が認定する制度の創設などが国による財政的・技術的支援として行われた．

さらに，2020年12月に取りまとめられた「医療計画の見直し等に関する検討会報告書」では，医療機関の選択時の外来機能に関する情報の不足，大病院志向による一部医療機関への外来患者集中に伴う待ち時間等の課題から，かかりつけ医機能の強化や外来機能の明確化・連携を進める必要性が指摘された．そこで，医療機関が都道府県に外来医療の実施状況を報告し，外来機能の明確化・連携に関する協議で「医療資源を重点的に活用する外来」を地域で基幹的に担う（紹介患者への外来を基本とする）医療機関の明確化が可能となるよう，2021年に医療法が改正された．

plus α

地域医療構想調整会議

医師会，歯科医師会，薬剤師会，看護協会，病院団体，医療保険者，市町村等から幅広く参加し，地域の医療機能に関する現状分析や具体的な機能分化・連携について議論・調整を行う会議．設置区域や参加者の範囲・選定は，地域の事情や議事等に応じて，柔軟に都道府県が設定する．

3 地域包括ケアシステムの構築

65歳以上の人口は，2025年には3,600万人を超え，認知症高齢者，高齢者の単独世帯や高齢夫婦のみの世帯のさらなる増加が見込まれている．また，75歳以上の人口は都市部で急速に増加し，もともと高齢者人口の多い地方での増加は緩やかだが人口は減少するなど，高齢化の状況には大きな地域差が見込まれる．このような中で，それぞれの地域の実情に合った地域包括ケアシステム（医療・介護・予防・住まい・生活支援が確保される体制）の構築を目指す必要がある（図10-9）[6]．

2012（平成24）年４月に施行された介護保険法改正で，地域包括ケアに係る規定の創設や24時間対応の定期巡回・随時対応サービス，複合型サービスの導入等を行ったほか，日常生活圏域ニーズ調査や地域ケア会議の実施，医療・介護関連情報の「見える化」等を推進している[7]．また，高齢者の自立支援と要介護状態の重度化防止，**地域共生社会**の実現を図るとともに，制度の持続可能性を確保し，サービスを必要とする人々に必要なサービスが提供されるよう，地域包括ケアシステムの強化のための介護保険法等の一部を改正する法

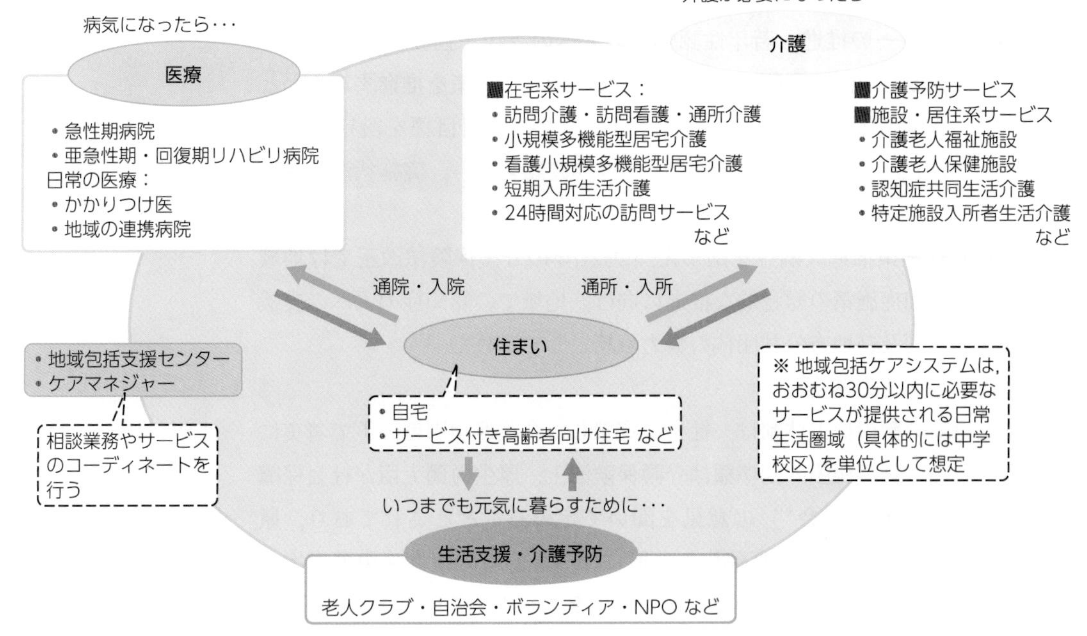

図10-9　地域包括ケアシステムの概念図

律が2017（平成29）年に成立した．介護保険法の改正により，全市町村が保険者機能を発揮して，自立支援・重度化防止に取り組めるように，データに基づく課題分析と対応，適切な指標による実績評価，インセンティブの付与の制度化や，新たな介護保険施設の創設等が行われた．

4 認知症に対する施策

厚生労働省は2015（平成27）年１月，**認知症施策推進総合戦略（新オレンジプラン）**を公表した．これは，認知症の人が住み慣れた地域で自分らしく暮らし続けられるよう，社会全体で認知症の人を支えるための施策である．認知症サポーターの養成，若年性認知症施策の強化，認知症の人の介護者への支援等を含む七つの柱が掲げられている．

2017（平成29）年度末などを当面の目標年度としていた新オレンジプランは，進捗状況がおおむね順調であったことから，同年７月に数値目標を2020年度末までの目標に更新するとともに，施策を効果的に実行できるように内容を充実させる等の改定を行った．

その後，政府全体で認知症施策をさらに強力に推進するために設置された認知症施策推進関係閣僚会議において，新オレンジプランの後継として2019（令和元）年６月に**認知症施策推進大綱**がとりまとめられた．認知症の発症を遅らせ，認知症になっても希望をもって日常生活を過ごせる社会を目指し，認知症の人や家族の視点を重視しながら，「共生」と「予防」を車の両輪とした施策を推進していくことが大綱の基本的な考え方となっている．

この考え方の下，大綱では，新オレンジプランの七つの柱を①普及啓発・

本人発信支援，②予防，③医療・ケア・介護サービス・介護者への支援，④認知症バリアフリーの推進・若年性認知症の人への支援・社会参加支援，⑤研究開発・産業促進・国際展開，の五つの柱に再編して施策を推進することとしている．対象期間は2025年までとし，施策ごとに数値目標を設定している．2020（令和２）年12月には施策ごとの進捗確認を行い，実施状況を首相官邸ホームページに掲載した．

また，認知症施策推進大綱等を踏まえ，2020年の介護保険法改正では地域社会における認知症施策の総合的な推進に向け，地域での認知症の人への支援体制の整備等を国及び地方公共団体の努力義務として定めた．

5 介護保険制度の改革

日本における介護の提供体制は，社会に定着した介護保険制度の下で着実に整備されてきた．介護報酬の基準額は介護保険法上，厚生労働大臣が社会保障審議会（介護給付費分科会*）の意見を聞いて定めることとされており，原則，３年に１回改定される．高齢化の進展に伴う高齢者の慢性疾患罹患率の増加により疾病構造が変化し，介護ニーズと医療ニーズを併せもつ重度の要介護者や認知症高齢者が増加するなど，医療と介護の連携の必要性はこれまで以上に高まってきている．人口構造が変化していく中で，医療介護総合確保推進法における介護分野の制度改革では，地域包括ケアシステムの構築と介護保険制度の持続可能性の確保のための見直し事項が盛り込まれている．その一つとして，費用負担の公平化がある．2015（平成27）年に施行された介護保険法の改正では，低所得者の保険料軽減を拡充するとともに，保険料上昇をできる限り抑えるため，一定以上の所得のある利用者の負担を１割から２割に増やすなどの見直しを行った．

2017（平成29）年の介護保険法の改正では，今後増加が見込まれる慢性期の医療・介護ニーズへの対応のため，日常的な医学管理が必要な重介護者の受入れや看取り・ターミナル等の機能と生活施設としての機能を兼ね備えた**介護医療院**が創設された．このほか，保険者機能の強化等による自立支援・重度化防止に向けた取り組みの推進や，世代間・世代内の公平性を確保しつつ，制度の持続可能性を高める観点から，２割負担者のうち特に所得の高い層の負担割合を３割とすることとした．

今後，2040年には高齢人口がピークを迎え，介護サービス需要がさらに増加・多様化し，現役世代の減少も顕著になることから，「地域共生社会の実現のための社会福祉法等の一部を改正する法律案」が2020（令和２）年６月に成立し，2021（令和３）年４月から順次施行されている．地域特性に応じた認知症施策や介護サービス提供体制の整備等の推進ならびに医療・介護のデータ基盤整備の推進，介護人材確保および業務効率化の取り組みの強化等が盛り込まれ，地域共生社会の実現を目指している．

用語解説*

介護給付費分科会

厚生労働大臣の諮問機関として，介護報酬の改定内容について議論を行う．有識者や業界団体の代表，自治体の代表などによって構成され，日本看護協会からも１名選出され，看護の声を反映させている．

plus α

補足給付

2005年から特別養護老人ホーム等に係る費用のうち，居住費および食費は本人の自己負担が原則となっているが，低所得の者が多く入所している実態を考慮して，介護保険施設やショートステイを利用する住民税非課税世帯の者については，その申請に基づき，居住費・食費を助成する制度である．

5 健康政策

1 健康づくり対策と健康日本21（第二次）

疾病構造の変化により，がん，循環器疾患，糖尿病などの生活習慣病は，日本人の死因の約６割，医療費の約３割を占めるなど，人々の健康寿命や社会保障費への影響が懸念されている．厚生労働省では，2000（平成12）年から生活習慣の改善などに関する目標を盛り込んだ「21世紀における国民健康づくり運動」（**健康日本21**）に着手し，一次予防の視点を重視しながら健康増進を図るために，段階的に健康づくり対策を進めてきた．

この法的基盤として2003（平成15）年には，健康増進法が施行され，2011（平成23）年からは，新たな取り組みとして**スマート・ライフ・プロジェクト**を開始した．

健康日本21の自治体の取り組み状況や最終評価結果を踏まえ，2013（平成25）年度からは，**健康日本21（第二次）**を開始した[4]．生活習慣および社会環境の改善により，すべての国民が共に支え合いながら希望や生きがいをもち，ライフステージ（乳幼児期，青壮年期，高齢期等の人生における各段階）に応じて，健やかで心豊かに生活できる活力ある社会の実現を目指している．

開始５年目にあたる2017（平成29）年度より中間評価を行い，翌年の報告書では，具体的な目標53項目の達成状況や関連する取り組みの状況，課題等がとりまとめられた．本来，健康日本21（第二次）の計画期間は，2013年度から2022年度の10年間とされていた．しかし，自治体と保険者との一体的な健康づくり政策の運用を目指し，都道府県による策定時間の確保や医療費適正化計画等のほかの関連する計画と計画期間を一致させるために１年間期間を延長し，2023年度までの11年間となった．その後，健康日本21（第二次）の最終評価の結果および課題等をもとに，2023（令和５）年５月に次期における基本的な方向や目標等が公表され，2035年度までを期間とする健康日本21（第三次）が2024（令和６）年度から始まる予定である．

2 地域・職域における保健活動の推進

地域における保健活動は，地域保健法および同法第４条１項の規定に基づき策定された「地域保健対策の推進に関する基本的な指針（以下，地域指針）」に基づいて，主に保健師によって実施されてきた．

2012（平成24）年に地域指針が改正され，地域のソーシャルキャピタル*を活用して，住民による自助および共助への支援の推進や地域の特性を生かした健康なまちづくりの推進を図ることが盛り込まれるなど，地域保健対策の推進の基本的な方向性や重要事項が改めて示された．さらに，2013（平成25）年には地域における保健師の保健活動の留意事項等を示した「地域における保健師の保健活動に関する指針」についても，大幅に内容が見直された．今後は，各自治体で保健師を含めた保健活動の方向性について，地域の健康課題や

用語解説*

ソーシャルキャピタル

信頼，社会規範，ネットワークといった，社会や地域での人々の結び付きを示す概念．

plus α

地域における保健師の保健活動の見直しポイント

これまで保健師の保健活動は住民への直接的なサービス提供や調整に重点が置かれていたが，今後はこれらに加え，持続可能でかつ地域特性を生かした健康なまちづくり，災害対策などを推進することが必要である．保健師には所属する組織や部署にとらわれない活動が求められる．具体的には，管内をいくつかの地区に分けて担当保健師を配置し，保健師がその担当地区に責任をもって活動する地区担当制の推進，保健・医療・福祉・介護等の関係部門に保健師を適切に配置することなどが挙げられた．

実情に応じた検討が進められることが期待されている．

|1| 保健師の人材育成

国や地方公共団体等が実施している保健師の人材育成に係る研修については課題が指摘されており，厚生労働省では，保健師に係る研修のあり方等に関する検討会で検討を重ねてきた．2016（平成28）年３月の最終取りまとめの報告書で，キャリアラダーおよび自治体保健師に求められる能力と人材育成支援シートの活用方法・記載事項例，キャリアパスの策定プロセスと策定における留意事項が示された．

|2| 職場における産業保健活動

近年，労働者のメンタルヘルスの不調や過重労働等による健康障害が課題となっており，企業や地域の産業保健活動の中でこれらの予防や早期の対応を行う保健師の役割はますます重要になってきている．これらの課題を解決するため，労働安全衛生法に基づく労働者のメンタルヘルス対策に関する指針を策定して事業者への啓発等を行うなど，うつ病等のメンタルヘルスの不調により休業した労働者の職場復帰のための対策を進められてきた．

2015（平成27）年には，医師，保健師等により労働者の心理的な負担の程度を把握し，セルフケアや職場環境の改善につなげ，メンタルヘルス不調の未然防止の取り組みを強化するため，**ストレスチェック制度**が事業者に義務化された（従業員50人未満は努力義務）．制度の適切な運用を図るため，実際に事業場においてストレスチェックの導入に携わる人事労務担当者や産業保健スタッフ向けに，より具体的な運用方法等を解説した「労働安全衛生法に基づくストレスチェック制度実施マニュアル」の作成や，労働者健康安全機構における「ストレスチェック制度サポートダイヤル」での相談対応，全国の産業保健総合支援センター*における研修等を実施している．努力義務の小規模事業場でも取り組みが進むよう，一定の要件下でその費用を助成する事業を実施しているほか，厚生労働省のウェブサイトでは，ストレスチェックを実施する事業者に無料プログラムを配布している．

また，働く人のメンタルヘルス・ポータルサイト「こころの耳」では，事業者，産業保健スタッフ，労働者やその家族に対してメンタルヘルスに関する最新情報や事業場の取り組み事例等を紹介するほか，労働者からの電話・メール相談等にも対応している．

さらに，2019（平成31）年４月施行の改正労働安全衛生法関係法令により，産業医の権限を具体化するなど，産業医・産業保健機能の強化が行われた．各都道府県労働局では事業者に産業医等の適切な選任，衛生委員会の活動の活性化等に関する指導等を行っている．

加えて近年の動向として，国民の健康に対する意識の高まりや職場の健康診断の有所見率の増加を受け，職場における受動喫煙防止対策や，がんや脳卒中等の病気を抱える労働者の治療と仕事との両立支援が国や事業者等により推進

plus α

ストレスチェックの運用

結果については，医師等から直接労働者に通知されるが，労働者の同意がなければ事業者に通知してはならず，一定の要件に該当する労働者から申し出があった場合は，医師による面接指導を実施することを事業者の義務とした．事業者は，結果に基づき，医師の意見を聞いた上で，作業の転換，労働時間の短縮など，就業上の措置を必要に応じて講じなければならない．

用語解説*

産業保健総合支援センター

厚生労働省が所管する独立行政法人労働者健康安全機構が各都道府県に設置した機関で，事業場の産業保健スタッフ（産業医，保健師・看護師，衛生管理者等）にメンタルヘルス対策等の産業保健に関する研修・相談や，事業主等に職場の健康管理への広報・啓発などを無料で行っている．

されている．こうした受動喫煙防止対策や治療と仕事の両立支援では，事業主や産業医等との連携・調整や労働者への保健指導といった直接支援等を事業場における保健師が担っており，役割の重要性が高まっている．

6 看護職員の量の確保および質の向上のための政策

1 看護職員の需給見通し

看護職員の人材確保に関しては，**看護師等の人材確保の促進に関する法律**第３条に基づき，基本的な指針が策定されている．同指針の中で，国は，医療提供体制等を踏まえた需給見通しに基づいて看護師等の養成を図るなど就業者数の確保に努めるべきとされていることから，厚生労働省は，看護職員需給見通しを，おおむね５年ごとに策定してきた．

「第七次看護職員需給見通しに関する検討会報告書」における長期的な看護職員需給見通しの推計では，2025年の需要数の推計に対して，約12～20万人の不足が見込まれている．このような状況から，2015年には看護師等を含む医療従事者の勤務環境改善マネジメントシステム*の医療機関への導入が進み，看護師等免許保持者の届出制度も始まった．第八次見通しについては，地域医療構想における2025年の医療需要や2017（平成29）年４月に公表された「新たな医療の在り方を踏まえた医師・看護師等の働き方ビジョン検討会」報告書等を踏まえて検討される．

2 看護職員の復職支援の強化

社会保障・税一体改革では，2025年に必要な看護職員数と供給数は約３～13万人分のギャップがあるという試算が出た．看護職員は不足・偏在しており，厳しい勤務環境の改善，ワーク・ライフ・バランス実現の推進に向けて，抜本的な看護職員確保対策が不可欠とされた．

このような背景から，2015（平成27）年に看護師等の人材確保の促進に関する法律が改正され，看護師等免許保持者による届出制度が創設された．病院等を離職した際に，連絡先など一定の情報を**都道府県ナースセンター**へ届け出るもので，この制度により，都道府県ナースセンターが，離職した看護職と一定の「つながり」を確保し，ライフサイクルを通じて，適切なタイミングで看護職の復職支援ができるようにした（図10-10）．届出専用サイト「とどけるん」も開設され，届出制度が開始されてから2023年10月末までの８年１カ月で，離職の届出者数は19.8万人を超え，そのうち約２万人が再就職している．

3 特定行為に係る看護師の研修制度の導入

団塊の世代が後期高齢者に達する2025年に向け，看護師には患者の状態を見極め，必要な診療の補助の範囲である一定の医行為（図10-11）を速やかに届けるなどの役割が期待されている．在宅医療等の推進を図っていくためには，医師または歯科医師の判断を待たずに，**手順書**に基づいて一定の診療の補助を行うことができる看護師を養成し，確保していく必要がある．**特定行為に**

plus α

看護職員需給見通しの策定方法（第七次）

需要数，供給数ともに各都道府県で調査，推計し，積み上げた数を厚生労働省が取りまとめる．需要数は，施設ごとに看護の質の向上や勤務環境の改善を考慮して推計し，供給数は，再就業者数の現状を踏まえ政策効果を加味して推計する．

用語解説*

勤務環境改善マネジメントシステム

医療機関がPDCAサイクル（Plan：計画を立てる→Do：実行する→Check：評価する→Action：改善するという４段階の活動を繰り返し行うことで，継続的にプロセスを改善していく手法）を活用して，計画的に医療従事者の勤務環境改善に取り組むしくみ．

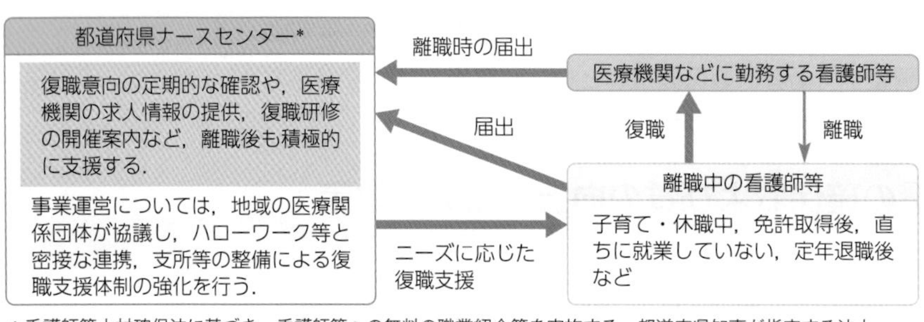

＊看護師等人材確保法に基づき，看護師等への無料の職業紹介等を実施する，都道府県知事が指定する法人．
厚生労働省．ナースセンターによる看護職員の復職支援の強化．
https://www.mhlw.go.jp/topics/2016/01/dl/tp0115-1-03-03d.pdf，（参照2023-11-25）．より一部改変．

図10-10　ナースセンターによる看護職員の復職支援

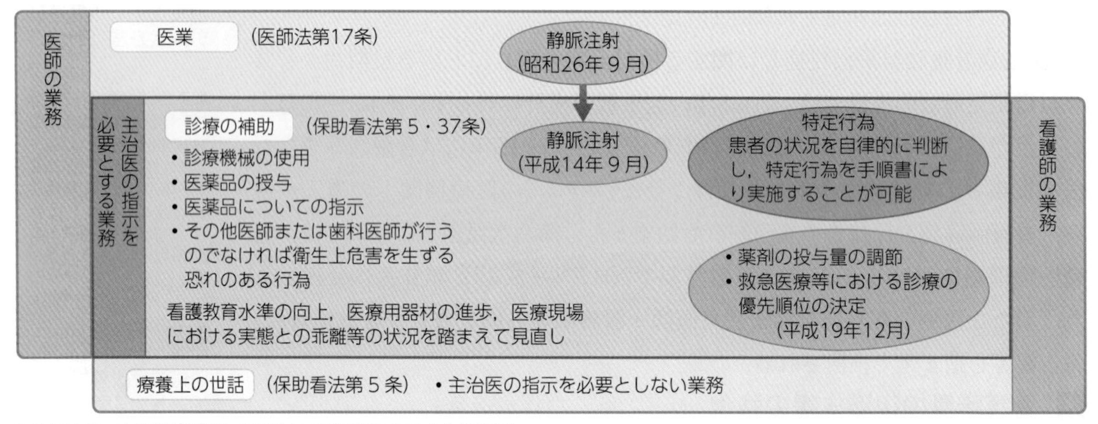

厚生労働省．事務局提出資料（看護師の業務範囲に関する法的整理）．
https://www.mhlw.go.jp/shingi/2009/10/dl/s1005-6b.pdf，（参照2023-11-25）．より一部改変．

図10-11　看護師の業務範囲に関する法的整理

係る看護師の研修制度創設は，その行為を特定し，内容を標準化することにより，今後の在宅医療等を支えていく看護師を計画的に養成していくことを目的としている．この制度に基づいて看護師が診療の補助行為を実施する場合の流れを図10-12に，また厚生労働省が定める21区分38行為について表10-8に示す．

本制度の活用および普及に向けて，看護管理者が，特定行為だけではなく，現在看護師が実施している診療の補助行為について再確認し，安全性，効率性の観点から職種間の役割分担を見直すことにより，医療の質の向上が期待される．また，看護師を特定行為研修へ派遣するに当たっては，各施設において，本制度を活用する意義や研修を修了した看護師に期待する役割などのコンセンサスを得るとともに，研修を修了した看護師が，期待される役割を発揮できるような体制の整備を行うことも看護管理者には求められている[15)]．

特定行為研修制度の現状と課題を踏まえ，特定行為研修修了者のさらなる確保等を目指し，看護師がより受講しやすい研修となるよう，看護師特定行為・研修部会において研修の見直しを行った．見直しにより，内容の精錬化による

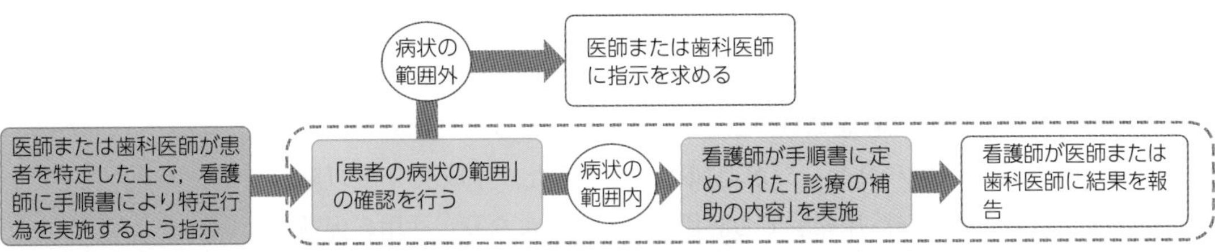

現行と同様，医師または歯科医師の指示の下に，手順書によらないで看護師が特定行為を行うことに制限は生じない．
特定行為に係る看護師の研修制度を導入した場合でも，患者の病状や看護師の能力を勘案し，医師または歯科医師が直接対応するか，どのような指示により看護師に診療の補助を行わせるかの判断は，医師または歯科医師が行うことに変わりはない．

図10-12　制度の対象となる診療の補助行為実施の流れ

表10-8　特定行為および特定行為区分（21区分38行為）

特定行為区分	特定行為
呼吸器（気道確保に係るもの）関連	経口用気管チューブまたは経鼻用気管チューブの位置の調整
呼吸器（人工呼吸療法に係るもの）関連	侵襲的陽圧換気の設定の変更
	非侵襲的陽圧換気の設定の変更
	人工呼吸管理がなされている者に対する鎮静薬の投与量の調整
	人工呼吸器からの離脱
呼吸器（長期呼吸療法に係るもの）関連	気管カニューレの交換
循環器関連	一時的ペースメーカーの操作および管理
	一時的ペースメーカーリードの抜去
	経皮的心肺補助装置の操作および管理
	大動脈内バルーンパンピングからの離脱を行うときの補助の頻度の調整
心囊ドレーン管理関連	心囊ドレーンの抜去
胸腔ドレーン管理関連	低圧胸腔内持続吸引器の吸引圧の設定および設定の変更
	胸腔ドレーンの抜去
腹腔ドレーン管理関連	腹腔ドレーンの抜去（腹腔内に留置された穿刺針の抜針を含む）
ろう孔管理関連	胃ろうカテーテルもしくは腸ろうカテーテルまたは胃ろうボタンの交換
	膀胱ろうカテーテルの交換
栄養に係るカテーテル管理（中心静脈カテーテル管理）関連	中心静脈カテーテルの抜去
栄養に係るカテーテル管理（末梢留置型中心静脈注射用カテーテル管理）関連	末梢留置型中心静脈注射用カテーテルの挿入
創傷管理関連	褥瘡または慢性創傷の治療における血流のない壊死組織の除去
	創傷に対する陰圧閉鎖療法
創部ドレーン管理関連	創部ドレーンの抜去
動脈血液ガス分析関連	直接動脈穿刺法による採血
	橈骨動脈ラインの確保
透析管理関連	急性血液浄化療法における血液透析器または血液透析濾過器の操作および管理
栄養および水分管理に係る薬剤投与関連	持続点滴中の高カロリー輸液の投与量の調整
	脱水症状に対する輸液による補正
感染に係る薬剤投与関連	感染徴候がある者に対する薬剤の臨時の投与
血糖コントロールに係る薬剤投与関連	インスリンの投与量の調整
術後疼痛管理関連	硬膜外カテーテルによる鎮痛剤の投与および投与量の調整
循環動態に係る薬剤投与関連	持続点滴中のカテコラミンの投与量の調整
	持続点滴中のナトリウム，カリウムまたはクロールの投与量の調整
	持続点滴中の降圧剤の投与量の調整
	持続点滴中の糖質輸液または電解質輸液の投与量の調整
	持続点滴中の利尿剤の投与量の調整
精神および神経症状に係る薬剤投与関連	抗けいれん剤の臨時の投与
	抗精神病薬の臨時の投与
	抗不安薬の臨時の投与
皮膚損傷に係る薬剤投与関連	抗がん剤その他の薬剤が血管外に漏出したときのステロイド薬の局所注射および投与量の調整

研修時間数の短縮と，三つの領域別パッケージ研修（在宅・慢性期領域，外科術後病棟管理領域，術中麻酔管理領域）が2019（平成31）年４月から実施可能となった．同年10月には救急領域，2020（令和２）年３月には外科系基本領域，10月には集中治療パッケージが追加された．また，平成30年度以降，特定研修修了者の配置等が診療報酬でも評価されるようになり，活用の促進につながっている．

4 看護基礎教育に関する動向

質の高い看護職の養成を目指し，教育カリキュラムの改正は過去に，期間は特に決まっていないものの，人口構造や国民のニーズの変化等に応じておおむね10年に１回程度のペースで実施されてきた．厚生労働省で2017（平成29）年４月にとりまとめられた「新たな医療の在り方を踏まえた医師・看護等の働き方ビジョン検討会 報告書」では，看護師として共通して求められる知識や能力が培われるよう教育カリキュラムを拡充する必要性や，准看護師の教育カリキュラムの見直しの必要性が指摘され，見直しに向けた気運が高まった．

一方，看護系大学の急増に伴い，文部科学省では教育水準の維持向上が課題であったため，地域包括ケアシステムの構築，多職種連携・チーム医療の推進等の変化に対応し，看護師として必要な能力を備えた質の高い人材養成が急務となっていた．そこで，大学の学士課程の教育の充実と社会に対する質保証に資する「**看護学教育モデル・コア・カリキュラム***」が，2017年10月に「大学における看護系人材養成の在り方に関する検討会」で策定された．

これらの流れに加え，教育の実態や国家試験等への影響も考慮しつつ，保健師，助産師，看護師，准看護師の教育カリキュラムは，厚生労働省の「看護基礎教育検討会」，文部科学省の「大学における看護系人材養成の在り方に関する検討会」で示された保健師助産師看護師学校養成所指定規則（厚生労働省と文部科学省が共同で管理する省令）の改正案に基づいて2020（令和２）年に改正された．

改正のポイントとしては，看護師については，対象や療養の場の多様化に対応できるよう，現行の「在宅看護論」の名称を「地域・在宅看護論」に変更して単位数を増やしたほか，解剖生理学や薬理学といった臨床判断能力の基盤を強化するための講義・演習の充実を図るため，専門基礎分野の単位数を増やすなどして，総単位数は５単位増の102単位となった（**図10-13**）．

准看護師については，各専門分野の土台となる看護師教育との連動を考慮して学ぶべき内容が明確になるよう，基礎分野の教育内容の名称を変更し，現行で専門基礎科目に位置付けられていた「看護と倫理」「患者等の心理」は「基礎看護」において学ぶ内容であることから，専門分野に移動させるなどし，合計時間数は現行維持となった．

保健師については，事例を用いた演習等の充実を図り，疫学データ等を用いて地域をアセスメントし，それらの予防や防止に向けた支援を展開する能力の

用語解説 *

看護学教育モデル・コア・カリキュラム

すべての看護系大学の学士課程において，学生が卒業時までに身に付けておくべき看護実践能力（保健師，助産師および看護師に共通）修得のための具体的な学修目標を，各大学におけるカリキュラム作成の参考となるよう列挙したもの．

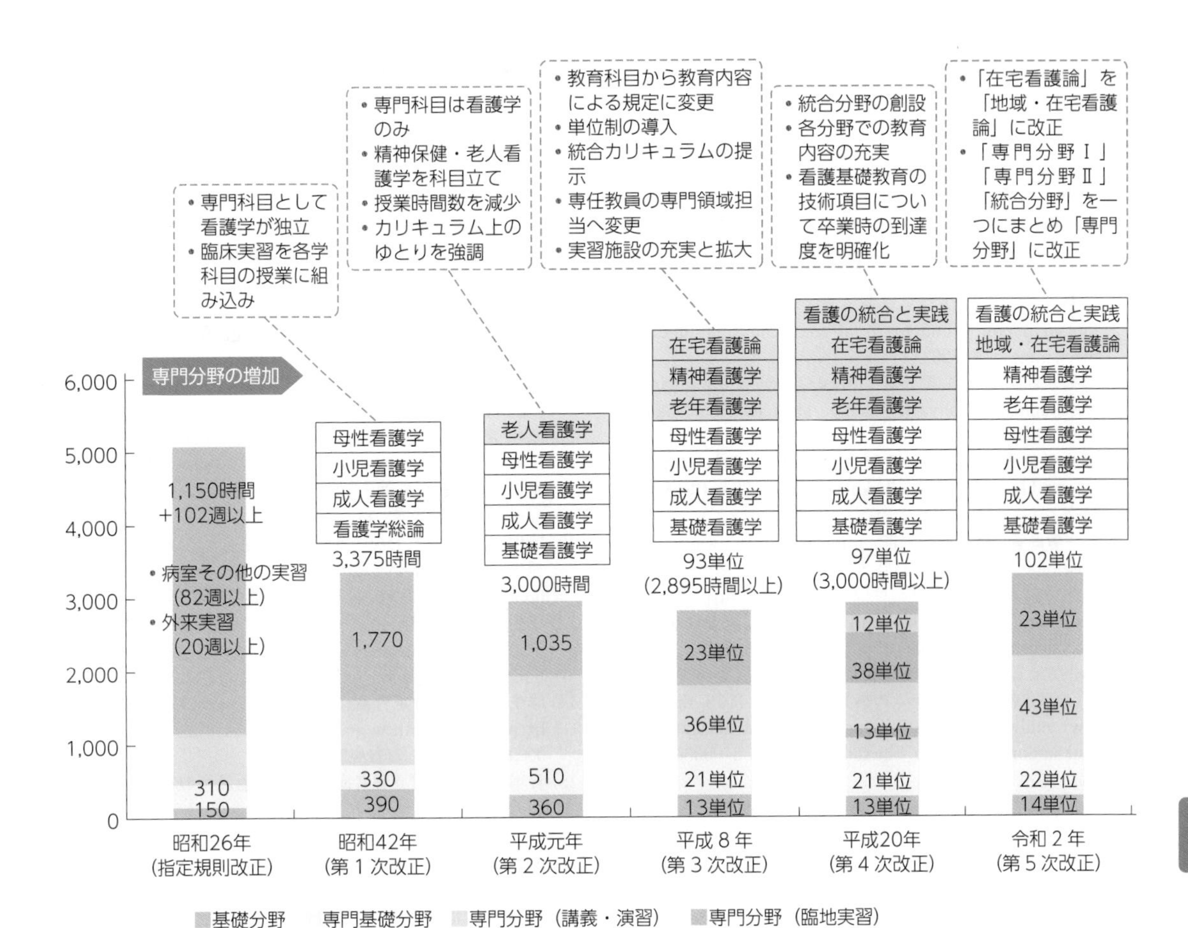

厚生労働省医政局看護課.

図10-13　看護師教育内容の変遷

強化等のために公衆衛生看護学，ケアシステムの構築や地域ニーズに即した社会資源の開発等を推進するために保健医療福祉行政論の単位数をそれぞれ増やし，総単位数は３単位増の31単位となった.

助産師については，周産期のメンタルヘルスやハイリスク妊産婦への対応能力や正常からの逸脱の判断や異常を予測する臨床判断能力などを養い，助産診断・技術学，産後４カ月程度までの母子のアセスメントを行う能力を強化するために地域母子保健の単位数をそれぞれ増やし，総単位数は３単位増の31単位となった.

また，卒業後の新人看護職員に関する重要な政策の一つが，看護の質の向上，医療安全の確保や早期離職防止を目指して，2010（平成22）年に行われた**新人看護職員研修**の努力義務化である．医療の高度化，医療安全に対する意識の高まりなどの国民ニーズの変化から，新人看護職員の離職の一因として，臨床現場で求められる実践能力と看護基礎教育で修得する看護実践能力との間に生じるギャップが指摘されたことへの対応である．厚生労働省は，新人看護職員研修ガイドラインを作成・提示して研修を努力義務化することにより，機能や規模にかかわらず，どの医療機関においても研修が実施できる体制の整備を図った．

引用・参考文献

1) 見藤隆子ほか．看護職者のための政策過程入門：制度を変えると看護が変わる！．日本看護協会出版会，2007，136p.
2) 財務省．"財政関係パンフレット・教材"．https://www.mof.go.jp/policy/budget/fiscal_condition/related_data/index.html，（参照2023-11-25）．
3) 厚生労働省．社会保障改革．https://www.mhlw.go.jp/stf/seisakunitsuite/bunya/hokabunya/shakaihoshou/kaikaku.html，（参照2023-11-25）．
4) 厚生労働省．令和3年版厚生労働白書．2021．https://www.mhlw.go.jp/stf/wp/hakusyo/kousei/20/，（参照2023-11-25）．
5) 厚生労働省．病床機能報告．https://www.mhlw.go.jp/stf/seisakunitsuite/bunya/0000055891.html，（参照2023-11-25）．
6) 厚生労働省．社会保障制度改革の全体像．https://www.mhlw.go.jp/seisakunitsuite/bunya/hokabunya/shakaihoshou/dl/260328_01.pdf，（参照2023-11-25）．
7) 厚生労働省．社会保障審議会介護保険部会（第46回）資料3　地域包括ケアシステムの構築に向けて．2013．https://www.mhlw.go.jp/file/05-Shingikai-12601000-Seisakutoukatsukan-Sanjikanshitsu_Shakaihoshoutantou/0000018729.pdf，（参照2023-11-25）．
8) 厚生労働省．「認知症施策推進総合戦略～認知症高齢者等にやさしい地域づくりに向けて～（新オレンジプラン）」について．2015．https://www.mhlw.go.jp/stf/houdou/0000072246.html，（参照2023-11-25）．
9) 厚生労働省．持続可能な医療保険制度を構築するための国民健康保険法等の一部を改正する法律について．https://www.mhlw.go.jp/stf/seisakunitsuite/bunya/0000087166.html，（参照2023-11-25）．
10) 厚生労働省．令和4年度診療報酬改定説明会（令和4年3月4日開催）資料等について．https://www.mhlw.go.jp/stf/seisakunitsuite/bunya/0000196352_00008.html，（参照2023-11-25）．
11) 厚生労働省．改正労働安全衛生法に基づく「ストレスチェック制度」の具体的な運用方法を定めた省令，告示，指針を公表します．2015．https://www.mhlw.go.jp/stf/houdou/0000082587. html，（参照2023-11-25）．
12) 厚生労働省．「第七次看護職員需給見通しに関する検討会」報告書について．2010．https://www.mhlw.go.jp/stf/houdou/2r9852000000z68f.html，（参照2023-11-25）．
13) 厚生労働省．医師の働き方改革・医療従事者の勤務環境の改善について．https://www.mhlw.go.jp/stf/seisakunitsuite/bunya/kenkou_iryou/iryou/quality/，（参照2023-11-25）．
14) 厚生労働省．特定行為に係る看護師の研修制度の概要．https://www.mhlw.go.jp/stf/seisakunitsuite/bunya/0000070423.html，（参照2023-11-25）．
15) 日本看護協会．"管理者向け情報"．看護師の特定行為研修制度ポータルサイト．2020．https://www.nurse.or.jp/nursing/education/tokuteikenshu/portal/managers/#contents13，（参照2023-11-25）．

重要用語

政策
看護系技官
制度
社会保障・税一体改革
社会保障制度改革推進法
社会保障制度改革プログラム法
医療介護総合確保推進法
地域医療構想
病床機能報告制度
地域共生社会
認知症施策推進総合戦略
新オレンジプラン
認知症施策推進大綱
介護医療院
健康日本21
スマート・ライフ・プロジェクト
健康日本21（第二次）
ストレスチェック制度
看護師等の人材確保の促進に関する法律
都道府県ナースセンター
手順書
特定行為に係る看護師の研修制度
看護学教育モデル・コア・カリキュラム
新人看護職員研修

4 看護の関連機関と団体

世界保健機関（WHO）は健康や医療に関する科学的，技術的情報を最も蓄積している国際機関である．また，国際的な専門職能団体である国際看護師協会（ICN）には，日本看護協会も加盟しており，日本看護協会会員はICNの会員でもある．日本看護協会はICNの中で最大の会員数を擁する．このように看護職が看護を実践する上では，さまざまな専門機関や職能団体との関わりがある．本節ではこれらについて解説していく．

WHOならびにICNは，2015年９月の国連総会で採択された**持続可能な開発目標**（Sustainable Development Goals：**SDGs**）と連動して，具体的な実践の指針を示している．人的資源の活用や健康問題について地球規模で検討する時代にあり，看護を支える専門機関，職能団体について，国内外の動向を知ることは，看護職として適切な行動を取る上で重要である．看護師一人の力ではかなわないことも，職能団体を通して活動したり，学術団体で研究成果を明らかにすることで，政策に結び付き，医療全体に影響を及ぼすことができる．

➡ SDGsについては，１章３節p.31参照.

WHOとICN，国際助産師連盟（ICM）は，２年に一度三者会議を行い，看護師・保健師・助産師の労働環境，教育について検討し，政策に反映している．

2022年に開かれた第９回三者会議では，新型コロナウイルス感染症パンデミックの経験を踏まえた検討が行われた．看護師と助産師は，十分な人員配置，適正な労働条件と保護，平等で公平な給与，継続的な専門能力開発などの機会，完全なワクチン接種の優先利用，男女平等を推進する職場政策，保健政策における女性の指導的役割確保などの，安全で支持される職場環境を必要とすることが確認された．

1 世界保健機関（WHO）

世界保健機関（World Health Organization：**WHO**）は，1946年，ニューヨークで開催された国際保健会議で採択した世界保健機関憲章により，「すべての人々が可能な最高の健康水準に到達すること」を目的として設立された．

本部はスイスのジュネーブにあり，アフリカ，アメリカ，南東アジア，ヨーロッパ，東地中海，西太平洋の六つの地域に事務局がある．日本は，西太平洋地域事務局（フィリピンのマニラ）に所属している．毎年５月に世界保健総会がジュネーブで開かれ，事業計画や予算の決定等がされる．

WHOでは，設立記念日である４月７日を世界保健デーとし，毎年この日を中心に，WHOが国際保健医療に関して選んだテーマに沿って，さまざまな取り組みが行われている．

plus α
世界保健デーのテーマ

2023年　すべての人に健康を（Health for All）
2022年　私たちの地球，私たちの健康
2021年　より公平で健康的な世界を築くために
2020年　看護師・保健師と助産師を支援しよう
2018年/2019年　ユニバーサル・ヘルス・カバレッジ：誰もがどこでも保健医療を受けられる社会に
すべての人に健康を
2017年　うつ病：一緒に話そう

WHOの主な事業活動を**表10-9**に示した．日本は積極的な協力を行い，連携・協働を進めるとともに，厚生労働省では，WHOの技術セミナー等への講師や専門家の派遣，WHOから派遣されたフェロー（研究員）の受け入れ等を行っている[1]．

WHOの示すビジョンは，各国の保健医療政策に大きな影響を及ぼしているため，ホームページに示される情報に関心をもつ必要がある．

表10-9　WHOの主な事業活動

(1) 医学情報の総合調整
(2) 国際保健事業の指導的かつ調整機関としての活動
(3) 保健事業の強化についての世界各国への技術協力
(4) 感染症およびその他の疾病の撲滅事業の促進
(5) 保健分野における研究の促進・指導
(6) 生物学的製剤および類似の医薬品，食品に関する国際的基準の発展・向上

2020年には「国際看護師・助産師年」を記念して，WHO，ICN，Nursing Now財団が共同し，2030年に向けた課題を明らかにするために「世界の看護2020」の報告書[2)]を公表した．

plus α

世界の看護2020

2020年にWHOは，看護労働者が国民皆保険（UHC）と持続可能な開発目標（SDGs）の実現にどのように貢献するかを説明する世界の看護報告書（State of the World's Nursing 2020）をICNおよびNursing Nowと共同で作成し，発表した．

2 国際看護師協会（ICN）/国際助産師連盟（ICM）

1 国際看護師協会

国際看護師協会（International Council of Nurses：**ICN**）は，1899年に世界で最初に設立された国際的な健康関連専門職の組織である．130カ国以上の看護協会が加盟し，その会員総数は，1,600万人に上る．ICNは，すべての人々への質の高い看護の提供，グローバルな健康政策の視点から，看護の知識の発展を保障し，尊重されるべき看護専門職と有能な看護人材が世界中で充足されるよう活動している．

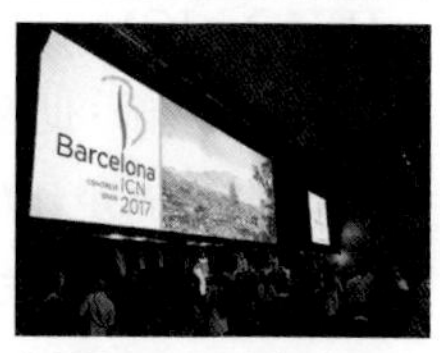

第26回ICN 4年毎大会（スペイン・バルセロナ）2017年5月撮影

ICNは，国連関連の組織，特に世界保健機関（WHO），国際労働機関（International Labour Organization：ILO），世界銀行*（The World Bank）などの専門機関と連携して活動することにより，看護の取り組むべき課題を明らかにするなど世界の看護に貢献し，国際的な非政府機関とも密接に関わっている[3)]．

用語解説*

世界銀行

国連の専門機関の一つであり，加盟途上国の政府を対象とした融資を行う．食糧安全確保の促進，質の高い教育の提供，ジェンダーの平等など，途上国が解決策を見いだせるよう支援する．

看護職は，持続可能な開発目標（SDGs）の達成に向け，多くの役割が期待されている．特に目標3の「あらゆる年齢のすべての人々の健康的な生活を確保し，福祉を推進する」で看護師は中心的役割を担う．ICNでは，個々の人の健康を最大限にするだけでなく，SDGsの概要とその目標達成のために，すでに看護専門職が貢献している事例を掲載した資料「看護師：主導する声 持続可能な開発目標の達成」[4)]を2017年に発表した．

2 国際助産師連盟

国際助産師連盟（International Confederation of Midwives：**ICM**）は，1919年に前身となる国際助産師連合の結成が提唱され，1922年に設立が決議され，1954年にICMの名称になった．ICMは出産を迎える女性一人ひとりが，新生児とともに助産師のケアを受けられる世界を目指しており，女性のリプロダクティブヘルスおよび新生児と家族の健康増進を図るため，出産を迎える女性にとって，そして，出産を正常に保つということにおいて，最適なケアを提供する助産師の自律性を促進することによりICM加盟団体の強化と世界的に助産の専門性の向上を図ることを目的として活動している[5)]．

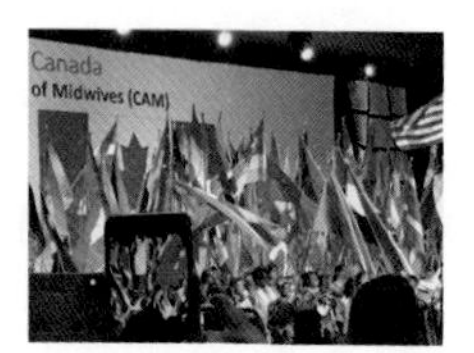

第31回ICM大会（カナダ・トロント）2017年6月撮影

2015年から国際産婦人科連合（International Federation of Gynecology and Obstetrics：FIGO）と連携し，SDGsの世界の女性と子どもの健康を焦点にしている目標の達成に向け動いている[6)]．

3 日本看護協会

公益社団法人**日本看護協会**は，日本の看護職が所属する最大の職能団体で，

1946（昭和21）年に設立された．看護職（保健師，助産師，看護師，准看護師）の資格をもつ個人が自主的に加入し運営しており，47都道府県看護協会と連携している．会員数は，76万4,352人（2021年度）である．

日本看護協会の掲げる使命を以下に記す[7]．

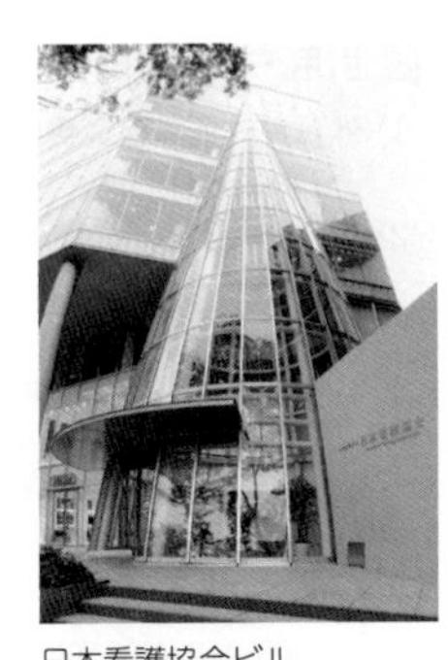

日本看護協会ビル

使　命

人々の人間としての尊厳を維持し，健康で幸福でありたいという普遍的なニーズに応え，人々の健康な生活の実現に貢献する．そのため，

- 教育と研鑽に根ざした専門性に基づき看護の質の向上を図る
- 看護職が生涯を通して安心して働き続けられる環境づくりを推進する
- 人々のニーズに応える看護領域の開発・展開を図る

日本看護協会では，看護実践や管理のよりどころとなる「看護職の倫理綱領」（2021），「看護師のクリニカルラダー」（2016），ならびに，1995年に公表されて以来，10年ごとに改訂されてきた「看護業務基準」などを公表し，看護の質向上に貢献している（**表10-10**）．

2015（平成27）年には，高齢化が進展する2025年を見据えた社会保障制度改革が進む中，日本の看護，看護師のあり方をまとめた「2025年に向けた看護の挑戦　看護の将来ビジョン：いのち・暮らし・尊厳をまもり支える看護」[8]を公表した．

表10-10　日本看護協会の主な業務基準・指針・ガイドライン

名　称	公表/改訂年
看護職の倫理綱領	2021
看護業務基準（2021年改訂版）	2021
「母子のための地域包括ケア病棟」推進に向けた手引き	2021
2021年度改訂版 看護チームにおける看護師・准看護師及び看護補助者の業務のあり方に関するガイドライン及び活用ガイド	2021
「医療ニーズを有する利用者のケアマネジメントに関する看護師による介護支援専門員への相談支援事業」実施の手引き	2019
病院看護管理者のマネジメントラダー 日本看護協会版	2019
訪問看護出向事業ガイドライン	2018
看護職の健康と安全に配慮した労働安全衛生ガイドライン：ヘルシーワークプレイス（健康で安全な職場）を目指して	2018
院内助産・助産師外来ガイドライン2018	2018
看護師のクリニカルラダー（日本看護協会版）	2016

日本看護協会．https://www.nurse.or.jp/home/publication/，（参照2022-08-03）．

10

看護現場に影響を与える制度と法律

引用・参考文献

1) 外務省．世界保健機関（WHO）概要．https://www.mofa.go.jp/mofaj/gaiko/who/who.html，（参照2023-11-25）．
2) WHO．State of the World's Nursing Report 2020．https://www.who.int/publications/i/item/9789240003279，（参照2023-11-25）．
3) 日本看護協会．国際看護師協会（ICN）歴史．https://www.nurse.or.jp/nursing/international/icn/about/history/index.html，（参照2023-11-25）．
4) International Council of Nurses．Nurses：A voice to lead-Achieving the Sustainable Development Goals．https://www.icnvoicetolead.com/，（参照2023-11-25）．
5) International Confederation of Midwives．Who we are．https://www.internationalmidwives.org/about-us/international-confederation-of-midwives/，（参照2023-11-25）．
6) International Confederation of Midwives．"INTERNATIONAL CONFEDERATION OF MIDWIVES AND THE SUSTAINABLE DEVELOPMENT GOALS"．DEVELOPMENT IMPACT．2021．https://globalvolunteers.org/international-confederation-of-midwives-and-the-sustainable-development-goals/，（参照2023-11-25）．
7) 日本看護協会．日本看護協会とは．https://www.nurse.or.jp/home/about/index.html，（参照2023-11-25）．
8) 日本看護協会．2025年に向けた看護の挑戦　看護の将来ビジョン：いのち・暮らし・尊厳をまもり支える看護．https://www.nurse.or.jp/home/about/vision/pdf/vision-4C.pdf，（参照2023-11-25）．

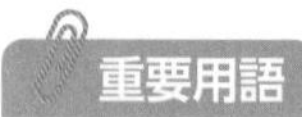

重要用語

持続可能な開発目標（SDGs）
世界保健機関（WHO）
国際看護師協会（ICN）
国際助産師連盟（ICM）
日本看護協会

◆ 学習参考文献

❶ **今中雄一編.「病院」の教科書：知っておきたい組織と機能. 医学書院，2010.**

医療制度から病院の組織・機能，介護保険制度までを網羅した，まさに病院の教科書である.

❷ **小宮清編著. 看護のための経営指標「見る・知る・活かす」使いこなし超入門：経営参画への道が拓ける！メディカ出版，2014.**

看護管理に必要な病院の経営指標がわかりやすく簡潔に書かれている. 分析手法や具体的な事例を用いて実務に生かせる内容となっている.

❸ **見藤隆子ほか. 看護職者のための政策過程入門：制度を変えると看護が変わる！. 第２版，日本看護協会出版会，2017.**

看護学生および看護職者が，政策の基本から政策過程への参画までを理解することができる内容となっており，看護政策に関する重要なトピックスとキーワードがコラムにわかりやすくまとめられている.

❹ **保助看法60年史編纂委員会編. 保健師助産師看護師法60年史：看護行政のあゆみと看護の発展. 日本看護協会出版会，2009.**

保助看法制定から60年を迎えて編纂されたもので，職能団体・行政・政治の三側面から執筆され，座談会などの形で保助看法の歴史を語っている. 資料集としても活用できる.

❺ **厚生労働省. 厚生労働白書.**

平成13年以降，厚生労働行政の現状や今後の見通しなどについて，毎年刊行されている. 第１部では，その年に決められたテーマに関する施策の変遷や，背景・意識の分析，諸外国との比較，国の取り組み，自治体・企業の取り組み事例などを図表や写真を交えて紹介している. 第２部では，子育て，雇用，医療・介護，年金など，厚生労働行政の各分野の現下の政策課題への対応について，最近の施策の動きをまとめている.

❻ **電子政府の総合窓口　e-Gov法令検索. https://elaws.e-gov.go.jp/,（参照2022-08-03）.**

各府省が確認した法令データの無料提供システム. キーワードによりウェブ上で法令（憲法・法律・政令・勅令・府令・省令・規則）を検索できる. 条文内にある関連法令にはリンクが張られており，一つの法令につながるさまざまな法令を簡単に閲覧することができる.

❼ **日本看護協会編. 看護に活かす 基準・指針・ガイドライン集2022. 日本看護協会出版会，2022.**

看護職の職能団体が示す看護業務基準，倫理綱領など，看護活動や看護管理を方向付ける重要な文書が収録されている.

❽ **田村やよひ. 保健師助産師看護師法：私たちの拠りどころ. 第２版，日本看護協会出版会，2015.**

看護職が行わなければいけない業務，行うことのできる業務，そして行うことのできない業務は何か. 他職種との関係のとり方など，日々の活動を法的根拠とともに理解していくことに役立つ.

看護師の一日から看護管理を知る

看護管理は，看護管理者やリーダーのみが行うものではなく，すべての看護師が日々行っている看護実践の中に組み込まれている．ここでは，ある病棟看護師清水さんの一日について，本書における看護管理の視点からとらえてみる．

Time Schedule ／ 看護管理の視点

8:30 朝の申し送り

すでに出勤していたほかのメンバーとあいさつを交わし，全員で申し送りに参加した．夜間の患者の様子，インシデントなどの出来事について夜勤リーダーから報告を受けた．

■ 始業時に日勤メンバー全員が一堂に会し，その日のチーム構成を理解し，互いの健康状態を確認する．

■ 重症患者の状態や治療方針，入退院患者の予定，当日のケア・治療・処置の予定，インシデントなどの情報共有によって，各メンバーが病棟全体の状況を把握する．

一緒に働くメンバーに，自分からあいさつをすることで，気持ち良く働くことができます．

看護管理の視点

- 申し送りによって，**交代制勤務**（p.107）における各勤務帯の看護チーム間で連携ができ，患者への**継続看護**（p.60）が可能になる．
- 各勤務帯の看護チームは，毎日異なるメンバーで構成される．申し送りは一日の業務が効果的に行われるように目標とタスクを共有し，一体感を生み出すための場となる（**集団〈グループ〉とチーム**，p.101）．
- インシデントやアクシデントの共有で，各メンバーの安全意識が高まり，再発防止につながる（**医療安全**，p.168）．
- 申し送りでは，限られた時間内に必要な情報を簡潔に伝える必要がある（**申し送り**，p.220）．

8:40 患者の情報収集

受け持ち看護方式を取っているので，業務割り振り表でこの日の担当患者を確認．それから担当患者の状態や看護計画と治療スケジュールを電子カルテで確認した．

■ 看護計画に基づき，この日の患者の状態や治療計画を考慮して一日のケア計画を立案する．

■ 割り当てられている検査や処置の補助などの予定を書き出し，自分の一日の仕事のスケジュールを立てる．

■ ほかのメンバーの協力を得る必要のあるケア，他職種への相談や依頼が必要なことについては，時間調整を行う．

「昨夜は眠れたのか」「病状の変化はなかったか」などを見ていきます．

看護管理の視点

- 受け持ち看護方式とは，病棟全体の患者のケアニーズに看護チームが効果的・効率的に対応するための組織化の一つの方法（**看護提供システム**，p.108）．
- 患者の一日のケア計画を立案したり，自分の仕事のスケジュールを立てることは，マネジメントプロセスの最初の「計画化」にあたる重要なステップ（**マネジメントプロセス**，p.83）．
- 複数の担当患者や割り当てられている診療の補助について**優先順位**（p.252）を決め，就業時間内に終わらせるために，何をいつどこで誰と一緒にどのように行うかを考えることは，業務計画の立案であり**時間管理**（p.251），**医療安全**（p.168），**労働安全衛生管理**（p.136）につながる．
- ほかのメンバーや他職種に協力を依頼することは，**人的資源の活用**（p.122）であり，また**専門職間の連携・協働**（p.67）となる．
- **電子カルテ**などで看護情報を管理する際は，個人情報が見えるページを開いたままにしたり，第三者に見られる環境に放置してはいけない（p.232）．

8:55 その日の担当患者へのあいさつ・一日のスケジュールの説明

担当患者の病室に行きあいさつをし，予定されている検査や処置の説明を行い，ケア計画について相談した．

■ 日勤の担当看護師であることを，温かい表情で伝え，あいさつする．

■ 一日のケア計画を提案し，患者の希望を聞きながら調整する．

あいさつの際，患者さんの表情や様子を観察し，変化をとらえます．

看護管理の視点

- 記録からの情報だけではなく，患者と会って自分で情報収集する（**情報の管理**，p.144）．
- 患者に担当看護師としてあいさつすることで，その日の患者ケアの責任が明確になる（**看護職の自律**，p.28）．
- ケア計画などを患者に説明し，希望を取り入れて修正していくことで，患者を尊重したケアを行え（**看護実践倫理**，p.160），ケアの満足感や信頼感を高めることができる（**看護サービスマネジメント**，p.115）．

9:05 環境整備

患者のベッド周囲の環境を整えた．床の荷物を患者と相談してロッカーに片付け，ナースコールを患者の手が届く所へ設置した．

- 患者が安全に快適に過ごせるように，医療機器のコード，履き物，荷物を整理整頓する．
- ポータブルトイレの排泄物の処理を看護補助者と協力して行う．

「転倒しやすい障害物などを床に置いていないか」などをチェックします．

- 病室の環境整備は，安全で快適な環境をつくり出す**モノの管理**（p.140）の一つ．**医療安全**（p.168）につながる．
- 患者にとって安全で快適な環境は，看護師にとっても安全な労働環境になる（**労働環境管理**，p.135）．
- 有資格者でなければできない業務と無資格者であってもできる業務とを判断し（**看護師の業務**，p.17），看護補助者と協働することは，効率的な仕事につながる（**人的資源の活用**，p.122）．

9:15 清潔ケア・更衣

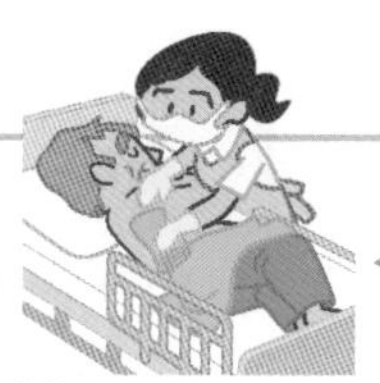

病室まで湯を入れたベースンとタオルを運び，患者の清拭をした．

- この日のケア計画に基づいて，ケアを実施していく．
- できるだけ患者の力を引き出せるように，患者の反応をとらえ，ケア方法を工夫して実施する．
- 必要物品を整え，効率的・効果的にケアが行えるようにする．
- ケア実施時には，看護師の体への負担を考え，ベッドの高さを調整する．

清潔ケアは患者の状態と希望に合わせ，シャワー浴，入浴などを選択します．疲れないように爽快感を感じられるよう行います．

- 清潔ケアは，保助看法に定められた看護師の業務の中の**療養上の世話**に当たる（p.17）．
- ケア計画の実施は，マネジメントサイクルの「実施」に当たる（**マネジメントサイクル**，p.83）．
- 患者の参加を促しながら，患者の反応をとらえてケアの方法を工夫して行うことは，サービスの質を高めることにつながる．**結果と過程の等価的重要性**，および**利用者との共同生産**である（p.116）．
- 必要物品を整えてケアを実施する（**モノの管理**，p.140）ことで，時間を効率的に使え（**時間管理**，p.251），患者を疲労させずに効果的に行える．
- 腰痛予防策をとることで，看護師が健康に働き続けられる（**労働安全衛生管理**，p.136）．

11:00 処　置

カルテで医師の指示を確認し，点滴注射の準備・投与と昼食前血糖測定を行った．

- 医師の指示は，口頭ではなく指示箋などの書面で確認する．
- 処置や診療の補助時には，患者が納得しているかを確認し，必要時は説明を追加する．
- 処置・診察中の患者の苦痛軽減と副作用や合併症の観察を行う．
- 点滴薬は医師の指示をもとに，薬剤部から病棟へ届けられる．

複数の患者さんを担当しているので，病棟で決めた患者誤認防止策を守って行います．

- 処置や診療の補助は保助看法における**診療の補助**に当たる（p.17）．
- 病棟への薬を含む物品の配達システムは，病院の**モノの管理**（p.140）のシステム化であり，看護業務の効率化につながる．また薬剤部などの一部門でまとめて管理することで，期限切れ廃棄を少なくでき，**カネの管理**（p.149）の視点でメリットがある．
- **インシデントの分析**（RCA，p.172）をもとに患者誤認防止策を決めること，それを守ることは**医療安全**（p.168）のための行為．

11:30 午前の業務報告

昼休憩の前に，業務の実施状況と患者の状態について，リーダー看護師に報告した．

- リーダーは午前中の病棟全体の患者状況と，業務の遂行状況を把握し，必要に応じて担当を代えるなど，業務調整をする．
- メンバーは自ら積極的にリーダーに報告，連絡，相談する．
- 交代で昼休憩を取り，残るメンバーが患者に対応できるように情報を共有する．

できていないこと，変更が必要なケアなど，リーダーに報告します．

- リーダーが業務遂行状況を把握し業務調整を行うことは，チームメンバーへの仕事の割り振り（組織化）を評価し改善すること（**PDCAサイクル**，p.83）．
- これらを通して，勤務時間内に患者に必要なケアをチームでやり遂げることを志向する．**時間管理**（p.251），およびリーダーシップのP（課題達成）行動（**PM理論**，p.43）である．
- 休憩を取る班と残る班とで情報共有し，看護チーム間で**協働**（p.38）して看護を継続させる．
- 報告は，担当患者について，対応が必要な場合や業務の進捗が遅れているときだけでなく，順調に進行していることを伝えるのも重要である（**報告・連絡・相談**，p.223）．
- 受け持ち患者ごとに，予定されている業務を時系列で書き出しておき，時間が重複している業務は，重症度や緊急度によって優先度を判断し，業務計画を実施していく（**多重課題**，p.224）．

11:45 看護師の昼休憩

昼食後，病棟の看護師休憩室で，メンバーと一緒に出掛ける旅行の話をしながら過ごした．

■休憩時間は，自分もほかの人も，皆がリフレッシュできるようにする．
■同僚と一緒に過ごし，話をする機会を積極的にもつことで，理解し合える関係をつくる．

- 休憩に入る前は，残るメンバーに対して，必ず申し送りを行う．休憩から戻ってきたら，担当患者の様子やケアの申し送りを受ける（**休憩時の調整**，p.217）．
- 休憩時間は，**労働基準法**（p.132）に基づき就業規則に定められている．
- 休憩時間にリラックスしリフレッシュすることは，自身の心身の健康を維持向上させるための**セルフマネジメント**（p.236）である．
- チームの**協働**（p.38）を促進するには，一人ひとりが積極的に同僚との関係づくりを行うことが必要．

12:00 昼食の援助

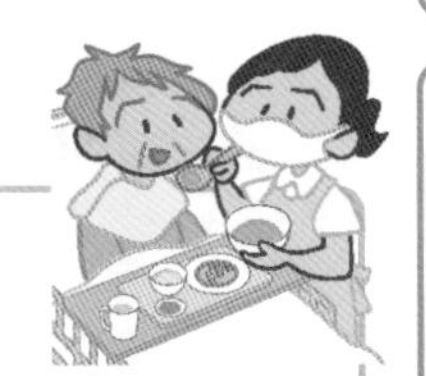

担当患者の食事介助を行った．

■ほかの患者の食事と間違えないように，配膳する．
■姿勢を整え，患者に合った食器，スプーン等を用いる．
■嚥下状態，摂取量を観察し，記録する．

誤嚥に気を付けながら，食べることを楽しんでもらえるように関わります．

- 食事は患者の栄養状態や生きる意欲に強く影響する．患者の病態や嚥下能力，好みに合った食事を医師が指示し，管理栄養士が作成した献立に基づいて調理師が調理し，病棟へ届けられる（**専門職間の連携・協働**，p.67）．
- 栄養課では食品の期限切れ，異物の混入が起こらないようにしている．病棟で配膳時に間違わないようにすることはリスクマネジメントである（**医療安全**，p.168）．
- 患者に合った食器やスプーンなどを選択し使用する（**モノの管理**，p.140）．
- 嚥下状態などを記録することで，看護師だけではなく医師，管理栄養士，調理師などと情報共有ができる（**情報の管理**，p.144）．
- 食事介助に専念できるよう，ほかの担当患者のケアの調整を行う（**多重課題**，p.224）．

13:00 昼食後の内服の援助

配薬トレイから担当患者の昼食後の内服薬を取り出し，指示と照合して患者に届け，内服を援助した．

■患者自身が薬の必要性を理解し，納得して内服できるように，また正しく内服できるようセルフケア力を高める関わりを，薬剤師と連携して行った．

- 薬に関するインシデント・アクシデントは非常に多い．「人は間違える」ことを前提に，間違いを防ぐ，早い段階で発見し対応できるしくみをつくり出すことが重要である（**医療安全**，p.168）．
- **専門職間の連携・協働**（p.67）を積極的に行うことで患者の薬剤の自己管理能力を高めることができる．
- 患者の内服薬の管理能力をアセスメントし，自力管理が難しい場合は看護師が管理を行う．
- 看護師が管理を行うことで，患者を取り違えてしまう，内服し忘れる，重複して内服させるなどの事故が起こりやすい．

13:15 カンファレンス

患者が退院に意欲的ではなく，どう関わったらいいのか困っていた．カンファレンスで皆に話し，アドバイスをもらった．

■短い時間で効果的に話し合えるよう，患者情報を整理しておく．
■カンファレンスで司会をする際は，職位に関係なく皆が自由に発言してアイデアが生み出されるようにする．
■カンファレンスに参加できなかったメンバーにも，話し合いの内容や決定事項を確実に伝達する．

- **カンファレンス**（p.220）は，交代制勤務を行い，チームで看護を行う組織にとって，協働を生み出し促進するための重要なしかけである．
- カンファレンスは組織メンバーのもつ知を共有し，学び合い，アイデアをつくり出す場となる．
- カンファレンスで，ほかの参加者の質問に応答して，自分の実践を振り返りながら語ることで，経験からの学習となり臨床実践能力を向上させることにつながる（**継続教育**，p.274）．
- 有意義なカンファレンスにするには，開始・終了時間を守り，積極的に意見交換を図ることが重要．司会者・参加者それぞれが各自の役割を果たすことが求められる（**カンファレンス**，p.220）．

13:45 患者ケア

この日緊急入院してきた患者の観察を実施し，入院オリエンテーションおよび担当患者の検温を行った.

■患者のベッドは，病状や希望を考慮して病室や大部屋での位置を決める.
■ベッド，除圧マット，点滴スタンドなどの必要物品を整える.
■患者がほかの患者との共同生活に適応できるように，また快適な生活ができるよう病棟のルールを説明する.
■担当患者のバイタルサインを測定し，変化にいち早く気付き，適切に対応する.

- いつでも入院治療の必要な患者を受け入れ，治療が始められるように病室や物品の管理をしておく（**モノの管理**，p.140）.
- 快適な療養環境を整えるためには，顧客である患者や家族にも協力してもらう必要がある（**看護サービスマネジメント**，p.115）.
- 緊急入院など予定外の業務が生じたときは，業務計画を調整し，適宜応援を依頼する（**業務計画**，p.218）.

15:30 午後の業務報告

午後の患者の状態，ケアを含む業務の遂行状況をリーダーに報告した（午前と同様）.

16:00 看護記録

看護記録に担当患者の状態，実施したケアとその反応について記録した．また，明日退院する患者の退院時サマリーを作成した.

■看護記録，退院時サマリーは患者に関わるどの職種が見ても理解できるように記載する.
■診療報酬の算定のために必要な書類作成を行う.

観察やケアを実施したらその都度記録しますが，勤務終了前には見直し，追加があれば補足します.

- 看護記録は法的根拠や診療報酬算定の根拠となるため，記載時は正確性と責任の明確化が必要である（**看護記録**，p.222）.
- どの職種でも情報活用できる記録作成は**情報の管理**（p.144）にとって重要であり，専門職間連携へとつながる.
- 観察やケア記録をその都度行うことで，常に新しい情報を共有でき，仕事を効率的に行い勤務時間内で終了する方策にもなる（**時間管理**，p.251）.
- ケア記録，退院時サマリーの作成は，実施したケアの評価となり，より良いケアへとつながっていく（**PDCAサイクル**，p.83/ **マネジメントプロセス「統制」**，p.83）.
- 記録は，ケア改善に活用できるデータを蓄積していることになる．データの分析によってケアの質改善，経営の改善に活用できる（**情報の管理**，p.144/ **医療・看護の質改善**，p.184）.

16:30 申し送り（夜勤帯への申し送り）

夜勤メンバーが「お疲れさま！」と出勤してきた．日勤リーダーが夜勤メンバーに報告している間，リーダーの指示で仕事が残っている同僚を手伝った.

■夜勤から日勤への申し送り時と同様，日勤リーダーが病棟全体の報告をする.
■夜勤帯メンバーと日勤帯メンバーが互いにねぎらい合う.
■リーダーは日勤帯メンバーの業務遂行状況を把握し，勤務時間内に終了できるよう業務の割り振りを調整する.
■夜間を少ない人数で勤務する夜勤帯メンバーのために，環境整備，薬品等物品の片付けや補充，夜勤帯で行ってほしい業務のリストアップなどを行う.

- メンバー一人ひとりの気遣い合う行動が，民主的で温かいチーム文化をつくり出す（**組織文化**，p.105）．そして働きやすい職場をつくることにもなる.

コンテンツが視聴できます（p.2参照）

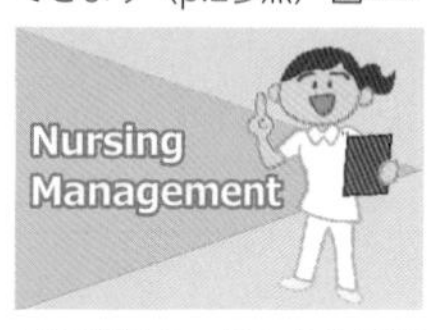

●看護師の一日からみる看護管理〈アニメーション〉

看護の統合と実践① 看護管理
看護師国家試験出題基準（令和５年版）対照表

※以下に掲載のない出題基準項目は，他巻にて対応しています．

看護の統合と実践

目標Ⅰ．看護におけるマネジメントの基本について理解を問う．

大項目	中項目（出題範囲）	小項目（キーワード）	本書該当ページ
1．看護におけるマネジメント	A．看護におけるマネジメントの目的と方法	看護マネジメントの目的とプロセス	p.76
		看護組織の構成と職務	p.98
		看護行政の動向と看護マネジメント	p.299
	B．医療・看護における質の保証と評価，改善の仕組み	医療・看護の質保証と評価	p.184
		医療・看護の標準化（標準看護計画，クリニカルパス）	p.91
	C．看護業務のマネジメント	看護業務基準，看護手順	p.84，p.166
		看護提供システム	p.108
		複数の看護業務が同時に発生した場合の判断や対処方法	p.185，p.224
	D．看護業務に関する情報に係る技術と取扱い	医療・看護業務に関する情報の活用と保管	p.144
		診療記録等の電子化と医療情報システム	p.146
	E．医療安全を維持する仕組みと対策	安全管理体制整備，医療安全文化の醸成	p.168
		医療事故・インシデントレポートの分析と活用	p.168
	F．看護師の働き方のマネジメント	看護師等の労働安全衛生	p.136
		看護の交代勤務	p.107，p.133，p.228
		ワーク・ライフ・バランスを促進する働き方	p.130

目標Ⅲ．諸外国における保健・医療・福祉の動向と課題について基本的な理解を問う．

大項目	中項目（出題範囲）	小項目（キーワード）	本書該当ページ
3．国際化と看護	A．グローバル化に伴う世界の健康目標と課題	世界共通の健康目標	p.31，p.314
		人間の安全保障	p.31
		プライマリ・ヘルス・ケア	p.31
	B．グローバルな社会における看護	看護の対象となる人々（在留外国人，在外日本人，帰国日本人，国際協力活動を必要とする人々）の健康課題	p.19
		多様な文化を考慮した看護	p.19

INDEX

看護管理

数字，A—Z

あ

い

▶う

▶え

▶お

▶か

▶き

▶く

▶け

す

せ

そ

た

ち

つ

て

と

な

に

▶ね

▶の

▶は

▶ひ

▶ふ

▶へ

▶ほ

▶ま

▶み

▶む

▶め

▶も

▶や

▶ゆ

▶よ

▶ら

▶り

▶れ

▶ろ

▶わ

▶人名

表紙デザイン：株式会社金木犀舎

本文デザイン：クニメディア株式会社

図版：有限会社デザインスタジオEX

イラスト：清水みどり，八代映子，北川カズナ

ナーシング・グラフィカの内容に関する「更新情報・正誤表」「看護師国家試験出題基準対照表」は下記のウェブページでご覧いただくことができます.

更新情報・正誤表
https://store.medica.co.jp/n-graphicus.html
教科書のタイトルをクリックするとご覧いただけます.

看護師国家試験出題基準対照表
https://ml.medica.co.jp/rapport/#tests

ナーシング・グラフィカ 看護の統合と実践①

看護管理

2006年11月20日発行　第１版第１刷
2012年１月５日発行　第２版第１刷
2013年１月20日発行　第３版第１刷
2018年１月５日発行　第４版第１刷
2023年１月15日発行　第５版第１刷©
2024年１月20日発行　第５版第２刷

編　者　吉田千文　志田京子　手島 恵　武村雪絵

発行者　長谷川 翔
発行所　株式会社メディカ出版
〒532-8588
大阪市淀川区宮原３－４－30
ニッセイ新大阪ビル16F
電話　06-6398-5045（編集）
0120-276-115（お客様センター）
https://store.medica.co.jp/n-graphicus.html
印刷･製本　株式会社広済堂ネクスト

落丁・乱丁はお取り替えいたします.

Printed and bound in Japan

ISBN978-4-8404-7845-8